现代妇产科常见疾病治疗新进展

XIANDAI FUCHANKE CHANGJIAN JIBING ZHILIAO XINJINZHAN

主　编　李萍静　许　博　尹　燕　赵秀娟
　　　　张　琳　董明珍　刘淑燕

上海科学技术文献出版社
Shanghai Scientific and Technological Literature Press

图书在版编目（CIP）数据

现代妇产科常见疾病治疗新进展 / 李萍静等主编
.--上海：上海科学技术文献出版社,2023
ISBN 978-7-5439-8814-9

Ⅰ.①现… Ⅱ.①李… Ⅲ.①妇产科病－常见病－治疗 Ⅳ.① R710.5

中国国家版本馆CIP数据核字（2023）第069607号

组稿编辑： 张　树
责任编辑： 王　珺
封面设计： 宗　宁

现代妇产科常见疾病治疗新进展

XIANDAI FUCHANKE CHANGJIAN JIBING ZHILIAO XINJINZHAN

主　　编：李萍静　许　博　尹　燕　赵秀娟　张　琳　董明珍　刘淑燕
出版发行：上海科学技术文献出版社
地　　址：上海市长乐路746号
邮政编码：200040
经　　销：全国新华书店
印　　刷：山东麦德森文化传媒有限公司
开　　本：787mm×1092mm 1/16
印　　张：26.25
字　　数：672千字
版　　次：2023年4月第1版　2023年4月第1次印刷
书　　号：ISBN 978-7-5439-8814-9
定　　价：198.00元

前　言

　　妇产科学是一门专业性、实用性很强的学科,直接关系到母婴健康、生育调控、人口优生等重要问题。妇产科学的发展与出生人口的素质、人类的繁衍、社会的兴衰有着密切的关系。近年来,随着时代的进步,医疗技术的推陈出新为妇产科学的发展注入了许多新理论、新方法与新技术,这在一定程度上降低了孕产妇的死亡率。为了适应现代医学的快速发展,满足社会医疗保健机构的建设需求,提高妇产科疾病的诊断率与治愈率,我们特邀多位在妇产科领域有丰富临床诊疗经验的专家编写了《现代妇产科常见疾病治疗新进展》一书,以帮助临床医师提高诊疗能力,并为医学院校的在校学生提供指导,为我国妇产科医学事业的发展尽一点微薄之力。

　　本书先系统地介绍了女性生殖器官发育与解剖、女性生殖系统生理等妇产科学基础知识;后对妇产科常见疾病的相关内容进行了详细叙述,包括病因、病理、临床表现、辅助检查、诊断和治疗方法等。本书既汇总了专家们长期临床工作的宝贵经验,又吸收了国内外大量研究成果,内容丰富,资料翔实,深入浅出,突出新意,力求实用,既具有可读性、指导性,又具有专业性、可靠性。本书增加了对新技术、新理论、新进展的介绍,有助于临床医师对妇产科常见疾病迅速作出正确诊断,制订合适的治疗方案,适合妇产科医师、其他相关专业医师及在校医学生参考使用。

　　由于妇产科常见疾病的治疗涉及面广,其理论和实践不断发展与变化,再加上编者水平和经验有限,书中存在的疏漏或不足之处,还望广大读者不吝指正,以期再版时进行修正。

《现代妇产科常见疾病治疗新进展》编委会

2023 年 1 月

目　录

第一章

女性生殖器官发育与解剖

第一节　女性生殖器官发育

女性生殖器官的发育分两个阶段:性未分化阶段与分化阶段。

一、性未分化阶段

性未分化阶段为胚胎6～7周前,此期男女胚胎具有相同原始的性腺、内生殖器与外生殖器。

(一)原始性腺形成

胚胎卵黄囊处的原始生殖细胞沿后肠肠系膜迁移到相当于第10胸椎水平处的体腔背部的间质中。到达此区域的原始生殖细胞开始诱导中肾和体腔上皮邻近的间胚叶细胞增殖,形成一对生殖嵴。生殖嵴表面覆盖一层柱状体腔上皮,称为表面上皮。胚胎第6周时,表面上皮内陷并增生成条索状垂直伸入生殖嵴的间胚叶组织中,形成性索。部分性索细胞包围着每个原始生殖细胞。

(二)内生殖器始基形成

内生殖器始基形成略晚于原始性腺。约在胚胎第6周时,起源于原肾的中肾。中肾管逐渐下行,并开口于原始泄殖腔。此时,在中肾管外侧,体腔上皮向外壁中胚叶凹陷成沟,形成副中肾管。副中肾管头部开口于体腔,尾端下行并向内跨过中肾管,双侧副中肾管在中线融合。此时胚胎同时含有中肾管和副中肾管两种内生殖器官始基。

(三)雏形外生殖器形成

雏形外生殖器形成约在胚胎第5周,原始泄殖腔两侧组织成褶,并在中线上部融合,形成生殖结节。尿直肠隔将原始泄殖腔褶分隔成前后两部分:前方为尿生殖褶,后方为肛门褶。尿生殖褶两侧再生一对隆起,称阴唇-阴囊隆突。

二、性分化阶段

直到胚胎第12周,临床上才可以明显区分性别。性分化取决于睾丸决定因子和雄激素。

(一)性腺分化

胚胎6周后,原始性腺开始分化。Y染色体短臂Y基因性决定区中的睾丸决定因子基因通过其产物一方面诱导性腺皮质退化,另一方面促使性索细胞转化为曲细精管的支持细胞;同时使间胚叶细胞衍变为间质细胞。此时,睾丸形成。

若胚胎细胞不含 Y 染色体,约在胚胎第 12 周,原始性腺发育。原始生殖细胞分化成初级卵母细胞,源自体腔上皮的性索皮质的扁平细胞发展为颗粒细胞,与源自间质的卵泡膜细胞围绕卵母细胞,构成原始卵泡,卵巢形成。此后,卵巢沿生殖嵴逐渐下降,到达盆腔内的特定位置。

(二)内生殖器衍变

约在胚胎第 8 周,衍化为睾丸的支持细胞会分泌一种糖蛋白,称为副中肾管抑制因子,可使副中肾管退化。同时作为一种信号,副中肾管抑制因子启动睾丸间质细胞分泌睾酮。睾酮作用于中肾管,使其分化成输精管、附睾、射精管及精囊。

若无副中肾管抑制因子,副中肾管不退化。约在胚胎第 9 周,双侧副中肾管上段形成输卵管;下段融合,其间的纵行间隔消失,形成子宫阴道管,并衬以柱状上皮。与泌尿生殖窦相连部位的子宫阴道管腔内充满上皮细胞,其部分来自泌尿生殖窦。混合的上皮细胞团凸入泌尿生殖窦,称为副中肾管结节。泌尿生殖窦上端细胞增生,形成实质性的窦-阴道球,并进一步增殖形成阴道板。阴道板逐渐扩展,增大了子宫和泌尿生殖窦之间的距离。同时,阴道板将泌尿生殖窦分为两部分:上部分形成膀胱与尿道;下部分化成真正的尿生殖窦和阴道前庭。自胚胎 11 周起,阴道板中心部分细胞退化,发生腔化,形成阴道。

缺少副中肾管抑制因子,中肾管退化。约 1/4 的妇女留有中肾管的残痕,如发生在卵巢系膜的卵巢冠、卵巢旁冠,以及子宫旁和阴道侧壁的中肾管囊肿。

(三)外生殖器发育

在内生殖器官分化同时,睾丸间质细胞分泌的雄激素在雏形外阴细胞内 5α-还原酶作用下,转变为二氢睾酮,并与其相应受体结合,使生殖结节分化为阴茎,泌尿生殖褶融合、闭合;同时使阴唇-阴囊隆突发育成阴囊。

若无睾酮的作用,生殖结节逐步缓慢地增大,形成阴蒂,同时泌尿生殖褶形成小阴唇;阴唇-阴囊隆突发育成大阴唇。

(尹 燕)

第二节 女性生殖系统解剖

一、骨盆

女性骨盆除具有支持躯干、联接下肢、保护内脏脏器的功能外,还是自然分娩的骨性产道。其大小、形态与胎儿的适应关系是能否完成经阴道分娩的先决条件。因此,产科工作者应掌握骨盆的有关知识,方能正确判断、处理分娩,提高产科质量。

(一)骨盆的构成

骨盆由骶骨、尾骨和左右两髋骨构成。骶骨由 5 块骶椎融合而成,形似三角形,前面凹陷成骶窝,底的中部前缘凸出,形成骶岬,是产科骨盆内测量对角径的重要据点。尾骨由 4 块尾骨组成,略可活动,分娩时,下降的胎头可使尾骨向后翘。髋骨由髂骨、耻骨及坐骨融合而成。坐骨的后侧方有坐骨棘突出,为产科检查的重要标志之一;耻骨弓顶端为耻骨联合下缘。两侧耻骨坐骨支形成耻骨弓,生理情况下,其角度近于直角;坐骨结节位于骨盆出口的两下端,此结节为一个椭圆形的实体结构,可分为前端、中部及后端。前端可作为临床测量骨盆出口横径的前据点,后端为解剖上骨盆出口最大横径的后据点。

(二)骨盆的关节及韧带

骶骨借骶髂关节与髂骨相连合,经骶尾关节与尾骨相连合,两髋骨在前方依耻骨联合相连合。骶结节韧带为骶、尾骨与坐骨结节之间的韧带;骶棘韧带为骶、尾骨与坐骨棘之间的韧带。骶棘韧带的宽度即为坐骨切迹宽度,是判断骨盆是否狭窄的重要指标。

(三)骨盆的分界及骨盆轴

以前面的耻骨联合上缘、后面的骶岬上缘及两侧的髂耻线为界,髂耻线下为真骨盆,上为假骨盆。真骨盆是娩出胎儿的骨产道,分为骨盆入口、骨盆腔及骨盆出口,后侧为骶岬及两骶翼,两侧为髂耻线,前为耻骨联合上缘。真骨盆的结构及径线尺度对分娩至关重要,其前壁为 4.5～5 cm,后壁为 10 cm,呈弯曲筒状,上段与骨盆入口垂直,胎头下降即沿此线下降到盆腔最阔部位,此线达坐骨棘平面时,即开始弯曲指向出口方向,胎头下降达此平面时,即行旋转,沿骨盆轴向骨盆出口娩出。假骨盆对分娩虽无直接关系,但其某些径线的长短关系到真骨盆的大小,测量假骨盆的径线可作为了解真骨盆的参考。

(四)骨盆平面

从产科学角度一般将骨盆分为 4 个平面。

(1)第一个平面为骨盆入口平面,即真假骨盆交界面,为耻骨联合上缘至骶岬间的平面。

(2)第二个平面为阔部平面,为盆腔最宽阔部位的平面,以耻骨联合内缘的中部至第 2～3 骶椎关节间的平面,此平面为盆腔最大的平面,在产科意义不大。

(3)第三个平面为中骨盆平面,前界为耻骨联合下缘,后界为第 4、5 骶椎之间,两侧为坐骨棘。两侧坐骨棘连线是产程中了解胎头下降的重要标志。

(4)第四个平面为骨盆出口平面,出口平面实际上是由前后两个三角形平面所组成。前三角形的顶端是耻骨联合下缘,侧边是两侧耻骨的降支;后三角形的顶端是骶尾关节,侧边是两侧骶结节韧带,坐骨结节间径为共同的底边。

(五)骨盆径线

1.入口前后径

入口前后径又称真结合径,耻骨联合上缘中点至骶岬上缘正中间的距离。正常值平均为 11 cm。

2.骶耻内径

骶耻内径又称对角径,为骶岬上缘中点到耻骨联合下缘的距离,正常值为 12.5～13 cm。

3.入口横径

入口横径是左右髂耻缘线间最大距离。正常值平均为 13 cm。

4.入口后矢状径

入口后矢状径系横径中央点至骶岬上缘正中间的间距。

5.入口斜径

入口斜径为一侧骶髂关节至对侧髂耻隆突间距,左右斜径应相等,在产科临床意义不大。正常值平均为 12.75 cm。

6.中骨盆前后径

中骨盆前后径为耻骨联合下缘至第4～5骶椎关节间距。正常值平均为11.5 cm。

7.中骨盆横径

中骨盆横径为两坐骨棘间距。正常值平均10 cm。

8.中骨盆后矢状径

中骨盆后矢状径为横径中央点至第4～5骶椎关节的间距,此径线指明中段后骨盆的容积大小,故其临床意义重大。

9.出口横径

坐骨结节为一长椭圆形结构,前端与耻骨坐骨支移行处有一突出点,为临床测量出口的前据点,后端与坐骨支移行处为一弯曲,为X线测量出口的后据点,两坐骨结节后端的间距为解剖上骨盆出口横径,骨盆出口横径与耻骨坐骨支的长短成直接比例。正常值平均9 cm。

10.出口前后径

出口前后径为耻骨联合下缘至骶尾关节间距。正常值平均为11.5 cm。

11.出口后矢状径

出口横径中央点至骶尾关节前表面间距为出口后矢状径。正常值平均8.5 cm。出口横径稍短,当出口横径与出口后矢状径之和＞15 cm时,正常大小的胎头可通过后三角区经阴道娩出。

12.耻骨弓角度

耻骨弓由两耻骨坐骨支形成,其顶端形成的角度为耻骨弓角度,正常约90°。

13.耻骨联合高度

从耻骨上韧带至耻骨弓状韧带的间距为耻骨联合高度,是估计骨盆深浅的指标。

14.骶骨长度

骶岬至骶骨末端的垂直距离称为骶骨长度,可作为估计骨盆深浅的指标。

15.骶骨弯度

骶骨弯度以第3骶椎体中央为界,分为上下两段,骶骨上段指第3骶椎体中央以上部分,其两侧依骶髂关节与髋骨联合固定;骶骨下段指第3骶椎体中央以下部分,其两侧游离;由于骶骨上下段倾斜度不同,形成骶骨弯曲角。

(六)骨盆形态的分类(Caldwell-Moloy **骨盆分类**)

1.根据骨盆入口分类

1937年Thomas提出按骨盆入口前后径与横径的比例关系,将骨盆入口分为四型。

(1)长骨盆:骨盆入口前后径长于入口横径。

(2)圆骨盆:骨盆入口前后径等于入口横径或入口前后径稍大于入口横径,但不得超过1 cm。

(3)短骨盆:骨盆入口横径大于入口前后径1～3 cm。

(4)扁骨盆:骨盆入口横径大于入口前后径3 cm以上。

2.根据骨盆入口的形态及骨盆全部结构的不同特点分类

1933年Caldwell-Moloy利用X线立体镜法,根据骨盆的形态及结构提出X线骨盆分类法,依据骨盆入口的形态及骨盆全部结构的不同特点进行分类。

(1)标准型。①女型:骨盆入口呈横椭圆形,骨盆入口横径远于骶岬近于中央,等于或稍大于前后径。骶骨较宽,骶前表面有适当弧度。坐骨切迹底部中等宽,可容三指,坐骨棘突出不明显。

耻骨联合中等高度,耻弓角度近于90°。骨盆侧壁直立,出口宽阔,骨盆前部中等高度,骨盆较浅。②扁平型:骨盆入口呈扁椭圆形,入口横径几近于骨盆入口中央,大于入口前后径,骨盆前、后部均较窄。但曲度较大,骶骨较宽,骶前表面有适当弧度。坐骨切迹底部狭窄,坐骨棘中度突出。耻骨联合中等高度,耻弓角度大。骨盆侧壁直立,骨盆前部中等高度,出口横径宽阔,前后径狭窄,骨盆较浅。③类人猿型:骨盆入口呈长椭圆形,入口横径几近于中央,小于入口前后径,骨盆后矢状径较深。骨盆入口前后两部均较长,入口形态类似于猿类骨盆。骶骨宽度较窄、较长,常由6节骶椎所构成,故后骨盆较深。坐骨切迹底部宽阔,耻骨联合中等高度,耻弓角度较锐,<90°。骨盆侧壁可直立、内聚或外展,骨盆前部中等高度。④男型:骨盆入口呈楔形或心脏形,骨盆入口横径近于骶岬,骨盆后部狭窄,前部呈三角形。骶骨较宽,前倾。坐骨切迹底部狭窄,坐骨棘突出明显。耻骨联合较高,耻骨弓角度狭窄。骨盆侧壁内聚,呈漏斗形。骨盆前部较深,内聚,骨质较重,骨盆前后、左右均向内倾斜,因而使骨盆呈漏斗形。

每个骨盆在入口、中段、出口均符合上述标准者,并不多见。

(2)混合型:完全符合上述4个标准形态的骨盆较为少见,从而增加了混合形态,混合形态是以其入口最大横径将骨盆入口分为后部及前部,后部的形态名称定为混合型骨盆的首位名称,前部的形态名称定为混合型骨盆的第二位名称,如后部为女型骨盆、前部为类人猿型骨盆,其形态应定名为女猿型骨盆。

二、内生殖器官

女性内生殖器官包括阴道、子宫、输卵管及卵巢,后两者合称为子宫附件。

(一)阴道

阴道位于真骨盆下部中央,向后上方走行,呈S形弯曲,为上宽下窄的管道。阴道前壁长7~9 cm,前壁上2/3与膀胱之间为疏松的膀胱阴道间隙,由静脉丛和结缔组织组成;前壁下1/3与尿道之间为致密的尿道阴道隔,连接紧密。后壁长10~12 cm,与直肠贴近。阴道的横径由上向下逐渐变窄,上端包绕子宫颈,下端开口于阴道前庭后部。环绕子宫颈周围的部分称阴道穹隆。按其位置分为前、后穹隆和两个侧穹隆,其中后穹隆最深,可达1~2 cm,与直肠子宫陷凹紧紧相邻,反相隔阴道壁和一层菲薄的腹膜,为盆腹腔最低部位,临床上可经此处穿刺或引流。

阴道壁由弹力纤维、肌层和黏膜组成。阴道表面有许多横行的皱襞,在阴道下部较为密集,并在阴道前、后壁中线处形成纵行的皱褶柱,使阴道壁有较大的伸缩性。阴道肌层由外纵与内环形的两层平滑肌构成,肌层外覆显微组织膜,其弹力纤维成分多于平滑肌纤维。阴道黏膜为复层鳞状上皮,无腺体,阴道上端1/3处黏膜受性激素影响而有周期性变化。幼女或绝经后阴道黏膜变薄,皱褶少,伸缩性弱,局部抵抗力差,容易受感染。阴道壁富有静脉丛,受创伤后易出血或形成血肿。

(二)子宫

子宫位于骨盆腔中央,呈倒梨形,为空腔器官及单一的肌性器官,是胚胎生长发育的场所,其形状、大小、位置及结构,随年龄的不同而异,并受月经周期和妊娠的影响而发生变化。成年女性子宫长7~8 cm,宽4~5 cm,厚2~3 cm,宫腔容量约5 mL。子宫的活动度较大,位置受体位、膀胱与直肠充盈程度的影响,正常的子宫在站立位时呈轻度前倾、前屈位。子宫分为子宫体及子宫颈两部分。子宫体是子宫最宽大的部分,上宽下窄,前面较平,后面凸隆,其顶部称宫底部,圆凸而游离,宫底两侧为宫角,与输卵管相通。子宫体与子宫颈相连部狭小,称子宫峡部,在非孕期长

0.6～1 cm,妊娠晚期可伸展至 7～10 cm。子宫体与子宫颈之比,婴儿期为 1∶2,成年期为 2∶1。

1.子宫解剖组织学

子宫可分为子宫体和子宫颈,两者组织结构不同。

(1)子宫体。

子宫体由浆膜层、肌层与子宫内膜层构成。

浆膜层:为覆盖子宫体的盆腔腹膜,与肌层紧连不能分离。在子宫峡部处,两者结合较松弛,腹膜向前反折覆盖膀胱底部,形成膀胱子宫陷凹,反折处腹膜称膀胱子宫反折腹膜。在子宫后面,子宫体浆膜层向下延伸,覆盖子宫颈后方及阴道后穹隆再折向直肠,形成直肠子宫陷凹(亦称道格拉斯陷凹)。

肌层:由成束或成片的平滑肌组织、少量弹力纤维与胶原纤维组成,非孕期厚约 0.8 cm。子宫体肌层可分 3 层。①外层:肌纤维纵形排列,较薄,是子宫收缩的起始点;②中层:占肌层大部分,内环形与外斜形交叉排列,以环形肌为主,在血管周围形成"8"字形围绕血管;③黏膜下层:肌纤维以纵形排列为主,其中杂有少量斜行和环形肌纤维,至输卵管子宫部,形成明显的一层环形膜。子宫体肌层内有血管穿行,肌纤维收缩可压迫血管,能有效地制止血管充血。

子宫内膜层:子宫内膜由单层柱状上皮组成,与肌层直接相贴,其间没有内膜下层组织。内膜可分 3 层:致密层、海绵层及基底层。致密层与海绵层又称功能层,对性激素敏感,在卵巢激素影响下发生周期性剥脱出血,即月经。其基底层紧贴肌层,对卵巢激素不敏感,无周期性变化,不参与月经形成,但在月经后能增生修复功能层。

(2)子宫颈。

子宫颈呈圆柱状,上端经子宫峡部与子宫体相连,因解剖上狭窄,又称解剖学内口。在其稍下方,宫腔内膜开始转变为子宫颈黏膜,称组织学内口。颈管下端为子宫颈外口,子宫颈经子宫颈外口与阴道相通,未产妇的子宫颈外口呈圆形;已产妇因分娩影响,子宫颈外口可见大小不等的横裂,分为前唇及后唇。子宫颈伸入阴道内的部分称子宫颈阴道部,阴道以上的部分称子宫颈阴道上部。子宫颈腔呈梭形,称子宫颈管,未生育女性子宫颈管长为 2.5～3.0 cm,最宽点为 7 mm。

子宫颈主要由结缔组织构成,含少量弹力纤维及平滑肌。子宫颈管黏膜为单层高柱状上皮,受卵巢激素影响发生周期性变化,在月经周期的增生期,黏膜层腺体可分泌碱性黏液,形成子宫颈管内黏液栓,堵于子宫颈外口。子宫颈阴道部被覆复层鳞状上皮,子宫颈外口柱状上皮与鳞状上皮交界处是子宫颈癌及其癌前病变的好发部位。

2.子宫韧带

主要由结缔组织增厚而成,有的含平滑肌,具有维持子宫位置的功能。子宫韧带共有 4 对。

(1)阔韧带:子宫两侧翼形腹膜皱褶,由子宫前后面的腹膜自子宫侧缘向两侧延伸,止于两侧盆壁,呈冠状位,分为前、后叶。阔韧带上缘游离,内 2/3 包绕部分输卵管,形成输卵管系膜;外 1/3 包绕卵巢血管,形成骨盆漏斗韧带,又称卵巢悬韧带;下端与盆底腹膜相连。阔韧带其间的结缔组织构成疏松,易分离,内有丰富的血管、神经及淋巴管,统称为子宫旁组织,前、后叶间还有卵巢、卵巢冠、囊状附件、卵巢旁体、卵巢固有韧带、子宫圆韧带、结缔组织及子宫动静脉、淋巴管、神经和输尿管。

(2)圆韧带:圆形条状韧带,由平滑肌和结缔组织构成,长 12～14 cm。起自双侧子宫体的上外侧、宫角的下边,穿行于阔韧带与腹股沟内,止于大阴唇前端。子宫圆韧带是维持子宫前倾位的主要结构,有淋巴管分布。

(3)主韧带:主韧带又称子宫颈横韧带,位于子宫两侧阔韧带基底部,横行于子宫颈阴道上部与子宫体下部侧缘达盆壁之间。它由结缔组织和少量肌纤维组成,与子宫颈紧密相连,是固定子宫颈位置的主要力量,子宫血管和输尿管下段均穿越主韧带的上缘到达终末器官。

(4)宫骶韧带:子宫骶韧带自子宫颈后面子宫颈内口的上侧方(相当于子宫峡部的水平)伸向两旁,绕过直肠终止在第2、3骶骨前筋膜上。它由结缔组织及平滑肌纤维组织组成,表面覆盖腹膜,短厚坚韧,作用是将子宫颈向后及向上牵引,使子宫保持前倾位置。

由于上述4对子宫韧带的牵拉与盆底组织的支托作用,使子宫维持在轻度前倾前屈位。

(三)输卵管

输卵管为卵子与精子结合场所及运送受精卵的管道。

1.形态

左右各一,为细长、弯曲、圆形、自两侧子宫角向外伸展的管道,长8～14 cm。输卵管内侧与宫角相连,走行于输卵管系膜上端,外侧呈伞状游离。输卵管系膜宽敞,活动度较大,因此,输卵管可随子宫位置的变化而上下、左右游动和蠕动性收缩,以便捕捉和输送卵子。根据形态不同,输卵管分为4个部分。①间质部:潜行于子宫壁内的部分,短而腔窄,长1～1.5 cm;②峡部:紧接间质部外侧,细而直,长2～3 cm,管腔直径约2 mm;③壶腹部:峡部外侧,长5～8 cm,管壁菲薄,管腔宽大并弯曲,管腔直径6～8 mm,是精卵结合的部位;④伞部:输卵管的最外侧端,游离,呈漏斗状开口于腹腔,管口为许多须状组织,呈伞状,故名伞部。伞部长短不一,常为1～1.5 cm,有"拾卵"作用。

2.解剖组织学

输卵管由浆膜层、肌层及黏膜层组成。

(1)浆膜层:浆膜层即阔韧带上缘腹膜延伸包绕输卵管而成。

(2)肌层:肌层为平滑肌,分外、中及内3层。外层纵行排列;中层环行排列,与环绕输卵管的血管平行;内层又称固有层,从间质部向外伸展1 cm后,内层便呈螺旋状。肌层有节奏地收缩可引起输卵管由远端向近端的蠕动。

(3)黏膜层:黏膜层由单层高柱状上皮组成。黏膜上皮可分纤毛细胞、无纤毛细胞、楔状细胞及未分化细胞。4种细胞具有不同的功能:纤毛细胞的纤毛摆动有助于输送卵子;无纤毛细胞可分泌对碘酸-雪夫反应阳性的物质(糖原或中性黏多糖),又称分泌细胞;楔形细胞可能为无纤毛细胞的前身;未分化细胞又称游走细胞,为上皮的储备细胞。

输卵管肌肉的收缩和黏膜上皮细胞的形态、分泌及纤毛摆动均受卵巢激素影响,有周期性变化。

(四)卵巢

卵巢是产生、排出卵子并分泌甾体激素的性器官。

1.形态

左右各一,呈灰红色,质地柔韧,呈扁椭圆形,位于腹腔卵巢窝内,输卵管的后下方。性成熟女性的卵巢分为上下两端、内外两面、前后两缘。卵巢的上端钝圆,与输卵管相连接,成为输卵管端;下端略尖,朝向子宫,成为子宫端,以卵巢固有韧带与子宫相连;内面与回肠相邻,称为肠面;外面与盆壁相邻,以卵巢悬韧带(骨盆漏斗韧带)与盆壁相连;前缘有卵巢系膜附着,成为卵巢系膜缘,以卵巢系膜连接于阔韧带后叶的部位称卵巢门,卵巢血管与神经由此出入卵巢。青春期以前,卵巢表面光滑;青春期开始排卵后,表面逐渐凹凸不平,表面呈灰白色。体积随年龄不同而变异较大,生殖年龄女性卵巢约 4 cm×3 cm×1 cm 大小,重 5~6 g,绝经后卵巢逐渐萎缩变小变硬。

2.解剖组织学

卵巢的表面无腹膜覆盖。卵巢表层为单层立方上皮即表面上皮,其下为一层纤维组织,称卵巢白膜。白膜下的卵巢组织,分皮质与髓质 2 个部分:外层为皮质,其中含有数以万计的始基卵泡和发育程度不同的囊状卵泡,年龄越大,卵泡数越少,皮质层也变薄;髓质是卵巢的中心部,无卵泡,与卵巢门相连,含有疏松的结缔组织与丰富的血管与神经,并有少量平滑肌纤维与卵巢韧带相连接。

三、外生殖器官

女性外生殖器官是指生殖器官外露的部分,又称外阴,位于两股内侧间,前为耻骨联合,后为会阴。包括阴阜、大小阴唇、阴蒂、阴道前庭和会阴。

(一)阴阜

阴阜是指耻骨联合前方的皮肤隆起,富有皮脂腺和汗腺,皮下衬以脂肪组织。青春期发育时,其上的皮肤开始生长卷曲的阴毛,呈尖端向下三角形分布,底部两侧阴毛向下延伸至大阴唇外侧面。阴毛的疏密与色泽因个体和种族不同而异。阴毛为第二性征之一。阴阜的下部向两侧延续至大阴唇。

(二)大阴唇

大阴唇为自阴阜向下、向后止于会阴的一对隆起的皮肤皱襞。外侧面为皮肤,皮层内有皮脂腺和汗腺,多数女性的大阴唇皮肤有色素沉着;内侧面湿润似黏膜。大阴唇皮下组织松弛,脂肪中有丰富的静脉、神经与淋巴管,若受外伤,容易形成血肿,疼痛较甚。

大阴唇之间的裂隙称为阴裂。大阴唇的前部较厚,并相连形成唇前连合,向上移行于阴阜。两侧大阴唇的后端平行向后,与邻近的皮肤相延续,它们之间相连的皮肤形成较低的嵴,称为唇后连合。唇后连合覆盖会阴体,形成女性外阴的后界。大阴唇分内、外两面。内面似黏膜,呈粉红色,光滑,有大量的皮脂腺。外面与皮肤相同,含有汗腺、皮脂腺和色素,并生有稀疏的阴毛。内外面之间的皮下组织较疏松,有丰富的脂肪,并含有弹力纤维、少量平滑肌,以及血管、淋巴管、神经和腺体。子宫圆韧带经腹股沟管穿出后,止于大阴唇前上部的脂肪组织或皮肤上。先天性腹股沟斜疝患者的疝内容物可经腹股沟管下滑至大阴唇的皮下。

(三)小阴唇

小阴唇为位于大阴唇内侧的一对薄皱襞。位于大阴唇内侧,和大阴唇在后方融合。小阴唇大小、形状因人而异。有的小阴唇被大阴唇遮盖,有的则可伸展至大阴唇外。两侧小阴唇前端在靠近阴蒂的部位分为两个皱襞,前方皱襞互相融合,形成阴蒂包皮或阴蒂冠,后叶与对侧结合在阴蒂表面形成阴蒂系带。两侧小阴唇后方则与大阴唇后端相结合,在正中线形成阴唇系带。小阴唇表面光滑、湿润、微红,表面为复层鳞状上皮,无阴毛皮肤覆盖,富含皮脂腺,极少汗腺。神经末梢丰富,故非常敏感。两侧小阴唇后部之间区域形成阴道前庭。有时在一侧或两侧小阴唇与大阴唇之间有另一阴唇皱襞,称为第三阴唇皱襞。

(四)阴蒂

阴蒂位于两侧小阴唇顶端下、唇前联合的后下方,为与男性阴茎相似的海绵样组织,具有勃起性,内含两个阴蒂海绵体。阴蒂海绵体分阴蒂头、阴蒂体及两个阴蒂脚3个部分。阴蒂头为圆形的小结节,直径6~8 mm,被阴蒂包皮包绕。阴蒂脚呈圆柱形,附于两侧耻骨支上,表面覆以坐骨海绵体肌,在耻骨联合下缘附近,两侧阴蒂脚相连构成阴蒂体。阴蒂体背侧与耻骨联合之间有浅、深两条结缔组织索,浅索称阴蒂系韧带,深索为阴蒂悬韧带。阴蒂头神经末梢丰富,极敏感,易受刺激引起勃起,是性反应的重要结构。

(五)阴道前庭

阴道前庭为两侧小阴唇之间的菱形区域,前为阴蒂,后方以阴唇系带为界。前庭区域内有尿道口、阴道口、两个前庭大腺及其开口和许多黏液性前庭小腺的开口。阴道口与阴唇系带之间一浅窝称舟状窝(又称阴道前庭窝),经产妇受分娩影响,此窝消失。

1.尿道口

尿道口位于阴蒂下方。尿道口为圆形,但其边缘折叠而合拢。两侧后方有尿道旁腺,开口极小,为细菌潜伏处。

2.前庭大腺

前庭大腺又称巴多林腺,与男性的尿道球腺同源。位于大阴唇后部、前庭球的后方,其深部依附于会阴深横肌,表面被球海绵体肌覆盖,如黄豆大小,左右各一。其腺管细长(1~2 cm),开口于前庭后方小阴唇与处女膜之间的沟内。在性刺激下,腺体可分泌清澈或白色的黏液,起润滑阴道前庭的作用。正常情况下不能触及此腺。若腺管口闭塞,可形成囊肿或脓肿。

3.前庭小腺

前庭小腺是许多黏液腺,与男性的尿道腺相当,位于阴道前庭后部、阴道口附近的皮下,其排泄管开口于阴道前庭阴道口和尿道外口附近。

4.前庭球

前庭球又称海绵体球,位于前唇两侧,由具有勃起性的静脉丛组成。其前端与阴蒂相接,后端膨大,与同侧前庭大腺相邻,表面覆有球海绵体肌。

5.阴道口和处女膜

阴道口位于尿道外口后下方的矢状裂隙,位于前庭后半部。阴道口的后外侧、两侧各有一个前庭大腺排泄管的开口,前庭小腺的开口则位于尿道外口和阴道口附近。覆盖阴道口的一层有孔薄膜,称处女膜,其孔一般呈圆形或新月形,较小,可通指尖,少数膜孔极小或呈筛状,或有中隔、伞状,后者易误认为处女膜已破。其两面覆以复层扁平上皮,其中含有结缔组织、血管和神经末梢。处女膜的形状、厚度和位置变化很大。极少数处女膜组织坚韧或无孔闭锁,如出现无孔处女膜,则在初潮后经血不能排除,形成阴道、子宫和输卵管积血,需手术切开。初次性交可使处女膜破裂,受分娩影响产后仅留有处女膜痕。

四、邻近器官

女性生殖器官与盆腔其他脏器在位置上相互邻接,血管、淋巴及神经也相互联系,当某一些器官增大、收缩、充盈或排空,可影响周围器官的位置;如果某一器官发生感染、肿瘤、创伤,可造成邻近器官的解剖变异和损伤,从而增加诊断与治疗上的困难,反之亦然。女性生殖器官的起始与泌尿系统相同,故女性生殖器官发育异常时,也可能伴有泌尿系统异常。了解这些毗邻器官对鉴别诊断和妇产科手术极其重要。邻近器官主要包括尿道、膀胱、输尿管、直肠和阑尾。

(一)尿道

女性尿道为一肌性管道,始于膀胱的开口,在阴道前面、耻骨联合后方,穿过泌尿生殖膈,终于阴道前庭部的尿道外口,长 2～5 cm(平均直径为 0.6～0.7 cm),下 1/3 埋藏在阴道前壁内,只有排尿功能。较男性尿道直而短,且易于扩张,因此女性易患应力性尿失禁,更易患泌尿系统感染。

尿道肌肉由薄的纵形内层及厚的环形外层平滑肌及弹力纤维构成,由随意肌构成尿道外口括约肌。外口括约肌经阴道侧壁与会阴深横肌的纤维联合。尿道内衬面有纵形上皮皱襞黏膜,上 2/3 尿道上皮为移行上皮,下 1/3 为扁平上皮,其增生与萎缩与阴道上皮同样受到性激素的影响。故绝经后,尿道上皮萎缩,能加重尿失禁的症状。尿道黏膜下有丰富的静脉丛,当环肌收缩时,静脉丛充血可增加尿道的阻力。

膀胱尿道括约肌包括肛提肌、尿道膜部括约肌、膀胱颈和尿道平滑肌,应当保持良好的功能才能产生有效的尿道阻力。当膀胱内压增高时,最大静水压作用于膀胱底,尿道阻力足以阻止尿液外流。若分娩损伤或绝经后尿道黏膜萎缩,尿道过短(站立时不足 3 cm)或盆底肌松弛伴有阴道脱垂、尿道平滑肌张力减低、膀胱尿道后角消失(如膀胱膨出)、尿道硬度增大、膀胱内最大静水压直接作用于膀胱颈,在这些情况下,可形成压力性尿失禁。

女性尿道在泌尿生殖膈以上部分,前面有阴部静脉丛;在泌尿生殖膈以下部分,前面与阴蒂脚汇合处相接触,后为阴道,两者间有结缔组织隔,即尿道阴道隔。在分娩时因胎头在阴道内滞留时间过长,胎头嵌压在耻骨联合下,软产道组织因长时间受压,可发生缺血性坏死,于产后 1 周左右,坏死组织脱落形成尿瘘,尿液至阴道排出。

(二)膀胱

膀胱为一肌性空腔器官,位于耻骨联合后、子宫之前。其大小、形状、位置及壁厚可因其盈虚及邻近器官的情况而变化。成人平均容量为 400 mL(350～500 mL)。妊娠晚期,尤以临产出现宫缩后,膀胱被子宫下段牵拉,位置上移。膀胱上界的高度与子宫缩复环的高度成正比。滞产时充盈的膀胱可平脐,尿潴留者达脐上。膀胱两侧后上角部有输尿管开口,前方最低点为尿道开口。膀胱三角区由开口于膀胱底部的两个输尿管开口与尿道内口形成。妊娠期特别是分娩的过程中,当产程延长时,因胎先露的压迫,子宫下段牵拉,可使膀胱底部和三角区的膀胱壁易出现黏膜充血、水肿甚至坏死,严重时可波及膀胱壁全层。故临床上常出现血尿、尿瘘及泌尿系统感染。若膀胱受压时间过长,水肿严重时,在剖宫产术中下推或游离膀胱时,极易受损伤,故手术操作中应格外小心。

(三)输尿管

输尿管为一对肌性圆索状长管,输尿管在腹膜后,起至肾盂,终于膀胱,各长约 30 cm,粗细不一。输尿管壁厚约 1 mm,分为黏膜、肌层及外膜 3 层,由肾动脉、肾下级动脉、腹主动脉、骶中动脉、卵巢动脉、髂总动脉、髂内动脉、膀胱上动脉、膀胱下动脉、子宫动脉分支在输尿管周围吻合形成丰富的血管丛而进入输尿管内,故手术时勿损伤输尿管外膜,以免影响输尿管血供而造成坏死性瘘管。输尿管一般是从膀胱向上向外方走行,但也有向下、向内走行等变异。子宫脱垂者,输尿管亦伴随子宫向下延伸,可降至穹隆处。故在手术时应特别注意防止损伤。

输尿管下段随子宫右旋及子宫下段的伸展而升高并向前移位,个别产妇输尿管可向子宫下段左前方移位而位置变浅。由于解剖学位置的改变,在行子宫下段剖宫产时,特别当出血多时很易误伤输尿管,如:①行腹膜内或腹膜外剖宫产时,由于膀胱游离及下推不充分,横切口撕裂延长波及输尿管与膀胱；②如遇到撕裂伤口及大出血，为抢救母婴性命，常因需要快速止血，缝合子宫切口时误将输尿管与子宫肌层缝合在一起；③术野较深，病变暴露困难，术者对输尿管解剖关系不熟悉，手术操作粗暴，过度自信，盲目求快，亦容易造成输尿管损伤；④胎先露低，手术时误把子宫颈或穹隆当成子宫下段，波及膀胱或输尿管。因此，为避免在剖宫产术时损伤输尿管，应注意首先勿使横切口过小而使子宫肌层撕裂；其次，要充分游离膀胱及下推两侧膀胱角，使膀胱及前移位的输尿管远离手术野；再次，子宫右旋不宜扶正者，可将手术台向左倾斜避免切口偏向左侧。最后，在手术结束后最好检查一下是否蠕动、增粗及断裂，以便及时修补。此外，由于妊娠晚期孕激素的影响输尿管扩张，蠕动慢，加上长大子宫和增粗卵巢血管压迫，使输尿管越加扩张，尿液潴留易引发尿路感染，故术后特别要注意导尿管通畅，及时排尿，并使用抗生素。

(四)直肠

直肠上于第3骶椎平面接乙状结肠，下穿盆膈延续为肛管。女性直肠下段的前方有阴道。因此，当分娩时由于处置不当可导致会阴Ⅲ度裂伤，较重者破裂可伸展到直肠壁，引发大便及气体失禁。

(五)阑尾

阑尾是附着于盲肠后内侧的一条管形器官，一般长为6～8 cm。阑尾通常位于右髂窝内，但其位置变化颇大，有的下端可达右侧输卵管及卵巢部位，妊娠期阑尾的位置又可随妊娠月份的增加而逐渐向上外方移位，女性患阑尾炎时有可能累及子宫附件，因此，当妊娠女性出现右中上腹疼痛时，应考虑阑尾炎的可能性。

五、盆底组织

女性盆底解剖是一个复杂的三维解剖结构，由多层肌肉和筋膜组成，其主要作用包括：封闭骨盆出口；承托盆腔脏器的正常位置；协助控制排尿、阴道收缩及排便等生理活动。若盆底组织结构和功能发生缺陷，可导致盆腔脏器膨出、脱垂或引起分娩障碍。它通常可分为浅层、中层和深层3部分结构。

(一)浅层

浅层位于外生殖器、会阴皮肤和皮下组织深面，由会阴浅筋膜及其深部的3对肌肉和肛门外括约肌组成。此层肌肉的肌腱会合于阴道外口和肛门口之间，形成中心腱。盆底浅层结构构成了盆底支持系统的远端结构。

1.球海绵体肌

球海绵体肌位于阴道两侧，覆盖前庭球及前庭大腺的表面，向后与肛门外括约肌互相交叉而混合。此肌收缩时能紧缩阴道，又称阴道缩肌。

2.坐骨海绵体肌

从坐骨结节内侧沿坐骨升支内侧与耻骨降支向上。最终集合于阴蒂海绵体(阴蒂脚处)。女性此肌薄弱，又称为阴蒂勃起肌。

3.会阴浅横肌

自两侧坐骨结节内侧面中线会合于中心腱。此肌肉相对薄弱，具有固定会阴中心腱的作用。

4.肛门外括约肌

肛门外括约肌为围绕肛门的环形骨骼肌，按其位置可分为皮下部、浅部和深部。皮下部位于肛门的皮下，是表浅环形肌束，浅部位于皮下部的深面，为椭圆形肌肉，其前后方分别附着于会阴中心腱和尾骨尖,深部位于浅部的上方,为较厚的翼状肌肉。深部和浅部与直肠纵行肌、肛门内括约肌和部分肛提肌共同围绕肛管增厚形成肌环,称为肛门直肠环,对肛管起着重要的括约作用。该肌环通常处于收缩状态,在排便时松弛。当重度损伤(如撕裂等)时,可导致大便失禁。

行会阴侧切术时,剪开的组织为舟状窝、处女膜、阴道黏膜、阴道皮下组织及皮肤,切断的肌肉有球海绵体肌、会阴浅横肌、会阴深横肌,过深过大的侧切口还会损伤部分肛提肌。因此在缝合会阴侧切口时,应对上述部分肌肉尽可能地对齐缝合,以免影响盆底功能。

(二)中层

中层即泌尿生殖膈,由上下两层坚韧筋膜及一薄层肌肉组成,覆盖于有耻骨弓与两坐骨结节所形成的骨盆出口前部三角形平面上,故又称三角韧带。其上有尿道和阴道穿过。在两层筋膜见有尿道周围括约肌穿过。

尿道括约肌环绕尿道膜部和阴道,为随意肌,又称为尿道阴道括约肌,收缩时可紧缩尿道和阴道。其肌纤维损伤可导致尿失禁的发生。

(三)深层

深层即盆膈为骨盆底最里面最坚韧层,由肛提肌、尾骨肌及其上、下表面覆盖的筋膜组成,亦为尿道、阴道及直肠贯通。对承托盆腔脏器起重要作用。

肛提肌是位于骨盆底的成对扁平肌,向下向内汇合而成。在尸体解剖中,其形态呈漏斗状,在活体女性中呈穹隆状结构。在静息状态下,肌肉保持紧张状态,收缩肛提肌裂孔,起到承托盆腔脏器的作用。肛提肌由前内向后外由3个部分组成。①耻尾肌:又称为耻骨内脏肌,为肛提肌主要部分,位于最内侧,肌纤维从耻骨降支内面沿阴道、直肠向后,终止于尾骨,其中有小部分肌纤维终止于阴道和直肠周围,经产妇之此层组织易受损伤而导致膀胱、直肠膨出;②髂尾肌:为居上外侧部分,从腱弓(即闭孔内肌表面筋膜的增厚部分)后部开始,向中间及向后走行,与耻尾肌会合,再经肛门两侧至尾骨;③耻骨直肠肌:为一条起自耻骨联合后方,向后近似水平包绕直肠的U形肌肉。

尾骨肌位于肛提肌的后方,贴附在骶棘韧带表面,它起自坐骨棘,呈扇形止于骶、尾骨的两侧,参与构成盆底和承托盆腔器官。

未妊娠女性盆底部位所受压力主要集中于骶骨上。在妊娠时,首先由于雌、孕激素的影响,使平滑肌的张力改变;其次,身体重心改变、盆腹腔压力增加、胎儿及子宫的逐渐增大、重量逐渐增加,盆底部位压力将转移至盆腔韧带及盆底肌肉;最后,在活动、慢性咳嗽及重体力活的影响下,盆腔韧带及盆底肌肉会因压力的反复冲击而向下作用,盆底肌肉纤维拉伸。上述原因均会诱发盆腔脏器脱垂的发生。

在阴道分娩过程中,由于胎头下降及腹压增加,会对盆底肌肉及筋膜在过度拉伸的基础上造成机械性损伤,导致盆底肌弹力强度下降,使其对盆腔器官支撑薄弱;分娩时肛提肌中部的耻尾肌经受最大限度的扩张,并与胎头的直径成比例,是最易受损的盆底肌。难产能不同程度地损伤会阴神经、肛提肌及盆内筋膜等盆腔支持组织,导致生殖道脱垂、压力性尿失禁和粪失禁,且随着阴道分娩次数的增加而增加,经产妇存在不同程度的生殖道脱垂。此外,第二产程延长、巨大儿、器械助产如胎吸、产钳使用不当、粗暴、强制性的剥离胎盘等,均能对盆底组织造成伤害,发生会阴裂伤或伸展,致盆腔内筋膜和肛提肌撕裂,盆底组织被削弱或缺损,尿生殖裂孔变宽而敞开,在过高的腹压下,可将子宫推向阴道而发生子宫脱垂。当然,急产时的产力过强,盆底软组织不能及时充分扩张,也可造成盆底损伤。

选择性剖宫产由于在分娩过程中对盆底肌肉的压迫作用明显低于阴道分娩,可能在一定程度上降低了对盆底肌力的影响,对于产后早期盆底功能具有一定的保护作用,但研究证实,临产后行剖宫产对盆底肌肉的损伤程度与阴道分娩一致,不能起到保护作用。除此以外,选择性剖宫产会带来比阴道分娩更多的远期并发症,如瘢痕妊娠、瘢痕憩室及胎盘植入等,因此采取选择性剖宫产终止妊娠不是最佳解决办法。

六、血管、淋巴及神经

(一)血管

女性内外生殖器官的血液供应主要来自卵巢动脉、子宫动脉、阴道动脉及阴部内动脉。静脉与同名动脉相伴行,但数目比其动脉多,并在相应器官及其周围形成静脉丛,且相互吻合,所以盆腔感染易于蔓延扩散。以下介绍女性内外生殖器官的主要动脉血管。

1.卵巢动脉

右卵巢动脉平右肾动脉的下方起自腹主动脉,沿腰大肌前面斜向外下,于盆缘处跨过输尿管与髂总动脉下段,随骨盆漏斗韧带向内横行,再穿过卵巢系膜经卵巢门进入卵巢内,并发出分支供应输卵管,内达子宫角旁,其末梢与子宫动脉上行的卵巢支相吻合。左卵巢动脉起自腹主动脉,其走行基本与右卵巢动脉相同。

2.子宫动脉

子宫动脉为髂内动脉较大的分支,多起自前干,沿骨盆侧壁向前内下行,并转向内侧进入子宫阔韧带基底部,于此韧带两层腹膜间内行,穿越阔韧带基底部、宫旁组织到达子宫外侧(距子宫峡部水平)约2 cm处自前方横向越过输尿管盆部,与输尿管交叉,继续向内至子宫颈侧缘。仰位时,动脉在上输尿管在下,故称此交叉为"小桥流水"。因产后出血行子宫动脉结扎术或子宫切除术于此附近结扎子宫动脉时,需准确分辨两者,以免误伤输尿管。子宫动脉主干在近子宫颈内口水平发出升支及降支,升支沿子宫侧缘迂曲上行到子宫底,沿途发出许多迂曲的弓状动脉,分布于子宫体的前后面,向子宫中轴线走行,最终形成螺旋动脉并相互吻合。子宫动脉在近宫角处发出宫底支、卵巢支及输卵管支。降支则发出子宫颈支、子宫颈-阴道支及子宫圆韧带支。

3.阴道动脉

阴道动脉为髂内动脉前干分支,有许多小分支分布于阴道中、下段前后壁及膀胱顶、膀胱颈。阴道动脉与子宫颈-阴道支和阴部内动脉分支相吻合,因此,阴道上段由子宫动脉的子宫颈-阴道支供血,而中段由阴道动脉供血,下段主要由阴部内动脉和痔中动脉供血。

4.阴部内动脉

阴部内动脉为髂内动脉前干终支,经坐骨大孔的梨状肌下孔穿出骨盆腔,绕过坐骨棘背面,再经坐骨小孔到达会阴及肛门,后分4支。①痔下动脉:供应直肠下段及肛门部;②会阴动脉:分布于会阴浅部;③阴唇动脉:分布于大小阴唇;④阴蒂动脉:分布于阴蒂及前庭球。

(二)淋巴

女性内外生殖器官和盆腔组织具有丰富的淋巴系统。淋巴结一般沿相应的血管排列,其数目、大小和位置均不恒定。

1.卵巢淋巴回流

(1)右侧卵巢的集合淋巴管,注入主动脉和下腔静脉之间的淋巴结、下腔静脉外侧淋巴结和下腔静脉前淋巴结。

（2）左侧卵巢的集合淋巴管，向上注入主动脉外侧淋巴结和主动脉前淋巴结。

（3）一部分淋巴可经阔韧带至闭孔淋巴结，或者通过子宫及骶子宫韧带至髂内淋巴结，或经子宫圆韧带至髂外淋巴结和腹股沟淋巴结。

2.子宫淋巴回流

有 5 条通路：①宫底部淋巴常沿阔韧带上部淋巴网、经骨盆漏斗韧带至卵巢、向上至腹主动脉旁淋巴结；②子宫前壁上部或沿圆韧带回流到腹股沟淋巴结；③子宫下段淋巴回流至宫旁、闭孔、髂内外及髂总淋巴结；④子宫后壁淋巴可沿宫骶韧带回流至直肠淋巴结；⑤子宫前壁也可回流至膀胱淋巴结。子宫体与子宫颈的淋巴管，在阔韧带的基部与膀胱底、体周围的淋巴管及直肠周围的淋巴管丛形成了广泛的吻合。

3.子宫颈淋巴回流

子宫颈的淋巴引流可分为 3 个主干，即侧、后、前主干。侧主干又分为上、中、下 3 支，分别收集子宫颈上、中、下部淋巴。子宫颈淋巴主要沿宫旁、闭孔、髂内、髂外及髂总淋巴结，然后可回流至腹主动脉旁淋巴结和/或骶前淋巴结。

4.阴道淋巴回流

阴道上部淋巴管起自阴道前壁，沿子宫动脉阴道支上行，一部分经子宫旁淋巴结或阴道旁淋巴结，一部分沿子宫动脉直接注入髂外、髂内淋巴结和髂总淋巴结。起自阴道后壁的淋巴管，沿子宫骶韧带向后注入骶淋巴管和主动脉下淋巴结。

5.外阴淋巴回流

会阴浅淋巴管沿阴部外浅血管汇入腹股沟浅淋巴结；会阴深淋巴管大部分汇入腹股沟深淋巴结，小部分汇入腹股浅淋巴结。阴道下部和阴唇的淋巴管大部分汇入骶淋巴结和髂总淋巴结，部分汇入腹股沟淋巴结。

（三）神经

1.卵巢的神经

卵巢的神经来自卵巢神经丛和子宫神经丛，与卵巢动脉一同经卵巢门进入髓质，并在髓质内形成神经丛。然后，再由该神经丛发出神经纤维进入卵巢皮质内，多分布于血管壁上。

2.子宫的神经

子宫的神经来自下腹下神经丛，即盆丛，含有交感神经、副交感神经纤维及感觉神经纤维。自此丛发出神经支，于阔韧带基底部两层之间，子宫颈及阴道上部的两侧，形成子宫阴道丛。交感神经可引起子宫壁内血管收缩、妊娠子宫的平滑肌收缩、非妊娠子宫平滑肌舒张，其低级中枢位于 $T_{11} \sim L_2$ 节。副交感神经则使子宫血管舒张，而对子宫平滑肌作用尚不明显，其低级中枢则位于 $S_2 \sim S_4$ 节。子宫平滑肌有自主节律活动，完全切除其神经后仍有节律收缩，还能完成分娩活动，临床上可见低位截瘫的产妇仍能顺利自然分娩。

3.子宫颈的神经

子宫颈的神经来自骨盆交感神经系统，即髂内上、中和下神经丛，分布于子宫颈管内膜和子宫颈阴道部的边缘深部，因此子宫颈痛觉不敏感。

4.阴道的神经

阴道的神经由子宫阴道丛支配，其中副交感神经（盆内脏神经）来自骶 3、4 脊髓节段，交感神经来自上腹下神经丛和骶交感干。另外，阴道下部由阴部神经分支支配。

5.外阴的神经

外阴的神经主要由阴部神经及其分支分布,阴部神经由第Ⅱ、Ⅲ及Ⅳ对骶神经的分支组成,其中有运动支、感觉支和至会阴的交感神经节后纤维。在坐骨结节内侧下方阴部神经又分成3支:会阴神经、阴蒂背神经及肛门神经(又称痔下神经),分布于会阴、阴唇、阴蒂、肛门周围。会阴部的神经分布主要是阴部神经,分娩过程中行会阴侧切术时,主要是对该神经作阻滞麻醉,缝合时若缝针过深,则可能会引起阴部神经损伤,造成会阴部疼痛。

（尹　燕）

第二章

女性生殖系统生理

第一节　女性各阶段生理特点

女性从胚胎形成到衰老是一个渐进的生理过程,它体现了下丘脑-垂体-卵巢轴功能发育、成熟和衰退的变化过程。根据年龄和生理特征可将女性一生分为七个阶段,但其并无截然界限,可因遗传、环境、营养等因素的影响而有个体差异。

一、胎儿期

胎儿期是指从卵子受精至出生,共 266 天(从末次月经算起 280 天)。受精卵是由父系和母系来源的 23 对(46 条)染色体组成的新个体,其中 1 对染色体在性发育中起决定性作用,称性染色体。性染色体X 与Y 决定着胎儿的性别,即 XY 合子发育为男性,XX 合子发育为女性。胚胎 6 周后原始性腺开始分化。若胚胎细胞不含 Y 染色体即无 H-Y 抗原时,性腺分化缓慢,至胚胎 8~10 周性腺组织才出现卵巢的结构。卵巢形成后,因无雄激素,无副中肾管抑制因子,所以中肾管退化,两条副中肾管发育成为女性生殖道。

二、新生儿期

出生后 4 周内称新生儿期。女性胎儿由于受胎盘及母体性腺产生的女性激素影响,其外阴较丰满,子宫、卵巢有一定程度的发育,乳房略隆起或少许泌乳。出生后脱离母体环境,血中女性激素水平迅速下降,可出现少量阴道流血。这些均属生理现象,短期内即可消退。

三、儿童期

从出生 4 周到 12 岁左右称儿童期。儿童早期(8 岁之前)下丘脑-垂体-卵巢轴功能处于抑制状态,这与下丘脑、垂体对低水平雌激素(≤10 pg/mL)的负反馈及中枢性抑制因素高度敏感有关。此期生殖器为幼稚型。外阴和阴道上皮很薄,阴道狭长,无皱襞,细胞内缺乏糖原,阴道酸度低,抵抗力弱,易发生炎症;宫体较小,而宫颈较长,两者比例为 1:2,子宫肌层薄;输卵管弯曲而细长;卵巢长而窄,卵泡虽能大量自主生长,但仅发育到窦前期即萎缩、退化。子宫、输卵管及卵巢均位于腹腔内。儿童后期(约 8 岁起)下丘脑促性腺激素释放激素抑制状态解除,卵巢内卵泡受促性腺激素的影响有一定发育并分泌性激素,但仍达不到成熟阶段。卵巢形态逐步变为扁卵圆形。子宫、输卵管及卵巢逐渐降至盆腔。皮下脂肪在胸、髋、肩部及外阴部堆积,乳房开始发育,初显女性特征。

四、青春期

由儿童期向性成熟期过渡的一段快速生长时期,是内分泌、生殖、体格、心理等逐渐发育成熟的过程。世界卫生组织规定青春期为 10～19 岁。

青春期的发动通常始于 8～10 岁,此时中枢性负反馈抑制状态解除,促性腺激素释放激素(gonadotropin releasing hormone,GnRH)开始呈脉冲式释放,继而引起促性腺激素和卵巢性激素水平升高、第二性征出现,并最终获得成熟的生殖功能。青春期发动的时间主要取决于遗传因素,此外,尚与地理位置、体质、营养状况及心理精神因素有关。

女性青春期第一性征的变化是在促性腺激素作用下,卵巢增大,卵泡开始发育和分泌雌激素,生殖器从幼稚型变为成人型。阴阜隆起,大、小阴唇变肥厚并有色素沉着;阴道长度及宽度增加,阴道黏膜变厚并出现皱襞;子宫增大,尤其宫体明显增大,宫体与宫颈的比例为 2:1;输卵管变粗,弯曲度减小,黏膜出现许多皱襞与纤毛;卵巢增大,皮质内有不同发育阶段的卵泡,致使卵巢表面稍呈凹凸不平。此时虽已初步具有生育能力,但整个生殖系统的功能尚未完善。

除生殖器官以外,其他女性特有的性征即第二性征包括音调变高,乳房发育,出现阴毛及腋毛,骨盆横径发育大于前后径,胸、肩部皮下脂肪增多等,这些变化呈现女性特征。

青春期按照顺序先后经历以下四个不同的阶段,各阶段有重叠,共需大约 4.5 年的时间。

(一)乳房萌发

乳房萌发是女性第二性征的最初特征。一般女孩接近 10 岁时乳房开始发育,约经过 3.5 年时间发育为成熟型。

(二)肾上腺功能初现

青春期肾上腺雄激素分泌增加引起阴毛和腋毛的生长,称为肾上腺功能初现。阴毛首先发育,约 2 年后腋毛开始发育。该阶段肾上腺皮质功能逐渐增强,血液循环中脱氢表雄酮、硫酸脱氢表雄酮和雄烯二酮升高,肾上腺 17α-羟化酶和 17,20-裂解酶活性增强。肾上腺功能初现提示下丘脑-垂体-肾上腺雄性激素轴功能渐趋完善。

(三)生长加速

11～12 岁青春期少女体格生长呈直线加速,平均每年生长 9 cm,月经初潮后生长减缓。青春期生长加速是由于雌激素、生长激素(GH)和胰岛素样生长因子-Ⅰ(IGF-Ⅰ)分泌增加所致。

(四)月经初潮

女孩第一次月经来潮称月经初潮,为青春期的重要标志。月经初潮平均晚于乳房发育2.5 年时间。月经来潮提示卵巢产生的雌激素足以使子宫内膜增殖,雌激素达到一定水平且有明显波动时,引起子宫内膜脱落即出现月经。由于此时中枢对雌激素的正反馈机制尚未成熟,即使卵泡发育成熟也不能排卵,故月经周期常不规律,经 5～7 年建立规律的周期性排卵后,月经才逐渐正常。

此外,青春期女孩发生较大心理变化,出现性别意识,对异性有好奇心,情绪和智力发生明显变化,容易激动,想象力和判断力明显增强。

五、性成熟期

卵巢功能成熟并有周期性性激素分泌及排卵的时期称为性成熟期,一般自 18 岁左右开始,历时约 30 年。在性成熟期,生殖器官及乳房在卵巢分泌的性激素作用下发生周期性变化,此阶段是妇女生育功能最旺盛的时期,故也称生育期。

六、绝经过渡期

卵巢功能开始衰退至最后一次月经的时期。可始于 40 岁,历时短至 1~2 年,长至十余年。此期由于卵巢功能逐渐衰退,卵泡不能发育成熟及排卵,因而月经不规律,常为无排卵性月经。最终由于卵巢内卵泡自然耗竭,对垂体促性腺激素丧失反应,导致卵巢功能衰竭,月经永久性停止,称绝经。中国妇女平均绝经年龄在 50 岁左右。以往一直采用"更年期"一词来形容女性这一特殊生理变更时期。由于更年期概念模糊,1994 年 WHO 废除"更年期"这一术语,推荐采用"围绝经期"一词,将其定义为从卵巢功能开始衰退直至绝经后 1 年内的时期。在围绝经期由于雌激素水平降低,可出现血管舒缩障碍和精神神经症状,在机体自主神经系统的调节和代偿下,大多数妇女无明显症状,部分妇女可出现潮热、出汗、失眠、抑郁或烦躁等,称为绝经综合征。

七、绝经后期

为绝经后的生命时期。在早期阶段,卵巢虽然停止分泌雌激素,但其间质仍能分泌少量雄激素,此期由雄激素在外周转化而来的雌酮成为循环中的主要雌激素。妇女 60 岁以后机体逐渐老化,进入老年期。此期卵巢功能已完全衰竭,除整个机体发生衰老改变外,生殖器官进一步萎缩老化,主要表现为雌激素水平低落,不足以维持女性第二性征,易感染发生老年性阴道炎,骨代谢失常引起骨质疏松,易发生骨折。

(孙红霞)

第二节　卵巢周期性调节

卵巢为女性的性腺,其主要功能为产生卵子并排卵和分泌女性激素。

从青春期开始到绝经前,卵巢在形态和功能上发生周期性变化称为卵巢周期。

一、卵泡发育和排卵

胚胎期,卵泡即已自主发育和闭锁;从青春期开始,卵泡周而复始地不断发育、成熟直至绝经前。

(一)卵泡发育

卵泡发育主要包括卵巢周期前卵泡形成与发育和卵巢周期中卵泡发育和成熟。

1.卵巢周期前卵泡形成与发育

胚胎 6~8 周时,原始生殖细胞不断有丝分裂,细胞数增多,体积增大,称为卵原细胞,约 60 万个。自胚胎 11~12 周开始卵原细胞进入第一次减数分裂,并静止于前期双线期,改称为初级卵母细胞。胚胎16~20周时生殖细胞数目达到高峰,两侧卵巢共含600~700万个(卵原细胞占1/3,初级卵母细胞占2/3)。胚胎16周至出生后6个月,单层梭形前颗粒细胞围绕着停留于减数分裂双线期的初级卵母细胞形成始基卵泡,这是女性的基本生殖单位,也是卵细胞储备的唯一形式。胎儿期的卵泡不断闭锁,出生时约剩200万个,儿童期多数卵泡退化,至青春期只剩下约30万个。

卵泡自胚胎形成后即进入自主发育和闭锁的轨道,此过程不依赖于促性腺激素,其机制尚不清楚。

2.卵巢周期中卵泡发育和成熟

进入青春期后,卵泡由自主发育推进至发育成熟的过程则依赖于促性腺激素的刺激。生育期每月发育一批(3~11个)卵泡,经过募集、选择,其中一般只有一个优势卵泡可达完全成熟,并排出卵子。其余的卵泡发育到一定程度通过细胞凋亡机制而自行退化,称卵泡闭锁。女性一生中一般有400~500个卵泡发育成熟并排卵,仅占总数的0.1%左右。

卵泡的发育始于始基卵泡到初级卵泡的转化,始基卵泡可以在卵巢内处于休眠状态数十年。始基卵泡发育远在月经周期起始之前,从始基卵泡至形成窦前卵泡需9个月以上的时间,从窦前卵泡发育到成熟卵泡经历持续生长期(1~4级卵泡)和指数生长期(5~8级卵泡),共需85天时间,实际上跨越了3个月经周期。一般卵泡生长的最后阶段正常约需15天,是月经周期的卵泡期。

根据卵泡的形态、大小、生长速度和组织学特征,可将其生长过程分为以下几个阶段(图2-1)。

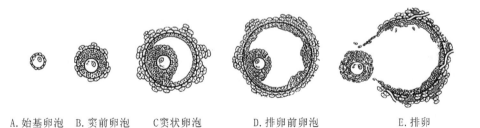

A.始基卵泡　B.窦前卵泡　C窦状卵泡　　　D.排卵前卵泡　　　　　E.排卵

图2-1　不同发育阶段的卵泡形态

(1)始基卵泡:由停留于减数分裂双线期的初级卵母细胞被单层梭形前颗粒细胞围绕而形成。

(2)窦前卵泡:始基卵泡的梭形前颗粒细胞分化为单层立方形细胞之后成为初级卵泡。与此同时,颗粒细胞合成和分泌黏多糖,在卵子周围形成一透明环形区,称透明带。颗粒细胞的胞膜突起可穿过透明带与卵子的胞膜形成缝隙连接,这些胞膜的接触为卵子的信息传递和营养提供了一条通道。最后初级卵泡颗粒细胞的增殖使细胞的层数增至6~8层(600个细胞以下),卵泡增大,形成次级卵泡。颗粒细胞内出现卵泡刺激素(follicle-stimulating hormone,FSH)、雌激素(estrogen,E)和雄激素(androgen,A)三种受体,具备了对上述激素的反应性。卵泡基底膜附近的梭形细胞形成两层卵泡膜,即卵泡内膜和卵泡外膜。卵泡内膜细胞出现LH受体,具备了合成甾体激素的能力。

(3)窦状卵泡:在雌激素和FSH的协同作用下,颗粒细胞间积聚的卵泡液增加,最后融合形成卵泡腔,卵泡增大直径达500 μm,称为窦状卵泡。窦状卵泡发育的后期,相当于前一卵巢周期的黄体晚期及本周期卵泡早期,血清 FSH 水平及其生物活性增高,超过一定阈值后,卵巢内有一组窦状卵泡群进入了"生长发育轨道",这种现象称为募集。约在月经周期第 7 天,在被募集的发育卵泡群中,FSH 阈值最低的一个卵泡,优先发育成为优势卵泡,其余的卵泡逐渐退化闭锁,这个现象称为选择。月经周期第 11～13 天,优势卵泡增大至 18 mm 左右,分泌雌激素量增多,使血清雌激素达到 300 pg/mL 左右。不仅如此,在 FSH 刺激下,颗粒细胞内又出现了 LH 受体及 PRL 受体,具备了对 LH、PRL 的反应性。此时便形成了排卵前卵泡。

(4)排卵前卵泡:为卵泡发育的最后阶段,亦称格拉夫卵泡。卵泡液急骤增加,卵泡腔增大,卵泡体积显著增大,直径可达 18～23 mm,卵泡向卵巢表面突出,其结构从外到内如下。①卵泡外膜:为致密的卵巢间质组织,与卵巢间质无明显界限。②卵泡内膜:由卵巢皮质层间质细胞衍化而来,细胞呈多边形,较颗粒细胞大。此层含丰富血管。③颗粒细胞:细胞呈立方形,细胞间无血管存在,营养来自外周的卵泡内膜。④卵泡腔:腔内充满大量清澈的卵泡液和雌激素。⑤卵丘:呈丘状突出于卵泡腔,卵细胞深藏其中。⑥放射冠:直接围绕卵细胞的一层颗粒细胞,呈放射状排列。⑦透明带:在放射冠与卵细胞之间有一层很薄的透明膜,称透明带。

(二)排卵

卵母细胞及包绕它的卵丘颗粒细胞一起排出的过程称排卵。排卵过程包括卵母细胞完成第一次减数分裂和卵泡壁胶原层的分解及小孔形成后卵子的排出活动。排卵前,由于成熟卵泡分泌的雌二醇在循环中达到对下丘脑起正反馈调节作用的峰值($E_2 \geqslant 200$ pg/mL),促使下丘脑 GnRH 的大量释放,继而引起垂体释放促性腺激素,出现 LH/FSH 峰。LH 峰是即将排卵的可靠指标,出现于卵泡破裂前 36 小时。LH 峰使初级卵母细胞完成第一次减数分裂,排出第一极体,成熟为次级卵母细胞。在 LH 峰作用下排卵前卵泡黄素化,产生少量孕酮。LH/FSH 排卵峰与孕酮协同作用,激活卵泡液内蛋白溶酶活性,使卵泡壁隆起尖端部分的胶原消化形成小孔,称排卵孔。排卵前卵泡液中前列腺素显著增加,排卵时达高峰。前列腺素可促进卵泡壁释放蛋白溶酶,有助于排卵。排卵时随卵细胞同时排出的还有透明带、放射冠及小部分卵丘内的颗粒细胞。排卵多发生在下次月经来潮前

14 天左右,卵子可由两侧卵巢轮流排出,也可由一侧卵巢连续排出。卵子排出后,经输卵管伞部捡拾、输卵管壁蠕动及输卵管黏膜纤毛活动等协同作用通过输卵管,并被运送到子宫腔。

(三)黄体形成及退化

排卵后卵泡液流出,卵泡腔内压下降,卵泡壁塌陷,形成许多皱襞,卵泡壁的卵泡颗粒细胞和卵泡内膜细胞向内侵入,周围由结缔组织的卵泡外膜包围,共同形成黄体。

卵泡颗粒细胞和卵泡内膜细胞在 LH 排卵峰的作用下进一步黄素化,分别形成颗粒黄体细胞及卵泡膜黄体细胞。两种黄体细胞内都含有胡萝卜素,该色素含量多寡决定黄体颜色的深浅。黄体细胞的直径由原来的 $12～14\ \mu m$ 增大到 $35～50\ \mu m$。在血管内皮生长因子(VEGF)作用下颗粒细胞血管化。排卵后 7～8 天(相当于月经周期第 22 天左右)黄体体积和功能达到高峰,直径 1～2 cm,外观黄色。正常黄体功能的建立需要理想的排卵前卵泡发育,特别是 FSH 刺激,以及一定水平的持续性 LH 维持。

若排出的卵子受精,则黄体在胚胎滋养细胞分泌的绒毛膜促性腺激素(human chorionic gonadotropin,HCG)作用下增大,转变为妊娠黄体,至妊娠 3 个月末才退化。此后胎盘形成并分泌甾体激素维持妊娠。

若卵子未受精,黄体在排卵后 9～10 天开始退化,黄体功能限于 14 天,其机制尚未完全明

确,可能与其分泌的雌激素溶黄体作用有关,其作用由卵巢局部前列腺素和内皮素-Ⅰ所介导。黄体退化时黄体细胞逐渐萎缩变小,周围的结缔组织及成纤维细胞侵入黄体,逐渐由结缔组织所代替,组织纤维化,外观色白,称白体。黄体衰退后月经来潮,卵巢中又有新的卵泡发育,开始新的周期。

二、卵巢性激素的合成及分泌

卵巢合成及分泌的性激素主要为雌激素、孕激素及少量雄激素,均为甾体激素。卵泡膜细胞为排卵前雌激素的主要来源,黄体细胞在排卵后分泌大量的孕激素及雌激素。雄激素(睾酮)主要由卵巢门细胞产生。

(一)甾体激素的基本化学结构

甾体激素属类固醇激素,其基本化学结构为环戊烷多氢菲环。由 3 个 6-碳环和 1 个 5-碳环组成,其中第 1 个为苯环,第 2 个为萘环,第 3 个为菲环外加环戊烷,它们是构成类固醇激素的核心结构。根据碳原子数目分为 3 组。

(1)21-碳类固醇,包括孕酮,基本结构是孕烷核。

(2)19-碳类固醇,包括所有雄激素,基本结构是雄烷核。

(3)18-碳类固醇包括雌二醇、雌酮、雌三醇,基本结构为雌烷核。

(二)甾体激素的生物合成与分泌

卵巢甾体激素生物合成需要多种羟化酶及芳香化酶的作用,它们都属于细胞色素 P_{450} 超基因家族。在 LH 的刺激下,卵泡膜细胞内胆固醇经线粒体内细胞色素 P_{450} 侧链裂解酶催化,形成孕烯醇酮,这是性激素合成的限速步骤。孕烯醇酮合成雄烯二酮有 Δ^4 和 Δ^5 两条途径。卵巢在排卵前以 Δ^5 途径合成雌激素,排卵后可通过 Δ^4 和 Δ^5 两条途径合成雌激素。孕酮的合成是通过 Δ^4 途径。卵巢雌激素的合成是由卵泡膜细胞与颗粒细胞在 FSH 与 LH 的共同作用下完成的:LH 与卵泡膜细胞 LH 受体结合后可使胆固醇形成睾酮和雄烯二酮,后二者进入颗粒细胞内成为雌激素的前身物质;FSH 与颗粒细胞上 FSH 受体结合后激活芳香化酶,将睾酮和雄烯二酮分别转化为雌二醇和雌酮,进入血液循环和卵泡液中。这就是 Falck 提出的雌激素合成的两细胞-两促性腺激素学说。

(三)甾体激素的代谢

甾体激素主要在肝内代谢。雌二醇的代谢产物为雌酮及其硫酸盐、雌三醇、2-羟雌酮等,主要经肾脏排出;有一部分经胆汁排入肠内可再吸收入肝,即肝肠循环。孕激素主要代谢为孕二醇,经肾脏排出体外;睾酮代谢为雄酮、原胆烷醇酮,主要以葡萄糖醛酸盐的形式经肾脏排出体外。

(四)卵巢性激素分泌的周期性变化

1.雌激素

卵泡开始发育时,只分泌少量雌激素;至月经第 7 天卵泡分泌雌激素量迅速增加,于排卵前形成高峰,排卵后稍减少。在排卵后 1~2 天,黄体开始分泌雌激素使血液循环中雌激素又逐渐上升。在排卵后 7~8 天黄体成熟时,形成血液循环中雌激素第二高峰,此峰低于排卵前第一高峰。此后,黄体萎缩,雌激素水平急剧下降,于月经期前达最低水平。

2.孕激素

卵泡期卵泡不分泌孕酮,排卵前成熟卵泡的颗粒细胞在 LH 排卵高峰的作用下黄素化,并开始分泌少量孕酮;排卵后黄体分泌孕酮逐渐增加,至排卵后 7～8 天黄体成熟时,分泌量达最高峰,以后逐渐下降,到月经来潮时降至卵泡期水平。

3.雄激素

女性雄激素主要来自肾上腺;卵巢也能分泌部分雄激素,包括睾酮、雄烯二酮和脱氢表雄酮。卵巢内泡膜层是合成分泌雄烯二酮的主要部位,卵巢间质细胞和门细胞主要合成与分泌睾酮。排卵前循环中雄激素升高,一方面可促进非优势卵泡闭锁,另一方面可提高性欲。

(五)卵巢性激素的作用

1.雌激素的生理作用

(1)子宫内膜:使内膜间质和腺体增殖和修复。

(2)子宫肌:促进子宫平滑肌细胞的增生肥大,使肌层增厚;增进血运,促使和维持子宫发育;增加子宫平滑肌对缩宫素的敏感性。

(3)宫颈:使宫颈口松弛、扩张,宫颈黏液分泌增加,性状变稀薄,富有弹性易拉成丝状,有利于精子通过。

(4)输卵管:促进输卵管肌层发育及上皮的分泌活动,并可加强输卵管肌节律性收缩的振幅。

(5)阴道上皮:促进阴道上皮基底层细胞增生、分化、成熟及表浅上皮细胞角化,黏膜变厚,并增加细胞内糖原含量,使阴道维持酸性环境。

(6)外生殖器:使阴唇发育、丰满、色素加深。

(7)第二性征:使乳腺管增生,乳头、乳晕着色,促使其他第二性征的发育。

(8)卵巢:协同促性腺激素促使卵泡发育。

(9)下丘脑、垂体:通过对下丘脑和垂体的正负反馈调节,控制促性腺激素的分泌。

(10)代谢作用:促进水、钠潴留;促进肝脏高密度脂蛋白合成,抑制低密度脂蛋白合成,降低循环中胆固醇水平,维持血管张力,保持血流稳定;维持和促进骨基质代谢,对肠道钙的吸收,肾脏钙的重吸收及钙盐、磷盐在骨质中沉积均具有促进作用,以维持正常骨质。

2.孕激素的生理作用

孕激素通常在雌激素的作用基础上发挥作用。

(1)子宫内膜:使增殖期子宫内膜转化为分泌期内膜,为受精卵着床及其后的胚胎发育作好准备。

(2)子宫肌:降低子宫平滑肌兴奋性及其对缩宫素的敏感性,从而抑制子宫收缩,有利于胚胎及胎儿宫内生长发育。

(3)宫颈:使宫颈口闭合,黏液变黏稠,形成黏液栓阻塞宫颈口,阻止精子及微生物进入。

(4)输卵管:使输卵管上皮纤毛细胞和管腔黏液的分泌减少,抑制输卵管肌节律性收缩的振幅。

(5)阴道上皮:加快阴道上皮细胞脱落。

(6)乳房:促进乳腺腺泡发育。

(7)下丘脑、垂体:孕激素在月经中期具有增强雌激素对垂体 LH 排卵峰释放的正反馈作用;在黄体期对下丘脑、垂体有负反馈作用,抑制促性腺激素分泌。

(8)代谢作用:促进水、钠排泄。

(9)体温:孕酮对体温调节中枢具有兴奋作用,可使基础体温(basal body temperature,BBT)在排卵后升高 0.3～0.5 ℃。临床上可以此作为判断是否排卵、排卵日期及黄体功能的标志之一。

(10)孕激素与雌激素的协同和拮抗作用：一方面，孕激素在雌激素作用的基础上，进一步促使女性生殖器和乳房的发育，为妊娠准备条件，二者有协同作用；另一方面，雌激素和孕激素又有拮抗作用，雌激素促进子宫内膜增生及修复，孕激素则限制子宫内膜增生，并使增生的子宫内膜转化为分泌期。其他拮抗作用表现在子宫收缩、输卵管蠕动、宫颈黏液变化、阴道上皮细胞角化和脱落及水、钠潴留与排泄等方面。

3.雄激素的生理作用

(1)对女性生殖系统的影响：自青春期开始，雄激素分泌增加，促使阴蒂、阴唇和阴阜的发育，促进阴毛、腋毛的生长。但雄激素过多会对雌激素产生拮抗作用，如减缓子宫及其内膜的生长和增殖，抑制阴道上皮的增生和角化。长期使用雄激素，可出现男性化的表现。雄激素还与性欲有关。

(2)对机体代谢功能的影响：雄激素能促进蛋白合成，促进肌肉生长，并刺激骨髓中红细胞的增生。在性成熟期前，促使长骨骨基质生长和钙的保留；性成熟后可导致骨骺的关闭，使生长停止。可促进肾远曲小管对水、钠的重吸收并保留钙。

(六)甾体激素的作用机制

甾体激素具有脂溶性，主要通过扩散方式进入细胞内，与胞浆受体结合，形成激素-胞浆受体复合物。靶细胞胞浆中存在的甾体激素受体是蛋白质，与相应激素结合具有很强的亲和力和专一性。当激素进入细胞内与胞浆受体结合后，受体蛋白发生构型变化和热休克蛋白（HSP）解离，从而使激素-胞浆受体复合物获得进入细胞核内的能力，并由胞浆转移至核内，与核内受体结合，形成激素-核受体复合物，从而引发 DNA 的转录过程，生成特异的 mRNA，在胞浆核糖体内翻译，生成蛋白质，发挥相应的生物效应。

三、卵巢分泌的多肽物质

卵巢除分泌甾体激素外，还分泌一些多肽激素、细胞因子和生长因子。

(一)多肽激素

在卵泡液中可分离到三种多肽，根据它们对 FSH 产生的影响不同，分为抑制素、激活素和卵泡抑制素（follistatin，FS）。它们既来源于卵巢颗粒细胞，也产生于垂体促性腺细胞，与卵巢甾体激素系统一样，构成调节垂体促性腺激素合成与分泌的激活素-抑制素-卵泡抑制素系统。

1.抑制素

有两个不同的亚单位（α 和 β）通过二硫键连接，β 亚单位再分为 β_A 和 β_B，形成抑制素 A（$\alpha\beta_A$）和抑制素 B（$\alpha\beta_B$）。它的主要生理作用是选择性地抑制垂体 FSH 的产生，包括 FS 的合成和分泌，另外，它也能增强 LH 的活性。

2.激活素

由抑制素的两个 β 亚单位组成，形成激活素 A（$\beta_A\beta_A$）、激活素 AB（$\beta_A\beta_B$）和激活素 B（$\beta_B\beta_B$）。近年来发现激活素还有其他亚单位，如 βc、βd、βe 等。激活素主要在垂体局部通过自分泌作用，增加垂体细胞的 GnRH 受体数量，提高垂体对 GnRH 的反应性，从而刺激 FSH 的产生。

3.卵泡抑制素

卵泡抑制素是一个高度糖基化的多肽，它与抑制素和激活素的 β 亚单位具有亲和力。激活素与之结合后，失去刺激 FSH 产生的能力。卵泡抑制素的主要功能是通过自分泌/旁分泌作用，抑制 FSH 的产生。

（二）细胞因子和生长因子

白细胞介素-1、肿瘤坏死因子-α、胰岛素样生长因子、血管内皮生长因子、表皮生长因子、成纤维细胞生长因子、转化生长因子、血小板衍生生长因子等细胞因子和生长因子通过自分泌或旁分泌形式也参与卵泡生长发育的调节。

（孙红霞）

第三节 月经周期性调节

女性生殖系统周期性变化是其重要的生理特点，而月经是该变化的重要标志。月经周期调节是一个非常复杂的过程，主要涉及下丘脑、垂体和卵巢。下丘脑分泌促性腺激素释放激素通过调节垂体促性腺激素的分泌来调控卵巢功能。卵巢分泌的性激素对下丘脑-垂体又有反馈调节作用。下丘脑、垂体与卵巢之间相互调节、相互影响，形成一个完整而协调的神经内分泌系统，称为下丘脑-垂体-卵巢轴（hypothalamic-pituitary-ovarian axis，HPO）。除下丘脑、垂体和卵巢激素之间的相互调节外，抑制素-激活素-卵泡抑制素系统也参与 HPO 对月经周期的调节。此外，HPO 的神经内分泌活动还受到大脑高级中枢的影响。

一、下丘脑促性腺激素释放激素

促性腺激素释放激素（gonadotropin-releasing hormone，GnRH）是下丘脑弓状核神经细胞分泌的一种十肽激素，通过垂体门脉系统输送到腺垂体，其生理功能是调节垂体促性腺激素的合成和分泌。其分泌特征是脉冲式释放，脉冲频率为 60～120 分钟，其频率与月经周期时相有关。正常月经周期的生理功能和病理变化均伴有相应的 GnRH 脉冲式分泌模式变化。GnRH 的脉冲式释放可调节 LH/FSH 的比值。脉冲频率减慢时，血中 FSH 水平升高，LH 水平降低，从而导致 LH/FSH 比值下降；频率增加时，LH/FSH 比值升高。

下丘脑是 HPO 的启动中心，GnRH 的分泌受垂体促性腺激素和卵巢性激素的反馈调节，包括起促进作用的正反馈和起抑制作用的负反馈调节。反馈调节包括长反馈，短反馈和超短反馈三种。长反馈指卵巢分泌到循环中的性激素对下丘脑的反馈作用；短反馈是指垂体激素对下丘脑 GnRH 分泌的负反馈调节；超短反馈是指 GnRH 对其本身合成的负反馈调节。这些激素反馈信号和来自神经系统高级中枢的神经信号一样，通过多种神经递质，包括去甲肾上腺素、多巴胺、内啡肽、5-羟色胺和降黑素等调节 GnRH 的分泌。去甲肾上腺素促进 GnRH 的释放，内源性鸦片肽抑制 GnRH 的释放，多巴胺对 GnRH 的释放则具有促进和抑制双重作用。

二、垂体生殖激素

与生殖有关的激素有促性腺激素和催乳素。

（一）促性腺激素

腺垂体的促性腺激素细胞分泌卵泡刺激素（follicle-stimulating hormone，FSH）和黄体生成素（lute inizing hormone，LH）。它们对 GnRH 的脉冲式刺激起反应，自身亦呈脉冲式分泌，并受卵巢性激素和抑制素的调节。FSH 和 LH 均为糖蛋白激素,皆由 α 与 β 两个亚单位肽链以共价键结合而成。它们的 α 亚基结构相同,β 亚基结构不同。β 亚基是决定激素特异抗原性和特异功能的部分,但必须与 α 亚基结合成完整分子才具有生物活性。人类的促甲状腺激素(TSH)和人绒毛膜促性腺激素(HCG)也均由 α 和 β 两个亚单位组成。这四种糖蛋白激素的 α 亚单位中的氨基酸组成及其序列基本相同,它们的免疫反应也基本相同,各激素的特异性均存在于 β 亚单位。

FSH 是卵泡发育必需的激素,其主要生理作用包括:①直接促进窦前卵泡及窦状卵泡颗粒细胞增殖与分化,分泌卵泡液,使卵泡生长发育;②激活颗粒细胞芳香化酶,合成与分泌雌二醇;③在前一周期的黄体晚期及卵泡早期,促使卵巢内窦状卵泡群的募集;④促使颗粒细胞合成分泌IGF 及其受体、抑制素、激活素等物质,并与这些物质协同作用,调节优势卵泡的选择与非优势卵泡的闭锁退化;⑤在卵泡期晚期与雌激素协同,诱导颗粒细胞生成 LH 受体,为排卵及黄素化作准备。

LH 的生理作用包括:①在卵泡期刺激卵泡膜细胞合成雄激素,主要是雄烯二酮,为雌二醇的合成提供底物;②排卵前促使卵母细胞最终成熟及排卵;③在黄体期维持黄体功能,促进孕激素、雌二醇和抑制素 A 的合成与分泌。

(二)催乳素(prolactin,PRL)

PRL 是由腺垂体的催乳细胞分泌的由 198 个氨基酸组成的多肽激素,具有促进乳汁合成功能。其分泌主要受下丘脑释放入门脉循环的多巴胺(PRL 抑制因子)抑制性调节。促甲状腺激素释放激素(TRH)亦能刺激 PRL 的分泌。由于多巴胺与 GnRH 对同一刺激或抑制作用常同时发生效应,因此,当 GnRH 的分泌受到抑制时,可出现促性腺激素水平下降,而 PRL 水平上升,临床表现为闭经泌乳综合征。另外,由于 TRH 升高,可使一些甲状腺功能减退的妇女出现泌乳现象。

三、卵巢性激素的反馈调节

卵巢分泌的雌、孕激素对下丘脑-垂体的反馈调节作用如下。

(一)雌激素

雌激素对下丘脑产生负反馈和正反馈两种作用。在卵泡期早期,一定水平的雌激素负反馈作用于下丘脑,抑制 GnRH 释放,并降低垂体对 GnRH 的反应性,从而实现对垂体促性腺激素脉冲式分泌的抑制。在卵泡期晚期,随着卵泡的发育成熟,当雌激素的分泌达到阈值(≥200 pg/mL)并维持 48 小时以上,雌激素即可发挥正反馈作用,刺激 LH 分泌高峰。在黄体期,协同孕激素对下丘脑有负反馈作用。

(二)孕激素

在排卵前,低水平的孕激素可增强雌激素对促性腺激素的正反馈作用。在黄体期,高水平的孕激素对促性腺激素的脉冲分泌产生负反馈抑制作用。

四、月经周期调控过程

(一)卵泡期

在一次月经周期的黄体萎缩后,雌、孕激素和抑制素 A 水平降至最低,对下丘脑和垂体的抑制解除,下丘脑又开始分泌 GnRH,使垂体 FSH 分泌增加,促进卵泡发育,分泌雌激素,子宫内膜发生增生期变化。随着雌激素逐渐增加,其对下丘脑的负反馈增强,抑制下丘脑 GnRH 的分泌,加之抑制素 B 的作用,使垂体 FSH 分泌减少。随着卵泡逐渐发育,接近成熟时卵泡分泌的雌激素达到200 pg/mL,并持续 48 小时,即对下丘脑和垂体产生正反馈作用,形成 LH 和 FSH 峰,两者协同作用,促使成熟卵泡排卵。

(二)黄体期

排卵后循环中 LH 和 FSH 均急剧下降,在少量 LH 和 FSH 作用下,黄体形成并逐渐发育成熟。黄体主要分泌孕激素,也分泌雌二醇,使子宫内膜发生分泌期变化。排卵后第 7~8 天循环中孕激素达到高峰,雌激素亦达到又一高峰。由于大量孕激素和雌激素及抑制素 A 的共同负反馈作用,又使垂体 LH 和 FSH 分泌相应减少,黄体开始萎缩,雌、孕激素分泌减少,子宫内膜失去性激素支持,发生剥脱而月经来潮。雌、孕激素和抑制素 A 的减少解除了对下丘脑和垂体的负反馈抑制,FSH 分泌增加,卵泡开始发育,下一个月经周期重新开始,如此周而复始。

月经周期主要受 HPO 的神经内分泌调控,同时也受抑制素-激活素-卵泡抑制素系统的调节,此外,其他腺体内分泌激素对月经周期也有影响。HPO 的生理活动还受大脑皮质神经中枢的调节,如外界环境、精神因素等均可影响月经周期。大脑皮质、下丘脑、垂体和卵巢任何一个环节发生障碍,都会引起卵巢功能紊乱,导致月经失调。

(董明珍)

第三章

妇产科体格检查

第一节　妇科体格检查

妇科体格检查是妇产科的一种基本检查方法,是正确诊断妇科疾病的重要手段,包括腹部检查、外阴阴道检查、双合诊、三合诊及肛腹诊。通过视诊和触诊了解女性内生殖器、外生殖器的情况。

一、检查前注意事项

(1)详细了解病情,对初次受检或精神过度紧张者应耐心解释,解除其思想顾虑和紧张情绪,取得患者的合作。

(2)检查前必须排空膀胱,必要时排空大便,以免误诊。

(3)月经期一般不做阴道检查,以免带进细菌而导致感染或引起子宫内膜异位症。如有不正常阴道出血须做阴道检查时,应先消毒外阴,用消毒的润滑剂、窥器和手套检查。

(4)对未婚者禁做窥器检查及双合诊,限做肛腹诊。若确有必要,应先征得患者本人及家属同意后,方可进行。

二、检查内容和步骤

(一)腹部检查

观察腹部外形,有无蛙腹或隆起。触诊如有肿块,注意其部位、外形、大小、软硬度、活动度、压痛等。然后叩诊注意有无移动性浊音。

(二)外阴阴道检查

1.外阴部检查

观察外阴发育、阴毛多少和分布情况。有无畸形、水肿、皮炎、溃疡、赘生物或肿块。注意皮肤颜色、软硬度,有无增厚、变薄或萎缩。注意阴蒂长短,有无肥大、水肿、赘生物。未婚者处女膜多完整未破,经产妇的处女膜仅留处女膜痕。检查时注意尿道旁腺和前庭大腺有无肿胀,若有脓性分泌物应做涂片检菌和培养。

2.窥器检查

观察阴道及宫颈情况,常用的为两叶窥阴器。若有条件应采用一次性窥阴器,避免交叉感染。

放置窥器时应将窥器两叶合拢,蘸润滑剂,避开敏感的尿道口周围,沿阴道侧后壁缓慢斜插入阴道内,待窥器进入一半后,逐渐将两叶转平并张开,暴露宫颈及阴道壁和穹隆部。若取阴道分泌物或做宫颈刮片,宜用生理盐水作为润滑剂,以免影响检查结果。

检查阴道时应观察阴道壁黏膜的色泽、弹性及是否光滑,有无阴道隔或双阴道等先天畸形,有无溃疡、肿物、膨出、异物、瘘管,注意穹隆部有无裂伤,注意阴道分泌物的多少、性质、颜色、有无臭味等。

检查子宫颈时应观察子宫颈大小、颜色、外口形状,有无糜烂、撕裂、外翻、腺囊肿、息肉、肿块,有无子宫颈延长、脱垂。

(三)阴道检查

主要检查阴道及子宫颈。检查者戴消毒手套,示指、中指蘸润滑剂后轻轻进入阴道,在通过阴道口时,用示指和拇指扪触阴道口两侧有无肿块或触痛(如前庭大腺炎或囊肿存在)。然后进一步检查阴道的松紧度、长度,有无狭窄、瘢痕、结节、肿块、畸形(阴道横隔、阴道纵隔),以及穹隆部有无触痛、饱满、硬结。扪触子宫颈时注意其大小、硬度。有无接触性出血。若拨动子宫颈时患者感疼痛,称宫颈举痛。如怀疑宫颈管有肿瘤,则应伸一指入松弛的宫颈管内触摸。

(四)双合诊

阴道内手指触诊的同时用另一手在腹部配合检查称为双合诊,主要检查子宫及附件。

1.子宫

将阴道内手指放在前穹隆,另一手压下腹部,如两手间摸到子宫体,则为前位子宫。如在前穹隆未触及子宫体则将阴道内手指放在后穹隆,两手配合,如能摸到子宫体,则为后位子宫。检查时注意子宫的位置、大小、形状、软硬度、活动度及有无压痛,表面是否光滑等。

2.附件

将阴道内手指置于一侧穹隆,另一手移向同侧下腹部,向下深压使两手能对合,以了解附件区情况。正常时输卵管不能扪及,而卵巢偶可扪及,应注意其位置、大小、软硬度、活动度以及有无触痛。若扪及肿块,应注意其位置、大小、形状、表面情况、活动度、囊性或实性、与子宫的关系。

(五)三合诊

腹部、阴道、肛门联合检查称为三合诊。一手示指放入阴道、中指放入直肠,另一手放置下腹部联合检查。三合诊的目的在于弥补双合诊的不足,主要借以更清楚地了解位于盆腔较后部及直肠子宫陷凹窝、子宫后壁、宫骶骨韧带、直肠阴道隔、主韧带、子宫颈旁、盆腔内侧壁以及直肠本身的情况。

(六)肛腹诊

一手示指伸入直肠,另一手在腹部配合检查,称为肛腹诊。一般适用于未婚、阴道狭窄或闭锁者。

(许　博)

第二节　产科体格检查

一、全身检查

应注意全身发育、营养状况，身高和体重、步态、精神状况，有无全身水肿，各器官有无病灶，特别注意血压测量、心肺检查（心脏有无扩大、杂音、心力衰竭现象、肺部有无呼吸音变化或啰音）、乳房检查（乳房发育、乳头大小及是否凹陷，能否矫正），腹壁有无妊娠纹、静脉曲张，有无腹水，肝、脾是否肿大，四肢有无畸形、活动度有无限制，下肢有无静脉曲张或水肿，外阴部有无瘢痕、畸形、水肿或静脉曲张。全身检查对于发现有关疾病，判断妊娠能否允许继续，或孕期中需要特别注意的事项，及时矫治并发症，甚至对分娩处理方法的决定都有重要关系，不容忽视。值得特别提出的是体重测量与血压测定。

二、胎儿检查

探测胎儿在宫内的情况及其大小、产式、先露部与胎位。其有以下几种检查方法。

（一）视诊

观察腹部（实为子宫）大小及形状，借以估计胎儿大小。

（二）触诊

除查知胎儿的产式与胎位外，并可测知先露部是否入盆，鉴别异常情况，进一步了解胎儿大小。一般在妊娠 3 个月以后做腹部检查，6 个月以可做四步诊查。

1.第一步

检查子宫底住腹壁的高度及子宫底部为胎儿的哪一部分。

2.第二步

主要鉴别胎背与胎肢的部位。检查者用两手掌分别向下移动至子宫两侧，左右手交替按触子宫胎背平整，胎肢为不规则的隆凸且有移动性。

3.第三步

检查者将右手拇指及其他四指展开，深探耻骨联合上方，触摸先露部，注意其大小及性状，以鉴别是胎头还是胎臀；并从其深陷程度判断衔接情况。

4.第四步

检查者两手放在先露部两侧，沿骨盆入口方向向下缓缓探入，可查知先露部下降程度。

（三）听诊

自腹壁相当于胎儿背部听取胎心音最清晰，其心率为 120～160 次/分，一般须至妊娠 5 个月才能听到胎心音，借以了解胎儿在子宫内的生活状况，并能作为判断胎位的参考。

（四）腹围与子宫底的测量

测量腹围与子宫底以估计胎儿的大小。腹围可用带尺环绕脐周围测量，子宫底高度为子宫底部距耻骨联合上缘的距离，可用骨盆测量计测量，也可用横指粗测子宫底距耻骨联合上缘（耻骨上）或脐（脐上或脐下）或剑突（剑突下）的距离（横指数）。

三、肛诊

孕期一般不做肛诊,仅在妊娠后期经腹部检查胎位不能明确时行之。

四、阴道检查

阴道检查常在妊娠早期进行。除了解子宫变化外,还要注意阴道、附件、盆腔及骨盆有无异常。妊娠28周后,腹部检查与肛诊不能明确胎位时,可予外阴消毒下进行阴道检查。

五、骨盆测量

骨盆测量可以大致估计骨产道是否能容许足月胎儿娩出。骨盆测量一般有内测量、外测量及 X 线测量 3 种。

(一)外测量

1.髂棘间径

髂棘间径为两髂前上棘外缘间的距离,平均为 23 cm。

2.髂嵴间径

髂嵴间径为两髂嵴外缘间最宽距离,平均为 26 cm。

3.大转子间径(粗隆间径)

大转子间径为左右股骨大转子间的距离,平均为 30 cm。

4.骶耻外径

自第五腰椎棘突至耻骨联合上缘中点的距离,平均为 19 cm。

5.出口横径

两坐骨结节前端内缘的距离,平均为 9 cm,为唯一可直接测量到的真骨盆主要经线。

(二)内测量

内测量仅在外测量发现骨盆径线小于正常及先露部受阻时应用。内测量时,孕妇取仰卧位,量腿弯曲,孕妇的外阴部须先消毒。检查者戴无菌手套,涂滑润剂,伸示指与中指入阴道检查。

1.骨盆入口前后径

骶岬中心至耻骨联合上缘稍下处,平均值为 11 cm。

2.骶尾关节

触诊骶尾关节是否可动。如固定,即为病态。

3.骨盆中段前后径

检查行以示指、中指自耻骨联合下缘触抵第 4～5 骶椎关节前,平均距离为10～11.5 cm。

4.坐骨棘间径

阴道诊时用手指向左右探测坐骨棘是否突出,估计其间之距离,此径线平均为10～10.5 cm。

5.骨盆壁

通过阴道诊(也可肛诊),体会骨盆壁是否对称,有无向内倾突的情况(所谓内聚感)。

(三)X 线测量

当骨盆外测量及内测量疑有异常,或需进一步了解胎儿与骨盆的关系时,可转有条件医院行 X 线骨盆测量。

六、实验室检查

(一)尿

主要检查尿蛋白、糖及其沉淀物的显微镜像,以便及时发现肾炎、妊娠中毒症或糖尿病,应在擦洗外阴后,接中段尿检查,必要时可行导尿术收集尿液。

(二)血常规

对于合并贫血者应做血常规检查,以便根据情况及早治疗。

(三)其他

如阴道分泌物异常,应结合临床检查,或取阴道分泌物做微生物检查(如滴虫、真菌),或做阴道细胞学检查,或在必要时做病理组织学检查等。

(张　琳)

第四章

女性生殖器官发育异常

第一节 外生殖器发育异常

女性外生殖器发育异常中较常见的有处女膜闭锁和外生殖器男性化。

一、处女膜闭锁

处女膜闭锁又称无孔处女膜,是发育过程中、阴道末端的泌尿生殖窦组织未腔化所致。由于无孔处女膜使阴道和外界隔绝,故阴道分泌物或月经初潮的经血排出受阻,积聚在阴道内。有时经血可经输卵管倒流至腹腔。若不及时切开,反复多次的月经来潮使积血增多,发展为子宫腔积血,输卵管可因积血粘连而伞端闭锁。

(一)临床表现

绝大多数患者至青春期发生周期性下腹坠痛,呈进行性加剧。严重者可引起肛门或阴道部胀痛和尿频等症状。检查可见处女膜膨出,表面呈蓝紫色;肛诊可扪及阴道膨隆,凸向直肠;并可扪及盆腔肿块,用手指按压肿块可见处女膜向外膨隆更明显。偶有幼女因大量黏液潴留在阴道内,导致处女膜向外凸出而确诊。盆腔 B 超检查可见子宫和阴道内有积液。

(二)治疗

先用粗针穿刺处女膜膨隆部,抽出积血可以送检进行细菌培养及抗生素敏感试验,而后再 X 形切开,排出积血,常规检查宫颈是否正常,切除多余的处女膜瓣,修剪处女膜,再用可吸收缝线缝合切口边缘,使开口成圆形,必要时术后给予抗感染药物。

二、外生殖器男性化

外生殖器男性化系外生殖器分化发育过程中受到大量雄激素影响所致。常见于真两性畸形、先天性肾上腺皮质增生或母体在妊娠早期接受具有雄激素作用的药物治疗。

(1)真两性畸形:染色体核型多为 46,XX;46,XX/46,XY 嵌合体;46XY 少见。患者体内同时存在睾丸和卵巢两种性腺组织,较多见的是性腺内含有卵巢与睾丸组织,又称卵睾;也可能是一侧为卵巢,另一侧为睾丸。真两性畸形患者外生殖器的形态很不一致,多数为阴蒂肥大或阴茎偏小。

（2）先天性肾上腺皮质增生：为常染色体隐性遗传性疾病。系胎儿肾上腺皮质合成皮质酮或皮质醇的酶（如 21-羟化酶、11β-羟化酶和 3β-羟类固醇脱氢酶）缺乏，不能将 17α-羟孕酮羟化为皮质醇或不能将孕酮转化为皮质酮，因此，其前质积聚，并向雄激素转化，产生大量雄激素。

（3）副中肾管无效抑制引起的异常：表现为外生殖器模糊，如雄激素不敏感综合征（即睾丸女性化综合征），患者虽然存在男性性腺，但因其雄激素敏感细胞质受体蛋白基因缺失，雄激素未能发挥正常的功能，副中肾管抑制因子水平低下，生殖器向副中肾管方向分化，形成女性外阴及部分阴道，使基因型为男性的患者出现女性表型。

（4）外在因素：影响生殖器官的药物主要为激素类药物。妊娠早期服用雄激素类药物，可发生女性胎儿阴道下段发育不全，阴蒂肥大及阴唇融合等发育异常；妊娠晚期服用雄激素可致阴蒂肥大。

（一）临床表现

阴蒂肥大，有时显著增大似男性阴茎。严重者伴有阴唇融合，两侧大阴唇肥厚有皱，并有不同程度的融合，类似阴囊。

（二）诊断

1.病史和体征

询问患者母亲在妊娠早期是否曾接受具有雄激素作用的药物治疗，家族中有无类似畸形患者。检查时应了解阴蒂大小，尿道口与阴道口的位置，有无阴道和子宫。同时检查腹股沟与大阴唇，了解有无异位睾丸。

2.实验室检查

疑真两性畸形或先天性肾上腺皮质增生时，应检查染色体核型。前者染色体核型多样；后者则为 46,XX。应行血内分泌测定，血睾酮呈高值；有条件者可查血清 17α-羟孕酮值，数值呈增高表现。

3.影像学检查

超声检查了解盆腔内性腺情况，必要时可磁共振显像帮助诊断。

4.性腺活检

可通过腹腔镜检查进行性腺活检，确诊是否为真两性畸形。

（三）治疗

应尊重患者的性别取向决定手术方式。多数取向女性，可行肥大阴蒂部分切除，使保留的阴蒂接近正常女性阴蒂大小，同时手术矫正外阴部其他畸形。

1.真两性畸形

腹腔内或腹股沟处的睾丸易发生恶变，应将腹腔内或腹股沟处的睾丸或卵睾切除，保留与外生殖器相适应的性腺，并按照患者意愿、患者疾病特点及家人愿望等因素确定性别取向。

2.先天性肾上腺皮质增生

先给予肾上腺皮质激素治疗，减少血清睾酮含量至接近正常水平，再做阴蒂部分切除整形术和其他畸形的相应矫正手术。

（陈　敏）

第二节　阴道发育异常

阴道由副中肾管(又称米勒管)和泌尿生殖窦发育而来。在胚胎第6周,在中肾管(又称午非管)外侧,体腔上皮向外壁中胚叶凹陷成沟,形成副中肾管。双侧副中肾管融合形成子宫和部分阴道。胚胎6～7周,原始泄殖腔被尿直肠隔分隔为泌尿生殖窦。在胚胎第9周,双侧副中肾管下段融合,其间的纵形间隔消失,形成子宫阴道管。泌尿生殖窦上端细胞增生,形成实质性的窦阴道球,并进一步增殖形成阴道板。自胚胎11周起,阴道板开始腔化,形成阴道。目前大多数研究认为,阴道是副中肾管在雌激素的影响下发育而成的,从胚胎第5周体腔上皮卷折到胚胎第8周与泌尿生殖窦融合,其间任何时间副中肾管发育停止,泌尿生殖窦发育成阴道的过程都会停止。因此副中肾管的形成和融合过程异常以及其他致畸因素均可引起阴道的发育异常。

阴道发育异常可分为3类:先天性无阴道、副中肾管尾端融合异常和阴道腔化障碍。临床上可见以下几种异常。

一、先天性无阴道

先天性无阴道系双侧副中肾管发育不全或双侧副中肾管尾端发育不良所致。目前所知,先天性无阴道既非单基因异常的结果,也非致癌物质所致。发生率为1/5 000～1/4 000,先天性无阴道几乎均合并无子宫或仅有始基子宫,卵巢功能多为正常。

(一)临床表现

原发性闭经及性生活困难。极少数具有内膜组织的始基子宫患者因经血无正常流出通道,可表现为周期性腹痛。检查可见患者体格、第二性征以及外阴发育正常,但无阴道口,或仅在前庭后部见一浅凹。偶见短浅阴道盲端。常伴子宫发育不良(无子宫或始基子宫)。45%～50%的患者伴有泌尿道异常,10%伴有脊椎异常。此病须与处女膜闭锁和雄激素不敏感综合征相鉴别。肛诊时,处女膜闭锁可扪及阴道内肿块,向直肠膨隆,子宫正常或增大,B超检查有助于鉴别诊断。雄激素不敏感综合征为X连锁隐性遗传病,染色体核型为46,XY;血清睾酮为男性水平。而先天性无阴道为46,XX;血清睾酮为女性水平。

(二)治疗

1.模具顶压法

用木质或塑料阴道模具压迫阴道凹陷,使其扩张并延伸到接近正常阴道的长度。适用于无子宫且阴道凹陷组织松弛者。

2.阴道成形术

方法多种,各有利弊。常见术式有:羊膜阴道成形术、盆腔腹膜阴道成形术、乙状结肠代阴道术、皮瓣阴道成形术和外阴阴道成形术等多种方法。若有正常子宫,应设法使阴道与宫颈连通。

二、阴道闭锁

(一)定义

阴道闭锁为泌尿生殖窦未参与形成阴道下段所致。根据闭锁的解剖学特点将其分为两种类型。①Ⅰ型阴道闭锁:闭锁位于阴道下段,长度为2～3 cm,其上多为正常阴道,子宫体及宫颈均正常;②Ⅱ型阴道闭锁:即阴道完全闭锁,多合并有子宫颈发育不良,子宫体正常或畸形,内膜可有正常分泌功能。

(二)临床表现

症状与处女膜闭锁相似,绝大多数表现为青春期后出现逐渐加剧的周期性下腹痛,但无月经来潮。严重者伴有便秘、肛门坠胀、尿频或尿潴留等症状。检查时无阴道开口,但闭锁处黏膜表面色泽正常,也不向外膨隆,肛查可扪及向直肠凸出的阴道积血包块,其位置较处女膜闭锁高。

(三)治疗

治疗应尽早手术。

1.Ⅰ型阴道闭锁

术时应先用粗针穿刺阴道黏膜,抽到积血并以此为指示点,切开闭锁段阴道,排出积血,常规检查宫颈是否正常,切除多余闭锁的纤维结缔组织,充分扩张闭锁段阴道,利用已游离的阴道黏膜覆盖创面。术后放置模型,定期扩张阴道以防粘连、瘢痕挛缩。

2.Ⅱ型阴道闭锁

可先行腹腔镜探查术,了解子宫发育情况、盆腔内有无子宫内膜异位及粘连。对子宫畸形、子宫发育不良或继发重度子宫内膜异位症者,可切除子宫。如保留子宫则需行阴道成形术、宫颈再造术及阴道子宫接通术,且手术效果欠佳。

三、阴道纵隔

(一)定义

阴道纵隔为双侧副中肾管会合后,其尾端纵隔未消失或部分消失所致。纵隔多位于正中,也可偏于一侧或同时伴有一侧的阴道下段闭锁。可分为完全纵隔与不完全纵隔两种。完全纵隔也称双阴道,常合并双宫颈、双子宫。

(二)临床表现

(1)阴道完全纵隔者无症状,不影响性生活,也可经阴道分娩。不完全纵隔者可有性交困难或不适,或分娩时胎先露下降受阻,导致产程进展缓慢。

(2)妇科检查即可确诊:阴道检查可见阴道被一纵形黏膜壁分为两条纵行通道,黏膜壁上端近宫颈,完全纵隔下端达阴道口,不完全纵隔未达阴道口。

(三)治疗

如无症状、不影响性生活和分娩者,可不予治疗,否则应行纵隔切除术,缝合创面,以防粘连。如分娩时发现且阻碍先露下降时,可将纵隔中央切断,胎儿娩出后再将多余的黏膜瓣切除,缝合黏膜边缘。

四、阴道斜隔

(一)定义

阴道斜隔或阴道斜隔综合征:阴道纵隔末端偏离中线向一侧倾斜与阴道壁融合,形成双阴道,一侧与外界相通,另一侧为阴道盲端或有孔,常合并双子宫、双宫颈,伴有同侧泌尿系统发育异常。

病因尚不明确。可能是副中肾管向下延伸未到泌尿生殖窦形成一盲端所致。

(二)病理分型

1.Ⅰ型为无孔斜隔

隔后的子宫与外界及另侧子宫完全隔离,宫腔积血聚积在隔后腔。

2.Ⅱ型为有孔斜隔

隔上有一数毫米的小孔,隔后子宫与另侧子宫隔绝,经血通过小孔滴出,引流不畅。

3.Ⅲ型为无孔斜隔合并宫颈瘘管

在两侧宫颈间或隔后腔与对侧宫颈之间有小瘘管,有隔一侧子宫经血可通过另一侧宫颈排出,引流也不通畅。

(三)临床表现

发病年龄较轻,月经周期正常,三型均有痛经。

1.Ⅰ型

痛经较重,平时一侧下腹痛。阴道内可触及侧方包块,张力大;宫腔积血时可触及增大子宫;如经血逆流,附件区可触及包块。

2.Ⅱ型及Ⅲ型

经期延长,月经间期阴道少量褐色分泌物或陈旧血淋漓不净,脓性分泌物有臭味。检查阴道侧壁或侧穹隆可触及囊性肿物,张力较小,压迫时有陈旧血流出。

(四)诊断

月经周期正常,有痛经及一侧下腹痛;经期延长,经间期淋漓出血,分泌物增多有异味。妇科检查一侧穹隆或阴道壁有囊肿,增大子宫及附件肿物。局部消毒后在囊肿下部穿刺,抽出陈旧血,即可诊断。B超检查可见一侧宫腔积血,阴道旁囊肿,同侧肾缺如。子宫碘油造影检查可显示Ⅲ型者宫颈间的瘘管。有孔斜隔注入碘油,可了解隔后腔情况。必要时应做泌尿系统造影检查。

(五)治疗

斜隔切开引流,由囊壁小孔或穿刺定位,上下剪开斜隔,暴露宫颈。沿斜隔附着处,做菱形切除,边缘电凝止血或油纱卷压迫24~48小时,一般不放置阴道模型。

五、阴道横隔

(一)定义

两侧副中肾管会合后与泌尿生殖窦相接处未贯通,或阴道板腔道化时在不同部位未完全腔化贯通致阴道横隔形成。横隔可位于阴道的任何水平,以中上段交界处为多见。隔上有小孔称不全性横隔,无孔称完全性横隔。

(二)临床表现

1.不全性横隔

临床症状因横隔位置高低、孔径大小而有不同表现。如孔大、位置高,经血通畅、不影响性生活者,可无不适症状。个别在分娩时影响胎先露下降才得以发现。如横隔上孔小,则经血不畅、淋漓不净,易感染,有异味白带。检查见阴道短,横隔上有孔,看不到宫颈。

2.完全性横隔

原发性闭经伴周期性腹痛,症状同Ⅰ型阴道闭锁。肛查:阴道上方囊性包块,子宫可增大。

（三）诊断

根据症状及妇科检查不难诊断。当横隔位于阴道顶端，接近宫颈时，应了解有无宫颈先天性闭锁。B超或磁共振有助于诊断。

（四）治疗

因横隔可影响分娩，完全性横隔可阻碍经血排出，故发现横隔应及时切开，环形切除多余部分，间断缝合创面切缘。术后需放置模型，以防粘连。如分娩时发现横隔，横隔薄者可切开横隔，经阴道分娩。如横隔较厚，应行剖宫产术，并将横隔上的小孔扩大，以利恶露排出。

（陈　敏）

第三节　子宫颈及子宫发育异常

子宫颈（简称宫颈）形成在胚胎14周左右，由于副中肾管尾端发育不全或发育停滞所致宫颈发育异常，主要包括宫颈缺如、宫颈闭锁、先天性宫颈管狭窄、宫颈角度异常、先天性宫颈延长症伴宫颈管狭窄、双宫颈等宫颈发育异常。

一、先天性宫颈闭锁

临床上罕见。若患者子宫内膜有功能时，青春期后可因宫腔积血而出现周期性腹痛，经血还可经输卵管逆流入腹腔，引起盆腔子宫内膜异位症。治疗可手术穿通宫颈，建立人工子宫阴道通道或行子宫切除术。

二、子宫发育异常

子宫发育异常是女性生殖器官发育异常中最常见的一种，是因副中肾管在胚胎时期发育、融合、吸收的某一过程停滞所致。

（一）子宫未发育或发育不良

1.先天性无子宫

因双侧副中肾管形成子宫段未融合，退化所致。常合并无阴道。卵巢发育正常。

2.始基子宫

双侧副中肾管融合后不久即停止发育，子宫极小，仅长1～3 cm。多数无宫腔或为一实体肌性子宫。偶见始基子宫有宫腔和内膜。卵巢发育可正常。

3.幼稚子宫

双侧副中肾管融合后不久即停止发育，子宫极小，卵巢发育正常。

（1）临床表现：先天性无子宫或实体性的始基子宫无症状。常因青春期后无月经就诊，经检查才发现。具有宫腔和内膜的始基子宫、若宫腔闭锁或无阴道者，可因月经血潴留或经血倒流出现周期性腹痛。幼稚子宫月经稀少或初潮延迟，常伴痛经。检查可见子宫体小，宫颈相对较长，宫体与宫颈之比为1∶1或2∶3。子宫可呈极度前屈或后屈。

（2）治疗：先天性无子宫、实体性始基子宫可不予处理。始基子宫或幼稚子宫有周期性腹痛提示存在宫腔积血者，需手术切除。

(二)单角子宫与残角子宫

1.单角子宫

仅一侧副中肾管正常发育形成单角子宫,同侧卵巢功能正常。另侧副中肾管完全未发育或未形成管道,未发育侧卵巢、输卵管和肾脏也往往同时缺如。

2.残角子宫

一侧副中肾管发育,另一侧副中肾管中下段发育缺陷,形成残角子宫。有正常输卵管和卵巢,但常伴有同侧泌尿器官发育畸形。约65%单角子宫合并残角子宫。根据残角子宫与单角子宫解剖上的关系,分为3种类型:①Ⅰ型残角子宫有宫腔,并与单角子宫腔相通;②Ⅱ型残角子宫有宫腔,但与单角子宫腔不相通;③Ⅲ型为实体残角子宫,仅以纤维带相连单角子宫。

(1)临床表现:单角子宫无症状。残角子宫若内膜有功能,但其宫腔与单角宫腔不相通者,往往因月经血倒流或宫腔积血出现痛经,也可发生子宫内膜异位症。检查可见单角子宫偏小、梭形、偏离中线。伴有残角子宫者可在子宫一侧扪及较子宫小的硬块,易误诊卵巢肿瘤。若残角子宫腔积血时可扪及肿块,有触痛,残角子宫甚至较单角子宫增大。子宫输卵管碘油造影、B超检查、磁共振显像有助于正确诊断。

(2)治疗:单角子宫不予处理。孕期加强监护,及时发现并发症予以处理。非孕期Ⅱ型残角子宫确诊后应切除。早、中期妊娠诊断明确,及时切除妊娠的残角子宫,避免子宫破裂。晚期妊娠行剖宫产后,需警惕胎盘粘连或胎盘植入,造成产后大出血。切除残角子宫时将同侧输卵管间质部、卵巢固有韧带及圆韧带固定于发育对侧宫角部位。

(三)双子宫

双子宫为两侧副中肾管未融合,各自发育形成两个子宫和两个宫颈。两个宫颈可分开或相连;宫颈之间也可有交通管,也可为一侧子宫颈发育不良、缺如,常有一小通道与对侧阴道相通。双子宫可伴有阴道纵隔或斜隔。

1.临床表现

患者多无自觉症状。伴有阴道纵隔可有性生活不适。伴阴道无孔斜隔时可出现痛经;伴有孔斜隔者于月经来潮后有阴道少量流血,呈陈旧性且淋漓不尽,或少量褐色分泌物。检查可扪及子宫呈分叉状。宫腔探查或子宫输卵管碘油造影可见两个宫腔。伴阴道纵隔或斜隔时,检查可见相应的异常。

2.治疗

一般不予处理。当有反复流产,应除外染色体、黄体功能及免疫等因素。伴阴道斜隔应做隔切除术。

(四)双角子宫

双角子宫是双侧中肾管融合不良所致,分两类:①完全双角子宫(从宫颈内口处分开);②不全双角子宫(宫颈内口以上处分开)。

1.临床表现

一般无症状。有时双角子宫月经量较多并伴有程度不等的痛经。检查可扪及宫底部有凹陷。B超检查、磁共振显像和子宫输卵管碘油造影有助于诊断。

2.治疗

双角子宫一般不予处理。若双角子宫出现反复流产时,应行子宫整形术。

(五)纵隔子宫

纵隔子宫为双侧副中肾管融合后,纵隔吸收受阻所致,分两类:①完全纵隔子宫(纵隔由宫底至宫颈内口之下);②不全纵隔子宫(纵隔终止于宫颈内口之上)。

1.临床表现

一般无症状。纵隔子宫可致不孕。纵隔子宫流产率为 26%～94%,妊娠结局最差。检查可见完全纵隔者宫颈外口有一隔膜。B 超检查、磁共振显像和子宫输卵管碘油造影可以辅助诊断,宫腔镜和腹腔镜联合检查可以明确诊断。

2.治疗

纵隔子宫影响生育时,宫底楔形切除纵隔是传统治疗方法。20 世纪 80 年代后采用在腹腔镜监视下,通过宫腔镜切除纵隔是主要治疗纵隔子宫的手术方法。手术简单、安全、微创,妊娠结局良好。

(六)弓形子宫

弓形子宫为宫底部发育不良,中间凹陷,宫壁略向宫腔突出。

1.临床表现

一般无症状。检查可扪及宫底部有凹陷;凹陷浅者可能为弓形子宫。B 超、磁共振显像和子宫输卵管碘油造影有助于诊断。

2.治疗

弓形子宫一般不予处理。若出现反复流产时,应行子宫整形术。

(七)己烯雌酚所致的子宫发育异常

妊娠 2 个月内服用己烯雌酚(DES)可导致副中肾管的发育缺陷,女性胎儿可发生子宫发育不良,如狭小 T 形宫腔、子宫狭窄带、子宫下段增宽以及宫壁不规则。其中,以 T 形宫腔常见(42%～62%)。T 形宫腔也可见于母亲未服用者 DES,称 DES 样子宫。

1.临床表现

一般无症状,常在子宫输卵管碘油造影检查时发现。由于 DES 可致宫颈功能不全,故早产率增加。妇科检查无异常。诊断依靠子宫输卵管碘油造影。

2.治疗

一般不予处理。宫颈功能不全者可在妊娠 14～16 周行宫颈环扎术。

(吴丽燕)

第四节　卵巢发育异常

一、卵巢发育不全

原发性卵巢发育不全多发生于性染色体畸变女性,以 45,XO 为最常见,亦可见于 XO 核型的镶嵌体或单纯的多 X 核型。女性正常发育必须有两条正常结构的 X 性染色体,缺失一条或多一条 X 性染色体即影响卵巢的正常发育,均为双侧性。卵巢细长形、淡白色、质硬、呈条索状。其表现可因女性由于卵巢发育不全,性激素缺乏,使性器官及第二性征均不发育,往往伴有其他畸形。可有单侧卵巢发育不全,常伴有同侧输卵管,甚至肾脏缺如。

治疗原则:主要治疗闭经,其次为增加身高。对骨骺未闭合者,均先给予蛋白同化类激素,以促进体内蛋白质合成代谢和钙质蓄积,约半年后再用雌孕激素序贯疗法做人工周期诱导使月经来潮,同时辅以调整月经的中成药,注意增加营养。

此类患者绝大多数都没有生育能力,国内已有采用胚胎移植成功的报道。

二、卵巢异位

卵巢异位是由于卵巢在发育过程中受阻,仍停留在胚胎期位置未下降至盆腔,位置即高于正常卵巢部位。如位于肾脏下极附近,或位于后腹膜组织间隙内,常伴有卵巢发育不良。如下降过度,可位于腹股沟疝囊内。

所有异位卵巢都有发生肿瘤的倾向,应予以切除。

三、额外卵巢

额外卵巢罕见,除正常位置的卵巢外,尚可在他处发现额外的卵巢组织,其部位可在腹膜后、乙状结肠系膜及盆腔等处。这些额外卵巢是由于胚胎发生的重复而形成的,大小不一,小者仅数毫米,大者可达正常大小。因其他原因行剖腹手术时,若偶然发现,应予以切除。

四、副卵巢

副卵巢即在正常卵巢附近出现多余的卵巢组织,一般<1 cm,偶有 2~3 个副卵巢出现,常呈结节状,易误认为淋巴结,需病理检查才能确诊。

五、单侧卵巢缺失和双侧卵巢缺失

单侧卵巢缺失和双侧卵巢缺失均少见,前者可见于单角子宫,后者可见于 45,XO Turner 综合征患者。

(1)治疗:异位卵巢和多余卵巢,一经发现应予切除。双侧卵巢缺如,可行性激素替代疗法。

(2)疗效标准与预后:异位卵巢和多余卵巢有发生肿瘤的倾向。双侧卵巢缺如施行性激素替代疗法,有助于内外生殖器及第二性征发育,对精神有安慰作用,但对性腺发育无作用,不可恢复生育功能。

(吴丽燕)

第五章

女性生殖系统炎症

第一节　非特异性外阴炎

非特异性外阴炎是由物理、化学等非病原体因素所致的外阴皮肤或黏膜炎症。

一、病因

外阴易受经血、阴道分泌物刺激,若患者不注意清洁,或粪瘘患者受到粪便污染刺激、尿瘘患者受到尿液长期浸渍等,均可引起非特异性炎症反应。长期穿紧身化纤内裤或经期长时间使用卫生用品所导致的物理化学刺激,如皮肤黏膜摩擦、局部潮湿、透气性差等,亦可引起非特异性外阴炎。

二、临床表现

外阴皮肤黏膜有瘙痒、疼痛、烧灼感,于活动、性交、排尿及排便时加重。急性炎症期检查见外阴充血、肿胀、糜烂,常有抓痕,严重者形成溃疡或湿疹;慢性炎症时检查可见外阴皮肤增厚、粗糙、皲裂,甚至苔藓样变。

三、治疗

治疗原则为消除病因,保持外阴局部清洁、干燥,对症治疗。

(一)病因治疗

寻找并积极消除病因,改善局部卫生。若发现糖尿病应及时治疗,若有尿瘘、粪瘘应及时行修补。

(二)局部治疗

保持外阴局部清洁、干燥,大小便后及时清洁外阴。可用0.1%聚维酮碘液或1:5 000高锰酸钾液坐浴,每天2次,每次15～30分钟。坐浴后涂抗生素软膏或中成药药膏。也可选用中药水煎熏洗外阴部,每天1～2次。

（李萍静）

第二节　前庭大腺炎症

前庭大腺炎症由病原体侵入前庭大腺所致,可分为前庭大腺炎、前庭大腺脓肿和前庭大腺囊肿。生育期妇女多见,幼女及绝经后期妇女少见。

一、病原体

该病多为混合性细菌感染,主要病原体为葡萄球菌、大肠埃希菌、链球菌、肠球菌。随着性传播疾病发病率的升高,淋病奈瑟菌及沙眼衣原体也成为常见病原体。

病原体侵犯腺管,初期导致前庭大腺导管炎,腺管开口往往因肿胀或渗出物凝聚而阻塞,分泌物积存不能外流,感染进一步加重则形成前庭大腺脓肿。若脓肿消退后,腺管阻塞,脓液吸收后被黏液分泌物所替代,形成前庭大腺囊肿。前庭大腺囊肿可继发感染,形成脓肿,并反复发作。

二、临床表现

前庭大腺炎起病急,多为一侧。初起时局部产生肿胀、疼痛、灼热感,检查见局部皮肤红肿、压痛明显,患侧前庭大腺开口处有时可见白色小点。若感染进一步加重,脓肿形成并快速增大,直径可达 3.6 cm,患者疼痛剧烈,行走不便,脓肿成熟时局部可触及波动感。少数患者可能出现发热等全身症状,腹股沟淋巴结可呈不同程度增大。当脓肿内压力增大时,表面皮肤黏膜变薄,脓肿可自行破溃。若破孔大,可自行引流,炎症较快消退而痊愈;若破孔小,引流不畅,则炎症持续存在,并反复发作。

前庭大腺囊肿多为单侧,也可为双侧。若囊肿小且无急性感染,患者一般无自觉症状,往往于妇科检查时方被发现;若囊肿大,可感到外阴坠胀或性交不顺。检查见患侧阴道前庭窝外侧肿大,在外阴部后下方可触及无痛性囊性肿物,多呈圆形、边界清楚。

三、治疗

(一)药物治疗

急性炎症发作时,需保持局部清洁,可取前庭大腺开口处分泌物做细菌培养,确定病原体。常选择使用喹诺酮或头孢菌素与甲硝唑联合抗感染。也可口服清热、解毒中药,或局部坐浴。

(二)手术治疗

前庭大腺脓肿需尽早切开引流,以缓解疼痛。切口应选择在波动感明显处,尽量靠低位以便引流通畅,原则上在内侧黏膜面切开,并放置引流条,脓液可送细菌培养。无症状的前庭大腺囊肿可随访观察;对囊肿较大或反复发作者可行囊肿造口术。

(李萍静)

第三节 细菌性阴道病

细菌性阴道病(bacterial vaginosis,BV)是阴道内正常菌群失调所致的以带有鱼腥臭味的稀薄阴道分泌物增多为主要表现的混合感染。

一、病因

正常阴道菌群以乳杆菌占优势。若产生 H_2O_2 的乳杆菌减少,阴道 pH 升高,阴道微生态失衡,其他微生物大量繁殖,主要有加德纳菌,还有其他厌氧菌,如动弯杆菌、普雷沃菌、紫单胞菌、类杆菌、消化链球菌等,以及人型支原体感染,导致细菌性阴道病。促使阴道菌群发生变化的原因仍不清楚,可能与频繁性交、反复阴道灌洗等因素有关。

二、临床表现

带有鱼腥臭味的稀薄阴道分泌物增多是其临床特点,可伴有轻度外阴瘙痒或烧灼感,性交后症状加重。分泌物呈鱼腥臭味,是厌氧菌产生的胺类物质(尸胺、腐胺、三甲胺)所致。10%~40%的患者无临床症状。检查阴道黏膜无明显充血等炎症表现。分泌物呈灰白色、均匀一致、稀薄状,常黏附于阴道壁,但容易从阴道壁拭去。

三、诊断

主要采用 Amsel 临床诊断标准,下列 4 项中具备 3 项,即可诊断为细菌性阴道病,多数认为线索细胞阳性为必备条件。

(1)线索细胞阳性:取少许阴道分泌物放在玻片上,加 1 滴 0.9% 氯化钠溶液混合,于高倍显微镜下寻找线索细胞。镜下线索细胞数量占鳞状上皮细胞比例大于 20%,可以诊断细菌性阴道病。线索细胞即为表面黏附了大量细小颗粒的阴道脱落鳞状上皮细胞,这些细小颗粒为加德纳菌及其他厌氧菌,使得高倍显微镜下所见的鳞状上皮细胞表面毛糙、模糊、边界不清,边缘呈锯齿状。

(2)匀质、稀薄、灰白色阴道分泌物,常黏附于阴道壁。

(3)阴道分泌物 pH>4.5。

(4)胺试验阳性:取阴道分泌物少许放在玻片上,加入 10% 氢氧化钾溶液 1~2 滴,产生烂鱼肉样腥臭气味,是因胺遇碱释放氨所致。

四、治疗

治疗选用抗厌氧菌药物,主要有甲硝唑、替硝唑、克林霉素。甲硝唑可抑制厌氧菌生长而不影响乳杆菌生长,是较理想的治疗药物。

(一)全身用药

首选为甲硝唑 400 mg,口服,每天 2 次,共 7 天;其次为替硝唑 2 g,口服,每天 1 次,连服 3 天;或替硝唑 1 g,口服,每天 1 次,连服 5 天;或克林霉素 300 mg,口服,每天 2 次,连服 7 天。

不推荐使用甲硝唑 2 g 顿服。

(二)局部用药

甲硝唑制剂 200 mg,每晚 1 次,连用 7 天;或 2%克林霉素软膏阴道涂抹,每次 5 g,每晚 1 次,连用 7 天。哺乳期以选择局部用药为宜。

(三)注意事项

(1)BV 可能导致子宫内膜炎、盆腔炎性疾病及子宫切除后阴道残端感染,准备进行宫腔手术操作或子宫切除的患者即使无症状也需要接受治疗。

(2)BV 与绒毛膜羊膜炎、胎膜早破、早产、产后子宫内膜炎等不良妊娠结局有关,有症状的妊娠期患者均应接受治疗。

(3)细菌性阴道病复发者可选择与初次治疗不同的抗厌氧菌药物,也可试用阴道乳杆菌制剂恢复及重建阴道的微生态平衡。

(李萍静)

第四节　萎缩性阴道炎

萎缩性阴道炎为雌激素水平降低、局部抵抗力下降引起的、以需氧菌感染为主的阴道炎症。常见于自然绝经或人工绝经后的妇女,也可见于产后闭经、接受药物假绝经治疗者。

一、病因

绝经后妇女因卵巢功能衰退或缺失,雌激素水平降低,阴道壁萎缩,黏膜变薄,上皮细胞内糖原减少,阴道内 pH 升高(多为 5.0～7.0),嗜酸的乳杆菌不再为优势菌,局部抵抗力降低,以需氧菌为主的其他致病菌过度繁殖,从而引起炎症。

二、临床表现

主要症状为外阴灼热不适、瘙痒,阴道分泌物稀薄,呈淡黄色;感染严重者阴道分泌物呈脓血性。可伴有性交痛。检查时见阴道皱襞消失、萎缩、菲薄。阴道黏膜充血,有散在小出血点或点状出血斑,有时见浅表溃疡。

三、诊断

根据绝经、卵巢手术史、盆腔放射治疗(简称放疗)史及临床表现,排除其他疾病,可以诊断。阴道分泌物镜检见大量白细胞而未见滴虫、假丝酵母菌等致病菌。萎缩性阴道炎患者因受雌激素水平低落的影响,阴道上皮脱落细胞量少且多为基底层细胞。对有血性阴道分泌物者,应与生殖道恶性肿瘤进行鉴别。对出现阴道壁肉芽组织及溃疡情况者,需行局部活组织检查,与阴道癌相鉴别。

四、治疗

治疗原则为补充雌激素,增加阴道抵抗力;使用抗生素抑制细菌生长。

（一）补充雌激素

补充雌激素主要是针对病因的治疗，以增加阴道抵抗力。雌激素制剂可局部给药，也可全身给药。局部涂抹雌三醇软膏，每天1～2次，连用14天。口服替勃龙2.5 mg，每天1次，也可选用其他雌孕激素制剂连续联合用药。

（二）抑制细菌生长

阴道局部应用抗生素如诺氟沙星制剂100 mg，放于阴道深部，每天1次，7～10天为1个疗程。对阴道局部干涩明显者，可应用润滑剂。

（李萍静）

第五节　滴虫阴道炎

滴虫阴道炎是由阴道毛滴虫引起的常见阴道炎症，也是常见的性传播疾病。

一、病原体

阴道毛滴虫生存力较强，适宜在温度25～40 ℃、pH 5.2～6.6的潮湿环境中生长，在pH 5.0以下环境中其生长受到抑制。月经前后阴道pH发生变化，月经后接近中性，隐藏在腺体及阴道皱襞中的滴虫得以繁殖，滴虫阴道炎常于月经前后发作。滴虫能消耗或吞噬阴道上皮细胞内的糖原，阻碍乳酸生成，使阴道pH升高。滴虫能消耗氧，使阴道成为厌氧环境，易致厌氧菌繁殖，约60%患者同时合并细菌性阴道病。阴道毛滴虫还能吞噬精子，影响精子在阴道内存活。滴虫不仅寄生于阴道，还常侵入尿道或尿道旁腺，甚至膀胱、肾盂，可以引发多种症状。

二、传播方式

经性交直接传播是其主要传播方式。滴虫可寄生于男性的包皮皱褶、尿道或前列腺中，男性由于感染滴虫后常无症状，易成为感染源。也可经公共浴池、浴盆、浴巾、游泳池、坐式便器、衣物、污染的器械及敷料等间接传播。

三、临床表现

潜伏期为4～28天。25%～50%的患者感染初期无症状，主要症状是阴道分泌物增多及外阴瘙痒，间或出现灼热、疼痛、性交痛等。分泌物典型特点为稀薄脓性、泡沫状、有异味。分泌物灰黄色、黄白色呈脓性是因其中含有大量白细胞，若合并其他感染则呈黄绿色；呈泡沫状、有异味是滴虫无氧酵解碳水化合物，产生腐臭气体所致。瘙痒部位主要为阴道口及外阴。若合并尿道感染，可有尿频、尿痛的症状，有时可有血尿。检查见阴道黏膜充血，严重者有散在出血点，甚至宫颈有出血斑点，形成"草莓样"宫颈；部分无症状感染者阴道黏膜无异常改变。

四、诊断

根据典型临床表现容易诊断，阴道分泌物中找到滴虫即可确诊。最简便的方法是湿片法，取

0.9％氯化钠温溶液 1 滴放于玻片上,在阴道侧壁取典型分泌物混于其中,立即在低倍光镜下寻找滴虫。显微镜下可见到呈波状运动的滴虫及增多的白细胞被推移。此方法的敏感性为60％～70％,阴道分泌物智能化检测系统及分子诊断技术可提高滴虫检出率。取分泌物前24～48 小时避免性交、阴道灌洗或局部用药。取分泌物时阴道窥器不涂润滑剂,分泌物取出后应及时送检并注意保暖,否则滴虫活动力减弱,造成辨认困难。分泌物革兰染色涂片检查会使滴虫活动减弱造成检出率下降。

本病应与需氧菌性阴道炎(aerobic vaginitis,AV)相鉴别,两者阴道分泌物性状相似,稀薄、泡沫状、有异味。主要通过实验室检查鉴别。滴虫阴道炎湿片检查可见滴虫,而 AV 常见的病原菌为B族溶血性链球菌、葡萄球菌、大肠埃希菌及肠球菌等需氧菌,镜下可见大量中毒白细胞和大量杂菌,乳杆菌减少或消失,阴道分泌物中凝固酶和葡萄糖醛酸苷酶可呈阳性。

此外,因滴虫阴道炎可合并其他性传播疾病,如 HIV、黏液脓性宫颈炎等,诊断时需特别注意。

五、治疗

滴虫阴道炎患者可同时存在尿道、尿道旁腺、前庭大腺多部位滴虫感染,治愈此病需全身用药,并避免阴道冲洗。主要治疗药物为硝基咪唑类药物。

(一)全身用药

初次治疗可选择甲硝唑 2 g,单次口服;或替硝唑 2 g,单次口服;或甲硝唑 400 mg,每天2 次,连服 7 天。口服药物的治愈率达90％～95％。服用甲硝唑者,服药后 12～24 小时内避免哺乳;服用替硝唑者,服药后 3 天内避免哺乳。

(二)性伴侣的治疗

滴虫阴道炎主要由性行为传播,性伴侣应同时进行治疗,并告知患者及性伴侣治愈前应避免无保护性行为。

(三)随访及治疗失败的处理

由于滴虫阴道炎患者再感染率很高,最初感染 3 个月内需要追踪、复查。若治疗失败,对甲硝唑 2 g 单次口服者,可重复应用甲硝唑 400 mg,每天 2 次,连服 7 天;或替硝唑 2 g,单次口服。对再次治疗后失败者,可给予甲硝唑 2 g,每天 1 次,连服 5 天或替硝唑 2 g,每天 1 次,连服 5 天。为避免重复感染,对密切接触的用品如内裤、毛巾等建议高温消毒。

(四)妊娠期滴虫阴道炎的治疗

妊娠期滴虫阴道炎可导致胎膜早破、早产及低出生体重儿等不良妊娠结局。妊娠期治疗的目的主要是减轻患者症状。目前对甲硝唑治疗能否改善滴虫阴道炎的不良妊娠结局尚无定论。治疗方案为甲硝唑 400 mg,每天 2 次,连服 7 天。甲硝唑虽可透过胎盘,但未发现妊娠期应用甲硝唑会增加胎儿畸形或机体细胞突变的风险。但替硝唑在妊娠期应用的安全性尚未确定,应避免应用。

(李萍静)

第六节 急性子宫颈炎

急性子宫颈炎指子宫颈发生急性炎症,包括局部充血、水肿,上皮变性、坏死,黏膜、黏膜下组织、腺体周围见大量中性粒细胞浸润,腺腔中可有脓性分泌物。急性子宫颈炎可由多种病原体引起,也可由物理因素、化学因素刺激或机械性子宫颈损伤、子宫颈异物伴发感染所致。

一、病因及病原体

急性子宫颈炎的病原体:①性传播疾病病原体。淋病奈瑟菌及沙眼衣原体,主要见于性传播疾病的高危人群。②内源性病原体。部分子宫颈炎发病与细菌性阴道病病原体、生殖支原体感染有关。但也有部分患者的病原体不清楚。沙眼衣原体及淋病奈瑟菌均感染子宫颈管柱状上皮,沿黏膜面扩散引起浅层感染,病变以子宫颈管明显。除子宫颈管柱状上皮外,淋病奈瑟菌还常侵袭尿道移行上皮、尿道旁腺及前庭大腺。

二、临床表现

大部分患者无症状。有症状者主要表现为阴道分泌物增多,呈黏液脓性,阴道分泌物刺激可引起外阴瘙痒及灼热感。此外,可出现经间期出血、性交后出血等症状。若合并尿路感染,可出现尿急、尿频、尿痛。妇科检查见子宫颈充血、水肿、黏膜外翻,有黏液脓性分泌物附着甚至从子宫颈管流出,子宫颈管黏膜质脆,容易诱发出血。若为淋病奈瑟菌感染,因尿道旁腺、前庭大腺受累,可见尿道口、阴道口黏膜充血、水肿及多量脓性分泌物。

三、诊断

出现两个特征性体征之一、显微镜检查子宫颈或阴道分泌物白细胞增多,可做出急性子宫颈炎症的初步诊断。子宫颈炎症诊断后,需进一步做沙眼衣原体和淋病奈瑟菌的检测。

(1)两个特征性体征,具备一个或两个同时具备:①于子宫颈管或子宫颈管棉拭子标本上,肉眼见到脓性或黏液脓性分泌物。②用棉拭子擦拭子宫颈管时,容易诱发子宫颈管内出血。

(2)白细胞检测:子宫颈管分泌物或阴道分泌物中白细胞增多,后者需排除引起白细胞增多的阴道炎症。①子宫颈管脓性分泌物涂片作革兰染色,中性粒细胞>30个/高倍视野。②阴道分泌物湿片检查白细胞>10个/高倍视野。

(3)病原体检测:应做沙眼衣原体和淋病奈瑟菌的检测,以及有无细菌性阴道病及滴虫阴道炎。检测淋病奈瑟菌常用的方法有:①分泌物涂片革兰染色,查找中性粒细胞中有无革兰阴性双球菌,由于子宫颈分泌物涂片的敏感性、特异性差,不推荐用于女性淋病的诊断方法。②淋病奈瑟菌培养,为诊断淋病的"金标准"方法。③核酸检测,包括核酸杂交及核酸扩增,尤其核酸扩增方法诊断淋病奈瑟菌感染的敏感性、特异性高。

检测沙眼衣原体常用的方法:①衣原体培养,因其方法复杂,临床少用。②酶联免疫吸附试验检测沙眼衣原体抗原,为临床常用的方法。③核酸检测,包括核酸杂交及核酸扩增,尤以后者为检测沙眼衣原体感染敏感、特异的方法。但应做好质量控制,避免污染。

若子宫颈炎症进一步加重,可导致上行感染,因此对子宫颈炎患者应注意有无上生殖道感染。

四、治疗

主要为抗生素药物治疗。可根据不同情况采用经验性抗生素治疗及针对病原体的抗生素治疗。

(一)经验性抗生素治疗

对有以下性传播疾病高危因素的患者(如年龄小于 25 岁,多性伴或新性伴,并且为无保护性性交或性伴患性传播疾病),在未获得病原体检测结果前,可采用经验性抗生素治疗,方案为阿奇霉素 1 g 单次顿服;或多西环素 100 mg,每天 2 次,连服 7 天。

(二)针对病原体的抗生素治疗

对于获得病原体者,选择针对病原体的抗生素。

1.单纯急性淋病奈瑟菌性子宫颈炎

主张大剂量、单次给药,常用药物有头孢菌素及头孢霉素类药物,前者如头孢曲松钠 250 mg,单次肌内注射;或头孢克肟 400 mg,单次口服;也可选择头孢唑肟 500 mg,肌内注射;头孢噻肟钠 500 mg,肌内注射;后者如头孢西丁 2 g,肌内注射,加用丙磺舒 1 g 口服;另可选择氨基糖苷类抗生素中的大观霉素 4 g,单次肌内注射。

2.沙眼衣原体感染所致子宫颈炎

治疗药物主要如下述。①四环素类:如多西环素 100 mg,每天 2 次,连服 7 天;米诺环素 0.1 g,每天 2 次,连服 7~10 天;②大环内酯类:主要有阿奇霉素 1 g,单次顿服;克拉霉素 0.25 g,每天 2 次,连服 7~10 天;红霉素 500 mg,每天 4 次,连服 7 天;③氟喹诺酮类:主要有氧氟沙星 300 mg,每天 2 次,连服 7 天;左氧氟沙星 500 mg,每天 1 次,连服 7 天;莫西沙星 400 mg,每天 1 次,连服 7 天。

由于淋病奈瑟菌感染伴有衣原体感染,因此,若为淋菌性子宫颈炎,治疗时除选用抗淋病奈瑟菌药物外,同时应用抗衣原体感染药物。

3.合并细菌性阴道病

同时治疗细菌性阴道病,否则将导致子宫颈炎持续存在。

(三)性伴侣的处理

若子宫颈炎患者的病原体为淋病奈瑟菌或沙眼衣原体,应对其性伴进行相应的检查及治疗。

(李萍静)

第七节　慢性子宫颈炎

慢性子宫颈炎指子宫颈间质内有大量淋巴细胞、浆细胞等慢性炎细胞浸润,可伴有子宫颈腺上皮及间质的增生和鳞状上皮化生。慢性子宫颈炎症可由急性子宫颈炎症迁延而来,也可为病原体持续感染所致,病原体与急性子宫颈炎相似。

一、病理

(一)慢性子宫颈管黏膜炎

由于子宫颈管黏膜皱襞较多,感染后容易形成持续性子宫颈黏膜炎,表现为子宫颈管黏液增多及脓性分泌物,反复发作。

(二)子宫颈息肉

子宫颈息肉是子宫颈管腺体和间质的局限性增生,并向子宫颈外口突出形成息肉。检查见子宫颈息肉通常为单个,也可为多个,红色,质软而脆,呈舌型,可有蒂,蒂宽窄不一,根部可附在子宫颈外口,也可在子宫颈管内。光镜下见息肉表面被覆高柱状上皮,间质水肿、血管丰富及慢性炎性细胞浸润。子宫颈息肉极少恶变,但应与子宫的恶性肿瘤鉴别。

(三)子宫颈肥大

慢性炎症的长期刺激导致腺体及间质增生。此外,子宫颈深部的腺囊肿均可使子宫颈呈不同程度肥大,硬度增加。

二、临床表现

慢性子宫颈炎多无症状,少数患者可有持续或反复发作的阴道分泌物增多,淡黄色或脓性,性交后出血,月经间期出血,偶有分泌物刺激引起外阴瘙痒或不适。妇科检查可发现黄色分泌物覆盖子宫颈口或从子宫颈口流出,或在糜烂样改变的基础上同时伴有子宫颈充血、水肿、脓性分泌物增多或接触性出血,也可表现为子宫颈息肉或子宫颈肥大。

三、诊断及鉴别诊断

根据临床表现可初步做出慢性子宫颈炎的诊断,但应注意将妇科检查所发现的阳性体征与子宫颈的常见病理生理改变进行鉴别。

(一)子宫颈柱状上皮异位和子宫颈鳞状上皮内瘤变(squamous intraepithelial lesion,SIL)

除慢性子宫颈炎外,子宫颈的生理性柱状上皮异位、子宫颈鳞状上皮内病变,甚至早期子宫颈癌也可表现为子宫颈糜烂样改变。生理性柱状上皮异位是阴道镜下描述子宫颈管内的柱状上皮生理性外移至子宫颈阴道部的术语,由于柱状上皮菲薄,其下间质透出而成肉眼所见的红色。曾将此种情况称为"宫颈糜烂",并认为是慢性子宫颈炎最常见的病理类型之一。目前已明确"宫颈糜烂"并不是病理学上的上皮溃疡、缺失所致的真性糜烂,也与慢性子宫颈炎症的定义即间质中出现慢性炎细胞浸润并不一致。因此,"宫颈糜烂"作为慢性子宫颈炎症的诊断术语已不再恰当。子宫颈糜烂样改变只是一个临床征象,可为生理性改变,也可为病理性改变。生理性柱状上皮异位多见于青春期、生育期妇女雌激素分泌旺盛者、口服避孕药或妊娠期,由于雌激素的作用,鳞柱交界部外移,子宫颈局部呈糜烂样改变外观。此外,子宫颈 SIL 及早期子宫颈癌也可使子宫颈呈糜烂样改变,因此对于子宫颈糜烂样改变者需进行子宫颈细胞学检查和/或 HPV 检测,必要时行阴道镜及活组织检查以除外子宫颈 SIL 或子宫颈癌。

(二)子宫颈腺囊肿

子宫颈腺囊肿绝大多数情况下是子宫颈的生理性变化。子宫颈转化区内鳞状上皮取代柱状上皮过程中,新生的鳞状上皮覆盖子宫颈腺管口或伸入腺管,将腺管口阻塞,导致腺体分泌物引流受阻,潴留形成囊肿。子宫颈局部损伤或子宫颈慢性炎症使腺管口狭窄,也可导致子宫颈腺囊肿形成。镜下见囊壁被覆单层扁平、立方或柱状上皮。浅部的子宫颈腺囊肿检查见子宫颈表面突出单个或多个青白色小囊泡,容易诊断。子宫颈腺囊肿通常不需处理。但深部的子宫颈腺囊肿,子宫颈表面无异常,表现为子宫颈肥大,应与子宫颈腺癌鉴别。

(三)子宫恶性肿瘤

子宫颈息肉应与子宫颈的恶性肿瘤及子宫体的恶性肿瘤相鉴别,因后两者也可呈息肉状,从子宫颈口突出,鉴别方法行子宫颈息肉切除,病理组织学检查确诊。除慢性炎症外,内生型子宫颈癌尤其腺癌也可引起子宫颈肥大,因此对子宫颈肥大者,需行子宫颈细胞学检查,必要时行子宫颈管搔刮术进行鉴别。

四、治疗

(一)慢性子宫颈管黏膜炎

对持续性子宫颈管黏膜炎症,需了解有无沙眼衣原体及淋病奈瑟菌的再次感染、性伴是否已进行治疗、阴道微生物群失调是否持续存在,针对病因给予治疗。对病原体不清者,尚无有效治疗方法。对子宫颈呈糜烂样改变、有接触性出血且反复药物治疗无效者,可试用物理治疗。物理治疗注意事项:①治疗前,应常规行子宫颈癌筛查;②有急性生殖道炎症列为禁忌;③治疗时间应选在月经干净后3~7天进行;④物理治疗后有阴道分泌物增多,甚至有大量水样排液,术后1~2周脱痂时可有少许出血;⑤在创面尚未愈合期间(4~8周)禁盆浴、性交和阴道冲洗;⑥物理治疗有引起术后出血、子宫颈狭窄、不孕、感染的可能,治疗后应定期复查,观察创面愈合情况直到痊愈,同时注意有无子宫颈管狭窄。

(二)子宫颈息肉

行息肉摘除术,术后将切除息肉送组织学检查。

(三)子宫颈肥大

一般无须治疗。

(李萍静)

第八节　盆腔炎性疾病

盆腔炎性疾病指女性上生殖道的一组感染性疾病,主要包括子宫内膜炎、输卵管炎、输卵管卵巢脓肿、盆腔腹膜炎。炎症可局限于一个部位,也可同时累及几个部位,以输卵管炎、输卵管卵巢炎最常见。盆腔炎性疾病多发生在性活跃的生育期妇女,初潮前、无性生活和绝经后妇女很少发生盆腔炎性疾病,即使发生也常常是邻近器官炎症的扩散。盆腔炎性疾病若未能得到及时、彻底治疗,可导致不孕、输卵管妊娠、慢性盆腔痛,炎症反复发作,从而严重影响妇女的生殖健康,且增加家庭与社会经济负担。

一、女性生殖道的自然防御功能

女性生殖道的解剖、生理、生化及免疫学特点具有比较完善的自然防御功能,以抵御感染的发生;健康妇女阴道内虽有某些微生物存在,但通常保持生态平衡状态,并不引起炎症。

(一)解剖生理特点

(1)两侧大阴唇自然合拢,遮掩阴道口、尿道口。

(2)由于盆底肌的作用,阴道口闭合,阴道前后壁紧贴,可防止外界污染。阴道正常微生物群尤其是乳杆菌,可抑制其他细菌生长。

(3)子宫颈内口紧闭,子宫颈管黏膜为分泌黏液的单层高柱状上皮所覆盖,黏膜形成皱褶、嵴突或陷窝,从而增加黏膜表面积;子宫颈管分泌大量黏液形成胶冻状黏液栓,成为上生殖道感染的机械屏障。

(4)生育期妇女子宫内膜周期性剥脱,也是消除宫腔感染的有利条件。

(5)输卵管黏膜上皮细胞的纤毛向宫腔方向摆动及输卵管的蠕动,均有利于阻止病原体侵入。

(二)生化特点

子宫颈黏液栓内含乳铁蛋白、溶菌酶,可抑制病原体侵入子宫内膜。子宫内膜与输卵管分泌液都含有乳铁蛋白、溶菌酶,清除偶尔进入宫腔及输卵管的病原体。

(三)生殖道黏膜免疫系统

生殖道黏膜如阴道黏膜、子宫颈和子宫聚集有不同数量的淋巴细胞,包括 T 细胞、B 细胞。此外,中性粒细胞、巨噬细胞、补体及一些细胞因子,均在局部有重要的免疫功能,发挥抗感染作用。

当自然防御功能遭到破坏,或机体免疫功能降低、内分泌发生变化或外源性病原体侵入,均可导致炎症发生。

二、病原体及其致病特点

盆腔炎性疾病的病原体有外源性及内源性两个来源,两种病原体可单独存在,但通常为混合感染,可能是外源性的衣原体或淋病奈瑟菌感染造成输卵管损伤后,容易继发内源性的需氧菌及厌氧菌感染。

(一)外源性病原体

主要为性传播疾病的病原体,如沙眼衣原体、淋病奈瑟菌。其他有支原体,包括人型支原体、生殖支原体及解脲支原体,其中以生殖支原体为主。

(二)内源性病原体

来自原寄居于阴道内的微生物群,包括需氧菌及厌氧菌,可以仅为需氧菌或仅为厌氧菌感染,但以需氧菌及厌氧菌混合感染多见。主要的需氧菌及兼性厌氧菌有金黄色葡萄球菌、溶血性链球菌、大肠埃希菌;厌氧菌有脆弱类杆菌、消化球菌、消化链球菌。厌氧菌感染的特点是容易形成盆腔脓肿、感染性血栓静脉炎,脓液有粪臭并有气泡。70%~80%盆腔脓肿可培养出厌氧菌。

三、感染途径

(一)沿生殖道黏膜上行蔓延

病原体侵入外阴、阴道后,或阴道内的病原体沿子宫颈黏膜、子宫内膜、输卵管黏膜,蔓延至卵巢及腹腔,是非妊娠期、非产褥期盆腔炎性疾病的主要感染途径。淋病奈瑟菌、沙眼衣原体及葡萄球菌等,常沿此途径扩散(图 5-1)。

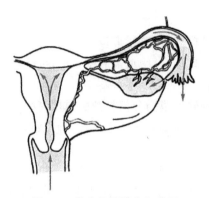

图 5-1　炎症经黏膜上行蔓延

(二)经淋巴系统蔓延病

原体经外阴、阴道、子宫颈及宫体创伤处的淋巴管侵入盆腔结缔组织及内生殖器其他部分，是产褥感染、流产后感染及放置宫内节育器后感染的主要感染途径。链球菌、大肠埃希菌、厌氧菌多沿此途径蔓延(图 5-2)。

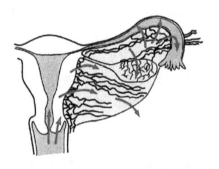

图 5-2　炎症经淋巴系统蔓延

(三)经血液循环传播

病原体先侵入人体的其他系统，再经血液循环感染生殖器，为结核菌感染的主要途径(图 5-3)。

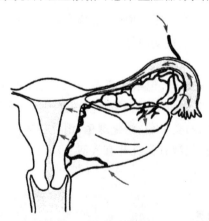

图 5-3　炎症经血行传播

(四)直接蔓延

腹腔其他脏器感染后，直接蔓延到内生殖器，如阑尾炎可引起右侧输卵管炎。

四、高危因素

了解高危因素利于盆腔炎性疾病的正确诊断及预防。

(一)年龄

据美国资料,盆腔炎性疾病的高发年龄为15～25岁。年轻妇女容易发生盆腔炎性疾病可能与频繁性活动、子宫颈柱状上皮异位、子宫颈黏液机械防御功能较差有关。

(二)性活动

盆腔炎性疾病多发生在性活跃期妇女,尤其是初次性交年龄小、有多个性伴侣、性交过频及性伴侣有性传播疾病者。

(三)下生殖道感染

下生殖道感染如淋病奈瑟菌性子宫颈炎、沙眼衣原体性子宫颈炎及细菌性阴道病与盆腔炎性疾病的发生密切相关。

(四)子宫腔内手术操作后感染

如刮宫术、输卵管通液术、子宫输卵管造影术、宫腔镜检查等,由于手术所致生殖道黏膜损伤、出血、坏死,导致下生殖道内源性病原体上行感染。

(五)性卫生不良

经期性交,使用不洁月经垫等,均可使病原体侵入而引起炎症。此外,低收入群体不注意性卫生保健,阴道冲洗者盆腔炎性疾病的发生率高。

(六)邻近器官炎症直接蔓延

如阑尾炎、腹膜炎等蔓延至盆腔,病原体以大肠埃希菌为主。

(七)盆腔炎性疾病再次急性发作

盆腔炎性疾病所致的盆腔广泛粘连、输卵管损伤、输卵管防御能力下降,容易造成再次感染,导致急性发作。

五、病理及发病机制

(一)急性子宫内膜炎及子宫肌炎

子宫内膜充血、水肿,有炎性渗出物,严重者内膜坏死、脱落形成溃疡。镜下见大量白细胞浸润,炎症向深部侵入形成子宫肌炎。

(二)急性输卵管炎、输卵管积脓、输卵管卵巢脓肿

急性输卵管炎症因病原体传播途径不同而有不同的病变特点。

1.炎症经子宫内膜向上蔓延

首先引起输卵管黏膜炎,输卵管黏膜肿胀、间质水肿及充血、大量中性粒细胞浸润,严重者输卵管上皮发生退行性变或成片脱落,引起输卵管黏膜粘连,导致输卵管管腔及伞端闭锁,若有脓液积聚于管腔内则形成输卵管积脓。淋病奈瑟菌及大肠埃希菌、类杆菌及普雷沃菌,除直接引起输卵管上皮损伤外,其细胞壁脂多糖等内毒素引起输卵管纤毛大量脱落,导致输卵管运输功能减退、丧失。因衣原体的热休克蛋白与输卵管热休克蛋白有相似性,感染后引起的交叉免疫反应可损伤输卵管,导致严重输卵管黏膜结构及功能破坏,并引起盆腔广泛粘连。

2.病原菌通过子宫颈的淋巴播散

通过宫旁结缔组织,首先侵及浆膜层,发生输卵管周围炎,然后累及肌层,而输卵管黏膜层可

不受累或受累极轻。病变以输卵管间质炎为主,其管腔常可因肌壁增厚受压变窄,但仍能保持通畅。轻者输卵管仅有轻度充血、肿胀、略增粗;严重者输卵管明显增粗、弯曲,纤维素性脓性渗出物增多,造成与周围组织粘连。

卵巢很少单独发炎,白膜是良好的防御屏障,卵巢常与发炎的输卵管伞端粘连而发生卵巢周围炎,称为输卵管卵巢炎,习称附件炎。炎症可通过卵巢排卵的破孔侵入卵巢实质形成卵巢脓肿,脓肿壁与输卵管积脓粘连并穿通,形成输卵管卵巢脓肿。输卵管卵巢脓肿可为一侧或两侧,约半数是在可识别的急性盆腔炎性疾病初次发病后形成,另一部分是屡次急性发作或重复感染而形成。输卵管卵巢脓肿多位于子宫后方或子宫、阔韧带后叶及肠管间粘连处,可破入直肠或阴道,若破入腹腔则引起弥漫性腹膜炎。

(三)急性盆腔腹膜炎

盆腔内生殖器发生严重感染时,往往蔓延到盆腔腹膜,表现为腹膜充血、水肿,并有少量含纤维素的渗出液,形成盆腔脏器粘连。当有大量脓性渗出液积聚于粘连的间隙内,可形成散在脓肿;积聚于直肠子宫陷凹处形成盆腔脓肿,较多见。脓肿可破入直肠而使症状突然减轻,也可破入腹腔引起弥漫性腹膜炎。

(四)急性盆腔结缔组织炎

病原体经淋巴管进入盆腔结缔组织而引起结缔组织充血、水肿及中性粒细胞浸润。以宫旁结缔组织炎最常见,开始局部增厚,质地较软,边界不清,以后向两侧盆壁呈扇形浸润,若组织化脓形成盆腔腹膜外脓肿,可自发破入直肠或阴道。

(五)败血症及脓毒败血症

当病原体毒性强、数量多、患者抵抗力降低时,常发生败血症。发生盆腔炎性疾病后,若身体其他部位发现多处炎症病灶或脓肿者,应考虑有脓毒败血症存在,但需经血培养证实。

(六)肝周围炎(Fitz-Hugh-Curtis 综合征)

指肝包膜炎症而无肝实质损害的肝周围炎;淋病奈瑟菌及衣原体感染均可引起。由于肝包膜水肿,吸气时右上腹疼痛。肝包膜上有脓性或纤维渗出物,早期在肝包膜与前腹壁腹膜之间形成松软粘连,晚期形成琴弦样粘连。5%～10%的输卵管炎患者可出现肝周围炎,临床表现为继下腹痛后出现右上腹痛,或下腹疼痛与右上腹疼痛同时出现。

六、临床表现

可因炎症轻重及范围大小而有不同的临床表现。轻者无症状或症状轻微。常见症状为下腹痛、阴道分泌物增多。腹痛为持续性,活动或性交后加重。若病情严重可出现发热甚至高热、寒战、头痛、食欲缺乏。月经期发病可出现经量增多、经期延长。若有腹膜炎,出现消化系统症状如恶心、呕吐、腹胀、腹泻等。伴有泌尿系统感染可有尿急、尿频、尿痛症状。若有脓肿形成,可有下腹包块及局部压迫刺激症状;包块位于子宫前方可出现膀胱刺激症状,如排尿困难、尿频,若引起膀胱肌炎还可有尿痛等;包块位于子宫后方可有直肠刺激症状,出现腹泻、里急后重感和排便困难。若有输卵管炎的症状及体征,并同时有右上腹疼痛者,应怀疑有肝周围炎。

患者体征差异较大,轻者无明显异常发现,或妇科检查仅发现子宫颈举痛或宫体压痛或附件区压痛。严重病例呈急性病容,体温升高,心率加快,下腹部有压痛、反跳痛及肌紧张,甚至出现腹胀,肠鸣音减弱或消失。阴道可见脓性臭味分泌物;子宫颈充血、水肿,将子宫颈表面分泌物拭净,若见脓性分泌物从子宫颈口流出,说明子宫颈管黏膜或宫腔有急性炎症。子宫颈举痛;宫体稍大,有压痛,活动受限;子宫两侧压痛明显,若为单纯输卵管炎,可触及增粗的输卵管,压痛明显;若为输卵管积脓或输卵管卵巢脓肿,可触及包块且压痛明显,不活动;宫旁结缔组织炎时,可扪及宫旁一侧或两侧片状增厚,或两侧宫骶韧带高度水肿、增粗,压痛明显;若有盆腔脓肿形成且位置较低时,则后穹隆触痛明显,可在子宫直肠陷窝处触及包块,并可有波动感,三合诊检查更有利于了解盆腔脓肿的情况及与邻近器官的关系。

七、诊断

根据病史、症状、体征及实验室检查可做出初步诊断。由于盆腔炎性疾病的临床表现差异较大,临床诊断准确性不高(与腹腔镜相比,阳性预测值为 65%~90%)。理想的盆腔炎性疾病诊断标准,既要敏感性高,能发现轻微病例,又要特异性强,避免非炎症患者应用抗生素。但目前尚无单一的病史、体征或实验室检查,既敏感又特异。由于临床正确诊断盆腔炎性疾病比较困难,而延误诊断又导致盆腔炎性疾病后遗症的发生。

最低诊断标准提示在性活跃的年轻女性或者具有性传播疾病的高危人群,若出现下腹痛,并可排除其他引起下腹痛的原因,妇科检查符合最低诊断标准,即可给予经验性抗生素治疗。

附加标准可增加最低诊断标准的特异性,多数盆腔炎性疾病患者有子宫颈黏液脓性分泌物,或阴道分泌物 0.9% 氯化钠溶液湿片中见到大量白细胞,若子宫颈分泌物正常并且阴道分泌物镜下见不到白细胞,盆腔炎性疾病的诊断需慎重,应考虑其他引起腹痛的疾病。阴道分泌物检查还可同时发现是否合并阴道感染,如细菌性阴道病及滴虫阴道炎。

特异标准基本可诊断盆腔炎性疾病,但由于除超声检查及磁共振检查外,均为有创检查,特异标准仅适用于一些有选择的病例。腹腔镜诊断盆腔炎性疾病标准包括:①输卵管表面明显充血;②输卵管壁水肿;③输卵管伞端或浆膜面有脓性渗出物。腹腔镜诊断输卵管炎准确率高,并能直接采取感染部位的分泌物做细菌培养,但临床应用有一定局限性,如对轻度输卵管炎的诊断准确性较低、对单独存在的子宫内膜炎无诊断价值,因此并非所有怀疑盆腔炎性疾病的患者均需腹腔镜检查。

在做出盆腔炎性疾病的诊断后,需进一步明确病原体。子宫颈管分泌物及穹隆穿刺液的涂片、培养及核酸扩增检测病原体,虽不如通过剖腹探查或腹腔镜直接采取感染部位的分泌物做培养及药敏准确,但临床较实用,对明确病原体有帮助。涂片可做革兰染色,可以根据细菌形态为及时选用抗生素提供线索;培养阳性率高,并可做药敏试验。除病原体检查外,还可根据病史(如是否为性传播疾病高危人群)、临床症状及体征特点初步判断病原体。

八、鉴别诊断

盆腔炎性疾病应与急性阑尾炎、输卵管妊娠流产或破裂、卵巢囊肿蒂扭转或破裂等急症相鉴别。

九、治疗

主要为抗生素药物治疗,必要时手术治疗。抗生素治疗可清除病原体,改善症状及体征,减少后遗症。经恰当的抗生素积极治疗,绝大多数盆腔炎性疾病能彻底治愈。抗生素的治疗原则:经验性、广谱、及时和个体化。初始治疗往往根据病史、临床表现及当地的流行病学推断病原体,给予经验性抗生素治疗。由于盆腔炎性疾病的病原体多为淋病奈瑟菌、衣原体及需氧菌、厌氧菌的混合感染,需氧菌及厌氧菌又有革兰阴性及革兰阳性之分,故抗生素的选择应涵盖以上病原体,选择广谱抗生素或联合用药。根据药敏试验选用抗生素较合理,但通常需在获得实验室结果后才能给予。在盆腔炎性疾病诊断48小时内及时用药将明显降低后遗症的发生。具体选用的方案根据医院的条件、患者的病情及接受程度、药物有效性及性价比等综合考虑选择个体化治疗方案。

(一)门诊治疗

若患者一般状况好,症状轻,能耐受日服抗生素,并有随访条件,可在门诊给予非静脉应用(口服或肌内注射)抗生素。

(二)住院治疗

若患者一般情况差,病情严重,伴有发热、恶心、呕吐;或有盆腔腹膜炎;或输卵管卵巢脓肿;或门诊治疗无效;或不能耐受口服抗生素;或诊断不清,均应住院给予抗生素药物治疗为主的综合治疗。

1.支持疗法

卧床休息,半卧位有利于脓液积聚于直肠子宫陷凹而使炎症局限。给予高热量、高蛋白、高维生素流食或半流食,补充液体,注意纠正电解质紊乱及酸碱失衡。高热时采用物理降温。尽量避免不必要的妇科检查以免引起炎症扩散,有腹胀者应行胃肠减压。

2.抗生素治疗

给药途径以静脉滴注收效快。

目前由于耐氟喹诺酮类药物淋病奈瑟菌株的出现,氟喹诺酮类药物不作为盆腔炎性疾病的首选药物。若存在以下因素:淋病奈瑟菌地区流行和个人危险因素低、有良好的随访条件、头孢菌素不能应用(对头孢菌素类药物过敏)等,可考虑应用氟喹诺酮类药物,但在开始治疗前,必须进行淋病奈瑟菌的检测。

3.手术治疗

主要用于抗生素控制不满意的输卵管卵巢脓肿或盆腔脓肿。手术指征如下。

(1)脓肿经药物治疗无效:输卵管卵巢脓肿或盆腔脓肿经药物治疗48～72小时,体温持续不降,患者中毒症状加重或包块增大者,应及时手术,以免发生脓肿破裂。

(2)脓肿持续存在:经药物治疗病情有好转,继续控制炎症数天(2～3周),包块仍未消失但已局限化,可手术治疗。

(3)脓肿破裂:突然腹痛加剧,寒战、高热、恶心、呕吐、腹胀,检查腹部拒按或有中毒性休克表现,应怀疑脓肿破裂。若脓肿破裂未及时诊治,死亡率高。因此,一旦怀疑脓肿破裂,需立即在抗生素治疗的同时行手术治疗。

手术可根据情况选择经腹手术或腹腔镜手术,也可行超声或CT引导下的穿刺引流。手术范围应根据病变范围、患者年龄、一般状态等全面考虑。原则以切除病灶为主。年轻妇女应尽量保留卵巢功能,以采用保守性手术为主;年龄大、双侧附件受累或附件脓肿屡次发作者,可行全子宫及双附件切除术;对极度衰弱危重患者的手术范围须按具体情况决定,可在超声或CT引导下采用经皮引流技术。若盆腔脓肿位置低、突向阴道后穹隆时,可经阴道切开排脓,同时注入抗生素。

(三)中药治疗

主要为活血化瘀、清热解毒药物,如银翘解毒汤、安宫牛黄丸或紫血丹等。

十、性伴侣的治疗

对于盆腔炎性疾病患者出现症状前 60 天内接触过的性伴侣进行检查和治疗。如果最近一次性交发生在 6 个月前,则应对最后的性伴侣进行检查、治疗。在女性盆腔炎性疾病患者治疗期间应避免无保护性性交。

十一、随访

对于抗生素治疗的患者,应在 72 小时内随诊,明确有无临床情况的改善。若抗生素治疗有效,在治疗后的 72 小时内患者的临床表现应有改善,如体温下降,腹部压痛、反跳痛减轻,子宫颈举痛、子宫压痛、附件区压痛减轻。若此期间症状无改善,需进一步检查,重新进行评价,必要时腹腔镜或手术探查。无论其性伴侣接受治疗与否,建议沙眼衣原体和淋病奈瑟菌感染者治疗后 3 个月复查上述病原体。若 3 个月时未复查,应于治疗后 1 年内任意 1 次就诊时复查。

十二、盆腔炎性疾病后遗症

若盆腔炎性疾病未得到及时正确的诊断或治疗,可能会发生盆腔炎性疾病后遗症。主要病理改变为组织破坏、广泛粘连、增生及瘢痕形成,导致:①输卵管增生、增粗,输卵管阻塞;②输卵管卵巢粘连形成输卵管卵巢肿块;③若输卵管伞端闭锁、浆液性渗出物聚集形成输卵管积水或输卵管积脓或输卵管卵巢脓肿的脓液吸收,被浆液性渗出物代替形成输卵管积水或输卵管卵巢囊肿;④盆腔结缔组织表现为主、骶韧带增生、变厚,若病变广泛,可使子宫固定。

(一)临床表现

(1)不孕:输卵管粘连阻塞可致不孕。盆腔炎性疾病后不孕发生率为 20%～30%。

(2)异位妊娠:盆腔炎性疾病后异位妊娠发生率是正常妇女的 8～10 倍。

(3)慢性盆腔痛:炎症形成的粘连、瘢痕及盆腔充血,常引起下腹部坠胀、疼痛及腰骶部酸痛,常在劳累、性交后及月经前后加剧。文献报道约 20% 的急性盆腔炎发作后遗留慢性盆腔痛。慢性盆腔痛常发生在盆腔炎性疾病急性发作后的 4～8 周。

(4)盆腔炎性疾病反复发作:由于盆腔炎性疾病造成的输卵管组织结构破坏,局部防御功能减退,若患者仍处于同样的高危因素,可造成再次感染导致盆腔炎性疾病反复发作。有盆腔炎性疾病病史者,约 25% 将再次发作。

(二)妇科检查

若为输卵管病变,则在子宫一侧或两侧触到呈索条状增粗的输卵管,并有轻度压痛;若为输卵管积水或输卵管卵巢囊肿,则在盆腔一侧或两侧触及囊性肿物,活动多受限;若为盆腔结缔组织病变,子宫常呈后倾后屈,活动受限或粘连固定,子宫一侧或两侧有片状增厚、压痛,宫骶韧带常增粗、变硬,有触痛。

(三)治疗

盆腔炎性疾病后遗症需根据不同情况选择治疗方案。不孕患者,多需要辅助生殖技术协助受孕。对慢性盆腔痛,尚无有效的治疗方法,对症处理或给予中药、理疗等综合治疗,治疗前需排除子宫内膜异位症等其他引起盆腔痛的疾病。盆腔炎性疾病反复发作者,抗生素药物治疗的基础上可根据具体情况,选择手术治疗。输卵管积水者需行手术治疗。

十三、预防

(1)注意性生活卫生,减少性传播疾病。对沙眼衣原体感染高危妇女(如年龄＜25岁、有新的性伙伴、多个性伴侣、性伴侣有性传播疾病、社会地位低)筛查和治疗可减少盆腔炎性疾病发生率。

(2)及时治疗下生殖道感染。虽然细菌性阴道病与盆腔炎性疾病相关,但检测和治疗细菌性阴道病能否降低盆腔炎性疾病发生率,至今尚不清楚。

(3)公共卫生教育,提高公众对生殖道感染的认识及预防感染的重要性。

(4)严格掌握妇科手术指征,做好术前准备,术时注意无菌操作,预防感染。

(5)及时治疗盆腔炎性疾病,防止后遗症发生。

(李萍静)

第六章

女性生殖内分泌疾病

第一节 性 早 熟

一、性早熟的发生机制和分类

对女孩来说,8岁之前出现第二性征就称为性早熟。根据发病机制,性早熟可分为 GnRH 依赖性性早熟和非 GnRH 依赖性性早熟两大类。

(一)正常青春期的启动机制

了解正常的青春期启动机制是理解性早熟发生机制的基础。正常女孩的青春期启动发生在8岁以后,临床上表现为8岁以后开始出现第二性征的发育。性早熟患儿在8岁前就出现青春期启动。

正常青春期启动是由两个生理过程组成,它们分别被称为性腺功能初现和肾上腺皮质功能初现。女性性腺功能初现是指青春期下丘脑-垂体-卵巢轴(HPO)被激活,卵巢内有卵泡的发育,卵巢性类固醇激素分泌显著增加,临床上表现为乳房发育和月经初潮。肾上腺皮质功能初现是指肾上腺皮质雄激素分泌显著增加,临床上主要表现为血脱氢表雄酮(DHEA)和硫酸脱氢表雄酮(DHEAS)水平升高及阴毛出现,青春期阴毛出现称为阴毛初现。目前认为,性腺功能初现和肾上腺功能初现是两个独立的过程,两者之间不存在因果关系。对女性来讲,青春期启动主要是指卵巢功能被激活。

青春期出现的最主要的生理变化是第二性征的发育和体格生长加速。女性第二性征的发育表现为乳房发育、阴毛生长和外阴发育。乳房是雌激素的靶器官,乳房发育反映的是卵巢的内分泌功能,Tanner 把青春期乳房发育分成五期(表 6-1)。阴毛生长是肾上腺皮质分泌的雄激素作用的结果,因此反映的是肾上腺皮质功能初现,Tanner 把青春期阴毛生长也分成五期。Tanner 2期为青春期启动的标志。一般来说,肾上腺皮质功能初现的时间较性腺功能初现的时间早,月经初潮往往出现在乳房开始发育后的2~3年。

青春期体格生长加速又称为生长突增,女孩青春期生长突增发生的时间与卵巢功能初现发生的时间一致,临床上表现为生长突增发生在乳房开始发育的时候。青春期启动前女孩生长速度约为每年5 cm,生长突增时可达9~10 cm。生长突增时间持续2~3年,初潮后生长速度明显减慢,整个青春期女孩身高可增加 25 cm。

表 6-1 女孩青春发育分期(Tanner 分期)

女性	乳房发育	阴毛发育	同时的变化
1 期	青春前	无阴毛	
2 期	有乳核可触及,乳晕稍大	有浅黑色阴毛稀疏地分布在大阴唇	生长速度开始增快
3 期	乳房和乳晕继续增大	阴毛扩展到阴阜部	生长速度达高峰,阴道黏膜增厚角化,出现腋毛
4 期	乳晕第二次凸出于乳房	类似成人,但范围小,阴毛稀疏	月经初潮(在 3 期或 4 期时)
5 期	成人型	成人型	骨骺闭合,生长停止

(二)性早熟的发生机制及病因分类

性早熟的病因分类见表 6-2。GnRH 依赖性性早熟又称为真性性早熟或中枢性性早熟(CPP),是由下丘脑-垂体-卵巢轴提前激活引起的。其中未发现器质性病变的 GnRH 依赖性性早熟,称为特发性 GnRH 依赖性性早熟。非 GnRH 依赖性性早熟又称为假性性早熟或外周性性早熟,该类性早熟不是由下丘脑-垂体-卵巢轴功能启动引起的,患者体内性激素水平的升高与下丘脑 GnRH 的作用无关。所谓同性性早熟是指提前出现的第二性征与患者的性别一致,如女性提前出现乳房发育等女性第二性征。异性性早熟是指提前出现的第二性征与其性别相反或不一致,如女性提前出现男性的第二性征。不完全性性早熟又称为部分性性早熟。单纯乳房早发育可以认为是正常的变异,其中一部分可以发展为中枢性性早熟,因此需要长期随访。单纯性阴毛早现是由肾上腺皮质功能早现引起的,多数单纯的月经初潮早现与分泌雌激素的卵巢囊肿有关。

表 6-2 性早熟的病因分类

GnRH 依赖性性早熟

1.特发性

2.中枢性神经系统异常

先天性:如下丘脑错构瘤、中隔神经发育不良、蛛网膜囊肿等

获得性:化学治疗(简称化疗)、放疗、炎症、外伤、手术等

肿瘤

3.原发性甲状腺功能减退

非 GnRH 依赖性性早熟

1.女性同性性早熟

McCune-Albright 综合征

自发性卵泡囊肿

分泌雌激素的卵巢肿瘤

分泌雌激素的肾上腺皮质肿瘤

异位分泌促性腺激素的肿瘤

外源性雌激素

2.女性异性性早熟

续表

先天性肾上腺皮质增生症

分泌雄激素的卵巢肿瘤

分泌雄激素的肾上腺皮质肿瘤

外源性雄激素

不完全性性早熟

1.单纯性乳房早发育

2.单纯性阴毛早现

3.单纯性月经初潮早现

McCune-Albright 综合征是一种少见的 G 蛋白病,临床上以性早熟、多发性骨纤维异常增殖症及皮肤斑片状色素沉着为最常见的症状,病因是胚胎形成过程中的鸟嘌呤核苷酸结合蛋白(G 蛋白)α 亚基(Gsα)基因发生突变,使 α 亚基的 GTP 酶活性增加,引起腺苷酸环化酶活性持续被激活,导致 cAMP 水平升高,最后出现卵巢雌激素分泌。McCune-Albright 综合征是一个典型的假性性早熟,它还可以有其他内分泌异常:结节性甲状腺增生伴甲状腺功能亢进、甲状旁腺腺瘤、多发性垂体瘤伴巨人症或高催乳素血症、肾上腺结节伴库欣综合征等。

原发性甲状腺功能减退引起性早熟的机制与促甲状腺素释放激素(TRH)有关。一般认为TRH 水平升高时不仅使促甲状腺素(TSH)和催乳素分泌增加,也可使促卵泡生长激素(FSH)和促黄体生成素(LH)分泌增加,这可能是原发性甲状腺功能减退引起性早熟的原因。有学者认为原发性甲状腺功能减退引起性早熟的机制与过多的 TSH 和 FSH 受体结合,导致雌激素分泌有关。

(三)诊断及鉴别诊断

8 岁之前出现第二性征就可以诊断为性早熟。为区别性早熟的类型和病因,临床上要做一系列辅助检查。

1.骨龄测定

骨龄超过实际年龄 1 年或 1 年以上就视为提前,是判断骨质成熟度最简单的指标。

2.超声检查

可了解子宫和卵巢的情况。卵巢功能启动的标志是卵巢容积＞1 mL,并有多个直径＞4 mm的卵泡。另外盆腔超声可鉴别卵巢肿瘤,肾上腺超声可鉴别肾上腺肿瘤。

3.头颅 MRI 检查

对 6 岁以下的女性性早熟患者应常规做头颅 MRI 检查,目的是除外中枢神经系统病变。

4.激素测定

性早熟儿体内的雌激素水平明显升高,升高程度与 Tanner 分期相关。另外肿瘤患者体内的激素水平异常升高,21-羟化酶患者体内的睾酮水平常≥2 ng/mL,17-羟孕酮水平超过正常水平的数十倍或数百倍。

非 GnRH 依赖性性早熟患者体内的促性腺激素水平通常不升高,但异位分泌促性腺激素的肿瘤患者例外。从理论上讲,GnRH 依赖性性早熟患者体内的促性腺激素水平升高,但临床上测定时却可能发现GnRH依赖性性早熟患者体内的促性腺激素水平并无升高。这与青春期启动早期促性腺激素分泌存在昼夜差别有关,在青春期早期促性腺激素分泌增加只出现在晚上。因此,白天测定出来的促性腺激素水平并无增加。

测定甲状腺功能对鉴别甲状腺功能减退是必要的。

5.促性腺激素释放激素(GnRH)兴奋试验

该试验是鉴别 GnRH 依赖性性早熟和非 GnRH 依赖性性早熟的重要方法:GnRH 50～100 μg或 2.5～3.0 μg/kg 静脉注射,于 0、30、60 和 90 分钟分别采集血样,测定血清 FSH 和 LH浓度。如果 LH 峰值＞12 U/L,且 LH 峰值/FSH 峰值＞1,则考虑诊断为 GnRH 依赖性性早熟。

(四)性早熟的处理原则

性早熟的处理原则是去除病因,抑制性发育,减少不良心理影响,改善最终身高。对由中枢神经系统病变引起的 GnRH 依赖性性早熟,有手术指征者给予手术治疗,无手术指征者治疗原则同特发性 GnRH 依赖性性早熟。特发性 GnRH 依赖性性早熟主要使用 GnRH 类似物(GnRHa)治疗,目的是改善成年身高,防止性早熟和月经早初潮带来的心理问题。甲状腺功能减退者需补充甲状腺素。

二、特发性 GnRH 依赖性性早熟的治疗

特发性 GnRH 依赖性性早熟的治疗目的是阻止性发育,使已发育的第二性征消退;抑制骨骺愈合,提高成年身高;消除不良心理影响,避免过早性交。目前,临床上常用的药物有孕激素、GnRH 类似物、达那唑和生长激素等,首选 GnRH 类似物。

(一)孕激素

用于治疗特发性 GnRH 依赖性性早熟的孕激素有甲羟孕酮、甲地孕酮和环丙孕酮。

1.甲羟孕酮

主要作用机制是通过抑制下丘脑-垂体轴抑制促性腺激素的释放,另外甲羟孕酮还可以直接抑制卵巢类固醇激素的合成。可使用口服或肌内注射给药。口服,10～40 mg/d;肌内注射100～200 mg/m²,每周 1 次或每 2 周 1 次。临床上多选口服制剂。

长期大量使用甲羟孕酮的主要不良反应有:①皮质醇样作用,能抑制 ACTH 和皮质醇的分泌;②增加食欲,使体重增加;③可引起高血压和库欣综合征样表现。

2.甲地孕酮

其作用机制和不良反应与甲羟孕酮相似。甲地孕酮 10～20 mg/d,口服。

3.环丙孕酮

环丙孕酮有抗促性腺激素、孕激素活性,作用机制和不良反应与甲羟孕酮相似。环丙孕酮最大的特点是有抗雄激素活性。每天 70～100 mg/m²,口服。

由于孕激素无法减缓骨龄增加速度,因此对改善最终身高没有益处。另外,许多患儿不能耐受长期大量使用孕激素。目前临床上更主张用 GnRH 类似物来代替孕激素。

(二)达那唑

达那唑能抑制下丘脑-垂体-卵巢轴,增加体内雌二醇的代谢率,因此能降低体内的雌激素水平。临床上常用达那唑治疗雌激素依赖性疾病,如子宫内膜异位症、子宫内膜增生症和月经过多等。有学者用达那唑治疗 GnRH 依赖性性早熟也取得了不错的疗效。北京市儿童医院李文京等用 GnRH 激动剂治疗特发性 CPP 1～2 年后,改用达那唑治疗 1 年,剂量为 8～10 mg/kg,结果发现达那唑药物治疗可以促进骨龄超过12岁的性早熟患儿身高生长。另外,达那唑还可以作

为 GnRH 激动剂停药后继续用药的选择(表 6-3)。

表 6-3 GnRH 激动剂治疗最后 1 年与达那唑治疗 1 年后的比较

项目	GnRH 激动剂治疗的最后 1 年	达那唑治疗 1 年后
生物年龄(CA)(岁)	(9.76±1.7)	(10.6±1.7)
骨龄(BA)(岁)	(11.85±0.99)	(12.81±0.78)
△BA/△CA	(0.58±0.36)	(0.95±0.82)
身高增长速度(厘米/年)	(4.55±2.63)	(6.78±3.11)
预测身高(PAH)(cm)	(156.79±7.3)	(158.01±6.66)

达那唑的主要不良反应如下。①胃肠道反应:恶心、呕吐等不适;②雄激素过多的表现:皮脂增加、多毛等;③肝功能受损。由于达那唑的不良反应比较明显,因此许多患儿无法耐受。事实上,在临床上达那唑也很少用于治疗性早熟。

(三)GnRH 类似物

根据作用机制可以将 GnRH 类似物分为 GnRH 激动剂和 GnRH 拮抗剂两种,它们均可用于治疗 GnRH 依赖性性早熟。目前,临床上最常用的是长效 GnRH 激动剂,如亮丙瑞林、曲普瑞林、戈舍瑞林等,一般每 4 周肌内或皮下注射一次。长效 GnRH 激动剂对改善第二性征、抑制下丘脑-垂体-卵巢轴有非常好的疗效。另外,由于它能延缓骨龄增加速度,增加骨骺愈合时间,所以能改善最终身高。

1.GnRH 激动剂治疗规范

关于 GnRH 激动剂的使用,中华医学会儿科学分会内分泌遗传代谢学组提出以下建议供参考。

(1)GnRH 激动剂的使用指征:为改善成年身高,建议使用指征如下。①骨龄:女孩≤11.5 岁,骨龄>年龄 2 岁或以上;②预测成年身高:女孩<150 cm;③骨龄/年龄>1,或以骨龄判断身高的标准差积分(SDS)≤−2;④发育进程迅速,骨龄增长/年龄增长>1。

(2)慎用指征:有以下情况时,GnRH 激动剂改善成年身高的疗效差,应酌情慎用。①开始治疗时骨龄:女孩>11.5 岁;②已有阴毛显现;③其靶身高低于同性别、同年龄正常身高平均值 2 个标准差($\overline{X}-2S$)。

(3)不宜使用指征:有以下情况不宜应用 GnRH 激动剂,因为治疗几乎不能改善成年身高。①骨龄:女孩≥12.5 岁;②女孩月经初潮。

(4)不需应用的指征:因性发育进程缓慢(骨龄进展不超越年龄进展)而对成年身高影响不大的 CPP 不需要治疗,但需定期复查身高和骨龄变化。

(5)GnRH 激动剂使用方法。

剂量:首剂为 80~100 μg/kg,2 周后加强 1 次,以后每 4 周 1 次,剂量为 60~80 μg/kg,根据性腺轴功能抑制情况(包括性征、性激素水平和骨龄进展)而定,抑制差者可参照首次剂量,最大剂量为每次3.75 mg。为确切了解骨龄进展的情况,临床医师应自己对治疗前后的骨龄进行评定和对比,不宜只按放射科的报告。

治疗监测:首剂 3 个月末复查 GnRH 激发试验,LH 激发值在青春前期水平说明剂量合适,以后对女孩只需定期复查基础血清雌二醇(E_2)浓度判断性腺轴功能抑制状况。治疗过程中每

2～3 个月测量身高和检查第二性征。每 6 个月复查骨龄,同时超声复查子宫和卵巢。

疗程:为改善成年身高,GnRH 激动剂的疗程至少需要 2 年。一般在骨龄 12～12.5 岁时可停止治疗。对年龄较小开始治疗者,在年龄已追赶上骨龄,且骨龄已达正常青春期启动年龄时可停药,使其性腺轴功能重新启动。

停药后监测:治疗结束后第 1 年内应每 6 个月复查身高、体重和第二性征。

2.GnRH 激动剂的不良反应

GnRH 激动剂没有明显的不良反应。少部分患者有变态反应及注射部位硬结或感染等。临床上人们最关心的是 GnRH 激动剂对患者的远期影响,目前的研究表明长期使用 GnRH 激动剂不会给下丘脑-垂体-卵巢轴造成永久性的抑制。一旦停用 GnRH 激动剂,受抑制的下丘脑-垂体-卵巢轴会很快恢复活动。另外,有患者担心使用 GnRH 激动剂可造成将来的月经失调,目前尚无证据说明患者以后的月经失调与 GnRH 激动剂治疗之间存在着联系。

3.GnRH 拮抗剂

GnRH 拮抗剂也可用于治疗 GnRH 依赖性性早熟,它与 GnRH 激动剂的区别在于开始使用时就会对下丘脑-垂体-卵巢轴产生抑制作用。

(四)生长激素

生长激素(GH)是由垂体前叶生长激素细胞产生的一种蛋白激素,循环中的生长激素可以单体、二聚体或聚合体的形式存在。80% 为相对分子质量 $22×10^3$ 单体,含有 191 个氨基酸,20% 为相对分子质量 $20×10^3$ 单体,含有 176 个氨基酸。GH 对正常的生长是必需的。青春期性激素和 GH 的水平同步增加提示这两类激素之间存在着相互调节作用,一般认为是性激素驱动 GH 的分泌和促生长作用。

GnRH 激动剂可以减慢生长速率及骨骼成熟、提高患儿最终身高,但一部分患儿生长速率过缓,以致不能达到成年预期身高。近年来,为了提高 CPP 患者的最终身高,采取了与生长激素联合治疗的方案。Pasquino 等用曲普瑞林治疗 20 例特发性中枢性性早熟(ICCP)2～3 年后发现这些患儿的身高比正常同龄儿童低 25 个百分点,随后他们把这些患儿平均分成两组:一组继续单用曲普瑞林,而另一组同时加用 GH 继续治疗 2～4 年后发现,GnRH 激动剂加生长激素组的平均成年身高比治疗前预期成年身高高(7.9±1.1)cm,而单用 GnRH 激动剂组只比治疗前预期成年身高高(1.6±1.2)cm。国内一些学者的研究也得出了类似的结果。这说明 GnRH 激动剂联合生长激素治疗可提高患者的成年身高。

临床上使用的生长激素是用基因重组技术合成的,与天然生长激素具有完全相同的药效学和药代学的人生长激素(HGH)。HGH 半衰期为 3 小时,皮下注射后 4～6 小时出现 GH 峰值。用法:每周皮下注射 0.6～0.8 U/kg,分 3 次或 6 次给药,晚上注射。一般连续治疗 6 个月以上才有意义。

不良反应:①注射部位脂肪萎缩,每天更换注射部位可避免;②亚临床型甲状腺功能减退,约 30% 的用药者会出现,此时需要补充甲状腺激素;③少数人会产生抗 rGH 抗体,但在多数情况下抗体不会影响生长速度。

(五)心理教育

青春期过早启动可能会对儿童的心理产生不利影响。为了避免这种情况的发生,家长和医师应告诉患儿有关知识,让她们对性早熟产生正确的认识。另外,还应对患儿进行适当的性教育。

三、其他性早熟的治疗

对于除特发性 GnRH 依赖性性早熟以外的性早熟治疗来说,治疗的关键是去除原发病因。

(一)颅内疾病

颅内疾病包括颅内肿瘤、脑积水及炎症等。颅内肿瘤主要是下丘脑和垂体部位的肿瘤,这些肿瘤可以引起GnRH依赖性性早熟,治疗主要采用手术、放疗或化疗。脑积水者应行引流减压术。

(二)自发性卵泡囊肿

自发性卵泡囊肿是非 GnRH 依赖性性早熟的常见病因。青春期前儿童卵巢内看到生长卵泡属于正常现象,但这些卵泡直径通常小于 10 mm。个别情况下,卵泡增大成卵泡囊肿,直径可大于 5 cm。如果这些卵泡囊肿反复存在且分泌雌激素,就会导致性早熟的出现。

自发性卵泡囊肿发生的具体机制尚不清楚,有研究提示部分患者可能与 FSH 受体或 LH 受体基因突变,导致受体被激活有关。

自发性卵泡囊肿有时需要与卵巢颗粒细胞瘤相鉴别。另外,自发性卵泡囊肿与其他卵巢囊肿一样,也可出现扭转或破裂,临床上表现为急腹症,此时需要手术治疗。

自发性卵泡囊肿的处理:可以在超声监护下行卵泡囊肿穿刺术。另外,也可口服甲羟孕酮抑制雌激素的合成。

(三)卵巢颗粒细胞瘤

青春期儿童可以发生卵巢颗粒细胞瘤,由于卵巢颗粒细胞瘤能分泌雌激素,因此这些儿童会发生性早熟。一旦诊断为卵巢颗粒细胞瘤,应立即手术,术后需要化疗。

卵巢颗粒细胞瘤能分泌抑制素和抗苗勒管激素(AMH),这两种激素被视为卵巢颗粒细胞瘤的肿瘤标志物,可用于诊断和治疗后随访。

(四)McCune-Albright 综合征

McCune-Albright 综合征的发病机制和临床表现见前面所述。治疗为对症处理。对性早熟可用甲羟孕酮治疗。

(五)先天性肾上腺皮质增生症

导致肾上腺皮质雄激素分泌过多的先天性肾上腺皮质增生症患者会发生女性异性性早熟,临床上表现为女性儿童有男性化体征。这些疾病中最常见的是 21-羟化酶缺陷。

(六)芳香化酶抑制剂的使用

芳香化酶是合成雌激素的关键酶,其作用是将雄激素转化成雌激素。芳香化酶抑制剂可以抑制芳香化酶的活性,阻断雌激素的合成,从而降低体内的雌激素水平。目前临床上有作者认为可用芳香化酶抑制剂如来曲唑等,治疗非 GnRH 依赖性性早熟,如 McCune-Albright 综合征等。

(梁 霞)

第二节　经前期综合征

经前期综合征（premenstrual syndromes，PMS）又称经前紧张症（premenstrual tension，PMT）或经前紧张综合征（premenstrual tension syndrome，PMTS），是育龄妇女常见的问题。PMS 是指月经来潮前 7～14 天（即在月经周期的黄体期），周期性出现的躯体症状（如乳房胀痛、头痛、小腹胀痛、水肿等）和心理症状（如烦躁、紧张、焦虑、嗜睡、失眠等）的总称。PMS 症状多样，除上述典型症状外，自杀倾向、行为退化、嗜酒、工作状态差甚至无法工作等也常出现于PMS。由于 PMS 临床表现复杂且个体差异巨大，因此，诊断的关键是症状出现的时间及严重程度。PMS 发生于黄体期，随月经的结束而完全消失，具有明显的周期性，这是区分 PMS 和心理性疾病的重要依据；上述心理及躯体症状只有达到影响女性正常的工作、生活、人际交往的程度才称为 PMS。

一、历史、概念及在疾病分类学中的位置

有关 PMS 的定义、概念以及其在疾病分类学中的位置在相当一段时间并无定论。Dalton（1984）的定义为"经前再发症状，月经后期则缺乏症状"。美国精神疾病协会（APA）出版的《诊断统计手册》第三修订版（DSM-Ⅲ-R，1987）用"黄体后期心境恶劣障碍（late-luteal phasedysphoric disorder，LLPDD）"来概括经前出现的一组症状，后来在《诊断统计手册第四版》（DSM-Ⅳ，1994）更名为"经前心境恶劣障碍（premenstrual dysphoric disorder，PMDD）"。国际疾病分类系统（ICD-9，1978；ICD-10，1992）将大多数疾病实体按他们的主要表现分类，PMS 被包括在"泌尿生殖疾病"类目之下，犹如伴发于女性生殖器官和月经周期的疼痛或其他状态一样。因此，国际上两大分类系统对 PMS 作了不同的处理，DSM 认为它可能是一种心境障碍，ICD 则视为妇科疾病。《中国精神疾病分类方案与诊断标准第二版》修订（CCMD-2-R，1995）将 PMS 列入"内分泌障碍所致精神障碍"类目中，认为 PMS"能明确内分泌疾病性质"，但命名为经期精神障碍（经前期综合征）。

PMS 的临床特点必须考虑：①在大多数月经周期的黄体期，再发性或循环性出现症状；②症状于经至不久缓解，在卵泡期持续不会超过 1 周；③招致情绪或躯体苦恼或日常功能受累或受损；④症状的再发、循环性和定时性，症状的严重性和无症状期均可通过前瞻性逐日评定得到证实。

二、流行病学研究

PMS 的患病率各地报道不一，这与评定方法（回顾性或前瞻性）、调查者的专业、调查样本人群、症状严重水平不一，以及一些尚未确定的因素有关。在妇女生殖阶段可发生，初潮后未婚少女的患病率低，产后倾向出现 PMS。

美国妇产科学院委员会声明 66 号指出，一般认为 20%～40% 妇女在经前体验到一些症状，只有 5% 对工作或生活方式带来一定程度的显著影响。

对生活方式不同（包括尼姑、监狱犯人、女同性恋者）的 384 名妇女进行 147 项问卷研究，结果发现家庭主妇和教育水平低者有较多的水潴留，自主神经症状和负性情感，但年龄、种族、性偏

向、显著的体育活动、婚姻状态或收入与 PMS 的发生率不相关（Friedman 和 Jaffe，1985）。双生儿研究显示单卵双生儿发生 PMS 的同病率为 94%，双卵双生儿为 44%，对照组为 31%（Dalton 等，1987）。另一项来自伯明翰的 462 对妇女双生儿的研究也支持 Dalton 等的结果，并认为 PMS 是具遗传性的。口服避孕药（OC）似可降低 PMS 的发生率。爱丁堡大学于 1974 年调查 3 298 名妇女，其中 756 人服用 OC，2 542 人未服，结果发现口服 OC 者较少发生 PMS。月经长周期（>40 天）和周期不规律者 PMS 发生率低，而且主要表现为躯体症状如胃痛、背痛和嗜睡。月经周期长度在 31~40 天者体验到较多的经前症状，而且躯体症状和情绪症状均明显。短而不规律的月经周期妇女则经前症状主要表现为情绪症状，如抑郁、紧张和激惹。

PMS 与产后抑郁症呈正相关，已得到证实。Dalton 报道 610 例 PMS 妇女中，56% 在产后出现抑郁症。一些妇女回忆 PMS 是继产后抑郁症之后发生的，另一些则报道受孕前出现 PMS，但 PMS 的严重程度却在产后抑郁症减轻后加重。

PMS 与围绝经期综合征的相关性也为多数学者研究证实。PMS 与围绝经期综合征均有心理症状及躯体症状，均可表现为与卵巢激素水平波动相关的烦躁、抑郁、疲惫、失眠及乳房胀痛、水肿等，在激素水平稳定后（月经结束及绝经后数年）原有症状及体征消失。在经前期和围绝经期原有的抑郁等心理疾病可表现增强，因此 PMS 和围绝经期抑郁均需和原发心理疾病相鉴别。除了临床表现的相关性，围绝经期综合征和 PMS 在流行病学上也密切相关。Harlow 等的研究发现，围绝经期综合征的女性在抑郁流行病学评分（CES-D）中表现为明显抑郁者，多数患有 PMS。同样 Becker 等用视觉模拟评分（VAS）评价女性的心情状态，也发现女性围绝经期的情绪感受与既往经前期的心境变化明显相关。Freeman 等的研究认为患有 PMS 的女性在围绝经期出现抑郁、失眠、性欲低下的可能性大。因此，PMS 在一定程度上可以预测围绝经期抑郁的出现。在易感人群中，PMS 和围绝经期抑郁不但易相继出现，还常常同时发生。围绝经期女性，患有围绝经期抑郁的较未患者出现月经周期相关症状及 PMDD 的明显增多。在 Richards 等的研究中有 21% 的围绝经期抑郁患者同时伴有中度以上的 PMDD，而仅有 3% 的围绝经期非抑郁女性出现这一疾病。此外，患有 PMS 及围绝经期抑郁的女性也常伴有其他激素相关的情绪异常如产褥抑郁，及其他激素非相关的心理疾病如抑郁症。

经前期综合征与精神疾病关系受到妇科学家、心理学家、精神疾病学家较多的重视与研究。妇女复发性精神疾病状态，不论是认知、情感或混合功能障碍均易于在经前复发。Schukit 和 Wetzel 报道类似结果，情感性疾病患者不仅 PMS 发生率高（72%），症状严重，出现经前不适症状也较正常人多，并且现存的情感症状在经前趋向恶化。精神分裂症患者往往在经前恶化，急性精神疾病症状掩盖了经前不适，导致对检出 PMS 发生率带来困难。多数研究指出，经前期和月经期妇女自杀较之其他阶段多，但这些资料的取得多系回顾性。Mackinnon 的研究并非回顾性，而系死后病理检查子宫内膜改变以确定月经周期。他们指出，黄体期自杀者增多，其高峰在黄体期的早、中期，死于黄体中期者约占 60%；与其他死亡者比较，自然死亡发生于黄体期者占 84%，意外事故为 90%，自杀为 89%，提示在月经周期后半期内妇女容易死于自杀、外伤、中毒和疾病。

三、病因与发病机制

近年研究表明，PMS 病因涉及诸多因素的联合，如社会心理因素、内分泌因素及神经递质的调节等。但 PMS 的准确机制仍不明，一些研究结果尚有矛盾之处，进一步的深入研究是必要的。

（一）社会心理因素

情绪不稳定及神经质、特质焦虑者容易体验到严重的 PMS 症状。应激或负性生活事件可加重经前症状，而休息或放松可减轻之，均说明社会心理因素在 PMS 的发生或延续上发挥作用。

（二）内分泌因素

1.孕激素

英国妇产科学家 Dalton 推断 PMS 是由于经前孕酮不足或缺陷，而且应用黄体酮治疗可以获得明显效果。然而相反的报道则发现 PMS 妇女孕酮水平升高。Hammarback 等对 18 例 PMS 妇女连续 2 月逐日测定血清雌二醇和孕酮，发现严重 PMS 症状与黄体期血清这两种激素水平高相关。孕酮常见的不良反应如心境恶劣和焦虑，类似普通的经前症状。

这一疾病仅出现于育龄女性，青春期前、妊娠期、绝经后期均不会出现，且仅发生于排卵周期的黄体期。给予外源性孕激素可诱发此病，在激素替代治疗（hormone replace therapy，HRT）中使用孕激素建立周期引发的抑郁情绪和生理症状同 PMS 相似；曾患有严重 PMS 的女性，行子宫加双附件切除术后给予 HRT，单独使用雌激素不会诱发 PMS，而在联合使用雌孕激素时 PMS 复发。相反，卵巢内分泌激素周期消失，如双卵巢切除或给予促性腺激素释放激素激动剂（GnRHa）均可抑制原有的 PMS 症状。因此，卵巢激素尤其是孕激素可能与 PMS 的病理机制有关，孕激素可增加女性对甾体类激素的敏感性，使中枢神经系统受激素波动的影响增加。

2.雌激素

（1）雌激素降低学说：正常情况下雌激素有抗抑郁效果，经前雌激素水平下降可能与 PMS，特别是经前心境恶劣的发生有关。Janowsky 强调雌激素波动（中期雌激素明显上升，继之降低）的作用。

（2）雌激素过多学说：持此说者认为雌激素水平绝对或相对高，或者对雌激素的特异敏感性可招致 PMS。Morton 报道给妇女注入雌激素可产生 PMS 样症状。Backstrom 和 Cartenson 指出，具有经前焦虑的妇女，雌激素/黄体酮比值较高。雌孕激素比例异常可能与 PMS 发生有关。

3.雄激素

Lahmeyer 指出，妇女雄激素来自卵巢和肾上腺。在排卵前后，血中睾酮水平随雌激素水平的增高而上升，且由于大部分来自肾上腺，故于围月经期并不下降，其时睾酮/雌激素及睾酮/孕激素之比处于高值。睾酮作用于脑可增强两性的性驱力和攻击行为，而雌激素和孕酮可对抗之。经前期雌激素和孕酮水平下降，脑中睾酮失去对抗物，这至少与一些人 PMS 的发生有关，特别是心境改变和其他精神疾病理表现。

（三）神经递质

研究表明在 PMS 女性中血清性激素的浓度表现为正常，这表明除性激素外还可能有其他因素作用。PMS 患者常伴有中枢神经系统某些神经递质及其受体活性的改变，这种改变可能与中枢对激素的敏感性有关。一些神经递质可受卵巢甾体激素调节，如 5-羟色胺（5-HT）、乙酰胆碱、去甲肾上腺素、多巴胺等。

1.乙酰胆碱（Ach）

Janowsky 推测 Ach 单独作用或与其他机制联合作用与 PMS 的发生有关。在人类 Ach 是抑郁和应激的主要调节物，引起脉搏加快和血压上升，负性情绪，肾上腺交感胺释放和止痛效应。

Rausch 发现经前胆碱能占优势。

2.5-HT 与 γ-氨基丁酸

经前 5-HT 缺乏或胆碱能占优势可能在 PMS 的形成上发挥作用。选择性 5-HT 再摄取阻断剂(SSRIs),如氟西汀、舍曲林问世后证明它对 PMS 有效,而那些主要作用于去甲肾上腺素能的三环类抗抑郁药的效果较差,进一步支持 5-HT 在 PMS 病理生物学中的重要作用。PMDD 患者与患 PMS 但无情绪障碍者及正常对照组相比,5-HT 在卵泡期增高,黄体期下降,波动明显增大,因此 Inoue 等认为,5-HT 与 PMS、PMDD 出现的心理症状密切相关。5-羟色胺能系统对情绪、睡眠、性欲、食欲和认知具有调节功能,在抑郁的发生发展中起到重要作用。雌激素可增加 5-HT 受体的数量及突触后膜对 5-HT 的敏感性,并增加 5-HT 的合成及其代谢产物 5-羟吲哚乙酸的水平。有临床研究显示选择性 5-HT 再摄取抑制剂(SSRIs)可增加血液中 5-HT 的浓度,对治疗 PMS/PMDD 有较好的疗效。

另外,有研究认为在抑郁、PMS、PMDD 的患者中 γ-氨基丁酸(GABA)活性下降,Epperson 等用磁共振质谱分析法测定 PMDD 及正常女性枕叶皮质部的 GABA、雌激素、孕激素等水平发现,PMDD 者卵泡期 GABA 水平明显低于对照组;同时 Epperson 等认为 PMDD 患者可能存在 GABA 受体功能的异常。PMS 女性黄体期异孕烷醇酮水平较低,而异孕烷醇酮有 GABA 激活作用,因此低水平的异孕烷醇酮使 PMS 女性 GABA 活性降低,产生抑郁。此外,雌激素兼具增加 GABA 的功能及 GABA 受体拮抗剂的双重功能。

3.类阿片物质与单胺氧化酶

Halbreich 和 Endicott 认为内啡肽水平变化与 PMS 的发生有关。他们推测 PMS 的许多症状类似类阿片物质撤出。目前认为在性腺类固醇激素影响下,过多暴露于内源性阿片肽并继之脱离接触可能参与 PMS 的发生。持单胺氧化酶(MAO)学说则认为 PMS 的发生与血小板 MAO 活性改变有关,而这一改变是受孕酮影响的。正常情况下,雌激素对 MAO 活性有抑制效应,而黄体酮对组织中 MAO 活性有促进作用。MAO 活性增强被认为是经前抑郁和雌激素/孕激素不平衡发生的中介。MAO 活性增加可以减少有效的去甲肾上腺素,导致中枢神经元活动降低和减慢。MAO 学说可解释经前抑郁和嗜睡,但无法说明其他众多的症状。

4.其他

前列腺素可影响钠潴留,以及精神、行为、体温调节及许多 PMS 症状,前列腺素合成抑制剂能改善 PMS 躯体症状。一般认为此类非甾体抗炎药物可降低引起 PMS 症状的中介物质的组织浓度起到治疗作用。维生素 B_6 是合成多巴胺与五羟色胺的辅酶,维生素 B_6 缺乏与 PMS 可能有关,一些研究发现维生素 B_6 治疗似乎比安慰剂效果好,但结果并非一致。

四、临床表现

历来提出的症状甚为分散,可达 200 项之多,近年研究提出大约 20 类症状是常见的,包括躯体、心理和行为 3 个方面。其中恒定出现的是头痛、疼痛、肿胀、嗜睡、易激惹和抑郁,行为笨拙,渴望食物。但表现有较大的个体差异,取决于躯体健康状态、人格特征和环境影响。

(一)躯体症状

1.水潴留

经前水潴留一般多见于踝、小腿、手指、腹部和乳房,可导致乳房胀痛、体重增加、面部虚肿或水肿,腹部不适或胀满或疼痛,排尿量减少。这些症状往往在清晨起床时明显。

2.疼痛

头痛较为常见,背痛、关节痛、肌肉痛、乳房痛发生率也较高。

3.自主神经功能障碍

常见恶心、呕吐、头晕、潮热、出汗等。可出现低血糖,许多妇女渴望摄入甜食。

(二)心理症状

主要为负性情绪或心境恶劣。

1.抑郁

心境低落、郁郁不乐、消极悲观、空虚孤独,甚至有自杀意念。

2.焦虑、激动

烦躁不安,似感到处于应激状态。

3.运动共济和认知功能改变

可出现行动笨拙、运动共济不良、记忆力差、自感思路混乱。

(三)行为改变

可表现为社会退缩,回避社交活动;社会功能减低,判断力下降,工作时失误;性功能减退或亢进等改变。

五、诊断与鉴别诊断

(一)诊断标准

PMS 具有三项属性(经前期出现;在此以前无同类表现;经至消失),诊断一般不难。

美国国立精神卫生研究院的工作定义如下:一种周期性的障碍,其严重程度是以影响一个妇女生活的一些方面(如为负性心境,经前一周心境障碍的平均严重程度较之经后一周加重30%),而症状的出现与月经有一致的和可以预期的关系。这一定义规定了 PMS 的症状出现与月经有关,对症状的严重程度做出定量化标准。美国精神学会对经前有精神症状(premenstrual dysphoric disorder,PMDD)的 PMS 测定的诊断标准见表 6-4。

表 6-4　PMS 的诊断标准

对患者 2~3 个月经周期所记录的症状前瞻性评估。在黄体期的最后一个星期存在 5 个(或更多)下述症状,并且在经后消失,其中至少有 1 种症状必须是 1、2、3 或 4
1.明显的抑郁情绪,自我否定意识,感到失望
2.明显焦虑、紧张、感到"激动"或"不安"
3.情绪不稳定,比如突然伤感、哭泣或对拒绝增加敏感性
4.持续和明显易怒或发怒或与他人的争吵增加
5.对平时活动(如工作、学习、友谊、嗜好)的兴趣降低
6.主观感觉注意力集中困难
7.嗜睡、易疲劳或能量明显缺乏
8.食欲明显改变,有过度摄食或产生特殊的嗜食渴望
9.失眠
10.主观感觉不安或失控
11.其他身体症状,如乳房触痛或肿胀、头痛、关节或肌肉痛、肿胀感、体重增加
这些失调必是明显干扰工作、学习或日常的社会活动及与他人的关系(如逃避社会活动,生产力和工作学习效率降低)
这些失调务必不是另一种疾病加重的表现(如重症抑郁症、恐慌症、恶劣心境或人格障碍)

(二)诊断方法

前瞻性每天评定计分法目前获得广泛应用,它在确定 PMS 症状的周期性方面是最为可信的,评定周期需患者每天记录症状,记录 2~3 个周期,见表 6-5。

表 6-5　经前症状日记

姓名			日期			末次月经	
	周一	周二	周三	周四	周五	周六	周日
月经(以×表示)							
体重增加							
臂/腿肿胀							
乳房肿胀							
腹部肿胀							
痛性痉挛							
背痛							
身体痛							
神经紧张							
情绪波动							
易怒							
不安							
失去耐心							
焦虑							
紧张							
头晕							
抑郁							
健忘							
哭闹							
精神错乱							
失眠							
嗜甜食							
食欲增加							
头痛							
疲劳							
兴奋							
松弛							
友好							
活力							
每天体重							
每天基础体温							

①每晚记下你注意到的上述症状:无,空格;轻,记1;中,记2(干扰每天生活);重,记3(不能耐受)。②记录每天清晨的体重(排空膀胱)。③起床前测基础体温。

（三）鉴别诊断

1.月经周期性精神疾病

PMS可能是在内分泌改变和心理社会因素作用下起病的,而月经周期性精神疾病则有着更为深刻的原因和发病机制。PMS的临床表现是以心境不良和众多躯体不适组成,不致发展为重型精神疾病形式,可与月经周期性精神疾病区别。

2.抑郁症

PMS妇女有较高的抑郁症发生风险以及抑郁症患者较之非情感性障碍患者有较高的PMS发生率已如上述。根据PMS和抑郁症的诊断标准,可做出鉴别。

3.其他精神疾病经前恶化

根据PMS的诊断标准与其他精神疾病经前恶化进行区别。

需注意疑难病例诊断过程中妇科、心理、精神疾病专家协作的重要性。

六、治疗

PMS的治疗应针对躯体、心理症状、内在病理机制和改变正常排卵性月经周期等方面。此外,心理治疗和家庭治疗也受到较多的重视。轻症PMS病例采取环境调整、适当膳食、身体锻炼、改善生活方式、应激处理和社会支持等措施即可,重症患者则需实施以下治疗。

（一）调整生活方式

调整生活方式包括合理的饮食与营养、适当的身体锻炼、戒烟、限制盐和咖啡的摄入。可改变饮食习惯,增加钙、镁、维生素 B_6、维生素 E 的摄入等,但尚没有确切、一致的研究表明以上维生素和微量元素治疗的有效性。体育锻炼可改善血液循环,但其对PMS的预防作用尚不明确,多数临床专家认为每天锻炼20～30分钟有助于加强药物治疗和心理治疗。

（二）心理治疗

心理因素在PMS发生中所起的作用是不容忽视的。精神刺激可诱发和加重PMS。要求患者日常保持乐观情绪,生活有规律,参加运动锻炼,增强体质,行为疗法曾用以治疗PMS,放松技术有助于改善疼痛症状。生活在经前综合征妇女身边的人,如父母、丈夫、子女等,要多关心患者,对她们在经前出现的心境烦躁、易激惹等给以容忍和同情。工作周围的人也应体谅她们经前发生的情绪症状,在各方面予以照顾,避免在此期间从事驾驶或其他具有危险性的作业。

（三）药物治疗

1.精神药物

(1)抗抑郁药:5-羟色胺再摄取抑制剂(selective serotonergic reuptake inhibitors,SSRIs)对PMS有明显疗效,达60%～70%且耐受性较好,目前认为是一线药物。如氟西汀(百忧解)20 mg每天一次,经前口服至月经第3天。减轻情感症状优于躯体症状。舍曲林剂量为每天50～150 mg。三环类抗抑郁药氯丙咪嗪是一种三环类抑制5-羟色胺和去甲肾上腺素再摄取的药物,每天25～75 mg对控制PMS有效,黄体期服药即可。SSRIs与三环类抗抑郁药物相比,无抗胆碱能、低血压及镇静等不良反应,并具有无依赖性和无特殊的心血管及其他严重毒性作用的优点。SSRIs除抗抑郁外也有改善焦虑的效应,目前应用明显多于三环类。

(2)抗焦虑药:苯二氮䓬类用于治疗PMS已有很长时间,如阿普唑仑为抗焦虑药,也有抗抑郁性质,用于PMS获得成功,起始剂量为0.25 mg,1天2～3次,逐渐递增,每天剂量可达2.4 mg

或 4 mg,在黄体期用药,经至即停药,停药后一般不出现戒断症状。

2.抑制排卵周期

(1)口服避孕药:作用于 HPO 可导致不排卵,常用以治疗周期性精神疾病和各种躯体症状。口服避孕药对 PMS 的效果不是绝对的,因为一些亚型用本剂后症状不仅未见好转反而恶化。就一般病例而论复方短效单相口服避孕药均有效。国内多选用复方炔诺酮或复方甲地孕酮。

(2)达那唑:一种人工合成的 17α-乙炔睾酮的衍生物,对下丘脑-垂体促性腺激素有抑制作用。100~400 mg/d 对消极情绪、疼痛及行为改变有效,200 mg/d 能有效减轻乳房疼痛。但其雄激素活性及致肝功能损害作用,限制了其在 PMS 治疗中的临床应用。

(3)促性腺激素释放激素激动剂(GnRHa):GnRHa 在垂体水平通过降调节抑制垂体促性腺激素分泌,造成低促性腺激素水平及低雌激素水平,达到药物切除卵巢的疗效。有随机双盲安慰剂对照研究证明 GnRHa 治疗 PMS 有效。单独应用 GnRHa 应注意低雌激素血症及骨量丢失,故治疗第 3 个月应采用反加疗法克服其不良反应。

(4)手术切除卵巢或放射破坏卵巢功能:虽然此方法对重症 PMS 治疗有效,但卵巢功能破坏导致绝经综合征及骨质疏松性骨折、心血管疾病等风险增加,应在其他治疗均无效时酌情考虑。对中、青年女性患者不宜采用。

3.其他

(1)利尿剂:PMS 的主要症状与组织和器官水肿有关。醛固酮受体拮抗剂螺内酯不仅有利尿作用,对血管紧张素功能也有抑制作用。剂量为 25 mg,每天 2~3 次,可减轻水潴留,并对精神症状也有效。

(2)抗前列腺素制剂:经前子宫内膜释放前列腺素,改变平滑肌张力、免疫功能及神经递质代谢。抗前列腺素如甲芬那酸 250 mg 每天 3 次,于经前 12 天起服用。餐中服可减少胃刺激。如果疼痛是 PMS 的标志,抗前列腺素有效。除对痛经、乳胀、头痛、痉挛痛、腰骶痛有效,对紧张易怒症状也有报道有效。

(3)多巴胺拮抗剂:高催乳素血症与 PMS 关系已有研究报道。溴隐亭为多巴胺拮抗剂,可降低 PRL 水平并改善经前乳房胀痛。剂量为 2.5 mg,每天 2 次,餐中服药可减轻不良反应。

(许　博)

第三节　痛　　经

痛经是指伴随着月经的疼痛。疼痛可以出现在行经前后或经期,主要集中在下腹部,常呈痉挛性,通常还伴有其他症状,包括腰腿疼、头痛、头晕、乏力、恶心、呕吐、腹泻、腹胀等。痛经是育龄期妇女常见的疾病,发生率很高,文献报道为 30%~80%,每个人的疼痛阈值差异及临床上缺乏客观的评价指标使得人们对确切的发病率难以评估。全国抽样调查结果表明:痛经发生率为 33.19%,其中原发性痛经占 36.06%,其余为继发性痛经。不同年龄段痛经发生率不同,初潮时发生率较低,随后逐渐升高,16~18 岁达顶峰,30~35 岁时下降,生育期稳定在 40% 左右,以后更低,50 岁时为 20％左右。

痛经分为原发性和继发性两种。原发性痛经是指不伴有其他明显盆腔疾病的单纯性功能性痛经;继发性痛经是指因盆腔器质性疾病导致的痛经。

一、原发性痛经

青春期和年轻的成年女性的痛经大多数是原发性痛经,是功能性的,与正常排卵有关,没有盆腔疾病;但有大约 10％的严重痛经患者可能会查出有盆腔疾病,如子宫内膜异位症或先天性生殖道发育异常。原发性痛经的发病原因和机制尚不完全清楚,研究发现原发性痛经发作时有子宫收缩的异常,而造成收缩异常的原因有局部前列腺素、白三烯类物质、血管升压素、缩宫素的增高等。

(一)病因和病理生理

1.子宫收缩异常

正常月经期子宫的基础张力<1.33 kPa,宫缩时可达 16 kPa,收缩频率为 3~4 次/分。痛经时宫腔的基础压力提高,收缩频率增高且不协调。因此原发性痛经可能是子宫肌肉活动增强、过渡收缩所致。

2.前列腺素(PG)的合成和释放过多

子宫内膜是合成前列腺素的主要场所,子宫合成和释放前列腺素过多可能是导致痛经的主要原因。PG 的增多不仅可以刺激子宫肌肉过度收缩,导致子宫缺血,并且使神经末梢对痛觉刺激敏感化,使痛觉阈值降低。

3.血管紧张素和缩宫素过高

原发性痛经患者体内的血管紧张素增高,血管紧张素可以引起子宫肌层和血管的平滑肌收缩加强,因此,被认为是引起痛经的另一重要因素。缩宫素是引起痛经的另一原因,临床上应用缩宫素拮抗剂可以缓解痛经。

4.其他因素

主要是精神因素,紧张、压抑、焦虑、抑郁等都会影响对疼痛的反应和主观感受。

(二)临床表现

原发性痛经主要发生在年轻女性身上,初潮或初潮后数月开始,疼痛发生在月经来潮前或来潮后,在月经期的 48~72 小时持续存在,疼痛呈痉挛性,集中在下腹部,有时伴有腰痛,严重时伴有恶心、呕吐、面色苍白、出冷汗等,影响日常生活和工作。

(三)诊断与鉴别诊断

诊断原发性痛经,首先要排除器质性盆腔疾病的存在。全面采集病史,进行全面的体格检查,必要时结合辅助检查,如 B 超、腹腔镜、宫腔镜、子宫输卵管碘油造影等,排除子宫器质性疾病。鉴别诊断主要排除子宫内膜异位症、子宫腺肌症、盆腔炎等疾病引起的于继发性痛经,还要与慢性盆腔痛相区别。

(四)治疗

1.一般治疗

对痛经患者,尤其是青春期少女,必须进行有关月经的生理知识教育,消除其对月经的心理恐惧。痛经时可卧床休息,热敷下腹部,还可服用非特异性的止痛药。研究表明,对痛经患者施行精神心理干预可以有效减轻症状。

2.药物治疗

(1)前列腺素合成酶抑制剂:非甾体抗炎药是前列腺素合成酶抑制剂,通过阻断环氧化酶通路,抑制前列腺素合成,使子宫张力和收缩力下降,达到止痛的效果。有效率60%～90%,服用简单,不良反应小,还可以缓解其他相关症状,如恶心、呕吐、头痛、腹泻等。用法:一般于月经来潮、痛经出现前开始服用,连续服用2～3天,因为前列腺素在月经来潮的最初48小时释放最多,连续服药的目的是减少前列腺素的合成和释放。因此疼痛时临时间段给药效果不佳,难以控制疼痛。

常用于治疗痛经的非甾体类药物及剂量见表6-6。

表 6-6　常用治疗痛经的非甾体类止痛药

药物	剂量
甲芬那酸	首次 500 mg,250 mg/6 h
氟芬那酸	100～200 mg/6～8 h
吲哚美辛(消炎痛)	25～50 mg/6～8 h
布洛芬	200～400 mg/6 h
酮洛芬	50 mg/8 h
芬必得	300 mg/12 h

布洛芬和酮洛芬的血药浓度30～60分钟达到峰值,起效很快。吲哚美辛等对胃肠道刺激较大,容易引起消化道大出血,不建议作为治疗痛经的一线药物。

(2)避孕药具:短效口服避孕药和含左炔诺孕酮的宫内节育器(曼月乐)适用于需要采用避孕措施的痛经患者,可以有效地治疗原发性痛经。口服避孕药可以使50%的患者疼痛完全缓解,40%明显减轻。曼月乐对痛经的缓解的有效率也高达90%左右。避孕药的主要作用是抑制子宫内膜生长、抑制排卵、降低前列腺素和血管升压素的水平。各类雌、孕激素的复合避孕药均可以减少痛经的发生,它们减轻痛经的程度无显著差异。

(3)中药治疗:中医认为痛经是由于气血运行不畅引起,因此一般以通调气血为主,治疗原发性痛经一般用当归、川芎、茯苓、白术、泽泻等组成的当归芍药散,效果明显。

3.手术治疗

以往对原发性痛经药物治疗无效者的顽固性病例,可以采用骶前神经节切除术,效果良好,但有一定的并发症。近年来,主要用子宫神经部分切除术。无生育要求者,可进行子宫切除术。

二、继发性痛经

继发性痛经是指与盆腔器官的器质性病变有关的周期性疼痛。常在初潮后数年发生。

(一)病因

有许多妇科疾病可能引起继发性痛经,它们包括以下几种。

1.典型周期性痛经的原因

处女膜闭锁、阴道横隔、宫颈狭窄、子宫异常(先天畸形、双角子宫)、子宫腔粘连(Asherman综合征)、子宫内膜息肉、子宫平滑肌瘤、子宫腺肌病、盆腔淤血综合征、子宫内膜异位症、IUD等。

2.不典型的周期性痛经的原因

子宫内膜异位症、子宫腺肌病、残留卵巢综合征、慢性功能性囊肿形成、慢性盆腔炎等。

(二)病理生理

研究表明,子宫内膜异位症和子宫腺肌症患者体内产生过多的前列腺素,可能是痛经的主要原因之一。前列腺素合成抑制制剂可以缓解该类疾病的痛经症状。环氧化酶(COX)是前列腺素合成的限速酶,在子宫内膜异位症和子宫腺肌症患者体内表达量过度增高。这些均说明前列腺素合成代谢异常与继发性痛经的疼痛有关。

宫内节育器(IUD)的不良反应主要是月经过多和继发痛经,其痛经的主要原因可能是子宫的局部损伤和 IUD 局部的白细胞浸润导致的前列腺素合成增加。

(三)临床表现

痛经一般发生在初潮后数年,生育年龄妇女较多见。疼痛多发生在月经来潮之前,月经前半期达到高峰,此后逐渐减轻,直到结束。继发性痛经症状常有不同,伴有腹胀、下腹坠痛、肛门坠痛等。但子宫内膜异位症的痛经也有可能发生在初潮后不久。

(四)诊断和鉴别诊断

诊断继发性痛经,除了详细询问病史外,主要通过盆腔检查,相关的辅助检查,如 B 超、腹腔镜、宫腔镜及生化指标的化验等,找出相应的病因。

(五)治疗

继发性痛经的治疗主要是针对病因进行治疗,具体方法请参阅相关章节。

(牛明明)

第四节 异常子宫出血

异常子宫出血是青春期和育龄期女性常见的妇科疾病,给患者健康及生活造成严重的不良影响。排卵障碍性异常子宫出血是无排卵、稀发排卵和黄体功能不足引起的异常子宫出血,多与下丘脑-垂体-卵巢轴功能异常有关。本节将主要介绍无排卵和黄体功能不足引起的异常子宫出血。

一、无排卵性异常子宫出血

(一)发病机制

从青春期到绝经前,女性均可发生排卵障碍,但它们的发病机制各不相同。年轻女性不排卵的原因是下丘脑-垂体-卵巢轴功能障碍,雌激素正反馈机制未建立或存在缺陷。围绝经期女性不排卵的原因是卵巢储备功能下降,雌激素正反馈可能正常;由于卵巢对促性腺激素不敏感,卵泡发育不良,卵泡分泌的雌激素达不到诱发正反馈的阈值水平。

在一个正常的排卵性周期中,卵巢内依次出现卵泡生长发育、排卵、黄体生长和黄体溶解,排卵前卵巢只分泌雌激素,排卵后卵巢同时分泌雌激素和孕激素。黄体晚期黄体溶解,女性体内的雌激素和孕激素撤退,水平下降。在卵巢雌、孕激素的序贯作用下,子宫内膜依次出现增殖变厚、分泌反应、子宫内膜脱落和修复。在排卵性月经周期中,月经周期、月经和月经量相对稳定,可预测。

无排卵时卵巢只分泌雌激素,不分泌孕激素。在无孕激素对抗的雌激素长期作用下,子宫内膜增殖变厚。当雌激素水平急速下降时,大量子宫内膜脱落,子宫出血很多,这种情况称为雌激素撤退性出血。在雌激素水平下降幅度小时,脱落的子宫内膜量少,子宫出血也少,这种出血称为雌激素突破性出血。另外,当增殖变厚的内膜需要更多的雌激素而卵巢分泌的雌激素却未增加时也会出现子宫出血,这种出血也属于雌激素突破性出血。

由于没有孕激素的作用,无排卵时的子宫内膜脱落和修复变得不规律、不可预测,临床上表现为月经周期不固定、出血时间长度不等、出血量多少不定。雌激素水平升高时,子宫内膜增殖并覆盖创面,出血停止。孕激素可以使增殖的内膜发生分泌反应,子宫内膜间质呈蜕膜样改变,这是孕激素止血的机制。

(二)临床表现

临床上主要表现为月经失调,即月经周期、经期和月经量的异常变化。

1.症状

无排卵多见于青春期及围绝经期妇女,临床上表现为月经周期紊乱,经期长短不一,出血量时多时少。出血少时患者可以没有任何自觉症状,出血多时会出现头晕、乏力、心悸等贫血症状。

2.体征

体征与出血量多少有关,大量出血导致继发性贫血时,患者皮肤、黏膜苍白,心率加快;少量出血无上述体征。妇科检查无异常发现。

(三)辅助检查

1.基础体温测定

基础体温单相提示无排卵。

2.激素测定

激素测定包括生殖功能、甲状腺功能及肾上腺皮质功能等有关激素的测定。

3.影像学检查

最常用的影像学检查是超声检查,在评估脑垂体时,可能需要进行 CT 和 MRI 检查。

(四)诊断和鉴别诊断

1.诊断

根据病史、临床表现和辅助检查,无排卵性异常子宫出血不难诊断。由于异常子宫出血可以由单个或多个病因引起,因此在诊断无排卵性异常子宫出血时,还要注意鉴别其他类型的异常子宫出血。病史对排除其他系统疾病具有重要意义。对有性生活史者,应做妊娠试验,以排除妊娠相关疾病;对子宫内膜病变高危人群,需要刮宫排除子宫内膜病变。超声检查在异常子宫出血的诊断中具有重要意义,如果超声发现有引起异常出血的器质性子宫病变,则可排除排卵障碍性异常子宫出血。另外,超声检查对治疗也有指导意义。如果超声提示子宫内膜厚,那么孕激素止血的效果可能较好;如果内膜薄,雌激素治疗的效果可能较好。

2.鉴别诊断

排卵障碍性异常子宫出血须与各种子宫器质性疾病引起的异常子宫出血相鉴别。在排卵障碍性异常子宫出血诊断建立后,还需要完善各项内分泌检查、影像学检查以确定导致排卵障碍的基础病因。

(五)处理

根据具体病因选择合适的治疗方案,尽量做到对因治疗,例如高雄激素血症者首选抗高雄激素治疗,年轻高催乳素血症者首选多巴胺受体激动剂治疗等。但大多数排卵障碍性异常子宫出血患者无法做到对因治疗,只能对症处理。急性出血时以止血为首要治疗,出血停止后应选择适当的孕激素或以孕激素为主的治疗方案调整周期,减少远期并发症的发生;有生育要求者选择促排卵治疗。

1.急性出血的治疗

止血的方法包括激素止血和手术止血。激素止血治疗的方案有多种,应根据具体情况,如患者年龄、诊断、既往治疗的效果、出血时间、出血量等来决定激素的种类和剂量。在开始激素治疗前必须明确诊断,需要强调的是除青春期患者外,其他患者尤其是绝经前妇女更是如此。刮宫术和分段刮宫术既可以刮净子宫内膜,刺激宫缩、迅速止血,又可进行病理检查以了解有无内膜病变。

(1)雌激素止血:雌激素止血的机制是使子宫内膜继续增生,覆盖子宫内膜脱落后的创面,起到修复作用。另外雌激素还可以升高纤维蛋白原水平,增加凝血因子,促进血小板凝集,使毛细血管通透性降低,从而起到止血作用。雌激素止血适用于内膜较薄的大出血患者。

己烯雌酚:开始用量为 1 次 1～2 mg,每 8 小时 1 次,止血 3 天后开始减量,每 3 天减 1 次,每次减量不超过原剂量的 1/3。维持量为 0.5～1 mg/d。止血后维持治疗 20 天左右,在停药前 5～10 天加用孕激素,如醋酸甲羟孕酮片 10 mg/d。停用己烯雌酚和醋酸甲羟孕酮片 3～7 天会出现撤药性出血。由于己烯雌酚胃肠道反应大,许多患者无法耐受,因此现在多改用戊酸雌二醇片。

戊酸雌二醇:片剂,每片 2 mg。出血多时 1 次口服 2～6 mg,每 6～8 小时 1 次。止血 3 天后开始减量,维持量为 2 mg/d。具体用法同己烯雌酚。

苯甲酸雌二醇:针剂,每支 2 mg。出血多时每次注射 1 支,每 6～8 小时肌内注射 1 次。止血 3 天后开始减量,具体用法同己烯雌酚,减至 2 mg/d 时,可改口服戊酸雌二醇。由于肌内注射不方便,因此目前很少使用苯甲酸雌二醇止血。

在使用雌激素止血时,停用雌激素前一定要加孕激素。如果不加孕激素,停用雌激素就相当于人为地造成了雌激素撤退性出血。围绝经期妇女是子宫内膜病变的高危人群,因此在排除子宫内膜病变之前,应慎用雌激素止血。子宫内膜比较厚时,需要的雌激素量较大,使用孕激素或复方口服避孕药治疗可能更好。

(2)孕激素止血:孕激素的作用机制主要是转化内膜,其次是抗雌激素。临床上根据病情,采用不同方法进行止血。孕激素止血既可以用于年轻女性患者的治疗,也可以用于围绝经期患者的治疗。少量出血和中量出血时多选用孕激素;大量出血时既可以选择雌激素,也可以选择孕激素,他们的疗效相当。一般内膜较厚时,多选用孕激素;内膜较薄时,多选用雌激素。

临床上常用的孕激素有醋酸炔诺酮、醋酸甲羟孕酮、醋酸甲地孕酮和黄体酮,止血效果最好的是醋酸炔诺酮,其次是醋酸甲羟孕酮和醋酸甲地孕酮,最差的是黄体酮,因此大出血时不选用黄体酮。

少量子宫出血时的止血:孕激素使增生期子宫内膜发生分泌反应后,子宫内膜可以完全脱落。通常用药后阴道流血减少或停止,停药后产生撤药性阴道流血,7～10 天出血自行停止。该法称为药物性刮宫,适用于少量长期子宫出血者。黄体酮针 10 mg/d,连用 5 天;或用醋酸甲羟孕酮片 10～12 mg/d,连用 7～10 天;或醋酸甲地孕酮片 5 mg/d,连用 7～10 天。

中多量子宫出血时的止血:①醋酸炔诺酮片为 19-去甲基睾酮衍生物,止血效果较好,临床上常用。每片剂量为 0.625 mg,每次服 5 mg,每 6～12 小时 1 次(大出血时每 6～8 小时 1 次,中量出血时每 12 小时 1 次)。阴道流血多在半天内减少,3 天内止血。止血 3 天后开始减量,每 3 天减 1 次,每次减量不超过原剂量的 1/3,维持量为 5 mg/d,止血 20 天左右停药。如果出血很多,开始时 1 次 5～10 mg,每 3 小时 1 次,用药 2～3 次时改为 8 小时 1 次。治疗时应叮嘱患者按时、按量用药,并告知停药后会有撤药性出血。用药期间注意肝功能。②醋酸甲地孕酮片为孕酮类衍生物,每片 1 mg,中多量出血时每次口服 10 mg,每 6～12 小时1 次,止血后逐渐减量,减量原则同上。与醋酸炔诺酮片相比,醋酸甲地孕酮片的止血效果差,但对肝功能的影响小。③醋酸甲羟孕酮片为孕酮衍生物,对子宫内膜的止血作用不如醋酸炔诺酮片,但对肝功能影响小。中多量出血时每次口服 10～12 mg,每 6～12 小时 1 次,止血后逐渐减量,递减原则同上,维持量为10～12 mg/d。

(3)复方口服避孕药:复方口服避孕药是以孕激素为主的雌、孕激素联合方案。大出血时每次服复方口服避孕药 1～2 片,每 8～12 小时 1 次。止血 2～3 天开始减量,每 2～3 天减 1 次,每次减量不超过原剂量的 1/3,维持量为 1～2 片/天。大出血时国外最常用的是复方口服避孕药,24 小时内多数出血会停止。

(4)激素止血时停药时机的选择:一般在出血停止 20 天左右停药,主要根据患者的一般情况决定停药时机。如果患者一般情况好、恢复快,就可以提前停药,停药后 2～5 天,会出现撤药性出血。如果出血停止 20 天后,贫血还没有得到很好地纠正,可以适当延长使用激素的时间,以便患者得到更好地恢复。

(5)其他药物治疗雄激素:雄激素既不能使子宫内膜增生,也不能使增生的内膜发生分泌反应,因此它不能止血。虽然如此,但雄激素可以减少出血量。雄激素不可单独用于无排卵性功能失调性子宫出血的治疗,它需要与雌激素和/或孕激素联合使用。临床上常用丙酸睾酮,每支25 mg,在出血量多时每天 25～50 mg 肌内注射,连用 2～3 天,出血明显减少时停止使用。注意为防止发生男性化和肝功能损害,每月总量不宜超过 300 mg。

其他止血药如巴曲酶、6-氨基己酸、氨甲苯酸、氨甲环酸和非甾体抗炎药等。由于这些药不能改变子宫内膜的结构,只能减少出血量,所以不能从根本上止血。大出血时静脉注射巴曲酶1 KU后的 30 分钟内,阴道出血会显著减少。因此巴曲酶适用于激素止血的辅助治疗。6-氨基己酸、氨甲苯酸和氨甲环酸属于抗纤维蛋白溶解药,它们也可减少出血。

大出血时,为迅速减少出血,可同时使用雌激素和孕激素(如复方口服避孕药)、雄激素、巴曲酶和抗纤维蛋白溶解药。出血明显减少或停止时,停止使用一般止血药,仅用激素维持治疗。

(6)手术治疗:①刮宫术。围绝经期女性首选刮宫术,一方面可以止血,另一方面可用于明确有无子宫内膜病变。怀疑有子宫内膜病变的妇女也应做诊断性刮宫。少数青春期患者药物止血效果不佳时,也需要刮宫。止血时要求刮净,刮不干净就起不到止血的作用。刮宫后 7 天左右,一些患者会有阴道流血,出血不多时可使用抗纤维蛋白溶解药,出血多时使用雌激素治疗。由于刮宫不彻底造成的出血,建议使用复方口服避孕药治疗,或者选择再次刮宫。②子宫内膜去除术。目前有多种去除子宫内膜的方法,但均不作为一线治疗。理论上讲,单一的子宫内膜去除术不能避免子宫内膜病变的发生。

2.调整周期

对排卵障碍性异常子宫出血患者来说,止血只是治疗的第一步,几乎所有的患者都需要调整周期。年轻女性发生不排卵的根本原因是下丘脑-垂体-卵巢轴功能紊乱,雌激素正反馈机制存在缺陷。雌激素正反馈机制受精神、营养等因素影响,容易受到干扰,部分患者可能在整个青春期和育龄期都存在排卵障碍。因此,年轻的排卵障碍性异常子宫出血患者需定期随访。

围绝经期排卵障碍性异常子宫出血发生的原因是卵巢功能衰退,随着年龄的增加,卵巢功能只能越来越差。因此,理论上讲,围绝经期排卵障碍性异常子宫出血患者不可能恢复正常,这些患者需要长期随访、调整周期,直到绝经。

目前常用的调整周期方法如下。

(1)序贯治疗:适用于青春期和生育期妇女。月经周期(或撤退性出血)的第3~5天开始服用雌激素(戊酸雌二醇片1~2 mg/d或炔雌醇片0.05 mg/d),连用22天,在服药的最后7~10天加用孕激素(醋酸甲羟孕酮片10 mg/d或黄体酮针10 mg/d或,醋酸甲地孕酮片5 mg/d)。停药3~7天会出现撤药性出血。

(2)联合治疗:适用于雌激素水平偏高或子宫内膜较厚者。可服用短效口服避孕药,如复方去氧孕烯片、复方孕二烯酮片、复方炔诺酮片、复方甲地孕酮片和炔雌醇环丙孕酮片等。此类复合制剂含有雌、孕激素,长期使用使子宫内膜变薄,撤退性出血减少。月经周期(撤退出流血)的第3~5天开始服用,连用21天。有高雄激素血症的患者也选择雌、孕激素联合治疗,因为雌、孕激素联合使用可抑制卵巢雄激素的合成。疗效最好的是炔雌醇环丙孕酮片。

(3)孕激素治疗:适用于各个年龄段的妇女,但多用于围绝经期妇女。传统的孕激素治疗称为孕激素后半周期治疗,从月经周期的第14天开始,每天口服醋酸甲羟孕酮片10 mg,连用10天左右。有学者认为孕激素后半周期治疗太死板,无法满足不同患者的需要,不符合个体化用药的原则。对大多数患者来说,每1~2个月来1次月经就可以避免发生大出血和子宫内膜病变。从月经周期的第14~40天开始,每天口服醋酸甲羟孕酮片10 mg,连用10天左右。对青春期和生育年龄的女性来说,一般使用3~6个周期停药观察。如果月经还不正常,需要继续随访治疗。围绝经期妇女应一直随访治疗到绝经。

(4)左炔诺孕酮宫内缓释系统:该系统内含有左炔诺孕酮,开始时每天释放左炔诺孕酮20 μg,使用超过5年平均每天释放左炔诺孕酮15 μg。该系统可以有效减少子宫出血量,降低子宫内膜病变的发生率,目前认为适用于各个年龄段的有性生活史,但没有生育要求的排卵障碍性异常子宫出血的患者。

3.促卵泡发育和诱发排卵

仅适用于有生育要求的妇女,不主张用于青春期女性,不可用于围绝经期妇女。氯米芬是经典促排卵药,月经周期(或撤药性出血)的第3~5天给予50~150 mg/d,连用5天。其他药物还有HCG和尿促性素,在卵泡发育成熟时肌内注射HCG 10 000~10 000 U诱发排卵;尿促性素1支含有FSH和LH各75 U,可与氯米芬联合使用,也可单独使用。

二、黄体功能不足

排卵后,在黄体分泌的孕激素的作用下子宫内膜发生分泌反应。在整个黄体期,子宫内膜的组织学形态(子宫内膜分泌反应)是持续变化的;分泌期时相不同,子宫内膜组织学形态也不同。若排卵后子宫内膜组织学变化比黄体发育晚2天以上,则称为黄体功能不足或黄体期缺陷。导致黄体功能不足的原因有两个:黄体内分泌功能不足和子宫内膜对孕激素的反应性下降,前者是名副其实的黄体功能不足,后者实质上为孕激素抵抗。

（一）发病机制

1.卵泡发育不良

黄体是由卵泡排卵后演化而来的，卵泡的颗粒细胞演变成黄体颗粒细胞，卵泡膜细胞演变成黄体卵泡膜细胞。当促性腺激素分泌失调或卵泡对促性腺激素的敏感性下降时，卵泡发育不良，颗粒细胞的数量和质量下降。由发育不良的卵泡生成的黄体质量差，其分泌孕激素的能力下降。

2.黄体功能不良

黄体的形成和维持与 LH 有关。当 LH 峰和黄体期 LH 分泌减少时，会发生黄体功能不足。另外，如前所述，即使 LH 峰和 LH 分泌正常，如果卵泡发育不良，也会出现黄体功能不足。黄体功能不足体现在 2 个方面：①黄体内分泌功能低下，分泌的孕酮减少；②黄体生存时间缩短，正常的黄体生存时间为 12～16 天，黄体功能不足时≤11 天。

3.子宫内膜分泌反应不良

黄体功能不足时孕激素分泌减少，子宫内膜分泌反应不良，子宫内膜形态学变化比应有的组织学变化落后 2 天以上。子宫内膜存在孕激素抵抗时，虽然孕激素水平正常，但由于子宫内膜对孕激素的反应性下降，因此也将出现子宫内膜分泌反应不良。

（二）临床表现

黄体功能不足属于亚临床疾病，其对患者的健康危害不大。患者往往因为不孕来就诊。

1.月经紊乱

由于黄体生存期缩短，黄体期缩短，表现为月经周期缩短、月经频发。如果卵泡期延长，月经周期也可在正常范围内。

2.不孕或流产

由于黄体功能不足，患者不容易受孕。即使怀孕，也容易发生早期流产。据报道 3%～20% 的不孕症与黄体期缺陷有关，另外诱发排卵时常出现黄体功能不足。

（三）辅助检查

临床表现只能为黄体功能不足的诊断提供线索，明确诊断需要一些辅助检查。

1.子宫内膜活检

子宫内膜活检是诊断黄体功能不足的"金标准"。Noyes 和 Shangold 对排卵后每天的子宫内膜特征进行了描述，如果活检的内膜比其应有的组织学变化落后 2 天以上，即可诊断。活检的关键是确定排卵日，有条件者可通过 B 超监测和 LH 峰测定确定排卵日。临床上多选择月经来潮前 1～3 天活检，但该方法的误差较大。

2.基础体温测定

孕激素可以上调体温调定点，使基础体温升高。一般认为基础体温升高天数≤11 天、上升幅度≤3 ℃或上升速度缓慢时，应考虑黄体功能不足。需要注意的是，只测定基础体温对诊断黄体功能不足是不够的。

3.孕酮测定

孕酮是黄体分泌的主要激素，孕酮水平可反映黄体功能。黄体中期血孕酮水平＜10 ng/mL 时，可以诊断黄体功能不足。由于孕酮分泌变化很大，因此单靠 1 次孕酮测定进行诊断很不可靠。

4.B 超检查

B 超检查可以从形态学上了解卵泡的发育、排卵情况和子宫内膜的情况，对判断黄体功能有一定的帮助。

(四)诊断和鉴别诊断

明确诊断需要子宫内膜活检。根据常规检查很难明确诊断子宫内膜对孕激素的反应性下降。

(五)处理

目前的处理仅针对黄体功能不足。如果子宫内膜对孕激素的反应性下降,则没有有效的治疗方法。

1.黄体支持

因为 HCG 和 LH 的生物学作用相似,因此可用于黄体支持治疗。用法:黄体早期开始肌内注射 HCG,1 次 1 000 IU,每天 1 次,连用 5～7 天;或 HCG 1 次 2 000 IU,每 2 天 1 次,连用 3～4 次。

在诱发排卵时,如果有发生卵巢过度刺激综合征的风险,则应禁用 HCG,因为 HCG 可以引起卵巢过度刺激综合征或使卵巢过度刺激综合征病情加重。

2.补充孕酮

治疗不孕症时选用黄体酮制剂,因为天然孕激素对胎儿最安全。如果不考虑生育,而是因为月经紊乱来治疗,可以选择人工合成的口服孕激素,如醋酸甲羟孕酮和醋酸甲地孕酮等。

(1)黄体酮针剂:在自然周期或诱发排卵时,每天肌内注射黄体酮 10～20 mg;在使用促性腺激素释放激素激动剂和拮抗剂的周期中,需要加大黄体酮剂量至 40～80 mg/d。

(2)微粒化黄体酮胶囊:口服利用度低,因此所需剂量大,根据情况每天口服 200～600 mg。

(3)醋酸甲羟孕酮片:下次月经来潮前 7～10 天开始用药,每天 8～10 mg,连用 7～10 天。

(4)醋酸甲地孕酮片:下次月经来潮前 7～10 天开始用药,每天 6～8 mg,连用 7～10 天。

3.促进卵泡发育

首选氯米芬,从月经的第 3～5 天开始,每天口服 25～100 mg,连用 5 天,停药后监测卵泡发育情况。氯米芬疗效不佳者,可联合使用尿促性素和 HCG 治疗。

(牛明明)

第五节　多囊卵巢综合征

多囊卵巢综合征(PCOS)是青春期少女和育龄期妇女最常见的妇科内分泌疾病之一,据估计其在育龄期妇女中的发生率为 5%～10%。1935 年,Stein 和 Leventhal 首次描述了多囊卵巢综合征,因此它又被称为 Stein-Leventhal 综合征。PCOS 在临床上主要表现为功能性高雄激素血症和不排卵,近年来发现继发于胰岛素抵抗的高胰岛素血症也是它的特征性表现之一。

1970 年以来,已对 PCOS 做了大量的研究工作,可是其发病机制迄今仍不清楚。20 世纪70 年代发现许多 PCOS 患者的血清 LH/FSH 比值偏高,因此当时认为促性腺激素分泌紊乱是PCOS 发病的主要原因。从 20 世纪 80～90 年代迄今对 PCOS 发病机制的研究主要集中在雄激素分泌过多和胰岛素抵抗方面。目前认为 PCOS 的发病机制非常复杂,HPO 紊乱、胰岛素抵抗、肾上腺皮质功能异常,一些生长因子和遗传因素都牵涉其中。

PCOS不但影响生殖健康,而且还引起糖尿病、高血压、子宫内膜癌等远期并发症,对健康的危害很大。但是由于PCOS的发病机制尚不清楚,因此现在的治疗往往都达不到根治的目的。

一、病理生理机制

关于PCOS发病的病理生理机制,人们做了许多研究,提出了一些假说,如促性腺激素分泌失调、性激素分泌失调、胰岛素抵抗和遗传因素等。近年来又发现,脂肪细胞分泌的一些激素也可能与PCOS的发生有关。

(一)促性腺激素分泌失调和性激素分泌失调

卵巢合成雄激素受促性腺激素调节,LH刺激卵泡膜细胞分泌雄激素。20世纪70年代发现PCOS患者体内的LH水平异常升高,FSH水平相对偏低,当时认为PCOS患者体内过多的雄激素是促性腺激素分泌紊乱的结果。

PCOS患者体内过多的雄激素在周围组织的芳香化酶作用下转化成雌酮。与排卵正常的妇女相比,PCOS患者体内的雌酮/雌二醇比值偏高。雌激素对促性腺激素的分泌有反馈调节作用,过去认为雌酮/雌二醇的比值不同,反馈作用也有差异。当雌酮/雌二醇比值偏高时可引起LH分泌增加,从而加重PCOS的促性腺激素分泌紊乱。

过去认为在PCOS患者体内,促性腺激素分泌失调和性激素分泌失调相互影响形成恶性循环是PCOS发病的关键,因此当时把LH/FSH比值作为PCOS的诊断标准之一。目前认为,促性腺激素分泌失调和性激素分泌失调很可能只是PCOS的临床表现,因此新的PCOS诊断标准没有考虑LH/FSH比值。

(二)胰岛素抵抗

胰岛素抵抗指机体对胰岛素不敏感,在正常人群中的发生率为10%~25%,在PCOS妇女中的发生率为50%以上。在胰岛素抵抗时,机体为代偿糖代谢紊乱会分泌大量的胰岛素,从而导致高胰岛素血症。PCOS患者往往同时存在高胰岛素血症和高雄激素血症,目前认为高胰岛素血症与高雄激素血症之间存在因果关系。

1.在PCOS中高胰岛素血症引起高雄激素血症

由于人们观察到有胰岛素抵抗和高胰岛素血症的妇女常常有男性化表现,因此考虑胰岛素可能影响雄激素代谢。Taylor第1次提出有胰岛素抵抗的PCOS患者体内过多的睾酮是高胰岛素血症直接作用于卵巢的结果。以后又有许多临床观察结果支持这一假说,部分或全部切除卵巢或用长效GnRHa抑制卵巢雄激素合成后,胰岛素抵抗依然存在,高胰岛素血症没有得到改善。黑棘皮症患者在青春期就存在胰岛素抵抗和高胰岛素血症,可是在若干年后才能观察到血雄激素水平升高。因此,如果说高胰岛素血症与高雄激素血症之间存在因果关系,很可能是高胰岛素血症引起高雄激素血症。

近年来,许多实验证实胰岛素对血雄激素水平具有一定的调节作用。这些实验一般采用高胰岛素——正常血糖钳夹技术或口服葡萄糖方法,使胰岛素水平在短期内迅速提高,结果发现无论是胰岛素水平正常的妇女还是高胰岛素血症患者的血雄激素水平都有不同程度的升高。笔者也发现高胰岛素血症患者体内的雄激素水平明显高于胰岛素水平正常的妇女,尽管她们体内的LH水平及LH/FSH差别无统计学意义,这提示胰岛素能刺激卵巢合成更多的睾酮,胰岛素水平升高可能会引起高雄激素血症。为研究慢性高胰岛素血症对雄激素合成的影响,一些实验用二甲双胍改善胰岛素抵抗降低胰岛素水平,结果发现睾酮水平也相应降低。口服二甲双胍并不影响血 LH 的脉冲频率和振幅、LH/FSH 值、LH 对 LHRH 的反应和体内性激素合成。这些研究的结果从反面进一步证实,胰岛素能增加卵巢雄激素的合成。

2.高胰岛素血症引起高雄激素血症的机制

胰岛素增强细胞色素 $P_{450c}17\alpha$ 的活性,从而刺激卵巢雄激素的合成。细胞色素 $P_{450c}17\alpha$ 是一种双功能酶,同时有 17α-羟化酶和 17,20-裂解酶活性,是性类固醇激素合成的关键酶。在许多 PCOS 患者的卵巢内,细胞色素 $P_{450c}17\alpha$ 的活性显著增强。二甲双胍能抑制肝糖原的合成,提高周围组织对胰岛素的敏感性,从而减少胰岛素的分泌,降低胰岛素水平。伴有高胰岛素血症的 PCOS 患者口服二甲双胍 4~8 周后,血胰岛素水平降低,细胞色素 $P_{450c}17\alpha$ 的活性也显著降低,睾酮的合成也受到抑制。用控制饮食的方法改善肥胖型 PCOS 患者的胰岛素抵抗做类似实验得到同样的结果。这表明 PCOS 患者卵巢中细胞色素 $P_{450c}17\alpha$ 活性增强可能是高胰岛素直接刺激的结果。

高胰岛素增强胰岛素样生长因子-1(IGF-1)的生物活性。IGF-1 是一种能促进合成代谢的多肽,其结构类似于胰岛素。IGF-1 的作用是由 IGF-1 受体介导的,该受体在结构和功能上类似于胰岛素受体,与胰岛素也有一定的亲和力。另外,体内还存在胰岛素和 IGF-1 的杂交受体,其两条链中一条来自胰岛素受体,另一条来自 IGF-1 受体,同胰岛素和 IGF-1 均有较高的亲和力。体内大多数 IGF-1 与 IGF 结合球蛋白(IGFBP)结合,只有少部分是游离的,具有生物活性。体内共有 6 种 IGFBP,其中 IGFBP-1 是由肝脏合成的,在调节 IGF-1 活性方面最重要。

IGF-1 能直接刺激卵泡膜细胞合成雄激素,也能协同 LH 的促雄激素合成作用。许多研究证明胰岛素能通过影响 IGF-1 系统促进卵巢雄激素的生物合成,这可能是高胰岛素诱发高雄激素的机制之一。体内升高的胰岛素则竞争性地结合于 IGF-1 受体或杂交受体,发挥类似 IGF-1 的生物学效应,从而促进卵巢雄激素的合成。

更多的研究表明胰岛素主要通过影响 IGFBP-1 的合成来促进卵巢雄激素的合成,胰岛素能抑制肝脏 IGFBP-1 的合成,提高卵巢组织 IGF-1 的生物活性,促进雄激素的合成。PCOS 患者血胰岛素水平升高时,血 IGFBP-1 浓度明显降低。PCOS 患者胰岛素抵抗得到改善,胰岛素水平降低后,血 IGFBP-1 会相应升高。

LH 主要作用于已分化的卵泡膜细胞,促进其合成雄激素。LH 是促进雄激素合成的最重要的因子,它能增强细胞色素 $P_{450c}17\alpha$ 的活性,促进雄激素的生物合成。体外实验发现胰岛素能协同 LH 促进卵巢雄激素的合成,这可能是高胰岛素血症引起高雄激素血症的又一机制。另外,有学者认为胰岛素可能在垂体水平调节 LH 的分泌,从而增强卵巢雄激素的合成。

近年来的研究还表明,高胰岛素对雄激素代谢的调控不仅与直接参与卵巢雄激素的合成有关,而且还可能与影响性激素结合球蛋白(SHBG)合成有关。SHBG 是由肝脏合成的,与睾酮有很高的亲和力,而与其他性类固醇激素的亲和力则较低。体内大多数睾酮都与 SHBG 结合,只有小部分是游离的。被组织直接利用的只是游离的睾酮,而不是与 SHBG 结合的部分。因此,SHBG 能调节雄激素的生物利用度。

胰岛素能抑制肝细胞 SHBG 的生物合成,SHBG 降低能增加游离睾酮浓度,诱发高雄激素血症。青春期性成熟过程中常伴有胰岛素抵抗和高胰岛素血症,此时女孩体内 SHBG 水平偏低。生育年龄妇女中也发现血胰岛素水平与 SHBG 水平呈负相关,高胰岛素血症患者的血 SHBG 水平显著低于胰岛素正常的正常妇女。当高胰岛素血症患者的胰岛素抵抗改善后,胰岛素水平下降,SHBG 水平也明显升高。在离体培养的肝细胞中发现,胰岛素能直接抑制 SHBG 的生物合成。

高胰岛素血症引起高雄激素血症的机制非常复杂,一些脂肪细胞分泌的激素或因子也可能参与其中,如瘦素、脂联素和抵抗素等。

(三)肾上腺皮质与 PCOS

肾上腺皮质是雄激素的又一重要来源,由于 95％以上的硫酸脱氢表雄酮(DHEAS)来自肾上腺皮质,因此临床上把 DHEAS 水平作为衡量肾上腺皮质雄激素分泌的指标。研究发现一半以上的 PCOS 患者伴有 DHEAS 的分泌增加,这提示肾上腺皮质可能在PCOS的发病机制中发挥一定的作用。

有学者认为肾上腺皮质功能早现与 PCOS 的发生有关。作为第二性征的阴毛和腋毛是肾上腺皮质分泌的雄激素作用的结果,正常女孩在 8 岁以后,肾上腺皮质分泌的雄激素开始增加,临床上主要表现为血脱氢表雄酮和硫酸脱氢表雄酮水平升高及阴毛出现,这被称为肾上腺皮质功能初现。另外,青春期阴毛的出现称为阴毛初现。8 岁以前发生肾上腺皮质功能启动称为肾上腺皮质功能早现,许多研究发现肾上腺功能早现在 PCOS 的发病机制中可能扮演一定的角色。

(四)遗传因素

PCOS 具有家族集聚性。与普通人群相比,多囊卵巢(PCO)患者的姐妹更容易发生月经紊乱、高雄激素血症和多囊卵巢;PCOS 患者的姐妹发生 PCOS 的概率是普通人群的 4 倍左右;早秃是男性雄激素过多的临床表现,PCOS 患者的一级男性亲属有较高的早秃发病风险。目前许多学者认为遗传因素在 PCOS 的发病机制中起重要作用,但是 PCOS 的高度异质性却提示PCOS 的遗传模式可能非常复杂。

目前,国内外学者对 PCOS 的相关基因做了大量研究,其中包括类固醇激素代谢相关基因、糖代谢和能量平衡基因、与下丘脑和垂体激素活动有关的基因等。目前,对调节类固醇激素合成和代谢的酶的基因研究较多。文献表明 PCOS 患者的 CYP11A、CYP17、CYP11B2、SHBG、雄激素受体、GnRH、LH、ISNR、IGF 和瘦素的基因都可以发生表达水平或单核苷酸多态性变化。虽然已对 PCOS 的遗传学做了很多研究,可是迄今仍未发现能导致 PCOS 的特异基因。目前发现的与 PCOS 有关的基因,只是对 PCOS 临床表现的严重程度有所修饰,而对 PCOS 的发生没有决定作用。疾病基因连锁分析和关联分析均不能证明这些基因与 PCOS 存在特异的遗传学关系。

随着遗传学发展,人们发现人类疾病有半数原因与基因遗传有关,另一半则取决于基因组外遗传变化,这种基因组外遗传变化不改变遗传信息,但可导致细胞遗传性质发生变化,这就是表观遗传学。表观遗传调控可以影响基因转录活性而不涉及 DNA 序列改变,其分子基础是DNA 甲基化及染色质的化学修饰和物理重塑。大量的临床和基础研究结果表明环境因素在疾病发生、发展中有巨大的影响,而表观遗传调控在遗传因素和环境因素的互动关系中起着桥梁的作用。

PCOS 除了有高雄激素血症、排卵障碍和多囊卵巢以外,还常伴有胰岛素、血糖和血脂的变化,因此近年来人们认为 PCOS 也是一种代谢性疾病。饮食结构、生活方式可以影响 PCOS 的发生,控制饮食、增加锻炼、降低体重等措施能明显改善 PCOS 的症状,这提示 PCOS 的发生、发展与环境因素有密切关系。由于一直没找到导致 PCOS 的特异基因,因此笔者推测,PCOS 的发生可能是 PCOS 易感基因与环境因素共同作用的结果。也就是说,在环境因素的影响下,人体启动了表观遗传调控,PCOS易感患者的相关基因表达发生了变化,从而导致了PCOS的发生。虽然目前关于其他代谢性疾病与表观遗传学关系的研究已经有了大量的报道,可是关于PCOS与表观遗传学变化关系的研究国内外却鲜有报道。

二、临床表现

PCOS临床表现呈高度异质性,有月经稀发或闭经、多毛、痤疮、肥胖、黑棘皮症、多囊卵巢、不孕、LH/FSH升高、血睾酮水平升高、血清性激素结合球蛋白(SHBG)降低和空腹胰岛素水平升高等。

(一)症状

1.月经失调

月经失调是由排卵障碍引起的,多表现为月经稀发或闭经,少数可表现为月经频发或月经规则。

2.不孕

PCOS是排卵障碍性不孕的主要病因,许多患者正是由于不孕才来就诊的。有统计表明,约75%的PCOS患者有不孕。

(二)体征

1.肥胖

一半以上的PCOS患者有肥胖表现。体质量指数[BMI,体质量(kg)/身高²(m²)]是常用的衡量肥胖的指标。肥胖的标准为BMI≥25。

腰臀围比(WHR)=腰围/臀围,WHR的大小与腹部脂肪的量呈正相关。根据WHR可以把肥胖分为两类:WHR≥0.85时称为男性肥胖、腹部型肥胖、上身肥胖或中心型肥胖;WHR<0.85时称为女性肥胖、臀股肥胖、下身肥胖或外周型肥胖。PCOS多与男性肥胖有关。

2.多毛、雄激素性脱发和痤疮

多毛、雄激素性脱发和痤疮是由高雄激素血症引起的。多毛是指性毛过多,妇女的性毛主要分布于上唇、下唇、腋下、胸中线、腹中线和外阴,雄激素水平过高时这些部位的毫毛就会变成恒毛,临床上表现为多毛(图6-1)。四肢和躯干的毛发生长受雄激素的影响较少,它们主要与体质和遗传有关,这些部位的毛发增多不一定与高雄激素血症有关。约2/3的PCOS患者有多毛。

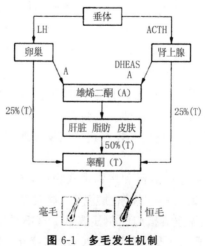

图 6-1　多毛发生机制

临床上多用 Ferriman-Gallway 半定量评分法（即 FG 评分）来评判多毛的严重程度（图 6-2）。Ferriman 和 Gallway 把对雄激素敏感的毛发分为 9 个区,根据性毛生长情况,分别评 0～4 分。对每个区进行评分,最后把 9 个区的评分相加作为总评分。如果总评分＞7 分,则诊断为多毛。

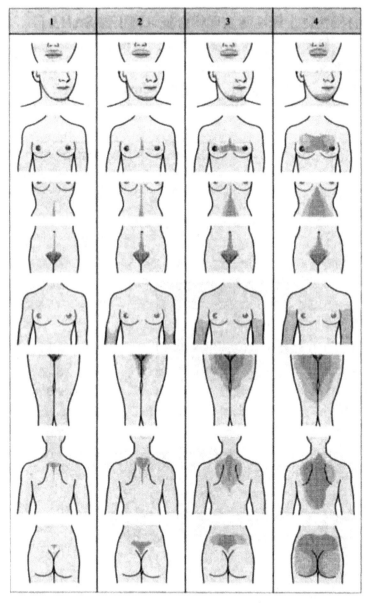

图 6-2 Ferriman-Gallway 评分

雄激素性脱发为进行性头发密度减少,男女均可发生,但女性症状较轻。临床上表现为头顶部毛发变得稀疏,其病理特点是生长期毛囊与休止期毛囊比例下降,毛囊逐渐缩小,毛囊密度减少。

痤疮主要分布于面部,部分患者的背部和胸部也可有较多的痤疮。痤疮是高雄激素血症的一个重要体征,不少患者因面部痤疮过多而就诊。

3.黑棘皮症

继发于胰岛素抵抗的高胰岛素血症患者常有黑棘皮症。黑棘皮症是一种较常见的皮肤病变,受累部位皮肤增厚成乳头瘤样斑块,外观像天鹅绒;病变皮肤常伴有色素沉着,呈灰褐色至黑色,故称为黑棘皮症。黑棘皮症多发生于皮肤皱褶处,如腋、颈部和项部、腹股沟、肛门生殖器等部位,且呈对称性分布。黑棘皮症评分标准如下。

(1)0:无黑棘皮症。

(2)1+:颈部和腋窝有细小的疣状斑块,伴有或不伴有受累皮肤色素沉着。

(3)2+:颈部和腋窝有粗糙的疣状斑块,伴有或不伴有受累皮肤色素沉着。

(4)3+:颈部、腋窝及躯干有粗糙的疣状斑块,伴有或不伴有受累皮肤色素沉着。

4.妇科检查

可发现阴毛呈男性分布,有时阴毛可延伸至肛周和腹股沟外侧;阴道、子宫、卵巢和输卵管无异常。

(三)辅助检查

1.内分泌检查

测定血清促卵泡激素(FSH)、黄体生成素(LH)、催乳素(PRL)、睾酮、硫酸脱氢表雄酮(DHEAS)、性激素结合球蛋白(SHBG)、雌二醇、雌酮和空腹胰岛素。有月经者在月经周期的第3~5天抽血检测,闭经者随时抽血检测。

PCOS患者的FSH在正常卵泡早期水平范围,为3~10 U/L。约60%患者的LH水平较正常妇女高,LH/FSH>2.5,如LH/FSH≥3,有助于诊断。多数患者的PRL水平在正常范围(<25 ng/mL),少部分患者的PRL水平可轻度升高(40 ng/mL)。

妇女体内的睾酮水平往往升高,如伴有肾上腺皮质分泌雄激素过多时,DHEAS水平也可升高。一般来说,大多数PCOS患者体内的睾酮水平偏高(>0.55 ng/mL),一半患者体内的DHEAS水平偏高。妇女体内的大多数睾酮是与SHBG结合的,只有少部分是游离的。当SHBG水平降低时,游离睾酮会增加,此时即使总睾酮在正常范围,也可有多毛和痤疮等表现。PCOS患者的SHBG水平往往较低。

PCOS患者的雌二醇水平往往低于雌酮水平,这是过多的雄激素在周围组织中转化成雌酮的缘故。

有胰岛素抵抗的患者空腹胰岛素水平升高,大于20 mU/L。

2.超声检查

已常规用于PCOS的诊断和随访,PCOS患者在做超声检查时常发现卵巢体积增大,皮质增厚,皮质内有多个直径为2~10 mm的小卵泡。

3.基础体温(BBT)

由于患者存在排卵障碍,因此BBT呈单相反应。

4.腹腔镜检查

腹腔镜下见卵巢体积增大,皮质增厚,皮质内有多个小卵泡。

(四)PCOS临床表现的异质性

不同的PCOS患者,临床表现不完全相同。前面介绍的各种表现可以有多种组合,这些不同的组合均可以诊断为PCOS(图6-3)。

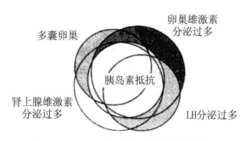

图 6-3 PCOS 临床表现的异质性过多

三、诊断标准

PCOS 是一个综合征,因此严格来说没有一个诊断标准能完全满足临床诊断要求。目前,临床上最为广泛接受的诊断标准是 2003 年鹿特丹诊断标准。该标准是从 1990 年 NIH 诊断标准发展而来的,其依据的基础是多年来的临床研究结果。鹿特丹诊断标准不可能是 PCOS 的最终诊断标准。随着对 PCOS 认识的深入,将来可能会在鹿特丹诊断标准的基础上修订出一个更好的诊断标准。由于国内缺乏大样本、多中心的 PCOS 临床流行病学资料,因此国内学者无法基于自己的资料建立一个适合中国人的诊断标准。目前国内多采用鹿特丹诊断标准(表 6-7)。

表 6-7 PCOS 2003 年鹿特丹诊断标准

修正的 2003 年标准(3 项中符合 2 项)
1.排卵稀发或无排卵
2.高雄激素血症的临床和/或生化证据
3.多囊卵巢
以及排除其他病因(先天性肾上腺皮质增生、分泌雄激素的肿瘤和库欣综合征)

(一)排卵障碍的诊断

多数患者有月经稀发或继发性闭经,故排卵障碍不难诊断。如患者月经正常,则需要测定基础体温或做卵泡监测来了解有无排卵。

(二)高雄激素血症的诊断标准

高雄激素血症的诊断标准见表 6-8。女性体内雄激素有 3 个来源:卵巢、肾上腺皮质和周围组织转化。人体内的雄激素有雄烯二酮、睾酮、双氢睾酮、DHEA 和 DHEAS 等,任何一种雄激素水平的异常升高都可引起高雄激素血症的临床表现。目前,临床上能常规测定的雄激素是睾酮,由于游离睾酮测定的技术要求高,因此国内包括上海市各医院只测定总睾酮。多数 PCOS 有总睾酮的升高,但总睾酮不升高并不意味着可除外高雄激素血症。

表 6-8 高雄激素血症的诊断标准

1.有高雄激素血症的生化证据:血睾酮升高或 DHEAS 升高或血 SHBG 下降
2.有高雄激素血症的临床证据:多毛或痤疮
只要满足上述两项中的一项即可诊断为高雄激素血症

多毛是指性毛异常增多,单纯的临床诊断不需要做 FG 评分。上唇、颏、胸部中线、乳头周围、下腹中线等部位出现毛发即可诊断,阴毛增多也可诊断。脱发也是高雄激素血症的临床表

现,但临床上较少见。

痤疮出现也是高雄激素血症存在的标志,单纯的临床诊断不需要做 Rosenfield 评分。反复出现的痤疮是诊断高雄激素血症的有力证据。

(三)多囊卵巢的诊断

多囊卵巢的诊断标准见表 6-9。由于卵巢体积也是多囊卵巢的诊断标准之一,因此在做超声检查时应同时测定卵巢的 3 个径线。该诊断标准不适用于正在口服避孕药的妇女,因为使用口服避孕药能改变正常妇女和 PCOS 妇女的卵巢形态。如果存在优势卵泡($>10\text{ mm}$)或黄体的证据,需在下个周期再做超声检查和测定基础体温。

表 6-9　多囊卵巢的诊断标准

1.每侧卵巢至少有 12 个直径为 $2\sim9\text{ mm}$ 的卵泡
2.卵巢体积增大($>10\text{ mL}$),用简化的公式 $0.5\times$长$(\text{cm})\times$宽$(\text{cm})\times$厚度(cm)来计算卵巢的体积只要一侧卵巢满足上述两项中的一项即可诊断为多囊卵巢

(四)排除相关疾病

排除先天性肾上腺皮质增生、库欣综合征和分泌雄激素的肿瘤等临床表现相似的疾病,对诊断 PCOS 非常重要。当血睾酮水平$\geqslant1.5\text{ ng/mL}$时应除外分泌雄激素的肿瘤,患者有向心性肥胖、满月脸等体征时应除外库欣综合征。当环丙孕酮/炔雌醇对降低雄激素的疗效不明显时,应考虑排除 21-羟化酶缺陷引起的不典型肾上腺皮质增生症。

高雄激素血症患者常规除外甲状腺功能失调的意义有限,因为其在高雄激素血症患者中的发生率并不比正常生育年龄妇女中的发病率高。在评估高雄激素血症患者时应常规测定催乳素,目的是排除高催乳素血症。需要注意的是许多高雄激素血症患者的催乳素水平可处于正常范围的上限或稍微超过正常范围。严重的胰岛素抵抗综合征(如高雄激素血症-胰岛素抵抗-黑棘皮综合征或 Hairan 综合征)不难诊断,因为这些患者往往有典型的黑棘皮症。

(五)胰岛素抵抗

胰岛素抵抗在 PCOS 妇女中,无论是肥胖的还是不肥胖的,都很常见(高达 50%)。但基于以下理由鹿特丹标准并未把胰岛素抵抗列为 PCOS 的诊断标准。

(1)PCOS 妇女中所报道的胰岛素抵抗的发生率,因所使用试验的敏感性和特异性的不同以及 PCOS 的异质性而不同。

(2)缺乏标准的全球性的胰岛素分析。

(3)目前尚没有在普通人群中探查胰岛素抵抗的临床试验。公认的评估胰岛素抵抗的最佳方法是正常血糖钳夹试验,但该方法操作复杂,患者依从性差,因此只适于小样本的科学研究,不适于临床应用。

国内、外许多学者都通过计算 OGTT 试验的胰岛素水平曲线下面积与血糖水平曲线下面积比值,来评估胰岛素抵抗状况,可是该方法无法给出判断胰岛素抵抗的参考值,因此不能用于胰岛素抵抗的诊断。目前,临床上常用的诊断胰岛素抵抗的指标有胰岛素敏感指数(ISI)和胰岛素抵抗指数(HOMA-IR),这两个指数都是根据空腹胰岛素水平和葡萄糖水平计算出来的。它们的优点是计算简便,患者依从性高;缺点是不能反映胰岛素水平的正常生理变化和 β 细胞的功能变化。目前使用的 ISI 和 HOMA-IR 的参考值不是来自大规模的多中心研究,因此其可靠程度令人质疑。

（4）目前缺少资料证明，胰岛素抵抗的指标可预测对治疗的反应，因此这些指标在诊断PCOS及筛选治疗方面的作用尚不明确。2003年，鹿特丹共识关于代谢紊乱筛选的总结如下：①对诊断PCOS来说没有一项胰岛素抵抗试验是必需的，它们也不需要选择治疗；②应该对肥胖型PCOS妇女做代谢综合征的筛选，包括用口服糖耐量试验筛选葡萄糖不耐受；③对不肥胖的PCOS妇女有必要做进一步的研究以确定这些试验的使用，尽管在胰岛素抵抗额外危险因素如糖尿病家族史存在时需要对这些试验加以考虑。

(六)鉴别诊断

1.多囊卵巢

虽然患者的卵巢皮质内见多个小卵泡，呈多囊改变，但患者的月经周期规则、有排卵，内分泌激素测定无异常发现。

2.库欣综合征

由于肾上腺皮质增生，肾上腺皮质分泌大量的皮质醇和雄激素。临床上表现为月经失调、向心性肥胖、紫纹和多毛等症状。内分泌激素测定，LH在正常范围、皮质醇水平升高，小剂量的地塞米松试验无抑制作用。

3.迟发性21-羟化酶缺陷症

临床表现与PCOS非常相似，诊断的依据是17-羟孕酮的升高和有昼夜规律的ACTH-皮质醇分泌。

4.卵巢雄激素肿瘤

患者体内的雄激素水平更高，睾酮多数>3 ng/mL，男性化体征也更显著。超声检查可协助诊断。

5.高催乳素血症

患者虽有月经稀发或闭经，可是常伴有溢乳。内分泌激素测定除发现催乳素水平升高外，其余无特殊。

四、治疗

由于PCOS的具体发病机制尚不清楚，因此现在的治疗都达不到治愈的目的。PCOS治疗的目的是解决患者的需求，减少远期并发症。

(一)一般治疗

对于肥胖的PCOS患者来说，控制体重是最重要的治疗手段之一。控制体重的关键是减少饮食和适当增加体育锻炼。一般来说不主张使用药物控制体重，除非患者极度肥胖。

1.控制饮食

节食是治疗肥胖最常见的方法，优点是短时间内就可使体重下降。如果每天膳食能量减少5 021 kJ(1 200 kcal)，10～20周后患者的体重就可以下降15%。节食的缺点是不容易坚持，为了达到长期控制体重的目的，现在不主张过度节食。刚开始减肥时，每天膳食能量减少2 092 kJ(500 kcal)，坚持6～12个月体重可以下降5～10 kg。每天膳食减少418 kJ(100 kcal)时，可以保持体重不增加。

在节食的同时，还应注意食物结构。建议患者总的能量摄入不低于5 021 kJ/d，其中15%～30%的能量来自脂肪，15%的能量来自蛋白质，55%～60%来自糖类。患者应不吃零食，少吃或不吃油炸食品和含油脂高的食品,多吃蔬菜和水果。喝牛奶时,应选择脱脂牛奶或脂肪含量少的牛奶。另外,每天的膳食还应保证提供足够的维生素和微量元素。

2.增加体力活动

体力活动可以消耗能量,因此对控制体重有帮助。为降低体重,患者每天应坚持中等强度的体育锻炼 60 分钟。如果做不到上述要求,那么适当增加体力活动也是有意义的。步行或骑自行车 1 小时,可以消耗能量 251~836 kJ(60~200 kcal)。

每天坚持体育锻炼对很多人来说不现实。但是,每天适当增加体力活动还是可行的。为此建议患者尽量避免长时间的久坐少动,每天坚持有目的的步行 30~60 分钟(有条件的可以做中等强度的体育锻炼),这对控制体重很有帮助。

体重减少 5%～10%后,患者有可能恢复自发排卵。体重减轻对改善胰岛素抵抗和高雄激素血症也有益,临床上表现为空腹胰岛素、睾酮水平降低,SHBG 水平升高,黑棘皮症、多毛和痤疮症状得到改善。另外,控制体重对减少远期并发症,如糖尿病、心血管疾病、子宫内膜癌等也有帮助。

(二)治疗高雄激素血症

高雄激素血症是 PCOS 的主要临床表现。当患者有高雄激素血症,但无生育要求时,采用抗高雄激素血症疗法。有生育要求的患者,也应在雄激素水平恢复正常或下降后,再治疗不孕症。

1.螺内酯

螺内酯又名安体舒通。该药原本用作利尿剂,后来发现它有抗雄激素的作用,所以又被用于治疗高雄激素血症。螺内酯 20 mg,每天 3 次,口服,最大剂量每天可用至 200 mg,连续使用 3~6 个月。在治疗的早期患者可能有多尿表现,数天以后尿量会恢复正常。肾功能正常者一般不会发生水和电解质的代谢紊乱。如果患者有肾功能损害,应禁用或慎用该药。在使用螺内酯时,往往会出现少量、不规则出血。由于螺内酯没有调节月经的作用,因此如果患者仍然有月经稀发或闭经,须定期补充孕激素,以免发生子宫内膜增生症或子宫内膜癌。

2.复方口服避孕药

PCOS 的雄激素主要来自卵巢,卵巢分泌雄激素的细胞主要是卵泡膜细胞。LH 能刺激卵泡膜细胞分泌雄激素,当 LH 水平降低时,卵泡膜细胞分泌的雄激素减少。复方口服避孕药能负反馈地抑制垂体分泌 LH,减少卵巢雄激素的分泌,因此可用于治疗多毛和痤疮。另外,复方口服避孕药还有调整月经周期的作用。

(1)复方甲地孕酮片:又称避孕片 2 号,每片含甲地孕酮 1 mg、炔雌醇 35 μg。治疗方案:从月经周期的第 3~5 天开始每天服用 1 片,连服 21 天后等待月经来潮。

(2)复方去氧孕烯片:为短效复方口服避孕药,每片复方去氧孕烯片含去氧孕烯 150 μg、炔雌醇 30 μg。从月经周期的第 3~5 天开始每天服用 1 片,连服 21 天后等待月经来潮。

(3)环丙孕酮/炔雌醇:为短效复方口服避孕药,每片环丙孕酮/炔雌醇含环丙孕酮 2 mg、炔雌醇 35 μg。由于环丙孕酮具有很强的抗雄激素活性,因此环丙孕酮/炔雌醇除了能通过抑制 LH 的分泌来治疗高雄激素血症外,还能通过环丙孕酮直接对抗雄激素来治疗高雄激素血症。总的来讲,环丙孕酮/炔雌醇的疗效优于复方甲地孕酮片和复方去氧孕烯片。治疗方案:从月经周期的第 3~5 天开始每天服用 1 片,连服 21 天后等待月经来潮。

3.地塞米松

地塞米松为人工合成的长效糖皮质激素制剂,它对下丘脑-垂体-肾上腺皮质轴有负反馈抑制作用,对肾上腺皮质雄激素的分泌有抑制作用。如果患者体内的 DHEAS 水平升高,提示肾上腺皮质来源的雄激素增多,可给予地塞米松治疗。一般情况下较少使用地塞米松,往往在氯米芬疗效欠佳且 DHEAS 升高时才使用地塞米松。地塞米松 0.5~0.75 mg/d。一旦确诊怀孕,应立即停用地塞米松。为了避免肾上腺皮质功能受到抑制,地塞米松治疗时间一般不超过3个月。

4.非那雄胺

非那雄胺是 20 世纪 90 年代研制开发的新一类Ⅱ型 5α-还原酶抑制剂,其结构与睾酮相似,临床上主要用于治疗前列腺疾病,近年也开始用于治疗女性高雄激素血症。非那雄胺每片5 mg,治疗前列腺增生时的剂量是 5 mg/d,女性用药的剂量需要摸索。

5.氟他胺

氟他胺为非类固醇类雄激素受体拮抗剂。临床证据表明,其抗高雄激素血症的疗效不亚于螺内酯。氟他胺每次 250 mg,每天 1~3 次。抗雄激素治疗 1~2 个月后痤疮体征就会得到改善,6~12 个月后多毛体征得到改善。在治疗高雄激素血症时,一般至少治疗 6 个月才停药。在高雄激素血症改善后,改用孕激素疗法。患者往往在停止抗高雄激素血症治疗一段时间后又复发,复发后可以再选用抗高雄激素疗法。有学者认为没有必要在高雄激素血症缓解后仍长期使用抗高雄激素疗法。

(三)治疗高胰岛素血症

1.控制体重

对肥胖患者来说,治疗高胰岛素血症首选控制体重。控制体重的关键是减少饮食和适当增加体育锻炼。

2.二甲双胍

二甲双胍能抑制肝糖原的合成,提高周围组织对胰岛素的敏感性,从而减少胰岛素的分泌。降低血胰岛素水平,是目前用于改善胰岛素抵抗最常见的药物。由于 PCOS 中胰岛素抵抗的发生率较高,因此从 20 世纪 90 年代以来二甲双胍越来越普遍地用于治疗 PCOS。治疗方案:二甲双胍 250~500 mg,每天 3 次,口服。部分患者服用后有恶心、呕吐、腹胀或腹泻不适,继续服药1~2 周后症状会减轻或消失,少部分患者会因无法耐受该药而终止治疗。

许多研究均报道二甲双胍能通过改善胰岛素抵抗来降低雄激素水平,促进排卵。因此,许多学者在联合使用二甲双胍和氯米芬治疗耐氯米芬的 PCOS 患者时取得了很好的疗效。可是,在对 1966-2002 年发表的有关文献分析后却发现,根据当时的资料无法确定二甲双胍治疗 PCOS 不孕症的疗效。二甲双胍也可用于无生育要求的育龄期 PCOS 患者,研究报道胰岛素抵抗和高雄激素血症可因此得到改善。无胰岛素抵抗的育龄期 PCOS 患者可否使用二甲双胍,尚有待进一步的研究。

青春期 PCOS 患者可否使用二甲双胍治疗,目前还存在很大的争议。理论上讲,二甲双胍能改善胰岛素抵抗,减少糖尿病和心血管疾病的发生率。可是糖尿病和心血管疾病多发生在40 岁以后,青春期 PCOS 患者使用二甲双胍治疗 20 年(或以上)是否安全,根据目前的文献无法回答该问题。间断或短期使用二甲双胍与不使用二甲双胍有何区别,目前也不清楚。

3.罗格列酮

该药为噻唑烷二酮类药物,其主要功能是改善胰岛素抵抗,因此被称为胰岛素增敏剂。罗格列酮 2~8 mg/d。其疗效优于二甲双胍。罗格列酮可能有肝毒性作用,因此在使用期间应严密随访肝功能。目前,在治疗胰岛素抵抗时往往首选二甲双胍,如果二甲双胍疗效欠佳,则加用罗格列酮。对重度胰岛素抵抗,开始时就可以联合使用二甲双胍和罗格列酮。

改善胰岛素抵抗时首选饮食控制和体育锻炼,当饮食控制和体育锻炼效果不佳时才加用二甲双胍和罗格列酮。在药物治疗时应继续坚持饮食控制和体育锻炼,一旦确诊患者怀孕应停用二甲双胍或罗格列酮。

一般来说,一旦选用二甲双胍治疗,至少使用 6 个月。一般在使用二甲双胍 6 个月后对患者进行评价,如果胰岛素抵抗得到改善,则停用二甲双胍。在停药随访期间,如果再次出现明显的胰岛素抵抗,则再选用二甲双胍治疗。

(四)建立规律的月经周期

如果多毛和痤疮不严重,且又无生育要求,可采用补充激素的方式让患者定期来月经,这样可以避免将来发生子宫内膜增生或子宫内膜癌。

1.孕激素疗法

每月使用孕激素 5~7 天,停药后 1~7 天可有月经来潮。例如,甲羟孕酮 8~12 mg,每天 1 次,连续服用 5~7 天;甲地孕酮 6~10 mg,每天 1 次,连续服用 5~7 天。该方案适用于体内有一定雌激素水平的患者(如子宫内膜厚度≥7 mm),停药后 1 周左右会有月经来潮。如果撤药性出血较多,可适当延长孕激素的使用天数。

孕激素疗法的优点是使用方便,患者容易接受。如果没有特殊情况,该方案可以长期使用。在采用孕激素治疗时,如果患者出现明显的高雄激素血症的临床表现,需要改用降雄激素治疗。如果患者有生育要求,可改用促排卵治疗。

2.雌、孕激素序贯治疗

每月使用雌激素 20~22 天,在使用雌激素的最后 5~7 天加用孕激素。例如,戊酸雌二醇 1~2 mg,每天 1 次,连续服用 21 天;从使用戊酸雌二醇的第 15 天开始加用甲羟孕酮 10 mg,每天 1 次,连续服用7天。停药后 1~7 天有月经来潮。使用 3~6 个周期后可停药,观察患者下一周期有无月经自发来潮,如果有月经自发来潮可继续观察下去;如无月经自发来潮,则继续使用激素治疗。

由于许多 PCOS 患者体内的雌激素水平并不低,所以大多数情况下不需要采用此方案。如果患者体内雌激素水平偏低,单用孕激素治疗。患者的月经量偏少或无"月经",可以选择该方案。

3.雌、孕激素联合治疗

每月同时使用雌激素和孕激素 20~22 天。例如,戊酸雌二醇 1~2 mg,每天 1 次,连续服用 21 天;在使用戊酸雌二醇的同时服用甲羟孕酮 4 mg。停药后 1~7 天就有月经来潮。长期使用雌、孕激素联合治疗,患者的月经会逐步减少,如果停药后无月经来潮,应首先排除妊娠可能,如果没有怀孕则说明子宫内膜生长受到抑制,此时可改用雌、孕激素序贯治疗。雌、孕激素连续治疗 3~6 个周期后可停药,观察下一周期有无月经自发来潮,如果有月经自发来潮则继续观察下去;如无月经自发来潮,可继续使用激素治疗。

复方口服避孕药属于雌、孕激素联合治疗。由于复方口服避孕药使用方便,治疗高雄激素血症和多囊卵巢综合征的疗效好,因此临床上在考虑雌、孕激素联合治疗时往往选择复方口服避孕药。

(五)促卵泡发育和诱发排卵

仅适用于有生育要求者。无生育要求者一般不采用此治疗方法。为提高受孕的成功率,在促排卵之前往往先治疗高雄激素血症和胰岛素抵抗,使血睾酮、LH 和胰岛素水平恢复至正常范围,增大的卵巢恢复正常,卵泡数减少。

1.氯米芬

氯米芬为雌激素受体拮抗剂,它能竞争性地结合下丘脑、垂体上的雌激素受体,解除雌激素对下丘脑-垂体-卵巢轴的抑制,促进卵泡的发育。氯米芬为 PCOS 患者促卵泡发育的首选药。氯米芬治疗 PCOS 时,排卵成功率可高达 80%,但受孕率却只有 40%。目前认为受孕率低下与氯米芬拮抗雌激素对子宫内膜和宫颈的作用有关。

从月经周期的第 2~5 天开始服用氯米芬,开始剂量为 50 mg,每天 1 次,连续服用 5 天。停药 5 天开始进行卵泡监测。宫颈黏液评分,可了解氯米芬是否抑制宫颈黏液的分泌。超声检查,可了解卵泡发育情况和子宫内膜厚度。

一般停用氯米芬 5~10 天会出现直径＞10 mm 的卵泡。如果停药 10 天还没有出现直径＞10 mm 的卵泡,则视为氯米芬无效。卵泡直径＞10 mm 时,应每 2~3 天做一次卵泡监测。当成熟卵泡直径＞16 mm 时,肌内注射 HCG 6 000~10 000 U 诱发排卵,一般在注射 HCG 36 小时后发生排卵。

如果低剂量的氯米芬无效,下个周期可以增加剂量。氯米芬的最大剂量可以用到 200 mg/d。不过,许多医师认为没必要使用大剂量的氯米芬(＞100 mg/d),有研究表明使用大剂量的氯米芬并不增加诱发排卵的成功率。当氯米芬治疗无效时,应改用 HMG＋HCG。与 HMG 治疗相比,氯米芬治疗的受孕率较低,不易引起严重的卵巢过度刺激综合征(OHSS)。

如果氯米芬抑制宫颈黏液分泌,就表现为卵泡发育与宫颈黏液不同步。此时可加用戊酸雌二醇1~2 mg/d,以改善宫颈黏液。部分患者的宫颈黏液因此得到改善,但是也有许多患者无效。如果无效,则采用人工授精。肌内注射 HCG 前停用戊酸雌二醇。

如果氯米芬抑制子宫内膜的生长,就表现为卵泡发育与子宫内膜的厚度不一致。此时也可加用戊酸雌二醇 2 mg/d,以刺激内膜生长。但是该治疗方法往往无效。临床上如果出现氯米芬抑制内膜生长的情况,往往改用其他药物治疗,如 HMG 等。对诊断为氯米芬抵抗的患者来说,加用地塞米松或二甲双胍可能有效。许多报道发现地塞米松或二甲双胍,尤其是二甲双胍,能提高氯米芬治疗的成功率。

氯米芬的不良反应有多胎和卵巢过度刺激。一般来说,氯米芬很少引起严重的卵巢过度刺激综合征,所以还是很安全的。

2.他莫昔芬

他莫昔芬与氯米芬一样也是雌激素受体拮抗剂,其作用机制与氯米芬相似,也是通过解除雌激素对下丘脑-垂体-卵巢轴的抑制,促进卵泡的发育。临床上较少使用他莫昔芬。从月经周期的第 2~5 天开始服用他莫昔芬 20~40 mg,每天 1 次,连续服用 5 天。用药过程中需监测卵泡的发育。当成熟卵泡的直径达到 18~20 mm 时,肌内注射 HCG 6 000~10 000 U,36 小时后发生排卵。

他莫昔芬也可以抑制宫颈黏液的分泌和子宫内膜的生长。如果出现这些情况,可以参考氯米芬的处理方法。

3.来曲唑

来曲唑是第 3 代非类固醇芳香化酶抑制剂,临床上主要用于治疗乳腺癌,近年来也开始用于诱发排卵的治疗。来曲唑能抑制雌激素的合成,减轻雌激素对下丘脑-垂体-卵巢轴的抑制作用,这是来曲唑诱发排卵的机制。用法:从月经周期的第 2~4 天开始服用来曲唑 2.5~7.5 mg,每天 1 次,连续服用 5 天。用药过程中需监测卵泡的发育。当成熟卵泡的直径达到 18~20 mm 时,肌内注射 HCG 6 000~10 000 U,36 小时后发生排卵。

有研究表明来曲唑诱发排卵的成功率优于氯米芬。另外,来曲唑没有对抗宫颈和子宫内膜的缺点。由于来曲唑半衰期短,因此有作者推测它可能对胎儿无不利影响。来曲唑用于诱发排卵的时间还很短,远期不良反应还有待于进一步的观察。

由于来曲唑治疗的资料还很少,因此临床上应慎用。

4.人绝经期促性腺激素(HMG)

该药是从绝经妇女的尿液中提取的,每支含 FSH 和 LH 各 75 U,适用于氯米芬治疗无效的患者。

从月经周期的第 2~5 天开始每天肌内注射 HMG,起步剂量是 1 支/天,治疗期间必须监测卵泡发育的情况。一般在使用 3~5 天后做第一次超声监测,如果卵泡直径>10 mm,应缩短卵泡监测间隔时间。当 B 超提示优势卵泡直径达 16~20 mm 时,停用 HMG,肌内注射 HCG 5 000~10 000 U,48 小时后复查 B 超了解是否排卵。

如果卵泡持续 1 周不增大,则增加剂量至 2 支/天。如果治疗 2 周还没有优势卵泡出现,应考虑该周期治疗失败。

HMG 治疗的并发症有卵巢过度刺激综合征(OHSS)和多胎妊娠。严重的 OHSS 可危及患者的生命,因此在使用 HMG 时应严密监测卵泡的发育,一旦发现有 OHSS 的征象,应立即采取适当的措施。当超声检查发现一侧卵巢有 3 个以上直径>14 mm 的优势卵泡或卵巢直径>5 cm时容易发生严重的 OHSS,此时应建议患者放弃使用 HCG。在采用雌激素测定监测卵泡发育时,雌二醇浓度>2 000 pg/mL 提示有发生 OHSS 的可能。

HMG+FSH 治疗可能对减少 OHSS 的发生有帮助。由于患者不同,具体用法也不相同。临床上应根据卵泡监测的结果调整剂量。

在使用 HMG 治疗前,如果发现卵巢体积大、卵泡数多,可以先用环丙孕酮/炔雌醇或 GnRHa 治疗,待卵巢体积缩小后,再给予促排卵治疗。

使用药物怀孕的患者常有黄体功能不全,因此一旦确诊怀孕,立即给予黄体酮或 HCG 肌内注射。黄体酮 20~40 mg/d 或 HCG 1 000~2 000 U/d。有卵巢过度刺激的患者,不宜采用 HCG 保胎。

5.体外受精-胚胎移植术(IVF-ET)

当患者经上述治疗仍达不到怀孕目的时,可以选择 IVF-ET。

6.未成熟卵泡体外培养

近年来,未成熟卵泡体外培养也开始用于治疗 PCOS 引起的不孕,该方法的优点是可以避免 OHSS。

(六)手术治疗

由于手术疗效有限,因此近年来不主张手术治疗。手术治疗仅限于迫切要求生育且要求手术治疗的患者。在手术治疗后的 3~6 个月,由于卵泡液的丢失,卵巢局部雄激素水平有所降低,所以患者可能有自发排卵。手术6个月后,卵巢局部雄激素水平又恢复至手术前水平,卵泡发育及排卵存在障碍,此时患者很难自然怀孕。

1.腹腔镜下行皮质内卵泡穿刺及多点活检

术中注意避免过多使用电凝,否则会灼伤周围组织,从而影响卵巢的功能,引起卵巢早衰。

2.经腹卵巢楔形切除术

此法是最早用于多囊卵巢的手术方法,由于术后输卵管、卵巢周围的粘连率高,近年来已被腹腔镜手术所替代。本手术楔形切除的卵巢组织不应大于原卵巢组织的1/3,以免引起卵巢早衰。

(孙红霞)

第六节 卵巢过度刺激综合征

卵巢过度刺激综合征(ovarian hyperstimulation syndrome,OHSS)是一种以促排卵为目的而进行卵巢刺激时,特别在体外受精(IVF)辅助生育技术中,所发生的医源性疾病,是辅助生殖技术最常见且最具潜在危险的并发症,严重时可危及生命,偶有死亡病例报道。

OHSS为自限性疾病,多发生于超促排卵周期中的黄体期与早妊娠期,发病与HCG的应用密不可分。按发病时间分为早发型与晚发型两种;早发型多发生于HCG应用后的3~9天,其病情严重程度与卵泡数目、E_2水平有关。如无妊娠,10天后缓解,如妊娠则病情加重。晚发型多发生于HCG应用后10~17天,与妊娠尤其是多胎妊娠有关。

一、流行病学

大多数OHSS病例的发生与应用促性腺激素进行卵巢刺激有关,尤其发生在体外受精助孕技术应用促性腺激素进行卵巢刺激后;也有病例在应用氯米芬后被观察到;非常个别的病例报道发生在未行卵巢刺激而自然受孕的早孕期,称为自发性OHSS。

(一)OHSS 的高危因素

OHSS的高危因素包括原发性高危因素和继发性高因素。

1.原发性高危因素

(1)年龄<35岁。

(2)身体瘦弱。

(3)PCOS患者或B超下卵巢表现为"项链"征的患者。

(4)既往有OHSS病史。

2.继发性高危因素

(1)血 E_2>3 000 pg/mL。

(2)取卵日卵泡数>20个。

(3)应用HCG诱导排卵与黄体支持。

(4)妊娠。

(二)发病率

OHSS 发病率的不同依赖于患者因素、监测方法与治疗措施。轻度 20%～33%；中度 3%～6%；重度 0.1%～2%。轻度病例的发生在用促性腺激素进行控制性卵巢刺激的 IVF 中将近 30% 或更多，但由于症状与体征的温和往往不被认识。通常 IVF 中少于 5% 的患者将可能发展为中度症状，1% 患者将发展为重度症状。妊娠患者的发病率是非妊娠患者的 4 倍。

二、病理生理学

OHSS 是在促排卵后卵泡过度反应的结果，但发生在黄体期 LH 峰后或外源性 HCG 应用后。其严重性与持续时间因为应用外源性 HCG 进行黄体支持及内源性 HCG 水平的升高而加重与延长。其病理生理机制于 1983 年由 Haning 等首次提出，现已认为促排卵后卵巢内生成一种或几种由黄体颗粒细胞分泌的血管活性因子，其释放入血，可以引起血管通透性升高、液体渗出，导致第三腔隙液体积聚，从而形成胸腔积液、腹水，继而导致血液浓缩与血容量减少，甚至血栓形成（图 6-4）。

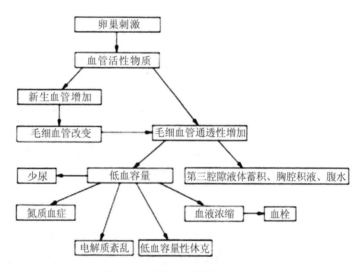

图 6-4　OHSS 的病理生理改变

可能参与 OHSS 病理生理的因子目前研究认为有肾素-血管紧张素系统（RAS）中的活性肾素与血管紧张素 II、血管内皮生长因子（VEGF）、其他细胞因子家族与内皮素等。这些因子较多文献报道参与了卵泡与黄体生成的正常生理过程。促排卵后过多卵泡被刺激生长，HCG 应用后形成的黄体使这些血管活性因子生成量增加，它们直接或间接进入血液循环甚至腹腔，引起广泛的血管内皮通透性增加从而形成胸腔积液与腹水，偶有严重者发生心包积液、全身水肿。胸腔、腹腔穿刺后这些物质的减少有助于毛细血管通透性的降低，临床上可改善病情。

文献报道表明血管紧张素 II 在 OHSS 患者的血清、卵泡液中含量比促排卵未发生 OHSS 者显著升高，并且随着病情好转明显降低；免疫组化显示排卵前卵泡的颗粒细胞与黄体细胞内均存在血管紧张素 II 与其两型受体 AT_1、AT_2；动物实验中应用 ACEI 阻断血管紧张素 II 生成，降低了 OHSS 的发生率。因此我们的研究提示卵巢内 RAS 以自分泌的形式引起或参与了 OHSS 的发病。

与 OHSS 发生的相关因子还包括 VEGF。过多的 VEGF 引起的血管过度新生导致血管通透性增加。颗粒细胞生成的 VEGF 可被 HCG 升高调节,血与腹水中非结合性 VEGF 的水平随 OHSS 的发展而升高,因此有学者认为非结合性 VEGF 的水平与 OHSS 的严重性相关。VEGF 的作用是通过 VEGFR-2 完成的,动物实验中应用 VEGFR-2 的特异抗体(SU5416)可以阻断 VEGFR-2 的细胞内磷酸化而致血管通透性降低,从而抑制 OHSS 的发展。

家族自发性 OHSS 可能是由于 FSH 受体的变异,导致其对 HCG 的过度敏感所致,因此本病多在同一患者重复发生,或同一家族中多人发病。发病与妊娠相关,其中最多一例患者 6 次妊娠均发病。与医源性 OHSS 不同,其发病时间多在妊娠 8~14 周,也即内源性 HCG 升高之后,作用于变异的 FSH 受体,引发卵巢内窦卵泡生长发育,之后 HCG 又作用于 LH 受体,而致卵泡黄素化,启动 OHSS 的病理生理过程。

三、对母儿的影响

(一)OHSS 与妊娠

1.OHSS 对妊娠率的影响

OHSS 的发生与妊娠密切相关,妊娠是晚发型 OHSS 的发病因素之一,因此在 OHSS 人群妊娠率往往高于非 OHSS 人群。有资料显示 OHSS 患者妊娠率约 82.8%,明显高于非 OHSS 人群 32.5%,符合 OHSS 的发病患者群的倾向性。但是对于早发型 OHSS 对移植后是否影响胚胎着床一直存在争议。有学者认为 OHSS 患者中过高的 E_2 水平以及 P/E_2 比例的改变,尤其是后者对内膜的容受性产生影响,从而降低妊娠率;过高的细胞因子如 IL-6 也将降低妊娠率;OHSS 患者的卵子与胚胎质量较非 OHSS 患者差,从而影响妊娠率;但也有研究发现相反结论:OHSS 妊娠患者与未妊娠患者相比 E_2 水平反而略高;OHSS 患者虽高质量卵子比例低于非 OHSS 患者,但因其获卵数多,最终高质量胚胎数与非 OHSS 患者无差异。而也有学者观察到早发型 OHSS 患者移植后的妊娠率为 60.5%,较非 OHSS 人群 32.5% 的妊娠率高,支持后者观点。

2.妊娠对 OHSS 的影响

有研究发现妊娠与晚发型 OHSS 密切相关,并影响了 OHSS 病程的长短;妊娠与病情轻重虽无显著性相关,但病情重者与多次腹腔穿刺患者均为妊娠患者,进一步说明了妊娠影响了 OHSS 病情的发展与转归。

(二)中重度 OHSS 对孕期流产的影响

中重度 OHSS 是否会增加妊娠流产率,文献报道较少。多数研究认为过高的 E_2 水平,血管活性因子包括肾素-血管紧张素、细胞因子、前列腺素水平改变,以及 OHSS 病程中的血流动力学变化、血液浓缩、低氧血症、肝肾功能异常等,都将增加早期妊娠流产率。有学者对同期 OHSS 与非 OHSS 患者进行了对比分析,两组总体流产率(早期流产+晚期流产)相近,分别为 16.9% 与 18.7%,与 Mathur 的结果相同。我们同时观察到妊娠丢失与患者的继发妊娠所致病情加重、病程延长有一定的相关性,但并未改变总体流产率。这一点可能与我们在发病早期就积极进行扩容治疗有关,扩容后改变了原先的血液浓缩状态,甚至降低了妊娠期的血液浓缩状态,减轻了因高凝状态、低氧血症等对妊娠的不良影响,因此中度、病程短的患者妊娠丢失率降低,而病情越重、病程越长,引起的血液改变、肝功能转氨酶升高等持续时间延长,相应地增加了妊娠丢失。

(三)中重度 OHSS 对远期妊娠的影响

有文献报道 OHSS 患者因血液浓缩,血栓素与肾素-血管紧张素水平升高,孕期并发症如子痫前期与妊娠期糖尿病的发生率升高；但 Wiser 的研究显示 OHSS 患者中子痫前期与妊娠期糖尿病的发病率与对照组无差异。也有研究发现妊娠期并发症包括妊娠期高血压（PIH）、妊娠期糖尿病（GDM）与前置胎盘的发病率略高于对照组，但无统计学差异，支持后者观点；且与对照组相比正常分娩比例、出生缺陷率相同；早产与低体重儿比例略高于对照组，但无统计学差异，这点可能与 OHSS 组双胎率略高有关；发病早晚、病情轻重、病程长短也均未影响早产率与低体重儿比例，而双胎与早产、双胎与低体重儿均显著性相关，此结果与常规妊娠结局相同。因此，我们认为 OHSS 的发生并未影响远期的妊娠发展，未增加妊娠期并发症，对妊娠的分娩结局（包括早产率与低体重儿率）也未产生不良影响。

四、临床表现

（一）胃肠道症状
轻度患者可有恶心、呕吐、腹泻，因卵巢增大与腹水增多腹胀逐渐加重。

（二）腹水
腹胀加重，腹部膨隆，难以平卧；腹壁紧绷即称为张力性腹水，有腹痛感；膈肌被压迫上抬可出现呼吸困难。

（三）胸腔积液
多数单独发生，30％患者合并有腹水；胸腔积液可单侧或双侧发生；表现为咳嗽，胸腔积液加重致肺组织萎缩出现呼吸困难。

（四）呼吸系统症状
胸腔积液与大量腹水可致胸闷、憋气、呼吸困难；发生肺栓塞或成人呼吸窘迫综合征（ARDS）时出现呼吸困难，并有低氧血症。

（五）外阴水肿
张力性腹水致腹部压力增大，特别是久坐或久立后，压迫下腔血管使其回流受阻，甚至引起整个大阴唇水肿。

（六）肝功能异常
液体渗出可致肝水肿，约 25％患者出现肝酶升高，AST↑，ALT↑，ALP 往往处于正常值上限，肝酶升高水平与 OHSS 病情轻重相关，并随病情的好转恢复正常。

（七）肾功能异常
血容量减少或因大量腹水致腹腔压力增大，导致肾灌注减少，出现少尿、低钠血症、高钾血症与酸中毒，严重时出现 BUN↑，Cr↑，也随病情好转恢复正常。

（八）电解质紊乱
液体渗出同时入量不足，出现少尿甚至无尿；另外，可能出现低钠、高钾血症或酸中毒表现。

（九）低血容量性休克
液体渗出至第三腔隙，血容量减少可发生低血容量性休克。

（十）血栓
发病率在重度 OHSS 患者中约占 10％，多发生于下肢、脑、心脏与肺，出现相应部位症状，发病时间甚至出现在 OHSS 好转后的数周。血栓形成是 OHSS 没有得到及时正确的治疗而发生的极严重后果，危及患者生命，甚至可留下永久性后遗症，必须予以积极防治。

OHSS 具有自限性，如未妊娠它将在月经来潮时随着黄体溶解自然恢复。表现为腹水的进行性减少与尿量的迅速增多。如果妊娠,在排卵后的第 2 周,由于升高的内源性 HCG,症状与体征将进一步持续或加重,如果胚胎停育,OHSS 症状也可自行缓解。临床处理经常需要持续 2～4 周时间,一般在孕 6 周后逐渐改善。

五、诊断

依据促排卵史、症状与体征,结合 B 超下腹水深度与卵巢大小的测量,检测血细胞比容(Hct)、WBC、电解质、肝功能、肾功能等,以诊断 OHSS 及其分度,并确定病情严重程度。

六、临床分级

1989 年 Golan 等根据临床症状、体征、B 超以及实验室检查将其分为轻、中、重三度及 5 个级别(表 6-10)。

表 6-10　OHSS 的 Golan 分级

	轻	中	重
Ⅰ	仅有腹胀及不适		
Ⅱ	Ⅰ＋恶心、呕吐、腹泻,卵巢增大(5～12 cm)		
Ⅲ		Ⅱ＋B 超下有腹水	
Ⅳ			Ⅲ＋临床诊断胸腔积液/腹水,呼吸困难
Ⅴ			Ⅳ＋低血容量改变,血液浓缩,血液黏度增加,凝血异常,肾血流减少,少尿,肾功能异常,低血容量休克

Navot 等于 1992 年又将重度 OHSS 分为严重与危重 2 组,其依据更为重视实验室检查(表 6-11)。

表 6-11　OHSS 的 Navot 分级

重度症状	严重	危重
卵巢增大	≥12 cm	≥12 cm
腹水、呼吸困难	大量腹水,伴或不伴呼吸困难	大量腹水致腹部胀痛,伴或不伴呼吸困难
血液浓缩	Hct>45%,WBC>15×10⁹/L	Hct>55%,WBC>25×10⁹/L
少尿	少尿	少尿
血肌酐	0～133 μmol/L	≥141.4 μmd/L
重度症状	严重	危重
肌酐清除率	≥50 mL/min	<50 mL/min
低蛋白血症	重度	重度
	肝功能异常	肾衰竭
	全身水肿	血栓
		AIDS

2010 年 Peter Humaidan 等根据 OHSS 各项客观与主观指标将其分为轻、中、重三度,这一分度临床应用似更简便、明晰(表 6-12)。

表 6-12　OHSS 的 Peter Humaidan 分级

指标	轻	中	重
客观指标			
直肠窝积液	√	√	√
子宫周围积液（盆腔）		√	√
肠间隙积液			√
Hct＞45%		√[a]	√
WBC＞$15×10^9$/L		±[a]	√
低尿量＜600 mL/d		±[a]	√
Cr＞133 μmol/L		±[a]	±
肝酶升高		±[a]	±
凝血异常			±[c]
胸腔积液			±[c]
主观指标			
腹胀	√	√	√
盆腔不适	√	√	√
呼吸困难	±[b]	±[b]	√
急性疼痛	±[b]	±[b]	±[b]
恶心、呕吐	±	±	±
卵巢增大	√	√	√
妊娠	±	±	√

±可有可无；a≥2 次，住院；b≥1 次，住院；c≥1 次，加强监护。

七、治疗

(一)治疗原则

OHSS 为医源性自限性疾病，OHSS 的病情发展与体内 HCG 水平相关，未妊娠患者随着月经来潮病情好转；妊娠患者早孕期病情加重。

1.轻度 OHSS

被认为在超促排卵中几乎不可避免，患者无过多不适，可不予处理，但需避免剧烈活动以防止卵巢扭转，也应警惕长期卧床休息而致血栓。

2.中度 OHSS

可在门诊观察，记 24 小时尿量，称体质量，测腹围。鼓励患者进食，多饮水，尿量应不少于 1 000 mL/d，2 000 mL/d 以上最佳，必要时可于门诊静脉滴注扩容。

3.重度 OHSS

早期与中度 OHSS 相同，可在门诊观察与治疗，适时监测血常规、电解质与肝功能、肾功能，静脉滴注扩容液体，必要时行腹腔穿刺；病情加重后应住院治疗。

(1)住院指征：①严重的腹痛与腹膜刺激征；②严重的恶心呕吐，以致影响每天食水摄入；③严重少尿（＜30 mL/h）甚至无尿；④张力性腹水；⑤呼吸困难或急促；⑥低血压、头昏眼花或晕厥；⑦电解质紊乱（低钠，血钠＜135 mmol/L；高钾，血钾＞5.5 mmol/L）；⑧血液浓缩（Hct＞45%，WBC＞$15×10^9$/L）；⑨肝功能异常。

(2)病情监护:每天监测 24 小时出入量、腹围、体重,监测生命体征,检查腹部或肺部体征;每天或隔天检测血细胞比容(Hct)、WBC、尿渗透压;每 3 天或 1 周监测电解质、肝功能、肾功能,B 超监测卵巢大小及胸腔积液及腹水变化,必要时监测 D-二聚体或血气分析,以了解治疗效果,病情危重时随时复查。

(二)治疗方法

1.扩容

OHSS 因液体外渗第三腔隙致血液浓缩,扩容是最主要的治疗。扩容液体包括晶体液与胶体液。晶体液可选用 5％葡萄糖、10％葡萄糖、5％葡萄糖盐水或乳酸林格液,但避免使用盐林格液;一般晶体液用量 500～1 500 mL。只用晶体液不能维持体液平衡,因此需加用胶体液,如清蛋白、羟乙基淀粉注射液(贺斯)、右旋糖酐-40、冰冻血浆等胶体液扩容。

(1)清蛋白:为低分子量蛋白质,由肝产生,75％的胶体渗透压由其维持,50 g 的清蛋白可以使大约800 mL液体 15 分钟内回流至血液循环中;同时可以结合并运送大分子物质如一些激素、脂肪酸、药物等,以减少血中血管活性物质的生物浓度。OHSS 患者因液体外渗,血中清蛋白浓度降低,因此最初选用清蛋白作为扩容药物,可用 10～20 g/d 静脉滴注,如病情加重,最大剂量可用至 50 g/d。但因清蛋白为血液制品,有传播病毒等风险,现在临床应用已严格控制,因此仅用于低蛋白血症的患者。

(2)羟乙基淀粉:平均分子量为 200 000,半衰期大于 12 小时,可有效降低血液黏度、血细胞比容,减少红细胞聚集;因其为糖原结构,在肝内分解,因此不影响肝肾功能,并可显著改善肌酐清除率;因无抗原性,是血浆代用品中变态反应率最低的一种。静脉滴注剂量为 500～1 000 mL/d,应缓慢静脉滴注以避免肺部充血。因其价格低于清蛋白,且为非血液制品,现已作为中重度 OHSS 时首选扩容药物。

(3)右旋糖酐-40:可以增加肾灌注量、尿量,降低血液黏滞度,改善微循环,防止血栓形成。但右旋糖酐-40 有降低血小板黏附的作用,有出血倾向者禁用,个别患者存在变态反应,且有临床死亡病例报道,因此临床使用应慎重,一般应用剂量为 500 mL/d。

2.保肝治疗

肝酶升高者需用保肝药物治疗,轻度升高者可用葡醛内酯 400～600 mg/d、维生素 C 2～3 g/d静脉滴注;肝酶升高,ALT＞100 U/L 时,可加用注射用还原型谷胱甘肽钠(古拉定)0.6～1.2 g/d 静脉滴注。经治疗后肝功能一般不会进一步恶化,并随 OHSS 症状的好转而恢复。

3.胸腔、腹腔穿刺

适应证:①中等量以上胸腔积液伴明显呼吸困难;②重度腹水伴呼吸困难;③纠正血液浓缩后仍少尿(＜30 mL/h);④张力性腹水。但是在有腹腔内出血或血流动力学不稳定的情况下禁忌腹腔穿刺;腹腔穿刺放水可采用经腹与经阴道两途径,一般多采用经腹途径。穿刺应在扩容后进行,要在 B 超定位下施行,避免损伤增大的卵巢。穿刺不仅可以减少腹腔压力,增加肾血流灌注,从而增加尿量。同时减少了与发病相关的血管活性因子而缩短病程,腹水慢放至不能留出为止,有研究表明最多曾放至约 6 000 mL;穿刺后症状明显缓解,且不增加流产率。有学者认为穿刺后临床治疗效果好于扩容效果,故建议适应证适宜时尽早穿刺。

4.多巴胺

肾衰竭或扩容并腹腔穿刺后仍少尿的患者可应用低剂量多巴胺静脉滴注,用法为多巴胺20 mg＋5％葡萄糖 250 mL 静脉滴注,速度为 0.18 mg/(kg·h)(不影响血压和心率),同时监测中心静脉压、肺楔压。但应注意的是大剂量多巴胺静脉滴注作用于 α 受体,有收缩外周血管作用;而低剂量多巴胺作用于 $β_1$ 受体与 DA 受体,具有扩血管作用,特别是直接扩张肾血管,增加肾血流,同时抑制醛固酮释放,减少肾小管上皮细胞对水钠的重吸收,从而起到排钠利尿的作用。

有文献报道口服多卡巴胺 750 mg/8 h,临床症状与腹水逐渐好转。也有人曾于腹腔穿刺时于腹腔内应用多巴胺,同样起到增加尿量作用。

5.利尿剂

已达到血液稀释仍少尿(Hct<38%)的患者可静脉应用呋塞米 20 mg。血液浓缩、低血容量、低钠血症时禁用。过早、过多应用利尿剂,将加重血液浓缩与低血容量而致血栓,视为禁忌。

6.肝素

个人或家族血栓史或确诊血栓者可静脉应用肝素 5 000 U/12 h,另外也有学者认为 48 小时扩容后仍不能纠正血液高凝状态,也应该静脉滴注肝素。如妊娠则肝素用至早孕末,或依赖于 OHSS 病程及高危因素的存在与否。为了防止血栓栓塞综合征,对于各种原因需制动的患者,可以应用低剂量阿司匹林,但是腹腔穿刺时有出血风险。

7.卵巢囊肿抽吸

B 超下抽吸卵巢囊肿可以减少卵巢内血管活性物质的生成,但有引起囊肿破裂、出血可能,因此原则上不建议囊肿抽吸。促排卵后多个卵泡未破裂但妊娠的患者,如病情危重,卵巢>12 cm,放腹水后病情无改善时,可行 B 超指引下卵巢囊肿抽吸,术后应严密观察有无腹腔内出血征象。

8.终止妊娠

合并严重并发症,如血栓、ARDS、肾衰竭或多脏器衰竭,在持续扩容并反复多次放腹水后仍不能缓解症状时,也可考虑终止妊娠。终止妊娠是 OHSS 不得已而行的有效治疗方法,随着 HCG 的下降,OHSS 症状迅速好转。终止妊娠的方法首选人工流产术,同时应监测中心静脉压、肺楔压、尿量、血肌酐,以及肌酐清除率、血气分析。

八、预防

(一)个体化刺激方案

首先确认 OHSS 高危人群。对于瘦小、年轻、有 PCO 卵巢表现的患者,以及既往发生过 OHSS 的高危人群,在刺激方案上应慎重。对于 PCO 患者多采用 r-FSH 75~150 U 起始,同时可用去氧孕烯炔雌醇片(妈富隆)等避孕药物抑制卵巢反应性。促排卵后一定要 B 超监测卵泡生长,并应根据个体对药物的敏感性不同及时调整药物剂量。需注意长方案、短方案与拮抗剂方案都可能发生 OHSS,即使氯米芬促排卵也有可能。

(二)HCG 的应用

因 OHSS 与 HCG 密切相关,故 HCG 的应用与否、应用剂量及使用时间与 OHSS 的发生密切相关。

1.不用 HCG 促卵子成熟

在高危人群中不用 HCG,可抑制排卵与卵泡黄素化,避免 OHSS 的发生;但是未应用 GnRH 激动剂降调节的患者,停用 HCG 并不能避免自发性 LH 峰的出现,不能完全防止 OHSS 的发生。

2.减少 HCG 量

HCG 剂量减至 5 000 U 甚至 3 000 U,与 10 000 U 相同,均可达到促卵泡成熟效果,并可减少 OHSS 的发病率并减轻病情,但不能完全避免 OHSS 的发生。

3.GnRHa 替代 HCG 促排卵

对未用 GnRH 激动剂降调节患者,或应用 GnRH 拮抗剂的患者,可用短效 GnRHa 代替 HCG 激发内源性 LH 峰,促卵泡成熟。因其作用持续时间明显短于 HCG,从而减少 OHSS 的发生。但 GnRHa 有溶黄体作用,未避免临床妊娠率下降,应相应补充雌、孕激素,同时监测血中 E_2 与 P 水平,及时调整雌孕激素剂量,维持 $E_2 > 200$ pg/mL,$P > 20$ ng/mL,文献报道临床妊娠率较 HCG 组无显著性降低。也有文献报道在使用 GnRHa 同时加用小剂量 HCG 1 000～2 000 U,使得临床妊娠率可不受影响。GnRHa 可用 Triptorelin(商品名达菲林)0.2～0.4 mg,或 Buserelin 200 mg×3 次。

4.Coasting

对于 OHSS 高危人群,当有 30% 卵泡直径超过 15 mm,血 $E_2 > 3\,000$ pg/mL,总卵泡数 > 20 个时,停止促性腺激素的使用,而继用 GnRHa,此后每天测定血中 E_2 浓度,当 E_2 再次降到 3 000 pg/mL 以下时,再应用 HCG,可明显降低 OHSS 的发生率。其理论是根据 FSH 阈值学说,停用促性腺激素后,部分小卵泡因为"饥饿"而闭锁,但大卵泡生长不受影响,从而使得活性卵泡数量减少,以及生成血管活性因子的颗粒细胞数量减少,因而 OHSS 发生率降低。Coasting 的时间如过长则会影响卵母细胞质量、受精率、胚胎质量及妊娠率,因此一般不超过 3 天。

(三)GnRH 拮抗剂方案

对易发生 OHSS 高危人群,促排卵可采用 GnRH 拮抗剂方案,因为此方案可用短效 GnRHa 代替 HCG 促卵泡成熟,以降低 OHSS 发生。

(四)黄体支持

HCG 的应用增加了 OHSS 的发病率,因而对于高危人群不用 HCG 支持黄体,仅用孕激素支持黄体,可降低 OHSS 发病率。

(五)静脉应用清蛋白

对于高危患者在取卵时静脉应用有渗透活性的胶体物质可以降低 OHSS 的危险与严重程度。对于雌激素峰值达到 3 000 pg/mL 的患者,或大量中小卵泡的患者,推荐在取卵时或取卵后即刻静脉应用清蛋白(25 g)。基于 Meta 分析,估计每 18 例清蛋白治疗的患者,有 1 例患者将避免 OHSS。然而对高危患者预防性应用清蛋白仍存在争议,就像关于它的花费与安全性问题存在争议一样。

(六)静脉应用贺斯

取卵后应用贺斯 500～1 000 mL 替代清蛋白静脉滴注,同样可以减少 OHSS 的发生。在我们的随机对照研究中,取卵后静脉滴注贺斯 1 000 mL×3 d,与静脉滴注清蛋白 20 g×3 d,同样起到了减少 OHSS 发病的作用。因其为非生物制品,可避免应用清蛋白所致的感染问题。

(七)选择性一侧卵泡提前抽吸术(ETFA)

应用 HCG 后 10～12 小时行选择性一侧卵泡提前抽吸,可降低 OHSS 发生率,但因结果的不确定性并不过多推荐使用。

(八)多巴胺激动剂

文献报道血管内皮生长因子(VEGF)是参与 OHSS 病理生理机制的重要血管活性因子,内皮细胞上的 VEGFR-2 是其引起血管通透性增加的作用受体;经研究证实多巴胺激动剂可以减少 VEGFR-2 酪氨酸位点的磷酸化,而磷酸化对于 VEGFR-2 的下游信号传导至关重要。因此,多巴胺激动剂通过抑制了 VEGF 的生物学活性而起到减少 OHSS 发病的作用。因此文献报道高危患者自 HCG 应用日开始使用多巴胺激动剂卡麦角林0.5 mg/d×8 d,OHSS 的发病率、腹水与血液浓缩显著性降低,而着床率与妊娠率并未受影响。

(九)二甲双胍

对于有胰岛素抵抗的 PCOS 患者,口服二甲双胍 1 500 mg/d,可以降低胰岛素与雄激素水平,相应地降低了 OHSS 发病率。

(十)腹腔镜 PCOS 患者卵巢打孔

对于 OHSS 高危的 PCOS 患者可以采用腹腔镜进行双侧卵巢打孔的方法,术后血中雄激素与 LH 水平下降,从而在超促排卵后 OHSS 的发病率得以下降,且妊娠率增加,流产率降低,打孔时应注意控制打孔操作的时间与电功率,避免过度损伤卵巢组织。

(十一)单囊胚移植

对于已有中度 OHSS 的患者可以观察到取卵后 5~6 天,如症状未加重,可行单囊胚移植,以避免多胎妊娠对 OHSS 发病的影响。

(十二)未成熟卵体外成熟培养(IVM)

此技术最早于 1991 年由 Cha 等提出并报道了妊娠个案。其将卵巢中不成熟卵母细胞取出,使之脱离高雄激素环境于体外培养,成熟后应用卵胞浆内单精子注射(ICSI)技术使之受精,从而避免了超排卵所致 OHSS 的发生。

(十三)冷冻胚胎

OHSS 高危者可冷冻胚胎,从而避免因妊娠产生的内源性 HCG 的作用,避免了晚发型OHSS 的发生。虽然不可以完全避免早发型 OHSS 的发生,但因其避免了妊娠致病情的进一步加重,从而缩短了病程。

(许　博)

第七节　高催乳素血症

机体受到内外环境因素(生理性或病理性)的影响,血中催乳素(PRL)水平升高,其升高值达到或超过 30 ng/mL 时,称高催乳素血症(HPRL)。发生高催乳素血症时,除有泌乳外常伴性功能低下,女性则有闭经不孕等表现。若临床上妇女停止授乳半年到 1 年仍有持续性溢乳,或非妊娠妇女有溢乳伴有闭经者,称闭经-溢乳综合征(AGS)。HPRL 在妇科内分泌疾病中较常见,其发病率约 29.8%。引起催乳素增高的原因十分复杂。

一、催乳素的来源和内分泌调节

PRL 来源于垂体前叶分泌细胞,妊娠和产褥期此种分泌细胞占垂体 20%~40%,其余时间占 10%。下丘脑分泌多巴胺,经门脉系统进入垂体抑制 PRL 的分泌。也有人认为下丘脑分泌PRL 抑制因子(PIF)抑制 PRL 分泌。下丘脑的促甲状腺释放激素(TRH)在促使垂体释放促甲状腺激素(TSH)的同时又能促使 PRL 的释放。5-羟色胺也可促使 PRL 的分泌。通常

PRL 的分泌是受下丘脑的控制和调节。正常情况下,PRL 主要受下丘脑的持续性抑制控制。

二、病因

正常情况,PRL 的分泌呈脉冲式释放,其昼夜节律对乳腺的发育、泌乳和卵巢功能起重要调节作用,一旦此调节作用失衡即可引起 HPRL。

(一)生理性高催乳素血症

日常的生理活动可使 PRL 暂时性升高,如夜间睡眠(2~6 Am),妊娠期、产褥期 3~4 周,乳头受吸吮性刺激、性交、运动和应激性刺激,低血糖等均可使 PRL 有所升高,但升高幅度不会太大,持续时间不会太长,否则可能为病理状态。

(二)病理性高催乳素血症

1.下丘脑-垂体病变

垂体 PRL 腺瘤是造成高催乳素血症主要原因,一般认为大于 10 mm 为大 PRL 腺瘤,小于 10 mm 称 PRL 微腺瘤,一般说来血中 PRL 大于 250 ng/mL 者多为大腺瘤,100~250 ng/mL 多为微腺瘤。随着 CT、MRI、放免测定使 PRL 腺瘤的检出率逐年提高。微小腺瘤有时临床长期治疗观察中才能确诊。

颅底炎症、损伤、手术,空泡蝶鞍综合征,垂体柄病变、压迫等也可引起发病。

2.原发性和/或继发性甲状腺功能低下

由于甲状腺素分泌减少,解除了下丘脑-垂体的抑制作用,使 TRH 分泌增加,从而使 TSH 分泌增加,也刺激 PRL 分泌增加并影响卵巢与生殖功能。

(三)医源性高催乳素血症

药物治疗其他疾病时往往造成 PRL 的增高。

1.抗精神失常药物

氯丙嗪、阿米替林、丙咪嗪、舒必利、苯海索(安坦)、索拉西泮(罗拉)、奋乃静、甲丙氨酯(眠尔通)、甲氧氯普胺(灭吐灵)等,以上药物可影响多巴胺的产生,影响 PIF 的作用而导致 PRL 分泌增多。

2.甾体激素

雌激素和口服避孕药可通过对丘脑抑制 PIF 的作用或直接刺激 PRL 细胞分泌,使 PRL 升高。

3.其他药物

α-甲基多巴、利血平、苯丙胺、异烟肼、吗啡等也可使 PRL 升高。

(四)其他疾病

其他疾病也可同时引起 PRL 的升高,例如:未分化支气管肺癌、肾上腺瘤、胚胎癌、艾迪生病、慢性肾衰竭、肝硬化、妇科手术、乳头炎、胸壁外伤、带状疱疹等。

(五)特发性闭经-溢乳综合征

此类患者与妊娠无关,临床也查不到垂体肿瘤或其他器质性病变,许多学者认为可能系下丘脑-垂体功能紊乱,促性腺激素分泌受到抑制,而 PRL 分泌增加。其中部分病例经数年临床观察,最后发现垂体 PRL 腺瘤,故此类患者可能有无症状性潜在垂体瘤。所以对所有 HPRL 患者应定期随诊,早期发现肿瘤。

三、临床表现

(一)月经失调-闭经

当 PRL 升高超过生理水平时,则对性功能有影响,可表现为功能性出血、月经稀发以至闭经。有学者报道 PRL 小于 60 ng/mL 仅表现月经稀发,PRL 大于 60 ng/mL 易产生闭经。月经的改变可能是渐进而非急剧的变化,病早期时可能有正常排卵性月经,然后发展到虽有排卵而黄体功能不全、无排卵月经、月经稀发以至闭经。

(二)溢乳

溢乳的程度可表现不同,从挤压出一些清水或乳汁到自然分泌出不等量的乳汁。多数患者在检查乳房时挤压乳房才发现溢乳。有人报道,当 PRL 很高时则雌激素很低,而泌乳反停止,故溢乳与 PRL 水平不呈正相关。

(三)不孕/习惯性早期流产史

(1)高 PRL 血症伴无排卵,即使少数患者不闭经,但从基础体温(BBT)、宫内膜活检及孕酮测定均证实无排卵,所以常有原发不孕。

(2)高 PRL 血症伴黄体功能不全,主要表现为:①BBT 示黄体期短于 12 天,黄体期温度上升不到 0.3 ℃;②宫内膜活检显示发育迟缓;③黄体中期孕酮值小于 5 ng/mL。故高 PRL 血症患者易不孕,有习惯性早期流产史。

(四)其他表现

若发病在青春期前,第二性征不发育。成年妇女可有子宫萎缩,性功能减退,部分患者由于雌素水平低落而出现更年期症状。微小腺瘤(小于 1 cm 直径)时,很少有自觉症状,肿瘤长大向上压迫视交叉时,则有头痛、视力障碍、复视、偏盲,甚至失明等。

四、诊断

(一)病史及体格检查

重点了解月经史、婚育史、闭经和溢乳出现的始因、诱因、全身疾病史和引起 HPRL 相关的药物治疗史。查体时应注意有无肢端肥大和黏液性水肿。妇科检查了解性器官和性征有无萎缩或器质性病变。乳房检查注意乳房发育、形态、有无肿块、炎症、观察溢乳(多用双手轻挤压乳房)溢出物性状和数量。

(二)内分泌检查

1.PRL 的测定

取血前患者至少 1 个月未服用激素类药物或多巴胺拮抗剂,当天未做乳房检查,一般在晨 8~10 点空腹取血,取血前静坐 0.5 小时,两次测定值均不低于 30 ng/mL 为异常。药物引起的 HPRL 很少超过80 ng/mL,停药后则 PRL 恢复正常。当 PRL 大于 100 ng/mL 时应首先除外垂体瘤可能性。一般认为 PRL 值的升高与垂体瘤体积呈正相关。巨大腺瘤出血坏死时 PRL 值可不升高。需指出的是目前所用 PRL 放免药盒仅测定小分子 PRL(相对分子质量 25 000),而不能测定大/大大分子(相对分子质量5 万~10 万)PRL,故某些临床症状明显而 PRL 正常者,不能排除所谓隐匿型高催乳素血症。

2.其他相关内分泌测定

各种原发的或继发的内分泌疾病均可能与高催乳素血症有关。除测定 PRL 外应测 FSH、

LH、E_2、P,了解卵巢及垂体功能。TRH 测定除外原发性甲状腺功能低下,肾上腺功能检查和生长激素测定等。

(三)催乳素功能试验

1.催乳素兴奋试验

(1)促甲状腺激素释放激素试验(TRH Test):正常妇女 1 次静脉注射 TRH 100~400 μg后,25~30 分钟 PRL 较注药前升高 5~10 倍,TSH 升高 2 倍,垂体瘤不升高。

(2)氯丙嗪试验:氯丙嗪促进 PRL 分泌。正常妇女肌内注射 25~50 mg 后 60~90 分钟血PRL 较用药前升高 1~2 倍。持续 3 小时,垂体瘤时不升高。

(3)灭吐灵兴奋试验:该药为多巴胺受体拮抗剂,促进 PRL 合成和释放。正常妇女静脉注射10 mg 后 30~60 分钟,PRL 较注药前升高 3 倍以上。垂体瘤时不升高。

2.催乳素抑制试验

(1)左旋多巴试验:该药为多巴胺前体物,经脱羧酶作用生成多巴胺,抑制 PRL 分泌。正常妇女口服 500 mg 后 2~3 小时 PRL 明显降低。垂体瘤时不降低。

(2)溴隐亭试验:该药为多巴胺受体激动剂,强力抑制 PRL 合成和释放。正常妇女口服2.5~5 mg 后 2~4 小时 PRL 下降达到 50%,持续 20~30 小时,特发性 HPRL 和 PRL 腺瘤时下降明显。

(四)医学影像学检查

1.蝶鞍断层扫描

正常妇女蝶鞍前后径小于 17 mm、深度小于 13 mm、面积小于 130 mm²,若出现以下现象应做 CT 或 MRI 检查:①蝶鞍风船状扩大;②双蝶底或重像;③鞍内高/低密度区或不均质;④平面变形;⑤鞍上钙化灶;⑥前后床突骨质疏松或鞍内空泡样变;⑦骨质破坏。

2.CT 和 MRI 扫描

可进一步确定颅内病灶定位和放射测量。

3.各种颅内造影

各种颅内造影包括海绵窦造影,气脑造影和脑血管造影。

(五)眼科检查

明确颅内病变压迫现象,包括视力、眼压、眼底检查等。

五、治疗

针对病因不同,治疗目的不同,合理选择药物和手术方式等。

(一)病因治疗

若病因是由原发性甲状腺功能低下引起的 HPRL,可用甲状腺素替代疗法。由药物引起者,停药后一般短期 PRL 可自然恢复正常,如停药后半年 PRL 仍未恢复,再采用药物治疗。

(二)药物治疗

1.溴隐亭

溴隐亭为治疗高 PRL 血症的首选药物,它是麦角生物碱的衍生物,多巴胺受体激动剂,直接作用于下丘脑和垂体,抑制 PRL 合成与分泌,且抑制垂体瘤的生长使肿瘤缩小或消失。用药方法较多,一般先每天 2.5 mg,5~7 天,若无不良反应可增加到 5~7.5 mg/d(分 2~3 次服),根据

PRL 水平增加剂量,连续治疗3~6个月或更长时间。一般治疗 4 周左右,血 PRL 降到正常。2~14周溢乳停止,月经恢复。治疗期间一旦妊娠即应停药。

不良反应:治疗初期有恶心、头痛、眩晕、腹痛、便秘、腹泻,有时尚可出现直立性低血压等。不良反应一般症状不重,在 1~2 周自行消失。

2.溢乳停(甲磺酸硫丙麦角林)

20 世纪 80 年代新开发的拟多巴胺药物,其药理作用和临床疗效与溴隐亭相似,但剂量小,毒副作用少,作用时间长。目前已由天津药物研究院 1995 年完成 Ⅱ 期临床研究,并开始临床试用,剂量每片 50 μg。用法每天 25~50 μg,1 周后无不良反应加量,根据 PRL 水平增加剂量,直至 PRL 水平降至正常。

3.左旋多巴

左旋多巴在体内转化为多巴胺作用于下丘脑,抑制 PRL 分泌,但作用时间短,需长期服药。剂量每天0.5 mg,3 次/天,连续半年。大部分患者用药后 1 个月恢复月经,1.5~2 个月溢乳消失。此药对垂体瘤无效。

4.维生素 B_6 可抑制泌乳

其作用机制可能是作为多巴脱羧酶的辅酶,增加下丘脑内多巴向多巴胺转化,刺激 PIF 作用,而抑制 PRL 分泌。用法为每天 200~600 mg,可长期应用。

5.其他药物

长效溴隐亭(LA)注射剂每次 50 mg,每天肌内注射 1 次,最大剂量可达 100 mg。

CV205-502(苯并喹啉衍生物)是一种新的长效非麦角类多巴胺激动剂,作用时间长达 24 小时。剂量每天 0.06~0.075 mg。

(三)促排卵治疗

对 HPRL 患者中无排卵和不孕者,单纯用以上药物不能恢复排卵和妊娠。因此,除用溴隐亭治疗外,应配伍促排卵药物治疗,具体方法有以下 3 种方式:①溴隐亭-CC-HCG;②溴隐亭-HMG-HCG;③GnRH 脉冲疗法-溴隐亭。

综合治疗,除缩短治疗的周期并可提高排卵率和妊娠率。

(四)手术治疗

对垂体瘤患者手术切除效果良好,对微腺瘤治疗率可达 85%。目前经蝶鞍显微手术切除垂体瘤安全、方便、易行,损伤正常组织少,多恢复排卵性月经。但对较大垂体瘤,因垂体肿瘤没有包膜,与正常组织界限不清,不易切除彻底,故遗留 HPRL 血症,多伴有垂体功能不全症状。因此有人建议对较大肿瘤术前选用溴隐亭治疗,待肿瘤缩小再手术,可提高手术疗效。如术后肿瘤切除不完全,症状未完全消除,服用溴隐亭等药物仍可获得疗效,术后出现部分垂体功能不全,PRL 仍高可用 HMG/HCG 联合治疗,加用溴隐亭等药物,若有其他内分泌腺功能不全现象,可根据检查结果补充甲状腺素、泼尼松等。

(五)放疗

放疗适用肿瘤已扩展到蝶鞍外或手术未能切除干净术后持续 PRL 高水平者。方法可行深部X 线、^{60}Co、α-粒子和质子射线治疗,同位素^{198}Au 种植照射。

(六)综合疗法

综合疗法对那些 HPRL 合并有垂体瘤患者单纯手术或单纯放疗疗效均不满意。1988 年 Chun 报道垂体瘤单纯手术、放疗、手术后加放疗,肿瘤的控制率分别为 85%、50%、93%,而平均复发时间为3年、4年、4.5年。因此,有人主张对有浸润性PRL大腺瘤先用溴隐亭治疗使肿瘤缩小再手术,术后加放疗,可提高肿瘤的治愈率。对溢乳闭经综合征患者,不论采用何种疗法均应定期随访检查,包括PRL测定和蝶鞍X线复查。

(许　博)

第八节　围绝经期综合征

围绝经期综合征是指妇女在自然绝经前后或因其他原因丧失卵巢功能,而出现一系列性激素减少所致的症状,包括自主神经功能失调的表现。

一、病因及病理生理

更年期的变化包括两个方面:一方面是卵巢功能衰退,此时期卵巢逐渐趋于排卵停止,雌激素分泌减少,体内雌激素水平低落;另一方面是机体老化,两者常交织在一起。神经血管功能不稳定的综合征主要与性激素水平下降有关,但发生机制尚未完全阐明。

二、诊断

(一)临床表现

临床表现主要根据患者的自觉症状,而无其他器质性疾病。

(1)血管舒缩综合征:潮热、面部发红、出汗,瞬息即过,反复发作。

(2)精神神经症状:情绪不稳定、易激动,自己不能控制,忧郁失眠,精力不集中等。

(3)生殖道变化:外阴与阴道萎缩,阴道干燥疼痛,外阴瘙痒。子宫萎缩、盆底松弛导致子宫脱垂及阴道膨出。

(4)尿频急或尿失禁;皮肤干燥、弹性消失;乳房萎缩、下垂。

(5)心血管系统:胆固醇、甘油三酯和致动脉粥样硬化脂蛋白增高,抗动脉粥样硬化脂蛋白降低,可能与冠心病的发生有关。

(6)全身骨骼发生骨质疏松。

(二)鉴别诊断

必须排除心血管、神经精神和泌尿生殖器各处的病变;潮热、出汗、精神症状、高血压等需与甲状腺功能亢进症和嗜铬细胞瘤相鉴别。

(三)辅助检查

(1)血激素测定:FSH及LH增高、雌二醇下降。

(2)X线检查:脊椎、股骨及掌骨可发现骨质疏松。

三、治疗

(一)一般治疗

加强卫生宣教,解除不必要的顾虑,保证劳逸结合与充分的睡眠。轻症者不必服药治疗,必要时可选用适量镇静药,如地西泮2.5～5 mg/d或氯氮䓬10～20 mg/d睡前服,谷维素20 mg,每天 3 次。

(二)性激素治疗

绝经前主要用孕激素或雌孕激素联合调节月经异常;绝经后用替代治疗。

1.雌激素

对于子宫已切除的妇女,可单纯用妊马雌酮 0.625 mg 或 17β-雌二醇 1 mg,连续治疗 3 个月。对于存在子宫的妇女,可用尼尔雌醇片每次 5 mg,每月 1 次,症状改善后维持量 1~2 mg,每月 2 次,对稳定神经血管舒缩活动有明显的疗效,而对子宫内膜的影响少。

2.雌激素、孕激素序贯疗法

雌激素用法同上,后半期加用 7~10 天炔诺酮,每天 2.5~5 mg;或黄体酮 6~10 mg,每天 1 次;或甲羟孕酮 4~8 mg,每天 1 次,可减少子宫内膜癌的发生率。但周期性子宫出血的发生率高。

3.雌激素、雄激素联合疗法

妊马雌酮 0.625 mg 或 17β-雌二醇 1 mg,每天 1 次,加甲睾酮 5~10 mg,每天 1 次,连用 20 天,对有抑郁型精神状态患者较好,且能减少对子宫内膜的增殖作用,但有男性化作用,而且常用雄激素有成瘾可能。

4.雌激素替代治疗的注意事项

(1)激素替代治疗(HRT)应该是维持围绝经期和绝经后妇女健康的全部策略(包括关于饮食、运动、戒烟和限酒)中的一部分。在没有明确应用适应证时,比如雌激素不足导致的明显症状和身体反应,不建议使用 HRT。

(2)绝经后 HRT 不是一个给予女性的标准单一的疗法,HRT 必须根据临床症状,预防疾病的需要,个人及家族史,相关试验室检查,女性的偏好和期望做到个体化治疗。

(3)没有理由强制性限制 HRT 使用时限。他们也可以有几年时间中断 HRT,但绝经症状可能会持续许多年,应该给予她们最低有效的治疗剂量。是否继续 HRT 治疗取决于具有充分知情权的医患双方的审慎决定,并视患者特殊的目的或对后续的风险与收益的客观评估而定。只要女性能够获得症状的改善,并且了解自身情况及治疗可能带来的风险,就可以选择 HRT。

(4)使用 HRT 的女性应该至少 1 年进行一次临床随访,包括体格检查,更新病史和家族史,相关试验室和影像学检查,与患者进行生活方式和预防及减轻慢性病策略的讨论。

(5)总体来说,在有子宫的所有妇女中,全身系统雌激素治疗中应该加入孕激素,以防止子宫内膜增生或是内膜癌。无子宫者,无须加用孕激素。用于缓解泌尿生殖道萎缩的低剂量阴道雌激素治疗,可被全身吸收,但雌激素还达不到刺激内膜的水平,无须同时给予孕激素。

(6)乳腺癌与绝经后 HRT 的相关性程度还存在很大争议。但与 HRT 有关的可能增加的乳腺癌风险是很小的(少于每年 0.1%),并小于由生活方式因素如肥胖、酗酒所带来的风险。

(7)禁忌证,如血栓栓塞性疾病、镰状细胞贫血、严重肝病、脑血管疾病、严重高血压等。

(赵秀娟)

第九节 闭 经

闭经在临床生殖内分泌领域是一个最复杂而治疗困难的症状,可由多种原因造成。对临床医师来说,妇科内分泌学中很少有问题像闭经那样烦琐而又具有挑战性,诊断时必须考虑到一系列可能潜在的疾病和功能紊乱,其中一些可能给患者带来致病甚至致命的影响。传统上将闭经分成原发性和继发性。但因为闭经的病因和病理生理机制十分复杂,加上环境和时间的变迁,以及科技的发展,人们对闭经的认识、定义、诊断标准和治疗方案都有了较大的改变和进步。

闭经有生理性和病理性之分。青春期前、妊娠期、哺乳期、绝经后月经的停止,均属于生理性闭经。本文讨论的只是病理性闭经的问题。

一、闭经的定义和分类

(一)闭经的定义

(1)已达 14 岁尚无月经来潮,第二性征不发育者。

(2)已达 16 岁尚无月经来潮,不论其第二性征发育是否正常者。

(3)已经有月经来潮,但月经停止 3 个周期(按自身原有的周期计算)或超过 6 个月不来潮者。

(二)闭经的分类

根据月经生理的不同层面和功能,为便于对导致闭经的原因的识别和诊断,将闭经归纳为以下 4 类。①Ⅰ度闭经:子宫和生殖道的异常;②Ⅱ度闭经:卵巢异常;③Ⅲ度闭经:垂体前叶的异常;④Ⅳ度闭经:中枢神经系统(下丘脑)的异常。

先天性性腺发育不良在闭经中占有重要的比例。既往对于性腺衰竭导致的闭经的病因和病理生理是根据染色体和月经情况划分的,概念比较混乱且各型疾病之间有交叉和重复的内容。一般认为,原发性闭经伴 45,XO 或 45,XO/46,XX 嵌合型染色体核型异常且身材矮小者定义为Turner 综合征,但此类核型患者中有一小部分为继发性闭经;患者如果染色体核型大致正常,身高正常但卵巢先天性未发育引起的原发性闭经,我们把其定义为先天性性腺发育不良。但该类患者可能伴有染色体的异位或微缺失;另一些患者为继发性闭经,染色体核型大致正常,卵巢曾有排卵但提前衰竭,被临床定义为卵巢早衰。实际上,这一类疾病在本质上是相同的,即性腺(卵巢)发育不良,但临床表现和闭经时间则有不同程度的差别。

二、闭经的诊断程序

(一)病史和临床表现

对闭经的诊断首先应开始于一个细致和完整的病史采集程序:神经精神方面的状况;家族遗传史;营养情况;发育成长史;生殖道的完整性;中枢神经系统体征;还要仔细鉴别半乳糖血症的存在。

(二)经典的闭经诊断程序

多年来,对闭经的诊断有一个经典的程序。

（1）第一步：孕激素试验＋血清促甲状腺激素测定＋血清催乳素测定。

孕激素试验的方法为：①黄体酮 20 mg，每天 1 次肌内注射，共 3 天；②微粒化黄体酮，每次 100～200 mg，每天 3 次，共 7～10 天；③地屈孕酮每次 10 mg，每天 2 次，共 7～10 天；④甲羟孕酮 8～10 mg/d，共 5～7 天。为避免不良反应最好在睡前服用。观察停药后 1 周内是否发生子宫内膜脱落造成的撤药性出血。

此步骤可以大致诊断：①孕激素试验有撤药性出血可确定卵巢、垂体、下丘脑有最低限度的功能，说明体内有一定水平的雌激素但缺少孕激素的分泌，提示卵巢内有可能有窦卵泡分泌雌激素但没有发生排卵；②PRL 水平正常说明可以基本排除由高催乳素血症引起的闭经；PRL 水平异常升高伴溢乳则提示可能存在高催乳素血症或垂体分泌 PRL 的肿瘤；如果 PRL 水平持续较高，建议行垂体影像学检查；③促甲状腺激素的异常可能反映甲状腺功能亢进或低下对月经的影响，虽然发病率较低，但是因为治疗较简单且有效，因此仍然建议作为第四步筛查；④孕激素试验有撤药性出血说明生殖道解剖正常，且子宫内膜存在一定程度的功能，女性生殖道是完整的；⑤即使内源性 E_2 足够，仍有两种情况导致孕激素撤药试验阴性，即子宫内膜蜕膜化，停用外源性孕激素后子宫内膜不会剥脱。第一种情况是子宫内膜应对高孕酮水平而蜕膜化，见于黄体期或妊娠；第二种情况即子宫内膜由于高浓度的孕激素或睾酮伴随一种特殊的肾上腺酶的不足而蜕膜化，见于雄激素过多症伴无排卵及多囊卵巢的患者，但这种临床现象并不常见。

（2）第二步：雌孕激素试验。

雌孕激素试验的方法为：雌孕激素序贯用药一个周期（结合雌激素、天然雌激素或其他类型的雌激素，每天 1～2 mg 口服，共 20～28 天，最后 7～10 天加口服或肌内注射黄体酮（见第 1 步），与雌激素共用并同时停药。观察 1 周内是否有撤药性出血。

此步骤可以大致诊断：①雌孕激素试验有撤药性出血说明体内缺少雌激素分泌，雌激素分泌低下可能是卵巢功能低下所致；②雌孕激素试验无撤药性出血说明子宫或生殖道异常，有子宫内膜病变或生殖道畸形可能。

（3）第三步：血清 FSH、LH、E_2、T、DHEA-S 水平测定。

仅对第 2 步试验有撤药性出血的闭经患者进行，用来确定内源性雌激素低下是否由于卵泡（Ⅱ度闭经）的缺陷，抑或中枢神经系统-垂体轴的（Ⅲ或Ⅳ度闭经）功能缺陷。孕激素试验阴性的闭经妇女，其 Gn 水平可能异常地偏高、偏低或正常水平。

此步骤可以大致诊断：①FSH，LH 水平升高（FSH＞20 U/L）和 E_2 水平降低，提示卵巢功能衰竭，低雌激素导致的反馈性高促性腺激素分泌；②LH/FSH 和 T 水平升高提示高雄激素血症及多囊卵巢综合征可能；③DHEA-S 明显升高提示有肾上腺来源的高雄激素血症；④FSH、LH 和 E_2 水平正常或降低（FSH 和 LH 均＜5 U/L），提示下丘脑性或垂体性闭经。

（4）第四步：垂体兴奋试验。

如果血清 FSH 和 LH 水平测得正常或偏低，则需要通过垂体兴奋试验来鉴别垂体或下丘脑所导致的闭经原因。方法为：LHRH 25～50 μg，静脉推注，于注射前、注射后 30 分钟、60 分钟、90 分钟、120 分钟分别测血清 LH 和 FSH。因为 LHRH 主要刺激 LH 的分泌，也可以只测血清 LH。

此步骤可以大致诊断：鉴别下丘脑或垂体的功能异常；正常情况下 LH 和 FSH 的升高峰值在 LHRH 注射后 30 分钟左右，数值升高基础值的 3 倍以上。如果 LH 和 FSH 水平没有反应、反应低下或反应延迟，均提示闭经的原因可能在垂体而非下丘脑。如果反应正常，则提示为下丘脑性的闭经。对垂体的 LH 反应延迟者,也可能因为正常垂体长期"失用"而对 LHRH 的刺激不敏感,可以反复试验几次,以激活垂体。

(三)闭经的其他诊断方法

1.B 超检查

盆腔的 B 超扫描提示子宫和内生殖器是否发育正常;子宫的大小、内膜的厚度和形态与月经的关系密切,长期雌激素低下的患者,子宫可能发育不良,也可能发生萎缩。两侧卵巢的体积和形态学是否正常,是否有优势卵泡生长,卵巢内窦卵泡数目等反映了卵巢的排卵功能和储备状况,卵巢的形态学异常与闭经的病因有关,卵巢体积增大,多个窦卵泡发育,提示高雄激素血症和多囊卵巢可能;卵巢体积小于10 mm³,且两侧卵巢窦卵泡总数 4～6 枚,提示卵巢发育不良或提早衰竭。超声应作为常规检查。

2.内镜检查

宫腔镜可以直接观察到宫腔和子宫内膜的形态,鉴别子宫内膜的厚度、色泽、子宫腔发育畸形、宫腔粘连等造成闭经的病因。腹腔镜可在直视下观察卵巢的形态、大小、排卵的痕迹等,鉴别闭经的原因。如果卵巢呈条索状形态,无卵泡和排卵证据,可提示卵巢发育不全,可伴或不伴子宫的发育不良。

3.染色体检查

所有 30 岁以下因高 Gn 水平诊断为卵巢早衰的患者,必须检查染色体核型。一些患者存在 Y 染色体嵌合现象,因为性腺(卵巢)内存在任何睾丸成分,都有形成恶性肿瘤风险,必须手术切除性腺。因为嵌合体核型(比如 46,XX/45,XO)的妇女在过早绝经之前可以有正常的青春期发育、正常月经甚至正常妊娠。有 10%～20% 的卵巢早衰或先天性性腺发育不良者伴有染色体畸变,10% 的 Turner 综合征女孩有自发性的青春期发育,2% 有月经初潮。虽然染色体核型检查对治疗不产生影响,但对于诊断还是有一定意义。况且对其家人的生育功能咨询也有一定价值。

三、闭经的分类诊断

(一)Ⅰ度闭经(生殖道和/或子宫性闭经)

为子宫和生殖道畸形,造成的先天性缺如或梗阻,以及反复子宫手术、子宫内膜结核或炎症造成的不可逆的损伤。

1.诊断依据

(1)雌孕激素试验无撤药性出血。

(2)B 超检查子宫发育不良或缺如,或子宫内膜极薄和回声异常。

(3)子宫造影和/或宫腔镜提示子宫腔粘连、畸形或子宫内膜病变。

(4)对周期性腹痛的青春期患者注意下生殖道的发育畸形。

2.Asherman 综合征

子宫内膜的破坏(Asherman 综合征)可导致继发性闭经,这种情况通常是由产后过度刮宫致子宫内膜损伤的结果。子宫造影可以看到宫腔不规则粘连的典型影像;阴道 B 超可见子宫内膜线不连续和间断征象;宫腔镜检查诊断更精确,可以检出 X 线片无法显现的极微小的粘连。患者卵巢功能正常时,基础体温是双相的,提示闭经的原因与排卵无关。

Asherman 综合征还可发生于剖宫产术、子宫肌瘤切除术、子宫成形术后。产后刮宫术后伴发产后性腺功能减退(如席汉综合征)者因内膜缺少雌激素支持,严重营养不良和菲薄,也可发生严重的宫腔粘连。据报道,选择性子宫动脉栓塞治疗子宫平滑肌瘤术后可能导致局部缺血性反应,造成子宫内膜的损伤而发生 Asherman 综合征。粘连可导致子宫腔、子宫颈外口、宫颈管或这些区域部分或完全闭塞,但不一定发生宫腔积血。如果影像学检查提示宫腔内积血,用宫颈扩张术就可以解决积血的引流问题。

Asherman 综合征患者除了闭经还可能有其他问题,如流产、痛经、月经过少,也可有正常的月经周期。轻度粘连也可导致不孕、反复性流产或胎儿丢失。此类患者需通过子宫造影或宫腔镜检查确诊子宫内膜腔的情况。

子宫内膜损伤导致闭经也可由结核病引起。将经血或子宫内膜活检组织进行培养找到结核杆菌方可确诊。子宫血吸虫病是导致终末器官功能障碍的另一个罕见原因,可在尿、粪、直肠排出物、经血以及子宫内膜内找到寄生虫虫卵。还有因子宫内感染发生严重而广泛盆腔炎导致的 Asherman 综合征的病例报道。

过去,Asherman 综合征的治疗是通过扩张宫颈及刮宫术来解除粘连。宫腔镜下通过电切、电凝、激光等技术直接松解粘连,效果优于扩张宫颈及刮宫术。手术后为了防止宫腔壁的粘连,过去会放置一枚宫内节育器(IUD),然而儿科的气囊导尿管也是很好的选择。囊内充有 3 mL 液体,7 天后将导管取出。术前即开始用广谱抗生素持续 10 天。前列腺素合成抑制剂可解除子宫痉挛。患者连续两个月用高刺激剂量的雌激素治疗,如每月前 3 周每天口服结合雌激素 2.5 mg,第 3 周开始每天加用醋酸甲羟孕酮 10 mg。如果初次手术未能重建月经流出道,为了恢复生育能力,还需要重复数次持续治疗。此类患者有 70% 能成功妊娠,然而妊娠经常合并早产、胎盘植入、前置胎盘和/或产后出血。

3.苗勒管异常

苗勒管发育不全是指无明显阴道的原发性闭经患者,这是原发性闭经相对常见病因,发生率仅次于性腺发育不全。在芬兰,其发生率大约为 1/5 000 新生女婴。原发性闭经者需先排除苗勒管终端导致的生殖道不连续,对青春期女孩,必须先排除处女膜闭锁、阴道口闭锁以及阴道腔不连续、子宫颈,甚至子宫缺失。这类患者阴道发育不全或缺失,且通常伴子宫及输卵管缺失。有正常子宫者却缺乏对外的通道,或者有始基子宫或双角子宫存在。如果有部分子宫内膜腔存在,患者可能主诉有周期性下腹痛。由于与男性假两性畸形的某些征象相似,所以应证明是否为正常女性核型。由于卵巢不属于苗勒结构,故卵巢功能正常而且可以通过双相基础体温及外周血孕酮水平来证实。卵巢的生长及发育都无异常。生殖道闭锁导致的闭经伴随有阴道积血、子宫腔积血或腹腔积血所致的扩张性疼痛。

苗勒管发育不全的确切原因至今未明。可能是抗苗勒管激素(AMH)基因或 AMH 受体基因突变。尽管通常为散发,偶尔也有家族性发病。苗勒管发育不全的女儿和她们的母亲可存在半乳糖-1-磷酸尿苷酰基转移酶的基因突变。这与经典的半乳糖血症不同,推断由于半乳糖的代谢失调致使子宫内暴露有过高浓度的半乳糖,这可能就是苗勒管发育不全的生物学基础。给孕期小鼠高半乳糖喂食,会延迟雌性子代的阴道开放。在这群苗勒管发育不全的患者中,卵巢衰竭也较常见。

进一步评估和诊断需包括放射学检查,大约 1/3 患者伴有泌尿道畸形,12% 以上的患者有骨骼异常,其中多数涉及脊柱畸形,也可能发生缺指或并指。肾畸形包括异位肾、肾发育不全、马蹄肾、集合管异常。B超检查子宫的大小和匀称性,若 B 超的解剖图像不确定,可选择 MRI 扫描。通常没必要用腹腔镜直视检查,MRI 比 B 超准确得多,而且费用及创伤性都低于腹腔镜检查。

然而存在不同程度的 MRI 描述与腹腔镜检查所见不符。术前准确诊断有助于手术规划及手术的顺利实施。

手术之前必须明确拟解决的问题,切除苗勒管残留肯定是没有必要的,除非导致子宫纤维增生,子宫积血、子宫内膜异位症或有症状的腹股沟疝。宫、腹腔镜手术可以解决上述病症。顾虑到手术困难及并发症高,更倾向于用替代材料方法构造人工阴道。推荐用渐进式扩张术,如 Frank 及后来的 Wabrek 等人描述的方法。首先向后,2 周后改为向上沿着通常的阴道轴线方向,用阴道扩条每天扩张 20 分钟直至达到明显的不适。每次使用的扩条逐渐增粗,几个月后即可产生一条功能性阴道。塑料的注射器可用于代替昂贵的玻璃扩条,将扩条放在阴道的部位,维持类似于坐在赛车车座上的压力。Vecchietti 在经腹或腹腔镜手术中采用一种牵引装置。术后再牵引 7 天就可形成一个功能性阴道。

对于不愿意或不能进行扩张术的患者,采用 Williams 阴道成形术的 Creatsas 矫形可迅速并简便地构建新阴道。该手术适用于那些不能接受 Frank 扩张术或 Frank 扩张术失败的妇女,或有完好的子宫并保留生育能力的患者。一种推荐方式为先做开腹手术来评估宫颈管情况,如果子宫颈闭锁就切除子宫,如果是相对简单的处女膜闭锁或阴道横隔问题,就联合阴道手术。多数人建议不必试图保留完全性阴道发育不全患者的生育力,建议在构建新阴道的同时切除苗勒管组织。

阴道横隔患者(远端 1/3 阴道未能成腔)通常有梗阻及尿频症状,阴道横隔可利用声门关闭强行呼气法与处女膜闭锁相鉴别,前者阴道外口处无膨胀。阴道横隔可合并有上生殖道畸形,如输卵管的节段性缺失或单侧输卵管、卵巢的缺失。

生殖道远端闭锁可视为急症,延误手术治疗可能会因炎症性改变或子宫内膜异位症导致不孕,必须尽快完成矫形引流手术。应尽量避免进行诊断性穿刺,因为一旦感染阴道积血则会转变为阴道积脓。

在引导患者进行一系列治疗的程序中,需进行心理咨询和安抚,帮助患者处理好失去生殖道以后的心理障碍。

(二)Ⅱ度闭经(卵巢性闭经)

1.Turner 综合征和先天性性腺发育不良

无论是原发性闭经或继发性闭经都可以有性腺发育的问题,30%～40% 的原发性闭经为性腺条索化的性腺发育不全者。核型的分布为 50% 的 45,X;25% 的嵌合体;25% 的 46,XX。继发性闭经的妇女也可存在性腺发育不全,有关的核型按出现频率依次排列为 46,XX(最常见);嵌合体(如 45,X/46,XX);X 长臂或短臂缺失,47,XXX;45,X。染色体核型正常的性腺发育不全者也与感音神经性聋症(Perrault 综合征)有关联。所以核型为 46,XX 的性腺发育不全者都必须进行听力评估。

单纯性腺发育不全是指双侧性腺条索状,无论其核型如何。混合型性腺发育不全是指一侧性腺内含有睾丸组织,而另一侧性腺条索状。常染色体异常也可与高促性腺激素性卵巢衰竭相关,如一个 28 岁的 18 染色体三体的嵌合体的高促性腺激素的继发性闭经患者,所有卵巢功能丧失。性染色体量变的患者都可列入性腺发育不全的范畴。

(1)Turner 综合征。临床诊断依据为:①16 岁后仍无月经来潮(原发性闭经);②身材矮小、第二性征发育不良、蹼状颈、盾胸、肘外翻;③高促性腺激素,低性腺激素;④染色体核型为 45,XO;或 46,XX/45,XO;或 45,XO/47,XXX;⑤体检发现内外生殖器发育均幼稚,卵巢常呈条索状。

Turner 综合征为一条 X 染色体缺失或存在异常导致的性腺发育不良。由于卵泡的损失,青春期时无性激素产生,故此类患者多表现为原发性闭经。然而须特别关注此症较少见的变异类型,如自身免疫性疾病、心血管畸形以及各种肾脏异常。Turner 综合征的患者 40% 为嵌合体或在 X、Y 染色体上有结构改变。

嵌合体即不同的性染色体成分形成的多核型细胞系。若核型中存在 Y 染色体,说明性腺内存在的睾丸组织,容易形成肿瘤及存在向男性发育的因素,需切除性腺区域。大约 30% 的 Y 染色体携带者不会出现男性第二性征,故即使正常外观女性,高促性腺激素性闭经患者都必须检查核型,以发现功能静止的 Y 染色体,以便在癌变之前对性腺进行预防性切除术。

大约 5% 诊断为 Turner 综合征的患者核型上有 Y 染色体成分。进一步用 Y 染色体特异性 DNA 探针发现另有 5% 的核型中有 Y 染色体成分。然而 Turner 综合征的患者的性腺肿瘤发生率较低(约 5%),似乎局限于那些常规核型检查有 Y 染色体成分的患者。即使常规核型未发现有 Y 染色体成分,一旦出现男性第二性征或当发现一个未知来源的染色体片段时,都需用探针来特异性检测 Y 染色体成分。

嵌合体的意义重大,当有 XX 细胞系嵌合时,性腺内可找到功能性卵巢组织,有时可有正常的月经甚至可生育。嵌合体者也可表现正常月经初潮,达到正常的身高,但出现过早绝经。大多数这类患者身材矮小、身高低于 160 cm,由于功能性卵泡加速闭锁导致早年绝经。

(2)先天性性腺发育不良:染色体核型和身高正常,第二性征发育大致正常,性腺呈条索状。余同 Turner 综合征。该类患者的染色体可能存在嵌合型、小的微缺失、平衡易位或基因的缺陷。

2.卵巢早衰和卵巢抵抗综合征

两组均属于高 Gn 性的闭经患者,去势或绝经后的 Gn 高水平与卵泡加速闭锁所致的卵泡缺乏之间存在联系,但并不是绝对的,因为在某些少见的情况下,Gn 高水平时仍有卵泡存在。发生单纯 FSH 或 LH 分泌异常的罕见病例可能由于某种 Gn 基因的纯合子突变所致。曾报道过由于 LH 亚基的基因突变造成性腺功能低下,和由于 FSH 的亚基突变造成原发性闭经。基因的突变导致生成蛋白的亚基改变,使之失去了应有的免疫活性及生物活性。所以这种性腺功能低下者表现为一种 Gn 升高而另一种 Gn 降低。基因突变杂合子携带者常有相对不孕的问题,利用外源性 Gn 促排卵可以让这些患者成功妊娠。当出现 FSH 高水平,而 LH 低或正常水平时,伴有垂体占位则提示存在分泌 FSH 的腺瘤。表现为持续性无排卵、自发性的卵巢过度刺激,卵巢上有多发的大卵泡囊肿,而且影像学证据提示有垂体腺瘤。因此强调两种 Gn 同时测定,如果一种异常单独升高,需要考虑上述情况。一般卵巢功能衰退的顺序首先是 FSH 的升高,逐渐伴随 LH 升高。

(1)卵巢早衰(premature ovarian failure,POF)。卵巢早衰的诊断依据:①40 岁前绝经;②高促性腺激素和低性腺激素,FSH>20 U/L,雌激素水平低值;③约 20% 有染色体核型异常,常为易位、微缺失、45,XO/46,XX 嵌合型等;④约 20% 伴有其他自身免疫性疾病,如弥漫性甲状腺肿,肾上腺功能减退等;⑤病理检查提示卵巢中无卵泡或仅有极少原始卵泡,部分患者的卵巢呈浆细胞浸润性的"卵巢炎"现象;⑥腹腔镜检查见卵巢萎缩,体积变小,有的呈条索状;⑦有的患者有医源性损坏卵巢的病史,如卵巢肿瘤手术史、卵巢巧克力囊肿剥除术史、盆腔严重粘连史以及盆腔放疗和化疗史等;⑧对内源性和外源性促性腺激素刺激无反应,用氯米芬无法诱导出反馈的 GnRH 升高,用外源性 GnRH 刺激卵巢呈不反应或低反应,无卵泡生长。

大约 1% 的妇女在 40 岁之前会发生卵巢衰竭,而在原发性闭经患者中,发生率为 10%～28%,多数病例的卵巢早衰机制不明。各个不同年龄都可以发生卵巢早衰,取决于卵巢所剩的卵泡数目。无论患者年龄多少,如果卵泡的丢失速度较快,则将表现为原发性闭经及性腺发育低下。假如卵泡耗损发生在青春期或青春期之后,则继发性闭经发生的时间将相应地推迟。

脆性 X 染色体综合征携带者中卵巢早衰的发生率为 10%,已经鉴定出至少有 8 个基因与卵巢早衰有关,5 个在 X 染色体上,3 个在常染色体上。此类患者可考虑供卵妊娠。对于卵巢早衰妇女,推荐进行脆性 X 染色体综合征的筛查,尤其是当有 40 岁之前绝经的家族史的情况下。一种由 3 号染色体上转录因子基因(FOXL2)突变引起的常染色体显性疾病也已证实与眼睑畸形及卵巢早衰有关。另外,卵巢早衰也有可能是自身免疫性疾病、感染流行性腮腺炎性卵巢炎,或化疗及放疗造成的卵泡破坏所致。这些因素导致卵泡消失加速所致。

卵巢早衰存在一定比例的特异性性染色体异常,最常见的异常是 45,X 及 47,XXX,其次是嵌合体、X 染色体结构异常。用荧光原位杂交法寻找 45,X/46,XX 嵌合体,卵巢早衰患者体内发现较高比例的单 X 性染色体细胞,也曾发现 X 染色体长臂上关键区域的易位。

放疗对卵巢功能的影响取决于患者年龄及 X 线的剂量,卵巢内照射 2 周后可出现类固醇激素水平下降,Gn 水平升高。年轻妇女体内有较多的卵母细胞可以抵抗内照射的完全去势作用,闭经多年后仍可恢复卵巢功能。如放疗时正常怀孕,子代的先天异常率并不高于普通人群。若放射区域为骨盆以外,则无卵巢早衰的风险。对盆腔肿瘤患者腹腔镜手术中将卵巢选择性的移出骨盆再作放疗,可有望今后妊娠。

烷化剂(抗肿瘤药)对性腺有剧毒,与放疗一样,导致卵巢衰竭的剂量与开始治疗时患者年龄存在负相关。其他化疗药物也有潜在的卵巢损害性,但研究较少,联合化疗对卵巢的影响与烷化剂相似。约 2/3 的绝经前乳腺癌患者使用环磷酰胺、甲氨蝶呤、氟尿嘧啶治疗者丧失卵巢功能。虽然月经及生育力的确有可能恢复,但无法预测未来的卵巢功能以及生育力。在猴模型模拟放疗过程中,用 GnRHα 抑制 Gn 并不能抵抗卵泡的丢失但确实可保护卵泡免受环磷酰胺的损害。化疗或放疗前将卵母细胞或卵巢组织深低温保存将是保存此类患者生育力的最佳选择。

对自身免疫性"卵巢炎"的卵巢早衰患者,应进行自身免疫性疾病的血液检查,而且需要每几年一次周期性进行,作为对自身免疫性相关疾病的长期监测。检查内容包括血钙、血磷、空腹葡萄糖、21-羟化酶的肾上腺抗体、游离 T_4、TSH、甲状腺抗体。

曾有人建议,有时需要每周测 Gn 及 E_2 水平,如 FSH 低于 LH(FSH/LH<1),或如果 E_2 高于 50 pg/mL 时,应考虑诱导排卵。由于很多案例报道证实了核型正常患者可恢复正常的卵巢功能(10% 的患者),由于有偶发性排卵,对无生育要求者雌孕激素联合性避孕药是较好的选择。如有生育要求者,最好选择供卵。不推荐用治疗剂量的糖皮质激素治疗特发性卵巢早衰,因为并未证明能使卵泡恢复对 Gn 的反应性。

(2)卵巢抵抗综合征(resistant ovarian syndrome,ROS)。卵巢抵抗综合征的临床特征为:①原发或继发性闭经;②高促性腺激素和低性腺激素;③病理检查提示卵巢中有多量始基卵泡和原始卵泡;④腹腔镜检查见卵巢大小正常,但无生长卵泡和排卵痕迹;⑤对内源性和外源性促性腺激素刺激无反应。也称卵巢不敏感综合征,这是一组少见但颇有争议的病征。其临床表现与卵巢早衰极其相似,但如果行卵巢组织学检查,可以发现卵巢皮质中多个小的原始卵泡结构。有人推测这是 Gn 受体不敏感或缺陷,或受体前信号缺陷的原因。在雌激素和孕激素序贯治疗数月后,卵巢可能自然恢复排卵和妊娠。也有人认为这是 POF 的先兆征象和过渡阶段。

3.多囊卵巢综合征(见无排卵和多囊卵巢综合征节)

(1)临床表现:①月经稀发、闭经、不孕的持续性无排卵现象;②多毛、痤疮和黑棘皮病等高雄激素血症现象;③肥胖。

(2)超声检查诊断标准:①双侧卵巢各探及 12 个以上的小卵泡排列在卵巢表面,形成"项链征";②卵巢偏大,卵巢髓质部分增多,反光增强。

(3)实验室检查:①血清 LH/FSH 增高 2 倍以上;②雄激素 T、A、DHEA-S 升高,SHBG 降低;③胰岛素水平升高,糖耐量试验(OGTT)和餐后胰岛素水平升高;④PRL 可轻度升高。

(4)经腹或腹腔镜:卵巢体积增大,表面光滑,白色,无排卵痕迹,见表面多枚小卵泡。

(三)Ⅲ度闭经(垂体性闭经)

1.垂体肿瘤和高催乳素血症

(1)概况:由于颅底狭窄的垂体窝空间,垂体良性肿瘤的生长也会造成问题。肿瘤向上生长压迫视神经交叉,产生典型的双颞侧偏盲。如果肿瘤很小则很少出现视野受损。而此区域的其他肿瘤(如颅咽管瘤,影像学上通常以钙化为标志),由于更邻近视神经交叉,会较早导致视力模糊和视野缺损。除了颅咽管瘤,还有其他更少见的肿瘤,包括脑膜瘤、神经胶质瘤、转移性肿瘤、脊索瘤。曾报道,可能由于松果体的囊性病变导致褪黑激素分泌增加,引起青春期延迟。性腺发育不全及青春发育延迟者应检查头颅 MRI。

当 GH 过度分泌导致肢端肥大症,或 ACTH 的过量分泌引起库欣综合征时,会更加怀疑垂体肿瘤的存在。TSH 分泌性肿瘤(不到垂体肿瘤的 1%)引起继发性甲状腺功能亢进,或 ACTH 或 GH 分泌的肿瘤则非常罕见。如果临床表现提示库欣综合征,则须检测 ACTH 水平及 24 小时尿中游离皮质醇水平,以及地塞米松快速抑制试验;如怀疑为肢端肥大症,则应做 GH 的检测。循环中 IGF-1 水平较稳定,随机测定血样中 IGF-1 高水平即可诊断 GH 过度分泌;ACTH 或 GH 分泌性肿瘤都很少见,最常见的两种垂体肿瘤是 PRL 分泌性肿瘤及无临床功能性肿瘤。PRL 分泌性肿瘤也可在青春期前或青春期出现,故可能影响生长发育,并导致原发性闭经。

大多数无临床功能性肿瘤(约占垂体肿瘤的 30%)起源于 Gn 细胞,活跃分泌 FSH 及其游离亚基,但很少分泌 LH,故此类患者仅表现肿瘤占位性症状。所分泌的 FSH 游离亚基可作为一项肿瘤指标。然而由于游离 FSH 亚基增加合并本身 Gn 的升高,在绝经后妇女情况就变得复杂。但并不是所有 Gn 腺瘤都合并有游离 FSH 亚基增加。对于 FSH 升高而 LH 低水平者高度提示为 Gn 分泌性腺瘤。绝经前出现 Gn 分泌性腺瘤的妇女,其特征是卵巢内多发囊性改变(卵巢过度刺激)、E_2 高水平以及子宫内膜超常增生。用 GnRHa 治疗通常不能降低 Gn 的分泌,反而可导致 FSH 及其游离亚基的持续升高。然而大多数此类肿瘤患者由于肿瘤对垂体柄的压迫影响了下丘脑 GnRH 向垂体的运输,导致 Gn 分泌下降和闭经,并常因肿瘤的占位阻碍了多巴胺向垂体前叶的运输,PRL 水平的轻度升高。

并非所有蝶鞍内占位都是肿瘤,据报道囊肿、结核病、肉瘤样病以及脂肪沉着体也可成为垂体压迫的原因,导致低促性腺素性闭经。淋巴细胞性垂体炎是垂体内少见的自身免疫性浸润,酷似垂体肿瘤,常发生于妊娠期或绝经后的前 6 个月。初期出现高 PRL 血症,接着可发生垂体功能减退症。经蝶骨手术可诊断并治疗这类有潜在致命危险的垂体疾病。在一项大型经蝶骨手术调查中发现,91% 的蝶鞍内及蝶鞍周围占位是腺瘤,与尿崩症无关,但常常伴随着非垂体来源性肿瘤。

垂体周围的病变,如颈内动脉瘤、脑室导水管梗阻也可导致闭经。垂体局部缺血即梗死可导致功能不全,即为产科著名的席汉综合征。

(2)临床表现:①闭经或月经不调;②泌乳;③如较大的垂体肿瘤可引起头痛和视力障碍;④如为空蝶鞍综合征可有搏动性头痛;⑤需排除服药引起的高催乳素血症。

(3)辅助检查:①血清 PRL 升高;②如果为垂体肿瘤或空蝶鞍综合征可经蝶鞍 X 线摄片、CT 或 MRI 检查垂体确诊,应强调增强扫描,以增加检出率。

2.垂体功能衰竭

(1)临床表现:①有产后大出血或垂体手术的病史;②消瘦、乏力、畏寒、苍白,毛发稀疏,产后无乳汁分泌,无性欲,无卵泡发育和月经,生殖道萎缩;③检查为性腺激素低下、甲状腺功能低下和肾上腺功能低下的症状和体征,根据病情程度,功能低下的程度不同,但常见以性腺激素低下为主,其次为甲状腺功能低下,最后为肾上腺功能低下。

(2)辅助检查(根据病情依次有):①血 FSH、LH、E_2、PRL、T 值均低下,血甲状腺激素(FT_3、FT_4)下降促甲状腺素(TSH)升高;②血肾上腺皮质激素(皮质醇,17-羟孕酮)水平低下;③垂体兴奋试验显示垂体反应低下;④空腹血糖和糖耐量试验提示血糖值偏低,反应低下。

(四)Ⅳ度闭经(中枢和下丘脑性闭经)

下丘脑性闭经(促性腺激素不足性性腺功能减退)的患者具有 GnRH 脉冲式分泌的缺陷。在排除了下丘脑器质性病变后,可诊断为功能性抑制,常常是由生活事件所致的心理生理反应,也可与工作或学校中面对的应激状况有关,常见于低体质量及先前月经紊乱的妇女。很多垂体性闭经的妇女也表现为由亚临床饮食障碍引起相似的内分泌、代谢和心理特征。

GnRH 的抑制程度决定了临床表现。轻度抑制可对生育力有微小影响,如黄体期不足;中度抑制可致无排卵性月经失调;重度即表现为下丘脑性闭经。

下丘脑性闭经患者可表现为低或正常水平促性腺激素,正常催乳素水平,正常蝶鞍的影像学表现,雌孕激素撤退性出血试验多为阴性。对这样的患者应每年评估一次,监测指标包括催乳素及蝶鞍的影像学检查。如果几年监测指标均无变化,影像学检查可不必要。与心理应激或体重减轻有关的闭经,大多在6～8年都自然恢复。83%的妇女在病因(应激、体重减少或饮食障碍)纠正后恢复月经。但仍有一部分患者需持续监测。在饮食障碍的妇女当中,月经往往与体重增加有关。

无明显诱因的下丘脑性闭经的妇女,其下丘脑-垂体-肾上腺轴的活性是存在的,可能是应激反应干扰了生育功能的过程。自发性下丘脑性闭经的妇女其 FSH、LH、催乳素的分泌降低,促肾上腺皮质激素释放激素所致皮质醇的分泌增加。有些患者有多巴胺能抑制的 GnRH 脉冲频率,GnRH 脉冲性分泌的抑制可能与内源性阿片肽及多巴胺的增加有关。功能恢复过程中高皮质醇血症先于卵巢功能恢复正常。

需要告知患者促排卵的有效性及生育的可能性,促排卵仅用于有怀孕需求的妇女。没有证据表明周期性激素补充或是促排卵可以诱导下丘脑恢复正常生理功能。

下丘脑性闭经的诊断依据:①原发性闭经;卵泡存在但不发育;②有的患者有不同程度的第二性征发育障碍;③Kallmann 患者伴嗅觉丧失;④FSH、LH、E_2 均低下;⑤对 GnRH 治疗有反应;⑥可有 X 染色体(Xp22.3)的 KAL 基因缺陷。

功能性下丘脑性闭经的临床表现:①闭经或不规则月经;②常见于青春期或年轻女性,多有节食、精神紧张、剧烈运动及不规律生活史;③体型多瘦弱。

主要的辅助检查：①TSH 水平正常，T_3 和 T_4 较低；②FSH 和 LH 偏低或接近正常，E_2 水平偏低；③超声检查提示卵巢正常大小，多个小卵泡散在分布，髓质反光不增强。

1.体重下降，食欲缺乏和暴食综合征

肥胖可以与闭经有关，但肥胖者闭经时促性腺激素分泌不足的状态不常见，除非这个患者同时有情绪障碍。相反，急剧的体质量降低，可致促性腺激素分泌不足。对下丘脑性闭经的诊断必须先排除垂体瘤。

临床表现从与饮食匮乏所致的间歇性闭经到神经性厌食所致的危及生命的极度衰弱。因为这种综合征的死亡率大概为 6%，因此受到高度重视。也有些研究认为大多数患者都能够复原，而病死率并没有增加。这些结果的差异可能因为被评估的人群不一致。临床医师应该警惕有些患者可能会死于神经性厌食。

(1)神经性厌食的诊断。

主要临床特点：①发病于 10～30 岁；②体质量下降 25%或是体重低于正常同年龄和同身高女性的 15%；③特殊的态度，包括对自己身体状况的异常认知，对食物奇怪的存积或拒绝；④毳毛的生长；⑤心动过缓；⑥过度活动；⑦偶发的过度进食（食欲亢盛）；⑧呕吐，可为自己所诱发。

临床表现：①闭经；②无已知医学疾病；③无其他精神疾病。

其他特征：①便秘；②低血压；③高胡萝卜素血症；④糖尿病、尿崩症。

(2)神经性厌食的临床表现：神经性厌食曾被认为多见于中高阶层的低于 25 岁的年轻白种人妇女，但现在看来这个问题可出现在社会各阶层，占年轻妇女的 0.5%。厌食一族均期望成功改变形象，其实家庭往往存在严重的问题，父母却努力维持和谐家庭的表象，掩饰或者否认矛盾冲突。根据心理学家的理解，父母一方，私下里对另一方不满，希望获得他们孩子的感情。当一个完美的孩子的角色变得极其困难时，厌食便开始了。病程往往起源于为控制体质量而自行节食，这种感觉带来一种力量和成就感，随即有一种若自我约束松懈则体质量不能控制的恐惧感产生。有观点认为厌食症可以作为一项辨别内在混乱家庭的指标。

青少年时期正常的体质量增加可能被认为过度增加，这可以使青少年患上真性神经性厌食症。过度的体力活动是神经性厌食症的最早信号。这些孩子是典型的过分强求者，他们很少惹麻烦，但很挑剔，要求其他人达到他们苛刻的价值标准，常常导致自己在社会上的孤立。

有饮食问题的患者常常表现出滞后的性心理发展，其性行为出现得很晚。由身材苗条判断社会地位的价值观，影响她们的进食。依赖身体苗条的职业及娱乐环境容易使得妇女暴露于神经性厌食及神经性贪食的风险之中。所以通常饮食问题反映的是心理上的困境。

除了痛经，便秘也是其常见的临床表现，常常较为严重并合并腹痛。大量进食低热量食物。低血压、低体温、皮肤粗糙、背部及臀部出现松软汗毛、心动过速及水肿是最常见的并发症。长期利尿剂及泻药的滥用可致明显的低钾。低钾性酸中毒可导致致死性的心律失常。血清胡萝卜素的升高表示机体存在维生素 A 的利用障碍，见于手脚掌的皮肤黄染。

贪食症典型表现在阶段性偷偷地疯狂进食，紧接着便是自己诱发呕吐、禁食，或是服用缓泻药和利尿剂，甚至灌肠剂。尽管贪食行为相对较常见，但临床上真正的贪食症并不常见（在一个大学生样本中，占女性学生的 1%，男性学生的 0.1%）。贪食症行为常见于神经性厌食症患者（约占一半）。有贪食症行为的患者其抑郁症状或焦虑障碍的发生率较高，而且还会有入店行窃的问题（通常是偷食物）。约 50%的病例神经性厌食和贪食症行为长期持续。神经性厌食症患者可分为贪食性厌食症和禁食伴过度锻炼者。贪食性厌食症者比较年长，相对更加抑郁、在社交上不太孤立,但家庭问题的发生率较高。单纯贪食症者体重波动较大,但不会减少到厌食症者那么低水平。克服了贪食症的患者可有正常的生育力。

严重的神经性厌食病例经常被内科医师碰到,而临界性神经性厌食病例通常来看妇科医师、儿科医师或家庭医师。厌食症相关的各种问题都代表下丘脑调控的身体功能的障碍:食欲、渴感、水分保持、体温、睡眠、自主平衡以及内分泌。FSH、LH 水平下降,皮质激素水平升高,PRL、TSH、T_4 水平正常,但 T_3 水平较低,反式 T_3 水平升高。许多症状可用甲状腺功能减退来解释(如便秘、寒冷耐受不良、心动过缓、低血压、皮肤干燥、基础代谢率低、高胡萝卜素血症)。随着体重的增长,所有的代谢性改变恢复到正常,Gn 的分泌也可恢复到正常水平。有 30% 的患者持续闭经,这是持续性心理冲突的指标。

当体重恢复到正常体重 15% 以下时,即可恢复机体对 GnRH 的反应,方可恢复正常月经。神经性厌食患者的 Gn 持续低水平,与青春期前孩子的水平相似;随着体重的增长,出现 LH 夜间分泌,类似于青春早期的水平;而当完全恢复正常体重时,24 小时 LH 分泌形式就与正常成年人一样,只是峰值有所差异。如果患者 Gn 的浓度低到无法检测的水平时,可检测血中的皮质醇含量。没必要做其他太多的实验室检测。

需要告知患者闭经与低体重之间的紧密联系,以刺激患者恢复正常体重,进而恢复正常月经。有时有必要参与指导患者的每天能量计算方案[每天至少进食 10 920 kJ(2 600 kcal 能量)],以打破患者养成的饮食习惯。如果进展很慢,则可用激素治疗。对于体重低于 45.36 kg 的患者,如体重持续下降,需进行心理咨询,进行心理干预。

关于厌食症目前尚无特殊的或新的治疗方法,只能强调在疾病发展到最严重的阶段之前,及早发现并进行心理干预。需要初诊医师、心理医师、营养学医师进行临床会诊帮助患者处理自己情绪的认知行为,必要时也可以加用抗抑郁药治疗。

2.过度运动与闭经

从事女性竞赛运动员、芭蕾、现代舞的专业人员中,月经失调或下丘脑抑制性闭经的发生率较高。多达 2/3 有月经的跑步运动员黄体期较短,甚至无排卵,即使月经正常,周期与周期之间的差异也很大,常常合并有激素功能的下降。如在月经初潮之前就开始过度运动,则月经初潮会延迟长达 3 年之久,随后月经紊乱的发生率较高。对于体重低于 115 kg 的年轻妇女,如在训练中体重下降大于 10 kg 就很可能出现闭经,也支持 Frisch 关于临界体重观念。

临界体重理论描述为:月经正常需要维持在临界水平之上的体重,需达到临界的躯体脂肪含量。可利用 Frisch 的临界体重计算。基于身体总水量占总体重的百分比,计算出躯体脂肪的百分比,为脂肪指数。16 岁时身体总水量占总体重 10% 时相当于脂肪含量为 22%,这是维持月经所需的最低标准,13 岁时身体总水量占总体重 10% 时相当于脂肪含量为 17%,这是发生月经初潮所需的最低标准,减少标准体重的 10%~15% 时就可使躯体脂肪含量下降到 22% 以下,造成月经紊乱。

这种闭经类似于下丘脑功能障碍,剧烈运动减少 Gn 分泌,但促进 PRL、GH、睾酮、ACTH 以及肾上腺激素的分泌,同时减低它们的清除率从而增加了这些激素的血浓度。低营养状态妇女的 PRL 一般无改变,相反过度运动者的 PRL 是增加的,但幅度较小,持续时间极短,所以不能用 PRL 的增加来解释月经异常。当闭经运动员与非闭经运动员或非运动员相比较时,她们的 PRL 含量并没有明显差异。另外,月经正常的女性运动员褪黑素水平在白天升高,而闭经运动员褪黑素有夜间分泌。这也可见于下丘脑性闭经的妇女,反映对 GnRH 脉冲分泌的抑制。与低营养状态妇女相反的另一个现象出现在甲状腺轴。运动员的 T_4 水平相对较低,过度锻炼的闭经患者的甲状腺激素都完全受抑制,包括反式 T_3。

运动员经常会有竞赛后或训练后的欣快愉悦感。尚不清楚这究竟是一种心理反应还是由于内源性阿片的增加。大量证据显示,内源性阿片通过抑制下丘脑 GnRH 的分泌来抑制 Gn 的分泌。纳曲酮(一种长效的阿片受体阻滞剂)用于体重下降导致的闭经患者可促使恢复月经,提示内啡肽在应激相关的下丘脑性闭经中的关键作用。运动员不管是否闭经都会出现运动诱导的血内啡肽水平的升高。

下丘脑性闭经(包括运动相关性或饮食失调)妇女由于 CRH 及 ACTH 增加,伴有皮质醇增多症,表明这是应激状态干扰生殖功能。皮质醇水平恢复正常的闭经运动员 6 个月内可恢复正常的月经。

闭经运动员处于能量负平衡的状态,IGFBP-1 水平升高,胰岛素敏感性增强,胰岛素水平下降,IGF-1 不足以及 GH 水平升高。IGFBP-1 的增加会抑制下丘脑 IGF 的活性,继而抑制 GnRH 的分泌。

瘦素对生殖的影响也被视为维持应激反应,月经周期正常的运动员瘦蛋白水平可显示出正常的昼夜节律,然而闭经患者则不具有昼夜节律。运动员瘦蛋白水平普遍较低(不到 30%),这与身体脂肪含量的减少有关,但在血胰岛素不足及皮质醇增多症者其水平进一步降低。当身体脂肪减少到体重的 15% 以下,以及瘦蛋白低于 3 ng/mL 的水平时会发生月经紊乱及闭经。

Fries 描绘了饮食障碍连续的 4 个阶段:以美容为目的的忌口;因对饮食及体重神经过敏而忌口;厌食反应;神经性厌食。

厌食反应与真正的神经性厌食之间有几点重要差异,从心理上来说,神经性厌食患者对疾病以及她自身的问题缺乏认识,她并不认为自己体重过低,毫不担心自己可怕的身体现状及外表,医患之间很难沟通,患者对医师极其不信任。而厌食反应的患者有自我批评的能力,他们知道问题所在,而且能描述出来运动员、过度锻炼的妇女或舞蹈演员都可能发生厌食反应。厌食反应的发生是自觉地有意识的故意努力减少体重。及早发现,给予忠告以及自信心的支持可以制止问题的进展。由病理性饮食失调进展到完全综合征仅需 1 年时间。

尽早发现的预后较好,简单地增加体重就可以扭转闭经状态。然而这些患者通常不愿意放弃他们的运动规律。所以应鼓励激素治疗来阻止骨质流失及心血管系统的改变。如正常激素水平仍不足以使骨质密度恢复到正常水平,必须恢复足量的饮食和体重。当患者有生育要求时,推荐其减少运动量并增加一定的体重,有时必须考虑诱导排卵。

3.遗传基因缺陷

导致低促性腺素功能减退症特异性遗传缺陷尚不清楚。然而,随着分子生物学研究的深入,发现 FSH 亚基突变和 Kallmann 综合征的基因缺陷。

(1)闭经、嗅觉丧失、Kallmann 综合征:有一种少见的因 GnRH 分泌不足导致低促性腺素功能减退症,联合嗅觉丧失或嗅觉减退的综合征,也即 Kallmann 综合征。在女性,这种综合征的特征是原发性闭经、性发育幼稚、低促性腺素,正常女性核型以及无法感知嗅觉,比如咖啡、香水。她们的性腺对 Gn 有反应。所以可用外源性 Gn 成功地诱导排卵,而氯米芬无效。

Kallmann 综合征与特殊的解剖缺陷有关,MRI 和尸体剖检证实了嗅脑内嗅沟的发育不全或缺失。这一缺陷是嗅觉神经轴突及 GnRH 神经元未能从嗅板中迁移出来的结果。目前已证实有 3 种遗传方式:X 染色体连锁遗传、常染色体显性遗传、常染色体隐性遗传。男性的发病率高出 5 倍,表明 X 染色体连锁遗传是其主要的遗传方式,但在女性患者中,遗传模式为常染色体隐性或常染色体显性遗传。X 染色体连锁遗传的 Kallmann 综合征可联合有其他因 X 染色体短臂远端的邻近基因缺失或易位所致的疾病(如 X 染色体连锁的矮小症或鱼鳞病及硫酸酯酶缺乏症)。

导致这一综合征的 X 染色体连锁基因的突变或缺失包括 X 染色体短臂上(Xp22.3)的一个独立基因(KAL),它编码一种负责神经元迁移的必需蛋白 anosmin-1。这种嗅觉丧失闭经综合征是由于嗅觉神经及 GnRH 神经元未能穿透前脑,组织了成功迁移。同时还可能有其他神经异常,如镜像运动、听觉缺失、小脑性共济失调等,提示泛发的神经缺陷。肾和骨异常、听力缺陷、色盲、唇裂、腭裂(最常见的异常)也可以出现在这些患者中。表明除了下丘脑这一基因突变还可以在其他组织内表达。这一综合征的发生具有家族遗传性及散发性。尚未证实有常染色体的突变。

(2)单纯促性腺激素低下性闭经:单独的 GnRH 分泌不足导致的下丘脑性闭经患者可能有类似于 Kallmann 综合征患者的缺陷,但由于外显率较低,只有 GnRH 神经元的迁移缺陷表达出来。在一些嗅觉正常的闭经患者中,其家族成员有嗅觉丧失的患者。一些 GnRH 分泌不足但嗅觉正常的患者有常染色体遗传形式。然而尚未发现 GnRH 基因缺陷,X 染色体连锁基因的突变也并不常见。

报道一个家族遗传性 GnRH 受体基因突变所致的低促性腺素功能减退症,患者的父母和一个姐妹是正常的杂合子,所以突变是常染色体隐性遗传的。筛选 46 个低促性腺素功能减退症男女,发现有女性患者的家族中,1/14 存在常染色体遗传性 GnRH 受体基因突变,在另一项研究中,证实常染色体隐性遗传嗅觉正常的患者中有 40% 存在 GnRH 受体基因突变。GnRH 受体基因突变会干扰信号传导,导致对 GnRH 刺激抵抗,各种不同的表型反映了特殊突变后基因表达的质与量的差异。GnRH 受体基因突变可能在 20% 的自发性下丘脑性闭经患者中发生。GnRH 受体基因突变导致的低促性腺素功能减退症不容易用 GnRH 治疗,但外源性的 Gn 的反应未受损。由于大多数低促性腺素功能减退症患者对 GnRH 治疗起反应,因此 GnRH 受体基因突变并不常见。只有家族成员有类似表现的患者才值得继续追踪。

四、闭经的治疗

闭经的治疗应根据患者的病因、年龄、对生育的要求,采用个体化的方案进行。

(一)雌孕激素疗法

1.雌孕激素序贯疗法

适用于因卵巢早衰、卵巢抵抗综合征、垂体或下丘脑性闭经等情况。对要求生育的患者,雌激素种类的选择应为天然制剂。

2.雌孕激素联合疗法

适用于显著高雄激素血症和没有生育要求的情况。一般可选用避孕药半量或全量。对暂时不需要生育的患者,可长期服用数年。

(二)促排卵治疗

对要求生育的患者,针对不同的闭经原因,个体化地选择适当的促排卵药物和方案。

(三)手术治疗

针对患者病因,采用适当的手术诊断和治疗。对先天性下生殖道畸形的闭经,多有周期性腹痛的急诊情况,需要紧急进行矫形手术,以开放生殖道引流月经血;对多囊卵巢综合征的患者经第一线的促排卵治疗卵巢抵抗者,可通过经腹或腹腔镜进行卵巢打孔术,促进卵巢排卵;对垂体肿瘤的患者,可行肿瘤切除手术。垂体分泌催乳素的腺瘤的患者,在有视神经压迫症状时,可选择手术治疗。

(四)其他治疗

根据患者的具体情况,可针对性地采用适当的治疗方法。

(1)对高催乳素血症的患者用溴隐亭治疗。

(2)对高雄激素血症的患者可应用螺内酯、环丙孕酮等抗雄激素制剂治疗。

(3)对胰岛素抵抗的高胰岛素血症,可用胰岛素增敏剂及减轻体重的综合治疗。

(4)对甲状腺功能减低的患者应补充甲状腺素。

(5)对肾上腺来源的高雄激素血症可用地塞米松口服。

(6)对卵巢早衰、先天性性腺发育不良或 Turner 综合征可采用激素替代,并运用赠卵的辅助生殖技术帮助妊娠。

(五)治愈标准

(1)恢复自发的有排卵的规则月经。

(2)自然的月经周期长于 21 天,经量少于 80 mL,经期短于 7 天。

(3)对于不可能恢复自发排卵的患者,如卵巢早衰等,建立规律的人工周期的阴道出血即可。

闭经是一组原因复杂的临床症状,有一百余种病因,有功能性的,也有器质性的。对闭经的诊断是在病史、体格检查和妇科检查的基础上,根据一套经典的诊断程序逐步作出的。这一诊断程序可以将闭经的原因定位在下丘脑、垂体、卵巢、子宫和生殖道以及其他内分泌腺的部位,以便准确诊断和合理治疗。

因为闭经是由多种不同的原因造成的,所以对闭经的治疗方案也要根据其基础疾病而制订。有的疾病因原因不明,治疗的原则就是调整和维护机体的正常内分泌状态,帮助因闭经而不孕的夫妇怀孕,防止因闭经导致的近期和远期并发症。

(赵秀娟)

第七章

女性盆底功能障碍

第一节　子　宫　损　伤

一、子宫穿孔

子宫穿孔多发生于流产刮宫,特别是钳刮人工流产手术时,但诊断性刮宫、安放和取出宫腔内节育器(intrauterine device,IUD)均可导致子宫穿孔。

(一)病因

1.术前未做盆腔检查或判断错误

刮宫术前未做盆腔检查或对子宫位置、大小判断错误,即盲目操作,是子宫穿孔的常见原因之一,特别是当子宫前屈或后屈,而探针,吸引头或刮匙放入的方向与实际方向相反时,最易发生穿孔。双子宫或双角子宫畸形患者,早孕时勿在未孕侧操作,亦易导致穿孔。

2.术时不遵守操作常规或动作粗暴

初孕妇宫颈内口较紧,强行扩宫,特别是跳号扩张宫颈时,可能发生穿孔。此外,如在宫腔内粗暴操作,过度搔刮或钳夹子宫某局部区域,均可引起穿孔。

3.子宫病变

以往有子宫穿孔史、反复多次刮宫史或剖宫产后瘢痕子宫患者,当再次刮宫时均易发生穿孔。子宫绒癌或子宫内膜癌累及深肌层者,诊断性刮宫或宫腔镜检查时,可导致或加速其穿孔或破裂。

4.萎缩子宫

当体内雌激素水平低落,如产后子宫过度复旧或绝经后,子宫往往小于正常,且其肌层组织脆弱、肌张力低,探针很容易直接穿透宫壁,甚至可将 IUD 直接放入腹腔内。

5.强行取出嵌入肌壁的 IUD

IUD 已嵌入子宫肌壁,甚至部分已穿透宫壁时,如仍强行经阴道取出,有引起子宫穿孔的可能。

(二)临床表现

绝大多数子宫穿孔均发生在人工流产手术,特别是大月份钳刮手术时。子宫穿孔的临床表现可因子宫原有状态、引起穿孔的器械大小、损伤的部位和程度,以及是否并发其他内脏损伤而有显著不同。

1.探针或 IUD 穿孔

凡探针穿孔,由于损伤小,一般内出血少,症状不明显,检查时除可能扪及宫底部有轻压痛外,余无特殊发现。产后子宫萎缩,在安放 IUD 时,有时可穿透宫壁将其直接放入腹腔而未察觉,直至以后 B 超随访 IUD 或试图取出 IUD 失败时方始发现。

2.卵圆钳、吸管穿孔

卵圆钳或吸管所致穿孔的孔径较大,特别是当穿孔后未及时察觉仍反复操作时,常伴急性内出血。穿孔发生时患者往往突发剧痛。腹部检查,全腹均有压痛和反跳痛,以下腹部最为明显,但肌紧张多不显著,如内出血少,移动性浊音可为阴性。妇科检查宫颈举痛和宫体压痛均极显著。如穿孔部位在子宫峡部一侧,且伤及子宫动脉的下行支时,可在一侧阔韧带内扪及血肿形成的块物;但也有些患者仅表现为阵性宫颈管内活跃出血,宫旁无块物扪及,宫腔内亦已刮净而无组织残留。子宫绒癌或葡萄胎刮宫所导致的子宫穿孔,多伴有大量内、外出血,患者在短时间内可出现休克症状。

3.子宫穿孔并发其他内脏损伤

人工流产术发生穿孔后未及时发现,仍用卵圆钳或吸引器继续操作时,往往夹住或吸住大网膜、肠管等,以致造成内脏严重损伤。如将夹住的组织强行往外牵拉,患者顿感刀割或牵扯样上腹剧痛,术者亦多觉察往外牵拉的阻力极大,有时可夹出黄色脂肪组织、粪渣或肠管,严重者甚至可将肠管内黏膜层剥脱拉出。因肠管黏膜呈膜样,故即使夹出亦很难肉眼辨认其为何物。肠管损伤后,其内容物溢入腹腔,迅速出现腹膜炎症状。如不及时手术,患者可因中毒性休克死亡。

如穿孔位于子宫前壁,伤及膀胱时可出现血尿。当膀胱破裂,尿液流入腹腔后,则形成尿液性腹膜炎。

(三)诊断

凡经阴道宫腔内操作出现下列征象时,均提示有子宫穿孔的可能。

(1)使用的器械进入宫腔深度超过事先估计或探明的长度,并感到继续放入无阻力时。

(2)扩张宫颈的过程中,如原有阻力极大,但忽而阻力完全消失,且患者同时感到有剧烈疼痛时。

(3)手术时患者有剧烈上腹痛,检查有腹膜炎刺激征,或移动性浊音阳性;如看到夹出物有黄色脂肪组织、粪渣或肠管,更可确诊为肠管损伤。

(4)术后子宫旁有块物形成或宫腔内无组织物残留,但仍有反复阵性宫颈管内出血者,应考虑在子宫下段侧壁阔韧带两叶之间有穿孔可能。

(四)预防

(1)术前详细了解病史和做好妇科检查,并应排空膀胱。产后三个月哺乳期内和宫腔<6 cm者不放置 IUD。有刮宫产史、子宫穿孔史或哺乳期受孕而行人工流产术时,在扩张宫颈后即注射子宫收缩剂,以促进子宫收缩变硬,从而减少损伤。

(2)经阴道行宫腔内手术若不用超导可视是完全凭手指触觉的"盲目"操作,故应严格遵守操作规程,动作轻柔,安全第一,务求做到每次手术均随时警惕有损伤的可能。

(3)孕 12~16 周而行引产或钳刮术时,术前 2 天分四次口服米非司酮共 150 mg,同时注射依沙吖啶(利凡诺)100 mg至宫腔,以促进宫颈软化和扩张。一般在引产第 3 天,胎儿胎盘多能自行排出,如不排出时,可行钳刮术。钳刮时先取胎盘,后取胎体,如胎块长骨通过宫颈受阻时,忌用暴力牵拉或旋转,以免损伤宫壁。此时应将胎骨退回宫腔最宽处,换夹胎骨另一端则不难取出。

(4)如疑诊子宫体绒癌或子宫内膜腺癌而需行诊断性刮宫确诊时,搔刮宜轻柔。当取出的组织足以进行病理检查时,则不应再作全面彻底的搔刮术。

(五)治疗

手术时一旦发现子宫穿孔,应立即停止宫腔内操作。然后根据穿孔大小、宫腔内容物干净与否、出血多少和是否继续有内出血、其他内脏有无损伤及妇女对今后生育的要求等而采取不同的处理方法(图 7-1)。

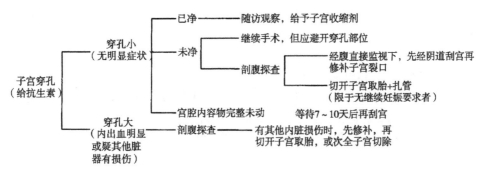

图 7-1　人工流产导致子宫穿孔的处理方法

(1)穿孔发生在宫腔内容物已完全清除后,如观察无继续内、外出血或感染,三天后即可出院。

(2)凡穿孔较小者(用探针或小号扩张器所致),无明显内出血,宫腔内容物尚未清除时,应先给予麦角新碱或缩宫素以促进子宫收缩,并严密观察有无内出血。如无特殊症状出现,可在7～10天后再行刮宫术;但若术者刮宫经验丰富,对仅有部分宫腔内容物残留者,可在发现穿孔后避开穿孔部位将宫腔内容物刮净。

(3)如穿孔直径大,有较多内出血,尤其合并有肠管或其他内脏损伤者,则不论宫腔内容物是否已刮净,应立即剖腹探查,并根据术时发现进行肠修补或部分肠段切除吻合术。子宫是否切开或切除,应根据有无再次妊娠要求而定。已有足够子女者,最好做子宫次全切除术;希望再次妊娠者,在肠管修补后再行子宫切开取胎术。

(4)其他辅助治疗:凡有穿孔可疑或证实有穿孔者,均应尽早经静脉给予抗生素预防和控制感染。

二、子宫颈撕裂

子宫颈撕裂多发生于产妇分娩时,一般均在产后立即修补,愈合良好。但中孕人流引产时亦可引起宫颈撕裂。

(一)病因

多因宫缩过强但宫颈未充分容受和扩张,胎儿被迫强行通过宫颈外口或内口所致。一般见于无足月产史的中孕引产者。加用缩宫素特别是前列腺素引产者发生率更高。

(二)临床表现

临床上可表现为以下三种不同类型。

1.宫颈外口撕裂

宫颈外口撕裂与一般足月分娩时撕裂相同,多发生于宫颈6或9点处,长度可由外口处直达阴道穹隆部不等,常伴有活跃出血。

2.宫颈内口撕裂

内口尚未完全扩张,胎儿即强行通过时,可引起宫颈内口处黏膜下层结缔组织撕裂,因黏膜完整,故胎儿娩出后并无大量出血,但因宫颈内口闭合不全以致日后出现复发性流产。

3.宫颈破裂

凡裂口在宫颈阴道部以上者为宫颈上段破裂,一般同时合并有后穹隆破裂,胎儿从后穹隆裂口娩出。如破裂在宫颈的阴道部为宫颈下段破裂,可发生在宫颈前壁或后壁,但以后壁为多见。裂口呈横新月形,但宫颈外口完整。患者一般流血较多。窥阴器扩开阴道时即可看到裂口,甚至可见到胎盘嵌顿于裂口处。

(三)预防和治疗

(1)凡用利凡诺引产时,不应滥用缩宫素特别是不应采用米索前列醇加强宫缩。引产时如宫缩过强,产妇诉下腹剧烈疼痛,并有烦躁不安,而宫口扩张缓慢时,应立即肌内注射哌替啶100 mg及莨菪碱0.5 mg以促使子宫松弛,已加用静脉注射缩宫素者应尽速停止滴注。

(2)中孕引产后不论流血多少,应常规检查阴道和宫颈。发现撕裂者立即用人工合成可吸收缝线修补。

(3)凡因宫颈内口闭合不全出现晚期流产者,可在非妊娠期进行手术矫正,但疗效不佳。现多主张在妊娠14~19周期间用10号丝线前后各套2 cm长橡皮管绕宫颈缝合扎紧以关闭宫颈管。待妊娠近足月或临产前拆除缝线。

（陈　敏）

第二节　子宫脱垂

子宫脱垂是子宫从正常位置沿阴道下降,宫颈外口达坐骨棘水平以下,甚至子宫全部脱出阴道口以外。子宫脱垂常伴有阴道前壁和后壁脱垂。

一、临床分度与临床表现

(一)临床分度

我国采用1981年全国部分省、市、自治区"两病"科研协作组的分度,以患者平卧用力向下屏气时,子宫下降最低点为分度标准。将子宫脱垂分为三度(图7-2)。

1.Ⅰ度

(1)轻型:宫颈外口距处女膜缘<4 cm,未达处女膜缘。

(2)重型:宫颈外口已达处女膜缘,阴道口可见子宫颈。

2.Ⅱ度

(1)轻型:宫颈已脱出阴道口外,宫体仍在阴道内。

(2)重型:宫颈及部分宫体脱出阴道口。

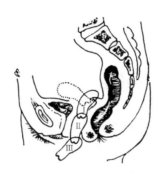

图 7-2　子宫脱垂

3.Ⅲ度

宫颈与宫体全部脱出阴道口外。

(二)临床表现

1.症状

(1)Ⅰ度:患者多无自觉症状。Ⅱ、Ⅲ度患者常有程度不等的腰骶区疼痛或下坠感。

(2)Ⅱ度:患者在行走、劳动、下蹲或排便等腹压增加时有块状物自阴道口脱出,开始时块状物在平卧休息时可变小或消失。严重者休息后块状物也不能自行回缩,常需用手推送才能将其还纳至阴道内。

(3)Ⅲ度:患者多伴Ⅲ度阴道前壁脱垂,易出现尿潴留,还可发生压力性尿失禁。

2.体征

脱垂子宫有的可自行回缩,有的可经手还纳,不能还纳的,常伴阴道前后壁脱出,长期摩擦可致宫颈溃疡、出血。Ⅱ、Ⅲ度子宫脱垂患者宫颈及阴道黏膜增厚角化,宫颈肥大并延长。

二、病因

分娩损伤,产后过早体力劳动,特别是重体力劳动;子宫支持组织疏松薄弱,如盆底组织先天发育不良;绝经后雌激素不足;长期腹压增加。

三、诊断

通过妇科检查结合病史很容易诊断。检查时嘱患者向下屏气或加腹压,以判断子宫脱垂的最大程度,并分度。同时注意观察有无阴道壁脱垂、宫颈溃疡、压力性尿失禁等,必要时做宫颈细胞学检查。如可还纳,需了解盆腔情况。

四、处理

(一)支持疗法

加强营养,适当安排休息和工作,避免重体力劳动,保持大便通畅,积极治疗增加腹压的疾病。

(二)非手术疗法

1.放置子宫托

该方法适用于各度子宫脱垂和阴道前后壁脱垂患者。

2.其他疗法

其他疗法主要包括盆底肌肉锻炼、物理疗法和中药补中益气汤等。

(三)手术疗法

该疗法适用于国内分期Ⅱ度及以上子宫脱垂或保守治疗无效者。

1.阴道前、后壁修补术

该疗法适用于Ⅰ、Ⅱ度阴道前、后壁脱垂患者。

2.曼氏手术

手术包括阴道前后壁修补、主韧带缩短及宫颈部分切除术。适用于年龄较轻、宫颈延长、希望保留子宫的Ⅱ、Ⅲ度子宫脱垂伴阴道前、后壁脱垂患者。

3.经阴道子宫全切术及阴道前后壁修补术

该术式适用于Ⅱ、Ⅲ度子宫脱垂伴阴道前、后壁脱垂、年龄较大、无须考虑生育功能的患者。

4.阴道纵隔形成术或阴道封闭术

该术式适用于年老体弱不能耐受较大手术、不需保留性交功能者。

5.阴道、子宫悬吊术

可采用手术缩短圆韧带,或利用生物材料制成各种吊带,以达到悬吊子宫和阴道的目的。

五、预防

推行计划生育,提高助产技术,加强产后体操锻炼,产后避免重体力劳动,积极治疗和预防使腹压增加的疾病。

(陈　敏)

第三节　阴道脱垂

阴道脱垂包括阴道前壁脱垂与阴道后壁脱垂。

一、阴道前壁脱垂

阴道前壁脱垂常伴有膀胱膨出和尿道膨出,以膀胱膨出为主(图7-3)。

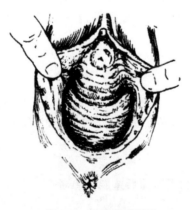

图 7-3　阴道前壁脱垂

（一）病因病理

阴道前壁的支持组织主要是耻骨尾骨肌、耻骨膀胱宫颈筋膜和泌尿生殖膈的深筋膜。

若分娩时，上述肌肉、韧带和筋膜，尤其是耻骨膀胱宫颈筋膜、阴道前壁及其周围的耻尾肌过度伸张或撕裂，产褥期又过早从事体力劳动，使阴道支持组织不能恢复正常，膀胱底部失去支持力，膀胱及与其紧连的阴道前壁上 2/3 段向下膨出，在阴道口或阴道口外可见，称为膀胱膨出。膨出的膀胱随同阴道前壁仍位于阴道内，称Ⅰ度膨出；膨出部暴露于阴道口外称Ⅱ度膨出；阴道前壁完全膨出于阴道口外，称Ⅲ度膨出。

若支持尿道的耻骨膀胱宫颈筋膜严重受损，尿道及与其紧连的阴道前壁下 1/3 段则以尿道外口为支点，向后向下膨出，形成尿道膨出。

（二）临床表现

轻者可无症状。重者自觉下坠、腰酸，并有块物自阴道脱出，站立时间过长、剧烈活动后或腹压增大时，阴道"块物"增大，休息后减小。仅膀胱膨出时，可因排尿困难而致尿潴留，易并发尿路感染，患者可有尿频、尿急、尿痛等症状。膀胱膨出合并尿道膨出时，尿道膀胱后角消失，在大笑、咳嗽、用力等增加腹压时，有尿液溢出，称张力性尿失禁。

（三）诊断及鉴别诊断

主要依靠阴道视诊及触诊，但要注意是否合并尿道膨出及张力性尿失禁。患者有上述自觉症状，视诊时阴道口宽阔，伴有陈旧性会阴裂伤。阴道口突出物在屏气时可能增大。若同时见尿液溢出，表明合并膀胱膨出和尿道膨出。触诊时突出包块为阴道前壁，柔软而边界不清。如用金属导尿管插入尿道膀胱中，则在可缩小的包块内触及金属导管，可确诊为膀胱或尿道膨出，也除外阴道内其他包块的可能，如黏膜下子宫肌瘤、阴道壁囊肿、阴道肠疝、肥大宫颈及子宫脱垂（可同时存在）等。

（四）预防

正确处理产程，凡有头盆不称者及早行剖宫产术，避免第二产程延长和滞产；提高助产技术，加强会阴保护，以及时行会阴侧切术，必要时手术助产结束分娩；产后避免过早参加重体力劳动；提倡做产后保健操。

（五）治疗

轻者只需注意适当营养和缩肛运动。严重者应行阴道壁修补术；因其他慢性病不宜手术者，可置子宫托缓解症状，但需日间放置、夜间取出，以防引起尿瘘、粪瘘。

二、阴道后壁脱垂

阴道后壁脱垂常伴有直肠膨出。阴道后壁脱垂可单独存在，也可合并阴道前壁脱垂。

（一）病因病理

经阴道分娩时，耻尾肌、直肠-阴道筋膜或泌尿生殖膈等盆底支持组织由于长时间受压而过度伸展或撕裂，如在产后未能修复，直肠支持组织削弱，导致直肠前壁向阴道后壁逐渐脱出，形成伴直肠膨出的阴道后壁脱垂（图 7-4）。

若较高处的耻尾肌纤维严重受损，可形成子宫直肠陷凹疝，阴道后穹隆向阴道内脱出，内有肠管，称肠膨出。

（二）临床表现

轻者无明显表现，严重者可感下坠、腰酸、排便困难，甚至需要用手向后推移膨出的直肠方能排便。

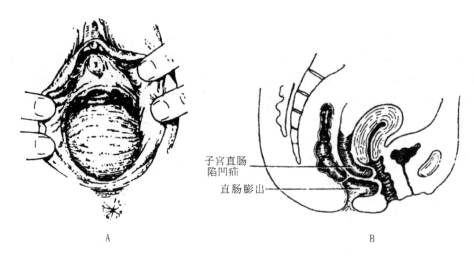

子宫直肠
陷凹疝

直肠膨出

A   B

图 7-4　阴道后壁脱垂
A.直肠膨出；B.直肠膨出矢状面观

（三）诊断与鉴别诊断

检查可见阴道后壁呈球形膨出，肛诊时手指可伸入膨出部，即可确诊。

（四）预防

同阴道前壁脱垂。

（五）治疗

轻度者不需治疗，重者需行后阴道壁及会阴修补术。

（赵秀娟）

第四节　压力性尿失禁

压力性尿失禁（stress urinary incontinence，SUI）是指由于腹压增高引起的尿液不自主流出。真性压力性尿失禁（genuine stress incontinence，GSI）指在膀胱肌肉无收缩状态下，由于膀胱内压大于尿道压而发生的不自主性尿流出，是由于压力差导致的尿流出。压力性尿失禁患者的常见主诉是当腹压增高时，如咳嗽、打喷嚏等，出现无法抑制的漏尿现象。急迫性尿失禁是由于膀胱无抑制性收缩使膀胱内压力增加导致的尿液自尿道口溢出。弄清这两种尿失禁区别的意义在于，真性压力性尿失禁可以通过手术恢复尿道及其周围组织的正常解剖关系，达到治疗的目的。而急迫性尿失禁主要依靠药物和行为的治疗，使膀胱的自发性收缩得到抑制。如果这 2 种尿失禁同时存在，那么诊断和治疗起来就比较复杂。

一、病因学

压力性尿失禁的病因复杂，主要的有年龄因素、婚育因素和既往妇科手术史等因素。其他可能的危险因素包括体重指数过高、类似的家族史、吸烟史、慢性便秘等。由于这些因素的复杂关系，很难预测出现尿失禁的概率。

二、控尿机制

GSI是由于腹部压力增加,这种压力又传递到膀胱所致,尽管此时膀胱无收缩,但突然升高的腹压传到膀胱,使膀胱内压的升高超过膀胱颈和尿道括约肌产生的阻力而导致漏尿。尿道闭合压力的异常有多方面的原因,但主要有主动控尿机制缺陷、解剖损伤及尿道黏膜封闭不全。

(一)主动控尿功能

女性主动控尿功能由尿道括约肌和膀胱颈肌肉的主动收缩产生,这些肌肉的主动收缩提供了膀胱出口闭合的力量。这些收缩彼此独立并且和传递到近端尿道的力结合在一起,形成了尿道关闭压。正常情况下,尿道主动收缩发生在腹压内升高前250 μs,咳嗽或打喷嚏导致腹压升高,首先主动提前收缩膀胱关闭膀胱出口,抵抗腹压压迫膀胱产生的排尿作用。分娩创伤和其他尿失禁的诱发因素可使的支配相关肌肉的神经受到损伤或肌肉本身的损伤后由瘢痕组织替代,这些可使盆底肌和括约肌的质量和数量发生变化,导致压力性尿失禁。

(二)维持控尿的解剖基础

女性尿道是膀胱闭合控制机制的功能部分,其本身并无真正的内括约肌。一般说只要上端一半尿道是完整的,且有适当的功能,排尿即可自行节制。膀胱控制良好的决定性因素是尿道膀胱颈和膀胱周围的韧带筋膜等支持组织,如解剖上这些支持组织完整,则尿道中上段是作为腹腔内器官存在。腹压增高时,在传递到膀胱表面时也以同样程度和大小传递到腹内的尿道近端;同时支持膀胱颈和尿道的韧带筋膜的韧性对腹压产生反作用力,从而挤压尿道,使得膀胱出口关闭。控尿正常的女性,这种传递来的挤压力在腹压传递到来后,或传递到膀胱颈部和尿道的同时就开始了。相反,患有压力性尿失禁女性的这些韧带较松弛和受到牵拉,造成膀胱颈下降,以致腹压不能传递到近端尿道和膀胱颈部(图7-5)。因此,对于这类患者的咳嗽和打喷嚏等增加的腹压仅作用于膀胱,不作用于膀胱颈部和尿道近端,产生较强的排尿力量。

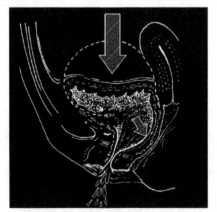

图7-5 压力性尿失禁发生机制

膀胱尿道结合部支撑不良,腹内压增加时周围支撑组织失去对腹压的抵抗,发生漏尿

(三)尿道黏膜与黏膜下

柔软的尿道上皮和尿道黏膜下血管丛产生的黏膜密封作用是参与控尿的第三个机制。女性尿道平滑肌与上皮内层之间有丰富的血液供应,大大增厚并加强了黏膜层,使得尿道壁自然关闭,提高了尿道静压。尿道上皮黏膜血管丛对雌激素敏感,雌激素的作用使其血流丰富、黏膜柔

软且厚实。如果尿道失去了柔软性或者由于手术、放疗、雌激素缺乏使黏膜下血液供应不良,也会影响尿道严密闭合(图 7-6)。

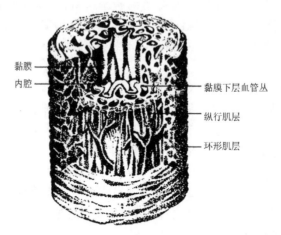

图 7-6　女性尿道黏膜及黏膜下结构
雌激素影响尿道黏膜及黏膜下血供,增加尿道血流及黏膜厚度

　　上述三种机制的同时作用维持控尿。这可以解释为什么当一个年轻女性经过多次生产,并有韧带损伤(控尿的解剖机制丧失),却无压力性尿失禁,直到绝经期后,雌激素水平下降(尿道黏膜的封闭机制减弱)才出现压力性尿失禁。这也可以解释为什么不是所有患尿道过度移动的女性都发生压力性尿失禁,因为增加主动机制的作用和尿道黏膜保持完好可以代偿解剖机制的丧失。在深入了解控尿机制的相互作用后,可以理解为什么有些女性对标准的膀胱悬吊术效果不佳。

三、压力性尿失禁的分类

　　尿失禁的分类方法有许多种,但多数的分类方法都是依据解剖和生理学方面的变化。这些分类的意义在于能够预测手术的成功率。有学者注意到无尿失禁女性的尿道侧位观,其上部尿道与垂直线的夹角<30°(即尿道倾斜角为 10°～30°),膀胱尿道后角为 90°～100°。而尿失禁患者由于解剖支撑不良,尿道高活动性,有力时尿道旋转下降,使尿道倾斜角增大,如角度倾斜30°～45°,为压力性尿失禁Ⅰ型;>45°为Ⅱ型(图 7-7)。

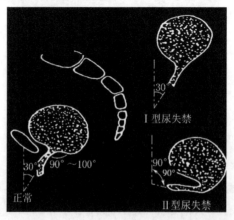

图 7-7　Ⅰ型和Ⅱ型真性压力性尿失禁膀胱颈及尿道后角形态改变示意图

压力性尿失禁的概念包括尿道的解剖和功能。有学者把影像学诊断技术和流体力学技术结合起来。同时观察尿道的解剖和功能,提出固有括约肌缺损的概念,此类尿失禁属于Ⅲ型尿失禁。人们发现,膀胱颈悬吊术治疗Ⅲ型尿失禁不如尿道吊带术效果好。提出Ⅲ型尿失禁是压力性尿失禁的认识和诊断中的一项重要的进步。许多医师主张尿道悬吊治疗Ⅰ型和Ⅱ型尿失禁,对Ⅲ型尿失禁主张尿道吊带悬吊术。

(一)影像尿流动力学分型

1. 0 型(type 0)SUI

典型 SUI 病史,但临床和尿动力学检查未能显示 SUI,影像尿动力学示膀胱颈后尿道位于耻骨联合下缘上方,应力状态下膀胱颈后尿道开放并有所下降。

2. Ⅰ型(typeⅠ)SUI

静止状态膀胱颈关闭并位于耻骨联合下缘上方,应力状态下膀胱颈开放并下移,但下移距离<2 cm。应力状态下常出现尿失禁,无或轻微膀胱膨出。

3. ⅡA型(typeⅡA)SUI

静止状态膀胱颈关闭并位于耻骨联合下缘之上,应力状态下膀胱颈后尿道开放,尿道扭曲下移膀胱膨出。应力状态下通常会出现明显尿失禁。

4. ⅡB型(typeⅡB)SUI

静止状态膀胱颈关闭并位于耻骨联合下缘或其之下,应力状态下膀胱颈可不下移,但颈部后尿道开放并出现尿失禁。

5. Ⅲ型(typeⅢ)SUI

静止状态逼尿肌未收缩时膀胱颈后尿道即处于开放状态。腹压轻微升高或仅重力作用即可出现明显的尿失禁。

(二)腹压漏尿点压(ALPP)分型

(1)Ⅰ型 SUI:ALPP≥8.8 kPa(90 cmH$_2$O)。

(2)Ⅱ型 SUI:ALPP 5.8~8.8 kPa(60~90 cmH$_2$O)。

(3)Ⅲ型 SUI:ALPP≤5.8 kPa(60 cmH$_2$O)。

(三)尿道压分型

1. 尿道固有括约肌功能障碍(intrinsic sphincter dysfunction,ISD)型

最大尿道闭合压(maximum urethral close pressure,MUCP)≤2.0 kPa(20 cmH$_2$O)的压力性尿失禁患者[另一意见为<2.9 kPa(30 cmH$_2$O)]。

2. 解剖型

最大尿道闭合压(MUCP)>2.0 kPa(20 cmH$_2$O)的压力性尿失禁患者[另一意见为>2.9 kPa(30 cmH$_2$O)]。

四、压力性尿失禁的分度

压力性尿失禁分轻、中、重三度。

(一)主观分度

(1)轻度:一般活动及夜间无尿失禁,腹压增加时偶发尿失禁,不需要佩戴尿垫。

(2)中度:腹压增加及起立活动时,有频繁的尿失禁,日常生活中需要佩戴尿垫。

(3)重度:起立活动或卧位体位变化时即有尿失禁。

(二)客观分度

以尿垫试验为基准,可有 24 小时尿垫、3 小时尿垫及 1 小时尿垫试验,因 24 小时、3 小时受时间、环境及患者依从性影响太大,目前较推荐 1 小时尿垫试验,但目前尚无统一标准,尚需积累经验。应用较多的 1 小时尿垫试验为依据的分度如下。

(1)轻度:1 小时尿垫试验<2 g。

(2)中度:1 小时尿垫试验 2～10 g。

(3)重度:1 小时尿垫试验>10 g。

五、压力性尿失禁的临床评估

(一)压力性尿失禁病史

1.与压力性尿失禁相关的症状和病史

病史和体检是尿失禁诊断的基础。详尽的病史能提供有关尿失禁病因的相关信息,也能为选择进一步的检查而提供依据。引起尿失禁的病因很多,如泌尿系统感染、萎缩性阴道炎、急性谵妄状态、运动受限、便秘等和各种药物可引起暂时性尿失禁。Resnick 曾归纳了几种引起暂时性尿失禁的最常见病因,创建了"DIAPPERS"记忆法。而女性压力性尿失禁与生育、肥胖、盆腔手术等因素有关;男性压力性尿失禁多为前列腺手术所致。

在病史采集中需对患者的主诉进行一定的分析。如主诉尿急,有可能指突然出现强烈的排尿感(常为急迫性尿失禁),或患者因担心尿液溢出而做出的过度反应(压力性尿失禁的表现),或患者憋尿时感觉下腹部严重不适或疼痛并无急迫排尿感或未曾出现过急迫性尿失禁(感觉型尿急或间质性膀胱炎表现)。尿频通常指每天排尿次数超过 7 次。尿频可为过多、服用利尿剂或咖啡因等能刺激利尿的饮料。但这种尿频为尿量过多所致,表现为排尿次数增加而排尿量基本正常,又称多尿。而因泌尿系统疾病产生的尿频为排尿次数增加的同时每次排尿量明显减少(24 小时平均每次排尿量<200 mL)。原因有泌尿系统感染(感觉型尿急)、逼尿肌过度活动(运动型尿急)、膀胱排空障碍(残余尿增多或慢性尿潴留)等。其他膀胱内病理改变如膀胱内结石、膀胱结核和膀胱癌也会出现尿频症状。另外,泌尿系统外疾病如盆腔肿物、妊娠、盆腔炎、前列腺炎等也是造成尿频的常见原因。如需进一步了解尿频的原因需询问以上所有疾病的病史才能做出准确的诊断。夜尿增多与多种因素有关,如逼尿肌过度活动,残余尿增多所致的膀胱有效容量减少和夜间尿量过多,也有可能与睡眠方面的疾病有关。白天尿频而夜间正常者常提示有精神因素作用,或与饮水过多、口服利尿药和饮食中有利尿成分(如咖啡因)等有关。

女性膀胱膨出者,常因膀胱颈后尿道下移出现压力性尿失禁,而膨出严重者则因尿道扭曲反而出现排尿困难,甚至充盈性尿失禁。

各种各样可能影响到膀胱尿道功能的神经系统疾病均可导致尿失禁的发生。如糖尿病早期可出现逼尿肌过度活动所致的急迫性尿失禁,而糖尿病性膀胱病变严重者因逼尿肌收缩无力而出现充盈性尿失禁。高位截瘫多因逼尿肌反射亢进导致急迫性尿失禁,而骶髓损伤则常导致充盈性尿失禁。

2.反映压力性尿失禁特征和严重程度的症状

女性压力性尿失禁为尿道功能障碍所致,根据其发病机制不同分为两型:解剖型压力性尿失禁,表现为膀胱颈后尿道明显下移;固有尿道括约肌缺陷型压力性尿失禁(intrinsic sphincter deficiency,ISD)。两种压力性尿失禁的鉴别极为重要,标准的膀胱颈悬吊术对 ISD 疗效极差。根据定义,ISD 的产生与尿道固有括约肌机制下降有关,产生或提示尿道固有括约肌功能受损的因素很多,在询问病史时应加以考虑。一般来说,解剖型压力性尿失禁多为轻或中度,而 ISD 者尿失禁严重;此外还可以通过尿动力学检查[腹压型漏尿点压力低于 5.8 kPa(60 cmH$_2$O)]鉴别是否为 ISD。通过临床表现可以对压力性尿失禁的严重程度进行初步评估。有资料显示 Stamey 分级系统与 ISD 的严重程度呈正相关,如患者压力性尿失禁症状严重时应考虑 ISD 的可能性。咳嗽、大笑或打喷嚏等出现轻中度压力性尿失禁者多与膀胱颈后尿道下移有关,因此需了解患者有无膀胱膨出及其严重程度。如询问下蹲时有无阴道口肿物膨出感,或下蹲时是否有明显的排尿困难等,这些症状均提示可能存在膀胱后壁膨出(膀胱颈后尿道随之下移)。同时需了解有无生育、难产、子宫切除等可能损害盆底肌功能,造成膀胱后壁膨出的因素。如平卧有咳嗽漏尿,但下蹲确有排尿困难者常提示有严重的膀胱后壁膨出(或称阴道前壁膨出)。有时膀胱后壁膨出者常主诉排尿困难,并无明显压力性尿失禁症状,但并非无压力性尿失禁,一旦将膨出的阴道前壁复位后即可表现出典型的压力性尿失禁。

3.既往史

既往史应包括过去及现在疾病史、手术史、妇产科病史和目前药物史。神经系统状态会影响膀胱和括约肌功能,如多发性硬化症、脊柱损伤、腰椎疾病、糖尿病、脑卒中、帕金森病和脊柱发育不良等。应了解患者以前有否神经系统疾病,如肌肉萎缩、瘫痪、震颤、麻木、麻刺感。了解有否肌肉痛、瘫痪或不协调运动及双眼视力情况。前列腺手术、阴道手术或尿失禁手术可能导致括约肌损伤;直肠和根治性子宫切除术可能会造成神经系统损伤;放疗可以导致小容量低顺应性膀胱或放射性膀胱炎。

药物治疗可加重或导致尿失禁,如老年人常服用的利尿剂、α受体激动剂和α受体阻滞剂(可影响到膀胱颈平滑肌的张力);抗胆碱能药物可通过阻断神经肌肉接头而抑制逼尿肌收缩,导致尿潴留,进而引起充溢性尿失禁。钙通道阻滞剂亦可抑制逼尿肌收缩。

妇女按激素水平分为绝经前期、绝经期和绝经后期。如果为绝经后期必须注意是否接受激素补充治疗,因为低雌激素导致的尿道黏膜萎缩对尿道结合部有不良影响。分娩史应当包括活产总数、最大胎儿体重、分娩方式及第二产程。胎儿高体重和第二产程延长可造成盆神经的损伤。应当询问患者尿失禁的出现与妊娠、分娩、绝经、手术的关系,为病理生理分析提供线索。

(二)体格检查

尿失禁患者的体格检查分为 3 个步骤:①腹部和背部检查;②盆底检查,女性检查内容包括有无器官膨出,阴道疾病应行阴道双合诊了解子宫和附件;③神经系统的评估。

1.初步评估

初步评估包括望诊有无肥胖、先前手术瘢痕或有无腹部和腹股沟疝。有无神经系统疾病的体表征象,如骶部皮肤凹陷、皮下脂肪瘤、毛发、色素沉着和隆起等。腹部触诊有无下腹部压痛和胀满等尿潴留体征。耻骨上叩诊可了解膀胱充盈程度。背部和脊柱检查了解有无骨骼畸形、外伤和手术瘢痕等。

2.女性盆底的检查

对病史及尿失禁严重程度的了解,可初步判断尿失禁的类型和产生原因。但女性尿失禁患者盆底的检查往往能提供有关的客观证据。如曾有膀胱颈悬吊术病史而症状复发者,经阴道检查发现阴道前壁支撑良好,提示该患者压力性尿失禁的类型为 ISD。

女性盆底检查最主要的目的是了解女性患者有无膀胱后壁、直肠和子宫的膨出或下垂。如存在严重的膀胱前后壁膨出或子宫下垂,单纯进行压力性尿失禁手术不但会造成压力性尿失禁手术的失败,还可因术后尿道扭曲造成排尿困难等,也会给日后进行生殖器官膨出或下垂的修补手术带来困难。

(1)阴道窥器检查:患者取截石位,先观察女性外生殖器有无异常,如小阴唇过度向后分开或肛门后移提示会阴体张力减退或去神经化。放入窥器之前应通过阴道口连接有无黏膜萎缩和阴道口狭窄。

放入阴道窥器后,应有次序地系统检查3个方面:阴道前壁、阴道顶部和阴道后壁。具体如下:①阴道前壁,采用阴道拉钩压住阴道后壁即可显示阴道前壁。观察有无尿道肉阜、尿道旁囊肿和尿道旁腺炎等,尿道硬结常提示尿道炎症,憩室或肿瘤。如有尿道憩室挤压之尿道口可见脓性分泌物。苍白、薄而发亮的阴道黏膜或黏膜皱襞消失则提示为缺乏雌激素所致的阴道炎。如曾有耻骨后阴道前壁悬吊术,阴道前壁留有瘢痕且固定,压力性尿失禁症状仍然严重提示为ISD。静止时阴道后壁平坦而前壁隆起则提示存在膀胱膨出,可根据患者屏气增加腹压是评估膀胱膨出的严重程度。目前临床上将膀胱膨出分为4级:轻度或I级膨出仅行膀胱颈悬吊术即可;II级膨出选择膀胱四角悬吊术;III级以上者应在行膀胱颈悬吊术同时行膀胱膨出修补(表7-1)。②阴道顶部,再用一阴道拉钩沿阴道前壁置入并向上提拉以暴露阴道顶部。观察子宫颈位置或子宫全切术后患者的阴道顶部位置。增加腹压时子宫颈下移提示子宫脱垂。如发现子宫颈位置异常或阴道黏膜病变,应进行详尽的妇科检查。③阴道后壁,子宫切除术后患者增加腹压时阴道顶部出现下移,提示可能存在肠道膨出或阴道穹隆脱垂。测量阴道后壁的长度可鉴别是否为肠道膨出或阴道穹隆脱垂,如为阴道穹隆脱垂,阴道后壁长度缩短;而阴道顶部膨出为肠道脱垂所致则阴道后壁长度可无明显变化。如可疑肠道膨出,应同时进行直肠和阴道检查。患者取立位,检查者拇指和示指分别置入阴道和直肠内,嘱患者咳嗽或增加腹压,在两指间膨出疝囊处可感觉因咳嗽或增加腹压所产生的脉冲波动。

表 7-1 膀胱膨出临床分级

分级	表现
I级	膀胱后壁轻度下移
II级	增加腹压时膀胱后壁下移至阴道口
III级	静止时膀胱后壁下移至阴道口
IV级	静止或腹压增加时膀胱膨出至阴唇处

用阴道拉钩固定后,如仍有阴道壁膨出(阴道前壁修补术后),则可能为直肠膨出(或称阴道后壁膨出)。阴道后壁膨出更接近阴道口。有时阴道后壁膨出严重或位置较高则难与阴道穹隆部膨出相鉴别,常在手术中才能区别。怀疑阴道后壁膨出者,还应了解患者会阴体的完整性,会阴中心腱会阴肌的张力。

(2)其他检查。①棉签试验:是判断膀胱颈后尿道有无下移的一项简便方法。患者取截石位,尿道内注入润滑剂,将一消毒棉签经尿道插入膀胱,嘱患者增加腹压,如膀胱颈后尿道下移,则棉签抬高,加压前后夹角变化超过30°则提示膀胱颈后尿道有下移。②诱发试验和膀胱颈抬举试验:患者憋足尿并取截石位,示指和中指分别置于阴道两侧穹隆部,嘱患者增加腹压,如同时有尿液流出,即为诱发试验阳性。在做诱发试验时应注意观察漏尿的时间和伴随症状,压力性尿失禁者在腹压增高的同时出现漏尿,无明显的伴随症状;而急迫性尿失禁者常在腹压增高后出现漏尿,该现象与腹压等活动诱发逼尿肌无抑制性收缩有关,患者在漏尿的同时常伴有尿急症状。如诱发试验阳性,再次嘱患者增加腹压,在出现漏尿后,再两指抬高,托起膀胱颈后尿道,如漏尿停止则膀胱颈抬举试验阳性。该结果提示压力性尿失禁与膀胱颈后尿道下移有关。注意在行膀胱颈抬举试验时阴道内手指不能直接压迫尿道,否则可造成假阳性。如抬高膀胱颈后尿道后仍漏尿,则有 2 种可能:一种为膀胱颈位置抬高不够所造成的假阴性,否则,提示患者尿道固有括约肌功能存在明显的缺陷。

3.神经系统的检查

详尽的神经系统检查应包括 4 个方面:①精神状态;②感觉功能;③运动功能;④反射的完整性。首先观察患者有无痴呆、麻痹性痴呆、瘫痪、震颤及有无不同程度的运动障碍。通过检查患者的方向感、语言表达能力、认知水平、记忆和理解能力等评估其精神状态。排尿障碍性疾病可与痴呆、脑卒中、帕金森病或多发硬化等所致的精神状态改变有关,也可为这类疾病所致的神经系统损伤所致。可根据不同皮区感觉的缺失了解神经损伤的水平。在检查某一特定皮区时应同时检查其位置感、震颤感、针刺感、轻触感和温度觉等。常用的脊髓水平皮区标志有乳头($T_4 \sim T_5$),脐(T_{10}),阴茎底部、阴囊上部和大阴唇(L_1),阴囊中部和小阴唇($L_1 \sim L_2$),膝前部(L_3),足底和足外侧面(S_1),会阴及肛周($S_1 \sim S_5$)。

运动系统评估中首先应检查有无肌肉萎缩,运动功能的不完全丧失定义为"麻痹",而功能完全丧失则定义为"瘫痪"。下肢应检查的肌肉有胫前肌($L_4 \sim S_1$),腓肠肌($L_5 \sim S_2$)、趾展肌($L_4 \sim S_1$)。可通过背屈、跖屈和趾展活动来了解以上这些肌肉的功能。

通常采用一定部位的皮肤感觉评估了解骶皮神经反射功能。骶神经根($S_2 \sim S_4$)主要分布于尿道外括约肌和肛门外括约肌,在临床上一般认为肛门外括约肌是会阴所有横纹肌的代表,因此通过肛门外括约肌来预测尿道外括约肌的功能。最常用的反射是皮肤肛门反射($S_2 \sim S_5$),即轻触肛门黏膜皮肤交界处可引起肛门外括约肌的收缩。该反射消失提示骶神经的损害,但有时正常老年人此反射也不甚明显。还应行直肠指诊,除了解有关前列腺的情况外,怀疑有神经系统疾病者应评估患者肛门括约肌张力和肛门自主收缩的能力。肛门自主收缩能力正常则提示盆底肌肉神经支配和骶髓圆锥功能的完整,如肛门括约肌张力和肛门自主收缩能力明显减弱或消失,则提示骶神经或外周神经受到损害,甚至圆锥功能完全丧失。而肛门括约肌张力存在,但不能自主收缩者常提示存在骶上神经的损伤。

尽管球海绵体肌反射专指球海绵体的反射性收缩,但该反射可用于检查所有会阴横纹肌的神经系统。球海绵体肌反射为反映骶髓($S_2 \sim S_4$)活动的骶髓局部反射。球海绵体肌反射检查男女不同,检查者预先将右手示指置入患者的肛门内(通常在直肠指诊时进行),然后用左手突然挤压患者的阴茎头,如肛门括约肌出现收缩,提示球海绵体肌反射存在。女性患者则通常采用挤压阴蒂进行球海绵体肌反射检查。留着导尿管者可通过突然向外牵拉导尿管刺激膀胱颈来诱发球海绵体肌反射。球海绵体肌反射消失通常提示骶神经受到损害,但大约 20% 正常女性其球海绵体肌反射可缺失。

六、压力性尿失禁的治疗

当尿失禁的诊断、分类和严重程度被确定下来,就要选择治疗方法。以下是一些应用于压力性尿失禁的非手术和手术治疗方法。

(一)非手术治疗

一般认为,非手术治疗是 SUI 的第一线治疗方法,主要用于轻、中度患者,同时还可以作为手术治疗前后的辅助治疗。SUI 的非手术治疗方法主要包括:生活方式干预、盆底肌肉锻炼、盆底电磁刺激、膀胱训练、佩戴止尿器、子宫脱和药物治疗等。

1.生活方式干预

主要包括减轻体重、戒烟、禁止饮用含咖啡因饮料、生活起居规律、避免强体力劳动和避免参加增加腹压的体育活动等。

2.盆底肌肉锻炼

盆底肌肉锻炼又称凯格尔运动,由德国医师 Arnold Kegel 在 1948 年提出,半个多世纪以来一直在尿失禁的治疗中占据重要地位,目前仍然是 SUI 最常用和效果最好的非手术治疗方法。其主要内容是:通过持续收缩盆底肌(提肛运动)2～6 秒,松弛休息 2～6 秒,如此反复 10～15 次。每天训练 3～8 次,持续 6～8 周为 1 个疗程。

3.盆底电磁刺激

从 1998 年开始,磁场刺激被用来治疗尿失禁。目前用于临床的神经肌肉刺激设备能产生脉冲式超低频地磁场,有固定式和便携式两种。便携式家庭装治疗仪的使用极为方便,可以穿戴于下腹部,无须脱去贴身衣服。盆底电磁刺激每次 20 分钟,一周 2 次,6 周为 1 个疗程。治疗 3 个月后,其有效率可达 50%,尿失禁的量和生活质量评分均明显提高。有资料表明,盆底电磁场刺激后盆底肌肉最大收缩压的改变程度高于 PFMT。盆底电磁刺激可能的不良反应主要为下腹部及下肢疼痛不适,但发生率很低。

4.射频治疗

利用射频电磁能的振荡发热使膀胱颈和尿道周围局部结缔组织变性,导致胶原沉淀、支撑尿道和膀胱颈的结缔组织挛缩,结果抬高了尿道周围阴道旁结缔组织,恢复并稳定尿道和膀胱颈的正常解剖位置,从而达到控尿的目的。该方法可靠、微创、无明显不良反应,但尚在探索应用阶段。

5.膀胱训练

(1)方法一:延迟排尿,逐渐使每次排尿量＞300 mL。①治疗原理:重新学习和掌握控制排尿的技能;打断精神因素的恶性循环;降低膀胱的敏感性;②禁忌证:低顺应性膀胱,充盈期末逼尿肌压＞3.9 kPa(40 cmH$_2$O);③要求:切实按计划实施治疗;④配合措施:充分的思想工作;排尿日记;其他。

(2)方法二:定时排尿。①目的:减少尿失禁次数,提高生活质量;②适应证:尿失禁严重,且难以控制者;③禁忌证:伴有严重尿频。

6.佩戴止尿器

其作用原理是乳头产生的负压将尿道外口黏膜和远端尿道吸入使之对合,同时对尿道远端组织起稳定及支托作用。外用止尿器对轻、中度的 SUI 效果较好,对年轻患者,还具有使会阴肌肉张力恢复的效果,缺点是易引发尿路感染。另外,止尿器也可以置入尿道内,疗效优于外置止尿器,但其感染机会明显增加。使用阴道止尿器,可使得 24 小时失禁的尿液量明显减少,提高患者生活质量评分。

7.子宫托

其设计目的是为尿道和膀胱颈提供不同程度的支撑,以改善 SUI 的症状。对于配合 PFMT

依从性较差的患者或治疗无效的患者,尤其是不适合手术治疗者,可考虑使用子宫托。

8.药物治疗

主要适用于轻、中度女性压力性尿失禁患者。其主要作用原理在于增加尿道闭合压,提高尿道关闭功能,以达到控尿的目的,而对膀胱尿道解剖学异常无明显作用。目前主要有 3 种药物用于 SUI 的治疗:α-肾上腺素能激动剂、三环抗抑郁药和雌激素补充。

(1)α_1-肾上腺素能激动剂。①原理:激活尿道平滑肌 α_1 受体及躯体运动神经元,增加尿道阻力;②不良反应:高血压、心悸、头痛和肢端发冷,严重者可发作脑卒中;③常用药物:米多君、甲氧明。米多君的不良反应较甲氧明更小。美国 FDA 禁止将苯丙醇胺用于压力性尿失禁治疗;④用法:2.5 毫克/次,每天 2 次;⑤疗效:有效,尤其合并使用雌激素或盆底肌训练等方法时疗效较好。

(2)三环抗抑郁药。①原理:抑制肾上腺素能神经末梢的去甲肾上腺素和 5-羟色胺再吸收,增加尿道平滑肌的收缩力;并可以从脊髓水平影响尿道横纹肌的收缩功能;抑制膀胱平滑肌收缩,缓解急迫性尿失禁;②用法:50~150 mg/d;③疗效:尽管有数个开放性临床试验显示它可以缓解压力性尿失禁症状及增加尿道闭合压,其疗效仍需随机对照临床试验(RCT)研究加以证实;④不良反应:口干、视力模糊、便秘、尿潴留和直立性低血压等胆碱能受体阻断症状;镇静、昏迷等组胺受体-Ⅰ阻断症状;心律失常、心肌收缩力减弱;有成瘾性;过量可致死。目前此类药物常用有丙米嗪。更新型制剂,不良反应较小,但在中国未上市。

(3)雌激素。①原理:促进尿道黏膜、黏膜下血管丛及结缔组织增生;增加 α 肾上腺素能受体的数量和敏感性。通过作用于上皮、血管、结缔组织和肌肉 4 层组织中的雌激素敏感受体来维持尿道的主动张力;②用法:口服或经阴道黏膜外用;③疗效:雌激素曾经广泛应用于压力性尿失禁的治疗,可以缓解尿频尿急症状,但不能减少尿失禁,且有诱发和加重尿失禁的风险;④不良反应:最新研究对雌性激素特别是过去常用的单纯性雌激素如已烯雌酚在治疗女性压力性尿失禁中的作用提出了质疑,有资料显示这类激素在应用的早期阶段有一定疗效,但如果长期应用不仅有较多的不良反应如增加子宫内膜癌、乳腺癌和心血管病的风险,且有加重压力性尿失禁症状的可能性。

(二)手术治疗

女性压力性尿失禁患者治疗方法选择需考虑下列几个重要问题:①SUI 是单纯解剖性、内在括约肌失功能,还是两者混合所致;②SUI 伴有尿频、尿急的患者,是否存在 UUI 的病因,在手术纠正解剖因素后,尿频、尿急、尿失禁是否仍然存在;③SUI 患者伴有膀胱膨出,在施行尿道悬吊术后是否会发生排尿困难、残余尿甚至尿潴留。要解决上述问题,需进行全面检查。

1.Marshall 实验

用示、中指在膀胱颈下、尿道两旁将阴道壁抬高后,用腹压时可阻止尿液外流;作 Q-tip 试验将轻探针插入尿道深部,在使用腹压时探针与躯体水平抬高超过 30°。上述两个试验提示尿道过度活动所致的解剖性 SUI。

2.测量尿道长度

若短于 3 cm,外阴、阴道及尿道呈老年性萎缩,或曾有医源性膀胱尿道神经损伤史,应考虑为内在尿道括约肌失功能所致的尿失禁。

3.作尿液常规检查及尿道按摩后首段尿液检查

注意有无泌尿生殖道感染或炎症,必要时作尿动力学检查,以排除膀胱过度活动症及 UUI。

4.妇科检查

注意有无膀胱膨出及子宫脱垂,必要时取站立抬高一侧股部,观察用腹压时阴道壁膨出及子宫脱垂的程度。

上述检查若证实合并 OAB、泌尿生殖系统感染或炎症,或明显有膀胱膨出、子宫脱垂等情况,应分别予以处理。伴有内在括约肌失功能的患者,尿道悬吊手术可能收效,病情严重者需要施行尿道括约肌假体手术。伴有尿频、尿急的解剖性压力性患者,若无导致急迫症状的病因,是否应实施尿道悬吊手术,是较难取舍的问题,此类患者经各种药物治疗、物理治疗及针灸治疗,若症状无改善,在取得患者理解及同意后,可以施行尿道悬吊术。Schrepferman 通过临床观察,发现 SUI 伴低压运动性急迫症状者[尿动力学检查于膀胱内压<1.5 kPa(15 cmH$_2$O)时产生逼尿肌不稳定收缩的振幅],术后91%患者急迫症状缓解;而在伴有高压运动性急迫症状者中仅28%缓解,在感觉性急迫症状者仅39%术后急迫症状缓解。提示术前伴有低压运动性急迫症状的妇女在施行膀胱颈悬吊术后,极少遗留尿急症状。

压力性尿失禁的手术有150多种术式,许多方法之间往往仅有很小的差异,而更多的是解剖学名词的纷繁和操作技巧的细微不同。目前用于压力性尿失禁的手术主要有以下四类。

(1)泌尿生殖膈成形术:阴道前壁修补术和 Kelly 折叠术。

(2)耻骨后尿道悬吊术:Burch 手术。

(3)悬吊带术:悬吊带术可用自身筋膜(腹直肌、侧筋膜、圆韧带)或合成材料医用材料带(阴道无张力尿道中段悬吊术 TVT、经阴道悬吊带术 IVS、SPARC 悬吊术、经闭孔阴道无张力尿道中段悬吊术 TVTO/TOT 等)。

(4)膀胱颈旁填充剂注射:明胶醛交叉连接牛胶原蛋白及已被允许用于治疗 SUI。

经过实践检验,1997年美国尿控协会对女性 SUI 治疗的临床规范上提出:耻骨后尿道悬吊术和悬吊带术是治疗女性 SUI 的有效方法。

SUI 手术治疗的主要适应证包括:①非手术治疗效果不佳或不能坚持,不能耐受,预期效果不佳的患者;②中重度压力性尿失禁,严重影响生活质量的患者;③生活质量要求较高的患者;④伴有盆腔脏器脱垂等盆底功能病变需行盆底重建者,应同时行抗压力性尿失禁手术。

SUI 手术治疗的主要禁忌证包括:①伴尿道原因的排空困难;②膀胱逼尿肌不稳定;③严重的心、肝、肺、肾等疾病。

行手术治疗前应注意:①征询患者及家属的意愿,在充分沟通的基础上做出选择;②注意评估膀胱尿道功能,必要时应行尿动力学检查;③根据患者的具体情况选择术式,要考虑手术的疗效、并发症及手术费用,并尽量选择创伤小的术式;④尽量考虑到尿失禁的分类及分型;⑤对特殊病例应灵活处理,如多次手术或尿外渗导致的盆腔固定患者,在行抗尿失禁手术前应对膀胱颈和后尿道行充分的松解;对尿道无显著移动的Ⅲ型 ISD 患者,术式选择首推为经尿道注射,次为人工尿道括约肌及尿道中段吊带。

(赵秀娟)

第八章

女性性传播疾病

第一节 淋 病

淋病是目前世界上发病率最高的性传播疾病,病原菌为淋病奈瑟菌。它在潮湿、温度 35～36 ℃的条件下适宜生长,在完全干燥的环境中只能存活 1～2 小时,在常用消毒剂或肥皂液中数分钟就能使其灭活。男性淋病患者早期多有症状,因此可以早期治愈。但是,对于女性患者,大部分无明显症状,发现时已有合并症存在。淋病可以引起盆腔炎性疾病,继而导致不孕或异位妊娠。推荐每年对＜25 岁有性生活的女性及有感染风险的高龄女性进行淋病筛查。

一、传播途径

病菌主要通过性接触传播,通过一次性交,女性患者传染给男性的机会是 20％,男性患者传染给女性的机会则高达 90％。一般在不洁性交后或接触了淋病患者不洁的内裤、被褥、毛巾、寝具等 2～10 天发病。肛交和口交可以分别感染直肠和口咽部,引起淋球菌性直肠炎及淋球菌性咽喉炎。孕妇若患有淋病,分娩时胎儿经过产道可能被传染而发生淋球性眼炎。儿童感染多为间接传染。

二、发病机制

(一)对上皮的亲和力

淋球菌对柱状上皮和移行上皮有特别的亲和力。男女性尿道,女性宫颈覆盖柱状上皮和移行上皮,故易受淋球菌侵袭,而男性舟状窝和女性阴道为复层扁平上皮覆盖,对其抵抗力较强,一般不受侵犯,或炎症很轻,故成年妇女淋菌性阴道炎少见。幼女由于阴道黏膜为柱状上皮,因此易于受染。皮肤不易被淋球菌感染,罕见有原发性淋球菌皮肤感染。人类对淋球菌无先天免疫性,痊愈后可发生再感染。

(二)黏附

淋球菌菌毛上的特异性受体可与黏膜细胞相应部位结合;其外膜蛋白 II 可介导黏附过程;它还可释放 IgAl 分解酶,抗拒细胞的排斥作用。这样,淋球菌与上皮细胞迅速黏合。微环境中的酸碱度、离子桥、疏水结构和性激素等也可促进黏附过程。

(三)侵入与感染

淋球菌吸附于上皮细胞的微绒毛,其外膜蛋白Ⅰ转移至细胞膜内,然后淋球菌被细胞吞噬而进入细胞内。淋球菌菌毛可吸附于精子上,可迅速上行到宫颈管。宫颈管的黏液可暂时阻止淋球菌至宫腔,而在宫颈的柱状上皮细胞内繁殖致病。淋球菌一旦侵入细胞,就开始增殖,并损伤上皮细胞。细胞溶解后释放淋球菌至黏膜下间隙,引起黏膜下层的感染。

(四)病变形成

淋球菌侵入黏膜下层后继续增殖,约在36小时内繁殖一代。通过其内毒素脂多糖、补体和IgM等协同作用,形成炎症反应,使黏膜红肿。同时,由于白细胞的聚集和死亡,上皮细胞的坏死与脱落,出现了脓液。腺体和隐窝开口处病变最为严重。

(五)蔓延播散

淋球菌感染后造成的炎症可沿泌尿、生殖道蔓延播散,在男性可扩展至前列腺、精囊腺、输精管和附睾,在女性可蔓延到子宫、输卵管和盆腔。严重时淋球菌可进入血液向全身各个组织器官播散,导致播散性感染。

三、临床表现

潜伏期1～10天,平均3～5天,50%～70%的妇女感染淋菌后,无明显临床症状,易被忽略,但仍具有传染性。有些女性仅表现为"阴道分泌物"增多而不予注意。

(一)下生殖道感染

淋病奈瑟菌感染最初引起尿道炎、宫颈管黏膜炎、前庭大腺炎,被称为无并发症淋病。尿道炎表现为尿频、尿急、尿痛,排尿时尿道口灼热感,检查可见尿道口红肿、触痛,经阴道前壁向耻骨联合方向挤压尿道或尿道旁腺,可见脓性分泌物流出。宫颈黏膜炎表现为阴道脓性分泌物增多,外阴瘙痒或灼热感,偶有下腹痛。检查可见宫颈明显充血水肿、糜烂,有脓性分泌物从宫颈口流出,宫颈触痛,触之易出血。若有前庭大腺炎,可见腺体开口处红肿、触痛、溢脓,若腺管阻塞可形成脓肿。淋病奈瑟菌可同时感染以上部位,因而临床表现往往为数种症状并存。

(二)上生殖道感染

无并发症淋病未经治疗或治疗不当,淋病奈瑟菌可上行感染至盆腔脏器,导致淋菌性盆腔炎性疾病,包括急性输卵管炎、子宫内膜炎、继发性输卵管卵巢脓肿、盆腔腹膜炎和盆腔脓肿等。10%～15%的淋菌性子宫内膜炎可上行感染,发生淋菌性盆腔炎、输卵管炎、卵巢炎、附件炎及子宫体炎。可引起输卵管阻塞、积水及不孕。如与卵巢粘连,可导致输卵管卵巢脓肿,一旦脓肿破裂可引起化脓性腹膜炎。66%～77%的盆腔炎多发生于月经后,主要见于年轻育龄妇女。多在经期或经后1周内发病,起病急,典型症状为双侧下腹剧痛,一侧较重,发热、全身不适,发热前可有寒战,常伴食欲缺乏、恶心和呕吐。患者多有月经延长或不规则阴道出血,脓性白带增多等。若脓液由开放的输卵管伞端流入直肠子宫陷凹,刺激该处腹膜而产生肛门坠痛感。体格检查下腹两侧深压痛,若有盆腔腹膜炎则可有腹壁肌紧张及反跳痛。妇科检查宫颈外口可见脓性分泌物流出,宫颈充血、水肿、举痛,双侧附件增厚、压痛。若有输卵管卵巢脓肿,可触及附件囊性包块,压痛明显。

(三)播散性淋病

播散性淋病是指淋病奈瑟菌通过血液循环传播,引起全身性疾病,病情严重,若不及时治疗可危及生命。1%～3%的淋病可发生播散性淋病,早期菌血症可出现高热、寒战、皮损、不对称的关节受累及全身症状,晚期则表现为永久性损害,例如,关节炎、心内膜炎、心包炎、胸膜炎、肺炎、脑膜炎等全身病变。确诊主要根据临床表现和血液、关节液、皮损部位渗出物淋菌培养阳性。

特殊情况。孕期淋病:妊娠对淋病的表现无明显影响,但是淋病对母婴都有影响。孕早期感染淋病可致流产;晚期可引起绒毛膜羊膜炎,而致胎膜早破、早产,胎儿生长受限。分娩时产道损伤、产妇抵抗力差;产褥期淋菌易扩散,引起产妇子宫内膜炎、输卵管炎,严重者引起播散性淋病。约 1/3 新生儿通过淋病孕妇的软产道时可感染淋病奈瑟菌,出现新生儿淋球菌性眼炎,若治疗不及时,可发展成角膜溃疡、角膜穿孔甚至失明。

四、诊断

(一)核酸扩增试验(NAATs)

美国食品和药品监督管理局(FDA)批准应用培养法和 NAATs 诊断淋病。NAATs 可用于检测宫颈拭子、阴道拭子、尿道拭子(男性)和尿液标本(女性与男性)等。FDA 尚未批准应用 NAATs 检测直肠、咽部与结膜标本。但临床实验室改进修正案认证的实验室可以应用 NAATs 检测直肠、咽部与结膜标本。通常 NAATs 检测生殖道和非生殖道淋病奈瑟菌的灵敏度优于培养。如果怀疑或证明治疗失败,需要同时行细菌培养和药敏试验。

(二)培养法

标本在选择培养基上培养可明确诊断,并可以进行药敏试验,可应用于各种临床标本。从治疗失败患者中分离的菌株要进行药敏试验。此为诊断淋病的金标准。先拭去宫颈口分泌物,用棉拭子插入宫颈管 1.5～2.0 cm,转动并停留 20～30 秒,取出分泌物进行标本分离培养,注意保湿、保暖,立即送检、接种。培养阳性率为 80.0%～90.5%。若需要确诊试验,可对培养的淋菌进行糖发酵试验及直接免疫荧光染色检查。

(三)革兰染色涂片

男性尿道分泌物涂片行革兰染色,镜下可见大量多形核白细胞,多个多形核白细胞内可见数量不等的革兰阴性双球菌,特异度>99%,灵敏度>95%。革兰染色涂片对宫颈管、直肠和咽部 NG 感染检出率低,对于女性患者,仅为 40%～60%,且宫颈分泌物中的有些细菌与淋菌相似,可有假阳性,只能作为筛查手段。不推荐应用。尿道分泌物亚甲基蓝/结晶紫染色镜检可替代培养法。

(四)其他

对所有的淋病患者测试其他性传播疾病,包括沙眼衣原体感染、梅毒和人类免疫缺陷病毒(HIV)。对于孕期淋病,妊娠期淋病严重影响母儿健康,多数淋病孕妇无症状,因此对高危孕妇(即性活跃期妇女或具有其他个体或群体的风险因素),产前检查时应取宫颈管分泌物培养,以便及时诊断治疗。

五、治疗

(一)一般原则

早期诊断、早期治疗,使用敏感抗生素,遵循及时、足量、规则用药的原则;根据不同的病情采用不同的治疗方案;治疗后应进行随访;性伴应同时进行检查和治疗。告知患者在其本人和性伴完成治疗前禁止性行为。由于耐青霉素的菌株增多,目前选用的抗生素以第三代头孢菌素类及喹诺酮类药物为主。无合并症的淋病,推荐大剂量单次给药,以保证足够的血药浓度灭菌,推荐药物的治愈率>97%。有合并症的淋病,应该连续每天给药,并保证足够治疗时间。注意多重病原体感染,一般应同时用抗沙眼衣原体的药物或常规检测有无沙眼衣原体感染,也应做梅毒血清学检测及 HIV 咨询与检测。

(二)治疗方案

1.无并发症的淋病

(1)淋菌性尿道炎、宫颈炎、直肠炎。推荐方案:头孢曲松 250 mg,单次肌内注射;或大观霉素 2 g(宫颈炎 4 g),单次肌内注射;如果衣原体感染不能排除,加抗沙眼衣原体感染药物。替代方案:头孢噻肟 1 g,单次肌内注射;或其他第 3 代头孢菌素类,如已证明其疗效较好,亦可选作替代药物。如果衣原体感染不能排除,加抗沙眼衣原体感染药物。

(2)儿童淋病:体重>45 kg 者按成人方案治疗,体重<45 kg 者按以下方案治疗。推荐方案:头孢曲松 25~50 mg/kg(最大不超过成人剂量),单次肌内注射;或大观霉素 40 mg/kg(最大剂量 2 g),单次肌内注射。如果衣原体感染不能排除,加抗沙眼衣原体感染药物,具体药物如阿奇霉素 1 g,单次口服或多西环素 100 mg,每天 2 次,口服 7 天。

2.有并发症的淋病

(1)淋菌性盆腔炎门诊治疗方案:头孢曲松 250 mg,每天 1 次肌内注射,共 10 天;加服多西环素 100 mg,每天 2 次,共 14 天;加口服甲硝唑 400 mg,每天 2 次,共 14 天。

(2)住院治疗推荐方案 A:头孢替坦 2 g,静脉滴注,每 12 小时 1 次;或头孢西丁 2 g,静脉滴注,每 6 小时 1 次,加多西环素 100 mg,静脉滴注或口服,每 12 小时 1 次。注意,如果患者能够耐受,多西环素尽可能口服。在患者情况允许的情况下,头孢替坦或头孢西丁的治疗不应<1 周。对治疗 72 小时内临床症状改善者,在治疗 1 周时酌情考虑停止肠道外治疗,并继以口服多西环素 100 mg,每天 2 次,加口服甲硝唑 500 mg,每天 2 次,总疗程 14 天。

(3)住院治疗推荐方案 B:克林霉素 900 mg,静脉滴注,每 8 小时 1 次,加庆大霉素负荷量(2 mg/kg),静脉滴注或肌内注射,随后给予维持量(1.5 mg/kg),每 8 小时 1 次,也可每天 1 次给药。

注意:患者临床症状改善后 24 小时可停止肠外治疗,继以口服多西环素 100 mg,每天 2 次,或克林霉素 450 mg,每天 4 次,连续 14 天为一个疗程。多西环素静脉给药疼痛明显,与口服途径相比没有任何优越性;孕期或哺乳期妇女禁用四环素、多西环素。妊娠头 3 个月内应避免使用甲硝唑。

3.播散性淋病

推荐住院治疗。需检查有无心内膜炎或脑膜炎。如果衣原体感染不能排除,应加抗沙眼衣原体感染药物。推荐方案:头孢曲松 1 g,每天 1 次肌内注射或静脉滴注,共≥10 天。替代方案:大观霉素 2 g,肌内注射,每天 2 次,共≥10 天。患有淋菌性关节炎者,除髋关节外,不宜施行开放性引流,但可以反复抽吸,禁止关节腔内注射抗生素。淋菌性脑膜炎经上述治疗的疗程约 2 周,心内膜炎疗程>4 周。

妊娠期感染推荐方案:头孢曲松 250 mg,单次肌内注射;或大观霉素 4 g,单次肌内注射。如果衣原体感染不能排除,加抗沙眼衣原体感染药物,禁用四环素类和喹诺酮类药物。对于所有新生儿,无论母亲有无淋病,即以 1‰硝酸银滴眼,预防新生儿淋菌性结膜炎,已成为淋病常规筛查的指南。

用推荐方案或可选择的方案,治疗结束时不需要检查评估疗效。治疗后持续有症状者或持续感染的患者应做淋菌培养,同时还需要检测其他病原体,因为持续的尿道炎、宫颈炎、直肠炎可能是由衣原体或其他病原体引起。淋球菌重复感染较多见,建议治疗后 3 个月淋球菌培养复查,性伴侣应同时检查。

六、预后

对于急性淋病早期,及时、正确的治疗可以完全治愈,无合并症淋病经单次大剂量药物治疗,治愈率可达 95%;若延误治疗或治疗不当,可产生合并症或播散性淋病。因此,在淋病急性期应给予积极治疗。

(许 博)

第二节 梅 毒

梅毒是由苍白螺旋体引起的一种全身慢性传染病,主要通过性交传染,侵入部位大多为阴部。临床表现极为复杂,几乎侵犯全身各器官,造成多器官损害。早期主要侵犯皮肤黏膜,晚期可侵犯血管、中枢神经系统及全身各器官。可通过胎盘传给胎儿。

梅毒螺旋体的运动极为活跃。在人体外很容易死亡,在干燥的环境中和阳光直射下迅速死亡,在潮湿的器皿和毛巾上可生存数小时,39 ℃时 4 小时死亡。40 ℃失去传染力,3 小时死亡。48 ℃可生存 30 分钟,60 ℃仅生存 3~5 分钟。100 ℃立即死亡。对寒冷抵御力强,0 ℃可存活1~2 天,−78 ℃以下经年不丧失传染性。肥皂水和一般消毒液均可使其死亡。血液中的梅毒螺旋体 4 ℃放置 3 天即可死亡,故血库 4 ℃冰箱储存 3 天以上的血液通常可避免传染梅毒的风险。

一、传播途径

(一)性接触传播
性接触传播是最主要的传播途径,约占 95%;患者在感染后 1 年内最具传染性,随病期延长,传染性越来越小,病期超过 4 年者基本无传染性。

(二)非性接触传播
少数患者因医源性途径、接吻、哺乳、接触污染物及输血而感染。

(三)垂直传播
母婴传播,患梅毒孕妇,即使病期超过 4 年,其梅毒螺旋体仍可通过胎盘感染胎儿,引起先天性梅毒。

二、发病机制

梅毒的发病机制至今尚未完全明确。梅毒螺旋体的致病能力与黏多糖及黏多糖酶有关,螺旋体表面似荚膜样的黏多糖能够保护菌体免受环境中不良因素的伤害并有抗吞噬作用。黏多糖酶能作为细菌受体与宿主细胞膜上的黏多糖相黏附,梅毒螺旋体借其黏多糖酶与组织细胞黏附。黏多糖物质几乎遍布全身组织,因而,梅毒感染几乎累及全身组织,在不同组织黏多糖含量不一,其中尤以皮肤、眼、主动脉、胎盘、脐带中黏多糖基质含量较高,故对这些组织的损伤也较为常见和严重,此外,胎盘和脐带在妊娠18周才发育完善,含有大量的黏多糖,故梅毒螺旋体从母体转移到胎儿必须在18周以后才发生。

人类是梅毒螺旋体的唯一宿主。临床上绝大多数病例是通过有活动性病灶感染者的亲密接触而获得。病原体经由完整的黏膜表面或皮肤微小破损灶进入体内,在临床症状出现前,菌体在感染局部繁殖,经过2~4周(平均3周)的潜伏期,通过免疫反应引起侵入部位出现破溃,即硬下疳。如未经治疗或治疗不彻底,螺旋体在原发病灶大量繁殖后,侵入附近的淋巴结,再经淋巴及血液循环播散到全身其他组织器官,造成全身多灶性病变,表现为二期梅毒。早期梅毒后4年或更长时间,一部分未治愈患者可进展到三期梅毒(晚期梅毒),发生皮肤、骨与内脏的树胶肿损害(梅毒瘤)及心血管、神经系统损害。

三、临床表现

(一)分类与分期

根据传播途径不同可分为获得性梅毒(后天梅毒)和先天梅毒(先天梅毒)两类;每一类依病情发展分为早期和晚期。

(二)获得性梅毒

根据病程可分为早期梅毒和晚期梅毒。早期梅毒包括一期梅毒、二期梅毒及早期隐性梅毒,病程在2年以内;晚期梅毒包括三期梅毒及晚期隐性梅毒,病程在2年以上。潜伏梅毒指梅毒未经治疗或用药剂量不足,无临床症状,梅毒血清反应阳性,没有其他可以引起梅毒血清反应阳性的疾病存在,脑脊液正常者。感染期限在2年以内的为早期潜伏梅毒,2年以上为晚期潜伏梅毒。

1.一期梅毒

一期梅毒主要表现为硬下疳,常发生于感染后2~4周。梅毒螺旋体经皮肤黏膜的擦伤处侵入机体,数小时即沿淋巴管到达附近淋巴结,2~3天后侵入血液循环,经过9~90天的潜伏期,在入侵部位形成硬下疳,为一期梅毒。好发于外生殖器,呈单个,偶见2~3个,圆形或椭圆形无痛性溃疡,直径1~2 cm,边界清楚,稍高出皮面,表面呈肉红色,糜烂,有少量渗液,触之软骨样硬度,无痛,表面和渗液内均含大量梅毒螺旋体。初起时为小红斑或丘疹,进而形成硬结,表面破溃形成溃疡。硬下疳出现1~2周,可有局部或腹股沟淋巴结肿大,无化脓、破溃,无疼痛及压痛,多为单侧,大小不等,较硬,无痛,不粘连,称硬化性淋巴结炎,穿刺液中可有大量梅毒螺旋体。此时,机体产生抗体杀灭大部分梅毒螺旋体,硬下疳未经治疗可于3~8周内(多6~8周)消失,不留痕迹或遗留暗红色表浅瘢痕或色素沉着。由于梅毒螺旋体未被完全杀死,而进入无症状的潜伏期。硬下疳初期,梅毒血清反应大多呈阴性,以后阳性率逐渐提高,硬下疳出现6~8周后,血清反应全部变为阳性。

2.二期梅毒

二期梅毒主要表现为皮肤梅毒疹。若一期梅毒未经治疗或治疗不规范,潜伏期梅毒螺旋体继续增殖,由淋巴系统进入血液循环可达全身,引起二期早发梅毒,常发生在硬下疳消退后3~4周(感染后9~12周),少数可与硬下疳同时出现。以皮肤黏膜典型的梅毒疹为主要特点,亦可见于骨骼、心脏、心血管及神经系统损害。多有前驱症状,常伴有低热、食欲减退、头痛、肌肉关节及骨骼酸痛等。主要损害表现如下所述。

(1)皮肤损害:80%~95%的患者可出现皮肤损害。①各种丘疹,包括斑疹、斑丘疹、丘疹鳞屑性梅毒疹及脓疱疹等,常出现于躯干、四肢,也可在面部与前额部,皮疹特点为多形性、对称、泛发。皮疹持续2~6周可自然消退。②扁平湿疣,多见于皮肤相互摩擦和潮湿的外阴及肛周。③梅毒性白斑,多见于颈部。④梅毒性脱发,呈虫蚀样,多发生于颞部。

(2)黏膜损害:常与皮损伴发,其中最典型的是黏膜斑,呈圆形、椭圆形糜烂面,边缘清楚,表面潮湿,有灰白色伪膜,好发于口腔黏膜和外生殖器。也可见于梅毒性黏膜咽炎和舌炎。

(3)系统性损害:主要有骨损害,表现为骨膜炎、关节炎,多发生在四肢的长骨和大关节。眼损害以虹膜炎、虹膜睫状体炎及脉络膜炎较多见。神经损害可分为无症状性和有症状性神经梅毒两类,前者仅有脑脊液异常,后者以梅毒性脑膜炎为主。部分患者可发生虫蚀样脱发。

此期大部分梅毒螺旋体可被机体产生的抗体所杀灭,小部分进入潜伏期。当机体抵抗力下降,梅毒螺旋体又可进入血液循环,再现二期梅毒症状,称二期复发梅毒。

3.三期梅毒

三期梅毒多发生于病程4年以上,此时体内损害处螺旋体少而破坏力强,主要表现为永久性皮肤黏膜损害,并可侵犯多种组织器官危及生命,尤其是心血管和中枢神经系统。基本损害为慢性肉芽肿,局部因动脉内膜炎所致缺血而使组织坏死。三期梅毒皮肤黏膜损害主要是梅毒性树胶样肿,初为皮下结节,常为单个,逐渐增大,与皮肤粘连呈浸润性斑块,中央软化,形成溃疡,流出黏稠树胶状脓汁,故名树胶肿。有中心愈合,四周蔓延的倾向,可排列成环形、多环形、马蹄形及肾形,破坏性大,愈合后有萎缩性瘢痕。结节性梅毒疹为簇集、坚硬的铜红色小结节,好发于头面部、背部及四肢伸侧。骨梅毒表现为骨膜炎、骨髓炎、关节炎、腱鞘炎等;眼梅毒表现为虹膜炎、虹膜睫状体炎、视网膜炎、角膜炎。

三期心血管梅毒多发生在感染后10~30年,发生率约10%。晚期心血管梅毒表现为主动脉炎、主动脉关闭不全、主动脉瘤,梅毒性冠状动脉口狭窄及心肌梅毒树胶肿。晚期神经梅毒发生于感染后3~20年,发生率约10%,表现为梅毒性脑炎、脑血管梅毒、麻痹性痴呆、脊髓痨、视神经萎缩。晚期梅毒可以致命。

四、实验室检查

(一)病原学检查

组织及体液的梅毒螺旋体的检测对早期梅毒的诊断具有十分重要的价值,特别是对已出现硬下疳,但梅毒血清反应仍呈阴性者。暗视野显微镜检查:是一种原始的、最简便、最可靠的梅毒实验诊断方法,收集组织渗出液或淋巴结穿刺液,立即暗视野显微镜下观察,可发现活动的梅毒螺旋体。也可采用免疫荧光染色。另外,可用涂片染色法,取皮损渗出物时应注意先用生理盐水清洁,然后挤压出渗出物,玻片涂抹后用不同方法进行病原学检查。

(二)梅毒血清学试验

梅毒螺旋体进入人体后,可产生两种抗体,非特异性的抗心磷脂抗体,可用牛心磷脂检测,称非梅毒螺旋体抗原血清反应;抗梅毒螺旋体抗体可用梅毒螺旋体检测出来,称梅毒螺旋体抗原血清反应。

1.非梅毒螺旋体抗原血清反应

非梅毒螺旋体抗原血清反应包括性病研究实验室试验、快速血浆反应素环状卡片试验、血清不需加热的反应素试验。其敏感性高但特异性较低,可作为常规筛选试验,因可做定量试验及充分治疗后反应素可消失,故可用于疗效观察。

2.梅毒螺旋体抗原血清反应

梅毒螺旋体抗原血清反应包括荧光螺旋体抗体吸附试验、梅毒螺旋体血凝试验、梅毒螺旋体被动颗粒凝集试验、梅毒螺旋体制动试验、酶联免疫吸附试验等。其敏感性和特异性较好,一般用做证实试验,但这种方法是检测血清中抗梅毒螺旋体 IgG,充分治疗后仍能持续阳性,甚至终身不消失,因此,不能用做疗效观察。

3.脑脊液检查

怀疑神经梅毒者应行脑脊液检查。神经梅毒患者脑脊液中淋巴细胞$\geqslant 10 \times 10^6/L$,蛋白量$>50$ mg/dL,VDRL 阳性。

4.梅毒血清假阳性反应

无梅毒螺旋体感染,但梅毒血清反应阳性,可分为技术性假阳性及生物学假阳性。技术性假阳性是由于标本的保存、输送及实验室操作的技术所造成的,如重复试验,无梅毒患者的试验可转为阴性;生物学假阳性则是由于患者有其他疾病或生理状况发生变化所导致。由其他螺旋体引起的疾病如品他病、雅司病、回归热、鼠咬症等出现的梅毒血清反应阳性,则不属于假阳性反应,而是真阳性。梅毒血清学假阳性主要发生在非螺旋体抗原血清试验,在螺旋体抗原血清试验中则较少见。

五、诊断及鉴别诊断

梅毒的临床表现复杂,要鉴别的疾病很多,鉴别时要注意以下事项:有无感染史,皮疹的临床特点,梅毒螺旋体检查,梅毒血清反应,必要时做组织病理学检查。

(一)一期梅毒

1.硬下疳

需与软下疳、生殖器疱疹、性病性淋巴肉芽肿、糜烂性龟头炎、白塞病、固定型药疹、癌肿、皮肤结核等鉴别。

2.梅毒性腹股沟淋巴结肿大

需与软下疳、性病性淋巴肉芽肿鉴别。

(二)二期梅毒

1.梅毒性斑疹

需与玫瑰糠疹、银屑病、白癜风、花斑癣、药疹、多形红斑、远心性环状红斑等鉴别。

2.斑丘疹和扁平湿疣

需与银屑病、体癣、扁平苔藓、毛发红糠疹、尖锐湿疣等鉴别。

3.性脓疱疹

需与各种脓疱病、脓疱疮、臁疮、雅司病、聚合性痤疮等鉴别。

4.梅毒疹

需与传染性单核细胞增多症、地图舌、鹅口疮、扁平苔藓等鉴别。

(三)三期梅毒

1.结节性梅毒疹

需与寻常狼疮、类肉瘤、瘤型麻风等鉴别。

2.树胶肿

需与寻常狼疮、瘤型麻风、硬红斑、结节性红斑、小腿溃疡、脂膜炎、癌肿等鉴别。

(四)神经梅毒

血清和脑脊液的梅毒血清学试验对各型神经梅毒的鉴别诊断十分重要。

1.梅毒性脑膜炎

需与由各种原因引起的淋巴细胞性脑膜炎相鉴别,包括结核性脑膜炎、隐球菌性脑膜炎、钩端螺旋体病和莱姆病等。

2.脑膜血管梅毒

需与各种原因引起的脑卒中相鉴别,包括高血压、血管硬化性疾病、脑血栓等。

3.全身性麻痹病

需与脑肿瘤、硬膜下血肿、动脉硬化、老年性痴呆、慢性酒精中毒和癫痫发作等相鉴别。

(五)心血管梅毒

梅毒性主动脉瘤需要与严重主动脉硬化症相鉴别;梅毒性冠状动脉病需要与冠状动脉粥样硬化相鉴别;梅毒性主动脉瓣闭锁不全需与慢性单纯性主动脉瓣闭锁不全相鉴别。

六、治疗

一般原则:及早发现,及时正规治疗,愈早治疗效果愈好;剂量足够,疗程规则,不规则治疗可增多复发及促使晚期损害提前发生;治疗后要经过足够时间的追踪观察;对所有性伴同时进行检查和治疗。

各期梅毒的首选治疗药物均为青霉素。根据分期和临床表现决定剂型、剂量和疗程。

(一)不同时期梅毒的治疗

1.一期梅毒、二期梅毒

(1)推荐方案:成人推荐方案为苄星青霉素,240 万 U,单次,肌内注射。新生儿及儿童推荐方案为苄星青霉素,5 万 U/kg,最大剂量 240 万 U,单次,肌内注射。

(2)随访、疗效评价和重复治疗:在治疗后第 6 个月、第 12 个月进行非螺旋体试验评价疗效,如果疗效不确定或怀疑再次感染梅毒,可以增加随访次数。如在治疗后 6 个月内临床症状及体征持续存在或再次出现,或持续 2 周出现血清学检查抗体滴度增高 4 倍或以上,应视为治疗失败或再次感染梅毒,对于此类患者没有标准的治疗方法,至少应追踪临床表现、血清学检查、HIV检查及脑脊液检查,如果无法随访,应予以重新治疗。推荐经脑脊液检查排除神经梅毒后,予以苄星青霉素,240 万 U,1 次/周,肌内注射,共 3 次。

(3)特殊情况:青霉素过敏。多西霉素 100 mg,口服,2 次/天,连续 14 天。四环素 500 mg,4 次/天,口服,连续 14 天。头孢曲松 1~2 g,1 次/天,肌内注射或静脉滴注,连续 10~14 天。阿奇霉素 2 g,单次口服,对某些一期梅毒及二期梅毒有效,仅当青霉素或多西霉素治疗无效时可以选用。若青霉素过敏者的依从性及随访追踪不能确定时,应先行脱敏治疗后予以苄星青霉素治疗。

2.三期梅毒

三期梅毒包括神经梅毒和潜伏梅毒以外的晚期梅毒,如心血管梅毒或梅毒瘤树胶肿等。

(1)推荐方案:苄星青霉素,240 万 U,1 次/周,肌内注射,共 3 次。

(2)其他治疗:三期梅毒患者治疗前应行 HIV 检查及脑脊液检查。随访缺乏相关研究。

（3）特殊情况：青霉素过敏者的治疗应与感染病学专家商讨。

3.神经梅毒

（1）治疗方案：推荐方案，青霉素 1 800 万～2 400 万 U/d,300 万～400 万 U/4 小时,静脉滴注或持续静脉滴注,连续 10～14 天。若患者依从性好,也可考虑以下方案：普鲁卡因青霉素 240 万 U,1 次/天,肌内注射；丙磺舒 500 mg,4 次/天,口服,连续 10～14 天。可考虑在推荐方案或替代方案治疗结束后予以苄星青霉素 240 万 U,1 次/周,肌内注射,共 3 次。

（2）其他：虽然全身性应用糖皮质激素是常用的辅助治疗,但目前仍无证据证明应用这类药物是有益的。

（3）随访：在治疗后每 6 个月进行脑脊液检查,直到脑脊液细胞计数正常。治疗后 6 个月脑脊液细胞计数无下降或治疗后 2 年脑脊液细胞计数和蛋白未降至完全正常,予以重复治疗。

（4）特殊情况：青霉素过敏。头孢曲松 2 g,1 次/天,肌内注射或静脉滴注,连续 10～14 天。

4.潜伏梅毒

血清学检查阳性,排除一期、二期、三期梅毒。诊断早期潜伏梅毒的依据：在过去 12 个月内出现唯一可能的暴露,且符合以下条件：确有血清学检查转阳或持续 2 周以上非螺旋体试验抗体滴度升高 4 倍或以上；明确的一期梅毒或二期梅毒症状；其性伴侣存在一期梅毒或二期梅毒或早期潜伏梅毒。不符合上述条件,没有临床症状,血清学检查阳性的患者应诊断为晚期潜伏梅毒或分期未明的潜伏梅毒。

（1）治疗。

成人：①早期潜伏梅毒治疗推荐方案。苄星青霉素 240 万 U,单次,肌内注射；②晚期潜伏梅毒或分期未明的潜伏梅毒治疗推荐方案：苄星青霉素 240 万 U,1 次/周,肌内注射,共 3 次,总剂量 720 万 U。

新生儿及儿童：①早期潜伏梅毒治疗推荐方案。苄星青霉素 5 万 U/kg,最大剂量 240 万 U,单次,肌内注射；②晚期潜伏梅毒治疗推荐方案：苄星青霉素 5 万 U/kg,每次最大剂量 240 万 U,1 次/周,肌内注射,共 3 次（总量为 15 万 U/kg,最大剂量 720 万 U）。

（2）随访和疗效评价：在治疗后第 6、12、24 个月进行非螺旋体试验评价疗效。符合以下条件时需要脑脊液检查排除神经梅毒：①非螺旋体试验抗体滴度持续 2 周以上升高 4 倍或以上；②治疗后 1～2 年,原来升高的非螺旋体试验抗体滴度（≥1∶32）下降<4 倍；③出现梅毒的症状或体征。若脑脊液检查异常应按神经梅毒治疗。

（3）特殊情况：青霉素过敏。多西环素 100 mg,2 次/天,口服,连续 28 天。四环素 500 mg,口服,4 次/天,连续 28 天。头孢曲松,剂量及用法有待商榷。青霉素过敏的患者,如果用药依从性差或不能保证随访时,应经脱敏治疗后使用苄星青霉素。

（二）妊娠梅毒

孕妇均应在第 1 次产前检查时行梅毒血清学检查。可用非螺旋体试验或螺旋体试验中的一种检查方法进行梅毒筛查。螺旋体试验阳性孕妇应行非螺旋体试验,以便评价疗效。对梅毒高发地区孕妇或梅毒高危孕妇,在妊娠第 28～32 周及分娩前再次筛查。妊娠 20 周以上死胎史者均需要行梅毒血清学检查。所有孕妇在妊娠期间至少做 1 次梅毒血清学检查,如果未进行梅毒血清学检查,新生儿则不能出院。

1.诊断

除病历清楚记录既往曾接受规律抗梅毒治疗或梅毒血清学检查非螺旋体试验抗体滴度下降

良好,梅毒血清学检查阳性孕妇均视为梅毒患者。螺旋体试验用于产前梅毒筛查,若为阳性,应行非螺旋体试验。若非螺旋体试验阴性,应再次行螺旋体试验,最好用同一标本。若第2次螺旋体试验阳性,可确诊梅毒或既往梅毒病史。既往曾接受规范治疗者,不需要进一步治疗,否则应进行梅毒分期并根据梅毒分期进行治疗。若第2次螺旋体试验阴性,对于低危孕妇且否认梅毒病史者,初次螺旋体试验则为假阳性。对于低危孕妇,无临床表现,性伴侣临床及血清学检查阴性,应于4周后再次行血清学检查,若快速血清反应素试验和梅素螺旋体明胶颗粒凝集试验仍为阴性,则不需要治疗。若随访困难,否认抗梅毒治疗病史者应根据梅毒分期进行治疗。

2.治疗

根据孕妇梅毒分期采用相应的青霉素方案治疗。

其他治疗:一期梅毒、二期梅毒及早期潜伏梅毒,可以在治疗结束后1周再次予以苄星青霉素治疗,240万U,肌内注射。妊娠20周以上的梅毒孕妇应行胎儿彩色超声检查,排除先天梅毒。胎儿及胎盘梅毒感染的B超表现(如肝大、腹水、水肿及胎盘增厚)提示治疗失败,此时应与产科专家商讨进一步处理。如治疗中断应重新开始治疗。

随访和疗效评价:多数孕妇在能作出疗效评价之前分娩。在妊娠第28～32周和分娩时进行非螺旋体试验评价疗效。对高危人群或梅毒高发地区孕妇需要每月检查非螺旋体试验,以发现再感染。如果在治疗30天内分娩,临床感染症状持续至分娩,或分娩时产妇非螺旋体试验抗体滴度较治疗前高4倍,提示孕妇治疗可能不足。

（许　博）

第九章

子宫内膜异位症与子宫腺肌病

第一节 子宫内膜异位症

具有生长功能的子宫内膜组织(腺体和间质)出现在宫腔被黏膜覆盖以外的部位时称为子宫内膜异位症(EMT),简称内异症。

EMT 以痛经、慢性盆腔痛、不孕为主要表现,是育龄妇女的常见病,该病的发病率近年有明显增高趋势,发病率占育龄妇女的 $10\%\sim15\%$,占痛经妇女的 $40\%\sim60\%$。在不孕患者中,$30\%\sim40\%$ 的患者合并 EMT,在 EMT 患者中不孕症的发病率为 $40\%\sim60\%$。

该病一般仅见于生育年龄妇女,以 $25\sim45$ 岁妇女多见。绝经后或切除双侧卵巢后异位内膜组织可逐渐萎缩吸收,妊娠或使用性激素抑制卵巢功能可暂时阻止此病的发展,故 EMT 是激素依赖性疾病。

EMT 虽为良性病变,但具有类似恶性肿瘤远处转移、浸润和种植的生长能力。异位内膜可侵犯全身任何部位,最常见的种植部位是盆腔脏器和腹膜,以侵犯卵巢和宫底韧带最常见,其次为子宫、子宫直肠陷凹、腹膜脏层、直肠阴道隔等部位,故有盆腔 EMT 之称。

一、发病机制

本病的发病机制尚未完全阐明,关于异位子宫内膜的来源,目前有多种学说。

(一)种植学说

妇女在经期时子宫内膜碎片可随经血倒流,经输卵管进入盆腔,种植于卵巢和盆腔其他部位,并在该处继续生长和蔓延,形成盆腔 EMT。但已证实 90% 以上的妇女可发生经血逆流,却只有 $10\%\sim15\%$ 的妇女罹患 EMT。剖宫产手术后所形成的腹壁瘢痕 EMT,占腹壁瘢痕 EMT 的 90% 左右,是种植学说的典型例证。

(二)淋巴及静脉播散

子宫内膜可通过淋巴或静脉播散,远离盆腔部位的器官如肺、手或大腿的皮肤和肌肉发生的 EMT 可能就是通过淋巴或静脉播散的结果。

(三)体腔上皮化生学说

卵巢表面上皮、盆腔腹膜都是由胚胎期具有高度化生潜能的体腔上皮分化而来,在反复经血逆流、炎症、机械性刺激、异位妊娠或长期持续的卵巢甾体激素刺激下,易发生化生而成为异位症的子宫内膜。

(四)免疫学说

免疫异常对异位内膜细胞的种植、黏附、增生具有直接和间接的作用,表现为免疫监视、免疫杀伤功能减弱,黏附分子作用增强,协同促进异位内膜的移植。以巨噬细胞为主的多种免疫细胞可释放多种细胞因子,促进异位内膜的种植、存活和增殖。EMT 患者的细胞免疫和体液免疫功能均有明显变化,患者外周血和腹水中的自然杀伤(NK)细胞的细胞毒活性明显降低。病变越严重者,NK 细胞活性降低亦越明显。雌激素水平越高,NK 细胞活性则越低。血清及腹水中,免疫球蛋白 IgG、IgA 及补体 C_3、C_4 水平均增高,还出现抗子宫内膜抗体和抗卵巢抗体等多种自身抗体。因此,个体的自身免疫能力对异位内膜细胞的抑制作用,在本病的发生中起关键作用。

(五)在位内膜决定论

中国学者提出的"在位内膜决定论"揭示了在位子宫内膜在 EMT 发病中的重要作用,在位内膜的组织病理学、生物化学、分子生物学及遗传学等特质,与 EMT 的发生发展密切相关,其"黏附-侵袭-血管形成"过程,所谓的"三 A 程序"可以解释 EMT 的病理过程,又可以表达临床所见的不同病变。

二、病理

EMT 最常见的发生部位为靠近卵巢的盆腔腹膜及盆腔器官的表面。根据其发生部位不同,可分为腹膜 EMT、卵巢 EMT、子宫腺肌病等。

(一)腹膜 EMT

腹膜和脏器浆膜面的病灶呈多种形态。无色素沉着型为早期细微的病变,具有多种表现形式,呈斑点状或小泡状突起,单个或数个呈簇,有红色火焰样病灶,白色透明病变,黄褐色斑及圆形腹膜缺损。色素沉着型为典型的病灶,呈黑色或紫蓝色结节,肉眼容易辨认。病灶反复出血及纤维化后,与周围组织或器官发生粘连,子宫直肠陷凹常因粘连而变浅,甚至完全消失,使子宫后屈固定。

(二)卵巢子宫内膜异位症

卵巢 EMT 最多见,约 80% 的内异症位于卵巢。多数为一侧卵巢,部分波及双侧卵巢。初始病灶表浅,于卵巢表面可见红色或棕褐色斑点或小囊泡,随着病变发展,囊泡内因反复出血积血增多,而形成单个或多个囊肿,称为卵巢子宫内膜异位囊肿。因囊肿内含暗褐色黏糊状陈旧血,状似巧克力液体,故又称为卵巢巧克力囊肿,直径大多在 10 cm 以内。卵巢与周围器官或组织紧密粘连是卵巢子宫内膜异位囊肿的临床特征之一,并可借此与其他出血性卵巢囊肿相鉴别。

(三)子宫骶韧带、直肠子宫陷凹和子宫后壁下段的子宫内膜异位症

这些部位处于盆腔后部较低或最低处,与经血中的内膜碎屑接触机会最多,故为 EMT 的好发部位。在病变早期,子宫骶韧带、直肠子宫陷凹或子宫后壁下段有散在紫褐色出血点或颗粒状散在结节。由于病变伴有平滑肌和纤维组织增生,形成坚硬的结节。病变向阴道黏膜发展时,在阴道后穹隆形成多个息肉样赘生物或结节样疤痕。随着病变发展,子宫后壁与直肠前壁粘连,直肠子宫陷凹变浅,甚至完全消失。

(四)输卵管子宫内膜异位症

内异症直接累及黏膜较少,偶在其管壁浆膜层见到紫褐色斑点或小结节。输卵管常与周围病变组织粘连。

(五)子宫腺肌病

子宫腺肌病分为弥漫型与局限型两种类型。弥漫型的子宫呈均匀增大,质较硬,一般不超过妊娠 3 个月大小。剖面见肌层肥厚,增厚的肌壁间可见小的腔隙,直径多在 5 mm 以内。腔隙内常有暗红色陈旧积血。局限型的子宫内膜在肌层内呈灶性浸润生长,形成结节,但无包膜,故不能将结节从肌壁中剥出。结节内也可见陈旧出血的小腔隙,结节向宫腔突出颇似子宫肌瘤。偶见子宫内膜在肌瘤内生长,称之为子宫腺肌瘤。

(六)恶变

EMT 是一种良性疾病,但少数可发生恶变,恶变率为 0.7%～1%,其恶变后的病理类型包括透明细胞癌、子宫内膜样癌、腺棘癌、浆液性乳头状癌、腺癌等。EMT 恶变 78% 发生在卵巢,22% 发生在卵巢外。卵巢外最常见的恶变部位是直肠阴道隔、阴道、结肠、盆腹膜、大网膜、脐部等。

三、临床表现

(一)症状

1.痛经

痛经是常见而突出的症状,多为继发性,占 EMT 的 60%～70%。多于月经前 1～2 天开始,经期第 1～2 天症状加重,月经净后疼痛逐渐缓解。疼痛多位于下腹深部及直肠区域,以盆腔中部为多,多随局部病变加重而逐渐加剧,但疼痛的程度与病灶的大小不成正比。

2.性交痛

性交痛多见于直肠子宫陷凹有异位病灶或因病变导致子宫后倾固定的患者。当性交时由于受阴茎的撞动,可引起性交疼痛,以月经来潮前性交痛最明显。

3.不孕

EMT 不孕率为 40%～60%。主要原因是腹水中的巨噬细胞影响卵巢的分泌功能和排卵功能,导致黄体功能不全(LPD)、未破裂卵泡黄素化综合征(LUFS)、早孕自然流产等。EMT 可使盆腔内组织和器官广泛粘连,输卵管变硬僵直,影响输卵管的蠕动,从而影响卵母细胞的拣拾和受精卵的输送;严重的卵巢周围粘连,可妨碍卵子的排出。

4.月经异常

部分患者可因黄体功能不全或无排卵而出现月经期前后阴道少量出血、经期延长或月经紊乱。内在性 EMT 患者往往有经量增多、经期延长或经前点滴出血。

5.慢性盆腔痛

71%～87% 的 EMT 患者有慢性盆腔痛,慢性盆腔痛患者中有 83% 活检确诊为 EMT;常表现为性交痛、大便痛、腰骶部酸胀及盆腔器官功能异常等。

6.其他部位 EMT 症状

肠道 EMT 可出现腹痛、腹泻或便秘。泌尿道 EMT 可出现尿路刺激症状等。肺部 EMT 可出现经前咯血、呼吸困难和/或胸痛。

(二)体征

典型的盆腔 EMT 在盆腔检查时,可发现子宫后倾固定,直肠子宫陷凹、子宫骶韧带或子宫颈后壁等部位扪及 1～2 个或更多触痛性结节,如绿豆或黄豆大小,肛诊更明显。有卵巢 EMT

时,在子宫的一侧或双侧附件处扪到与子宫相连的囊性偏实不活动包块(巧克力囊肿),往往有轻压痛。若病变累及直肠阴道隔,病灶向后穹隆穿破时,可在阴道后穹隆处扪及甚至可看到隆起的紫蓝色出血点或结节,可随月经期出血。内在性 EMT 患者往往子宫胀大,但很少超过 3 个月妊娠,多为一致性胀大,也可能感到某部位比较突出犹如子宫肌瘤。如直肠有较多病变时,可触及一硬块,甚至误诊为直肠癌。

四、诊断

(一)病史

凡育龄妇女有继发性痛经进行性加重和不孕史、性交痛、月经紊乱等病史者,应仔细询问痛经出现的时间、程度、发展及持续时间等。

(二)体格检查

(1)妇科检查(三合诊)扪及子宫后位固定、盆腔内有触痛性结节或子宫旁有不活动的囊性包块,阴道后穹隆有紫蓝色结节等。

(2)其他部位的病灶如脐、腹壁瘢痕、会阴侧切瘢痕等处,可触及肿大的结节,经期明显。

临床上单纯根据典型症状和准确的妇检可以初步诊断 50% 左右的 EMT,但大约有 25% 的病例无任何临床症状,尚需借助下列辅助检查,特别是腹腔镜检查和活组织检查才能最后确诊。

(三)影像学检查

1.超声检查

超声检查可应用于各型内异症,通常用于 Ⅲ～Ⅳ 期的患者,是鉴别卵巢子宫内膜异位囊肿、直肠阴道隔 EMT 和子宫腺肌症的重要手段。巧克力囊肿一般直径为 5～6 cm,直径＞10 cm 较少,其典型的声像图特征如下。

(1)均匀点状型:囊壁较厚,囊壁为结节状或粗糙回声,囊内布满均匀细小颗粒状的反光点。

(2)混合型:囊内大部分为无回声区,可见片状强回声或小光团,但均不伴声影。

(3)囊肿型:囊内呈无回声的液性暗区,多孤立分布,但与卵巢单纯性囊肿难以区分。

(4)多囊型:包块多不规则,其间可见隔反射,分成多个大小不等的囊腔,各囊腔内回声不一致。

(5)实体型:内呈均质性低回声或弱回声。

2.磁共振成像(MRI)

磁共振成像(MRI)对卵巢型、深部浸润型、特殊部位内异症的诊断和评估有意义,但在诊断中的价值有限。

(四)CA125 值测定

血清 CA125 浓度变化与病灶的大小和病变的严重程度呈正相关,CA125≥35 U/mL 为诊断 EMT 的标准,临床上可以辅助诊断并可监测疾病的转归和评估疗效,由于 CA125 在不同的疾病间可发生交叉反应,使其特异性降低而不能单独作为诊断和鉴别诊断的指标。CA125 在监测内异症方面较诊断内异症更有价值。

在 Ⅰ～Ⅱ 期患者中,血清 CA125 水平正常或略升高,与正常妇女有交叉,提示 CA125 阴性者亦不能排除内异症。而在 Ⅲ～Ⅳ 期有卵巢子宫内膜异位囊肿、病灶侵犯较深、盆腔广泛粘连者,CA125 值多升高,但一般不超过 200 U/mL,腹腔液 CA125 的浓度可直接反映 EMT 病情,其浓度较血清高出 100 多倍,临床意义比血清 CA125 大;CA125 结合 EMAb、B 超、CT 或 MRI

可提高诊断准确率。

(五)抗子宫内膜抗体(EMAb)

EMT 是一种自身免疫性疾病,因为在许多患者体内可以测出抗子宫内膜的自身抗体。EMAb 是 EMT 的标志抗体,其产生与异位子宫内膜的刺激及机体免疫内环境失衡有关。EMT 患者血液中 EMAb 水平升高,经 GnRH-a 治疗后,EMAb 水平明显降低。测定抗子宫内膜抗体对内异症的诊断与疗效观察有一定的帮助。

(六)腹腔镜检查

腹腔镜检查是诊断 EMT 的金标准,特别是对盆腔检查和 B 超检查均无阳性发现的不育或腹痛患者更是重要手段。在腹腔镜下对可疑病变进行活检,可以确诊和正确分期,对不孕的患者还可同时检查其他不孕的病因和进行必要的处理,如盆腔粘连分解术、输卵管通液及输卵管造口术等。

五、子宫内膜异位症的分期

(一)美国生殖学会子宫内膜异位症手术分期

目前,世界上公认并应用的子宫内膜异位症分期法是 RAFS 分期,即按病变部位、大小、深浅、单侧或双侧、粘连程度及范围,计算分值,定出相应期别。

(二)子宫内膜异位症的临床分期

(1)Ⅰ期:不孕症未能找到不孕原因而有痛经者,或为继发痛经严重者。妇科检查后穹隆粗糙不平滑感,或骶韧带有触痛。B 超检查无卵巢肿大。

(2)Ⅱ期:后穹隆可触及小于 1 cm 的结节,骶韧带增厚,有明显触痛。两侧或一侧可触及 <5 cm 肿块或经 B 超确诊卵巢增大者,附件与子宫后壁粘连,子宫后倾尚活动。

(3)Ⅲ期:后穹隆可触及大于 1 cm 结节,骶韧带增厚或阴道直肠可触及结节,触痛明显,两侧或一侧附件可触及大于 5 cm 肿块或经 B 超确诊附件肿物者。肿块与子宫后壁粘连较严重,子宫后倾活动受限。

(4)Ⅳ期:后穹隆被块状硬结封闭,两侧或一侧附件可触及直径大于 5 cm 肿块与子宫后壁粘连,子宫后倾活动受限,直肠或输尿管受累。

对Ⅰ期、Ⅱ期患者选用药物治疗,如无效时再考虑手术治疗。对Ⅲ期、Ⅳ期患者首选手术治疗,对Ⅳ期患者行保守手术治疗预后较差。对此类不孕患者建议在术前药物治疗 2～3 个月后再行手术,以期手术容易施行,并可较彻底清除病灶。

六、EMT 与不孕

在不孕患者中,30%～58% 的患者合并 EMT,在 EMT 患者中不孕症的发病率为 25%～67%。EMT 合并不孕的患者治疗后 3 年累计妊娠率低于无 EMT 者;患内异症的妇女因男方无精子行人工授精,成功率明显低于无内异症的妇女。EMT 对生育的影响主要有以下因素。

(一)盆腔解剖结构改变

盆腔内 EMT 所产生的炎性反应及其所诱发的多种细胞因子和免疫反应,均可损伤腹膜表面,造成血管通透性增加,导致水肿、纤维素和血清血液渗出,经过一段时间后,发生盆腔内组织、器官粘连。其粘连的特点是范围大而致密,容易使盆腔内器官的解剖功能异常;一般 EMT 很少侵犯输卵管的肌层和黏膜层,故输卵管多为通畅。但盆腔内广泛粘连可导致输卵管变硬僵直,影响输卵管的蠕动,或卵巢与输卵管伞部隔离,从而影响卵母细胞的拣拾和受精卵的输送,严重者可导致输卵管阻塞。如卵巢周围的严重粘连或卵巢子宫内膜异位囊肿破坏正常卵巢组织,可妨碍卵子的排出。

(二)腹水对生殖过程的干扰

内异症患者腹水中的巨噬细胞数量增多且活力增强,不仅吞噬精子,还可释放白细胞介素-1(IL-1)、白细胞介素-2(IL-2)、肿瘤坏死因子(INF)等多种细胞因子,影响精子的功能和卵子的质量,不利于受精过程及胚胎着床。腹水中的巨噬细胞降低颗粒细胞分泌孕酮的功能,干扰卵巢局部的激素调节作用,使 LH 分泌异常、PRL 水平升高、前列腺素(PG)含量增加,影响排卵的正常进行,可能导致 LPD、LUFS、不排卵等。临床发现 EMT 患者 IVF-ET 的受精率降低。盆腔液中升高的 PG 可以干扰输卵管的运卵功能,并刺激子宫收缩,干扰着床和使自然流产率升高达 50%。

七、EMT 治疗

国际子宫内膜异位症学术会议(WEC)曾总结提出对于 EMT,腹腔镜、卵巢抑制、三期疗法、妊娠、助孕是最好的治疗。中国学者又明确提出内异症的规范化治疗应达到 4 个目的:减灭和去除病灶、缓解和消除疼痛、改善和促进生育、减少和避免复发。

治疗时主要考虑的因素:①年龄;②生育要求;③症状的严重性;④既往治疗史;⑤病变范围;⑥患者的意愿。

(一)有生育要求的内异症治疗方案

对有生育要求的内异症患者,应首先行子宫输卵管造影(HSG),输卵管通畅者,可先采用抑制子宫内膜异位病灶有效的药物,如避孕药、内美通或 GnRH-a 等药物 3～6 个周期,然后给予促排卵治疗,对排卵正常但不能受孕者应行腹腔镜检查以明确有无盆腔粘连或引起不孕的其他盆腔因素。若 HSG 提示病变累及输卵管影响输卵管通畅性或功能,则应行腹腔镜检查确诊病因,在检查的同时完成盆腔粘连分离、异位病灶去除及输卵管矫正手术。EMT 患者手术后半年为受孕的黄金时期,术后 1 年以上获得妊娠的机会大大下降。

有学者认为对 EMT Ⅰ～Ⅱ 期不孕患者,首选手术治疗,在无广泛病变或经手术重建盆腔解剖结构后,此时期盆腔内环境最有利于受精,子宫内膜的容受性也最高,应积极促排卵尽早妊娠或促排卵后行 IUI 3 个周期,仍未成功则行 IVF。对Ⅲ～Ⅳ期内异症不孕患者手术后短期观察或促排卵治疗,如未妊娠,直接 IVF 或注射长效 GnRH-a 2～3 支后行 IVF-ET。对病灶残留,内异症生育指数评分低者,术后可用 GnRH-a 治疗 3 周期后行 IVF。

(二)无生育要求的治疗方案

对于无生育要求的内异症患者,治疗并控制病灶,以最简便、最小的代价来提高生活质量。治疗方法可分为手术治疗、药物治疗、介入治疗、中药治疗等。手术是第一选择,腹腔镜手术为首选。手术可以明确诊断,确定病变程度、类型、活动状态,进行切除、减灭病变,分离粘连,减轻症状,减少或预防复发。

子宫腺肌症症状较严重者,一般需行次全子宫切除或全子宫切除术。年轻且要求生育者,如病灶局限,可考虑单纯切除病灶,缓解症状,提高妊娠率,但子宫腺肌症的病灶边界不清又无包膜,故不宜将其全部切除。因此复发率较高。疼痛较轻者,可以药物治疗。

(三)手术治疗

手术的目的是切除病灶、恢复解剖。手术又分为保守性手术、半保守性手术及根治性手术。

1.保守性手术

保留患者的生育功能,手术尽量切除肉眼可见的病灶、剔除囊肿及分离粘连。适合年龄较轻、病情较轻又有生育要求者。

2.根治性手术

切除全子宫及双附件及所有肉眼可见的病灶。适合年龄 50 岁以上、无生育要求、症状重或者内异症复发经保守手术或药物治疗无效者。

3.半保守性手术

切除子宫,但保留卵巢。主要适合无生育要求、症状重或者复发经保守手术或药物治疗无效,但年龄较轻希望保留卵巢内分泌功能者。

手术后的复发率取决于病情的严重程度及手术的彻底性。彻底切除或剥除病灶后 2 年复发率大约为 21.5%,5 年复发率为 40%~50%。手术后使用 GnRH-a 类药物可用于治疗切除不完全的内异症患者的疼痛,尤其是重度内异症者术后盆腔痛。对于术后想受孕的患者可以不使用该类药物,因为这并不能提高受孕率,而且还会因治疗耽搁怀孕。术后使用促排卵药物,争取术后早日怀孕。如果术后需要使用 GnRH-a 类药物,注射第 3 支后 28 天复查 CA125 及 CA19-9,CA125 降至 15 U/mL 以下,CA19-9 降至 20 U/mL 以下,待月经复潮后可行夫精人工授精(IUI)或 IVF-ET。

(四)药物治疗

药物治疗的目的是改善妊娠环境,获得妊娠和止痛。常用药物有以下几种。

1.假孕疗法

长期持续口服高剂量的雌、孕激素,抑制垂体 Gn 及卵巢性激素的分泌,造成无周期性的低雌激素状态,使患者产生一种高雄激素性的闭经,其所发生的变化与正常妊娠相似,故称为假孕疗法。各种口服避孕药和孕激素均可用来诱发假孕。

(1)口服避孕药:低剂量高效孕激素和炔雌醇的复合片,抑制排卵,下调细胞增殖,加强在位子宫内膜细胞凋亡,可有效安全地治疗 EMT 患者的痛经。长期连续或循环地使用是可靠的手术后用药,可避免或减少复发。通过阴道环给予雌、孕激素的方式治疗 EMT 相关疼痛效果及依从性良好。近年国外研究认为,避孕药疗效不差于 GnRH-a,且经济、便捷、不良反应小,可作为术后的一类用药。

用法:每天 1 片,连续服 9~12 个月或 12 个月以上。服药期间如发生阴道突破性出血,每天增加 1 片直至闭经。

(2)孕激素类:①地诺孕素是一种睾酮衍生物,仅结合于孕激素受体以避免雌激素、雄激素或糖皮质激素活性带来的不良反应。在改善 EMT 相关疼痛方面,地诺孕素与 GnRH-a 疗效相当。每天口服 2 mg,连续使用 52 周,对骨密度影响轻微。其安全耐受性很好,对血脂、凝血、糖代谢影响很小。给药方便,疗效优异,不良反应轻微。作为保守手术后的用药值得推荐;②炔诺酮5~7.5 mg/d(每片 0.625 mg),或甲羟孕酮(MPA)20~30 mg/d(每片 2 mg),连服 6 个月。如用药期间出现阴道突破性出血,可每天加服补佳乐 1 mg,或己烯雌酚 0.25~0.5 mg。

由于炔诺酮、甲羟孕酮类孕激素疗效短暂,妊娠率低,复发率高,现临床上已较少应用。

2.假绝经疗法

使用药物阻断下丘脑 GnRH-a 和垂体 Gn 的合成和释放,直接抑制卵巢激素的合成,以及有可能与靶器官性激素受体相结合,导致 FSH 和 LH 值低下,从而使子宫内膜萎缩,导致短暂闭经。不像绝经期后 FSH 和 LH 升高,故名假绝经疗法。常用药物有达那唑、内美通等。

(1)达那唑:是一种人工合成的 17α-乙炔睾酮衍生物,抑制 FSH 和 LH 峰,产生闭经;并直接与子宫内膜的雄激素和孕激素的受体结合,导致异位内膜腺体和间质萎缩、吸收而痊愈。

用法:月经第 1 天开始口服,每天 600~800 mg,分 2 次口服,连服 6 个月。或使用递减剂量,300 mg/d 逐渐减至 100 mg/d 的维持剂量,作为 GnRH-a 治疗后的维持治疗 1 年,能有效维持盆腔疼痛的缓解。

达那唑宫内节育器能有效缓解 EMT 有关的疼痛症状,且无口服时的不良反应。达那唑阴道环给药系统有效治疗深部浸润型 EMT 的盆腔疼痛,不良反应非常少见,可以作为术后长期维持治疗。

(2)孕三烯酮(内美通):是 19-去甲睾酮衍生物,有雄激素和抗雌孕激素作用,作用机制类似达那唑,疗效优于达那唑,不良反应较达那唑轻。其耐受性、安全性及疗效不如 GnRH-a。

用法:月经第 1 天开始口服,每周 2 次,每次 2.5 mg,连服 6 个月。

3.其他药物

(1)三苯氧胺(他莫昔芬,TAM):是一种非甾体类的雌激素拮抗剂,可与雌激素竞争雌激素受体,降低雌激素的净效应,并可刺激孕激素的合成,而起到抑制雌激素作用,能使异位的子宫内膜萎缩,造成闭经,并能缓解因内异症引起的疼痛等症状。但 TAM 治疗中又可出现雌激素样作用,长期应用可引起子宫内膜的增生,诱发卵巢内膜囊肿增大。

用法:每天 20~30 mg,分 2~3 次口服,连服 3~6 个月。

(2)米非司酮:能与孕酮受体及糖皮质激素受体结合,下调异位和在位内膜的孕激素受体含量并抑制排卵,造成闭经,促进 EMT 病灶萎缩,疼痛缓解。

用法:月经第 1 天开始口服,每天 10~50 mg,连服 6 个月。

(3)有前景的药物:芳香化酶抑制剂类,如来曲唑;GnRH-a-A 类药物西曲瑞克;基质金属蛋白酶抑制剂及抗血管生成治疗药物等。

4.免疫调节治疗

EMT 是激素依赖性疾病,性激素抑制治疗已广泛应用于临床并取得了一定的短期疗效,包括达那唑、GnRH-a 和口服避孕药等。但是高复发率及长期使用产生的严重药物不良反应影响了后续治疗。研究表明 EMT 的形成和发展有免疫系统的参与,包括免疫监视的缺失,子宫内膜细胞对凋亡和吞噬作用的抵抗及对子宫内膜细胞有细胞毒性作用的 NK 细胞活性的降低。因此,免疫调节为 EMT 治疗开辟了新的途径。目前,以下几种药物在 EMT 治疗研究中获得了初步疗效。

(1)己酮可可碱:己酮可可碱是一种磷酸二酯酶抑制剂,它既可以影响炎症调节因子的产生,也可以调节免疫活性细胞对炎症刺激的反应,近年来被认为可能对 EMT 有效而成为 EMT 免疫调节治疗的研究重点。己酮可可碱可以通过提高细胞内的环磷腺苷水平来减少炎症细胞因子的产生或降低其活性,如肿瘤坏死因子-α(TNF-α)。此外还具有抑制 T 淋巴细胞和 B 淋巴细胞活化,降低 NK 细胞活性,阻断白细胞对内皮细胞的黏附等作用。研究发现己酮可可碱可以调节 EMT 患者腹膜环境的免疫系统功能,减缓子宫内膜移植物的生长,逆转过度活化的巨噬细胞,有效改善 EMT 相关的不孕。己酮可可碱不抑制排卵,对孕妇是安全的,适用于治疗与 EMT 相关的不孕症。

手术后使用己酮可可碱治疗轻度 EMT,800 mg/d,12 个月的妊娠率从 18.5% 提高到 31%,可以明显减轻盆腔疼痛。但也有研究认为并不能明显改善轻度到重度 EMT 患者的妊娠率,不能降低术后复发率。

(2)抗 TNF-α 治疗药物:TNF-α 是一种促炎症反应因子,是活化的巨噬细胞的主要产物,与 EMT 的形成和发展有关。EMT 患者腹腔液中 TNF-α 水平增高,并且其水平与 EMT 的严重程度相关。抗 TNF-α 治疗除了阻断 TNF-α 对靶细胞的作用外,还包括抑制 TNF-α 的产生。该类药物有己酮可可碱、英夫利昔单抗、依那西普、重组人 TNF 结合蛋白 I 等。

(3)干扰素-α2b:干扰素-α 能刺激 NK 细胞毒活性,并可促使 CD8 细胞表达。无论在体外实验或动物模型中,干扰素-α2b 对于 EMT 的疗效均得以证实。

(4)白细胞介素-12(IL-12):IL-12 的主要作用是调节免疫反应的可适应性。IL-12 可以作用于 T 淋巴细胞和 NK 细胞,从而诱导其他细胞因子的产生。其中产生的干扰素-γ 可以进一步增强 NK 细胞对子宫内膜细胞的细胞毒性作用,以及促进辅助性 T 淋巴细胞反应的产生。小鼠腹腔内注射 IL-12 明显减小异位子宫内膜病灶的表面积和总重量。但目前缺乏临床试验证实其疗效。

(5)中药:中医认为扶正固本类中药多有免疫促进作用,有促肾上腺皮质功能及增强网状内皮系统的吞噬作用,增加 T 淋巴细胞的比值。活血化瘀类中药对体液免疫与细胞免疫均有一定的抑制作用,不仅能减少已生成的抗体,而且还抑制抗体形成,对已沉积的抗原抗体复合物有促进吸收和消除的作用,还有抗炎、降低毛细血管通透性等作用。由丹参、莪术、三七、赤芍等组方的丹莪妇康煎具有增强细胞免疫和降低体液免疫的双向调节作用,疗效与达那唑相似。由柴胡、丹参、赤芍、莪术、五灵脂组方的丹赤坎使 33% 的 EMT 患者局部体征基本消失,NK 细胞活性升高。但是中药的具体免疫调节作用尚缺乏实验室证据的支持,且报道的临床疗效可重复性不强。

5.左炔诺孕酮宫内缓释系统(LNG-IUS,商品名曼月乐)

LNG-IUS 直接减少病灶中的 E_2 受体,使 E_2 的作用减弱导致异位的内膜萎缩,子宫动脉阻力增加,减少子宫血流量,减少子宫内膜中前列腺素的产生,明显减少月经量,改善 EMT 患者的盆腔疼痛,缓解痛经症状。与 GnRH-a 相比,LNG-IUS 缓解 EMT 患者痛经疗效相当,减少术后痛经复发。不增加心血管疾病风险,且降低血脂,不引起低雌激素症状,没有减少骨密度的严重不良反应,可长期应用。不规则阴道流血发生率高于 GnRH-a。如果 EMT 患者需要长期治疗,可优先选择 LNG-IUS,在提供避孕的同时,是治疗子宫内膜异位症、子宫腺肌病和慢性盆腔痛的有效、安全、便捷的治疗手段之一,尤其适用于合并有子宫腺肌症的 EMT 患者长期维持治疗。

曼月乐含 52 mg 左炔诺孕酮,每天释放 20 μg,可有效使用 5 年。

放置曼月乐一般选择在月经的 7 天以内;如果更换新的曼月乐可以在月经周期的任何时间。早孕流产后可以立即放置,产后放置应推迟到分娩后 6 周。

6.促性腺激素释放激素激动剂(GnRH-a)

GnRH-a 是目前最受推崇、最有效的子宫内膜异位症治疗药物。连续使用 GnRH-a 可下调垂体功能,造成药物暂时性去势及体内 Gn 水平下降、低雌激素状态;由于卵巢功能受抑制,产生相应低雌激素环境,使内异症病灶消退。目前常用的有长效制剂如进口的曲普瑞林、戈舍瑞林、布舍瑞林等;国产的长效制剂有亮丙瑞林(丽珠制药),短效制剂如丙氨瑞林(安徽丰原)。

(1)用法:长效制剂于月经第 1 天开始注射,每 28 天注射 1/2～1 支,注射 3～6 支,最多不超过 6 支。

(2)不良反应:主要为雌激素水平降低所引起的类似围绝经期综合征的表现,如潮热、多汗、血管舒缩不稳定、乳房缩小、阴道干燥等反应,占 90% 左右,一般不影响继续用药。严重雌激素减少,E_2<734 pmol/L,可增加骨中钙的吸收,而发生骨质疏松。

(3)反向添加疗法(Add-back):指联合应用 GnRH-a 及雌、孕激素,使体内雌激素水平达到所谓"窗口剂量",即不影响内异症的治疗,又可最大限度地减轻低雌激素的影响。其目的是减少血管收缩症状及长期使用 GnRH-a 对于骨密度的损害。可以用雌、孕激素的联合或序贯方法。

用药方法:应用 GnRH-a 3 个月后,联合应用以下药物:①GnRH-a+补佳乐 1～2 mg/d+甲羟孕酮 2～4 mg/d;②GnRH-a+补佳乐 1～2 mg/d+炔诺酮 5 mg/d;③GnRH-a+利维爱 2.5 mg/d。

雌二醇阈值窗口概念:血清 E_2 在 110～146 pmol/L 为阈值窗口,在窗口期内可不刺激 EMT 病灶生长,亦能满足骨代谢和血管神经系统对雌激素的需求,故可适当添加激素维持雌激素阈值水平,减少不良反应。适当的反加不影响 GnRH-a 疗效,且有效减少不良反应,延长用药时间。

(4)GnRH-a 反减治疗:以往采用 GnRH-a 先足量再减量方法,近年有更合理的长间歇疗法,延长 GnRH-a 用药间隔时间至 6 周 1 次,共用 4 次,亦能达到和维持有效低雌激素水平,是经济有效且减少不良反应的给药策略,但其远期复发率有待进一步研究。

(五)药物与手术联合治疗

手术治疗可恢复正常解剖关系,去除病灶并同时分离粘连,但严重的粘连使病灶不能彻底清除,显微镜下和深层的病灶无法看到,术后的并发症有时难以避免。手术后的粘连是影响手术效果、导致不孕的主要原因。药物治疗虽有较好的疗效,但停药后短期内病变可能复发,致密的粘连妨碍药物到达病灶内而影响疗效。根据病情程度在手术前后药物治疗。术前应用 GnRH-a,在低雌激素作用下,腹腔内充血减轻,毛细血管充血和扩张均不明显,使粘连易于分离,卵巢异位瘤易于剥离,有利于手术的摘除,还可预防术后粘连形成。术后用 1～2 个月的药物,可以抑制手术漏掉的病灶,预防手术后的复发。

八、EMT 的复发与处理

内异症复发指手术和规范药物治疗,病灶缩小或消失及症状缓解后,再次出现临床症状且恢复至治疗前水平或加重,或再次出现子宫内膜异位病灶。内异症总体的复发率高达 50%,作为一种慢性活动疾病,无论给予什么治疗,患者总处于复发的危险之中,特别是年轻的、保守性手术者。实际上,难以区分疾病的再现或复发,还是再发展或持续存在,更难界定治疗后多长时间再出现复发。无论何种治疗很难将异位灶清除干净,尤其是药物治疗。复发的生物学基础是异位内膜细胞可以存活并有激素的维持。这种异位灶可以很"顽强",在经过全期妊娠已经萎缩的异位种植可能在产后 1 个月复发。亦有报道在经过卵巢抑制后 3 个星期,仅在激素替代 3 天即可再现病灶。复发的主要表现是疼痛及结节或包块的出现,80% 于盆腔检查即可得知,超声扫描、血清 CA125 检查可助诊,最准确的复发诊断是腹腔镜检查。一般以药物治疗的复发率为高,1 年的复发率是 51.6%。保守性手术的每年复发率是 13.6%,5 年复发率是 40%～50%。

EMT 复发的治疗基本遵循初治原则,但应个体化。如药物治疗后痛经复发,应手术治疗。手术后内异症复发可先用药物治疗,仍无效者应考虑手术治疗。如年龄较大、无生育要求且症状严重者,可行根治性手术。对于有生育要求者,未合并卵巢子宫内膜异位囊肿者,给予 GnRH-a 3 个月后进行 IVF-ET。卵巢子宫内膜异位囊肿复发可进行手术或超声引导下穿刺,术后给予 GnRH-a 3 个月后进行 IVF-ET。

（石英芳）

第二节　子宫腺肌病

子宫腺肌病是指子宫内膜向肌层良性浸润并在其中弥散性生长,其特征是在子宫肌层中出现异位的内膜和腺体,伴有周围肌层细胞的代偿性肥大和增生。本病有 20%～50% 的病例合并子宫内膜异位症,约 30% 合并子宫肌瘤。

目前子宫腺肌病的发病有逐渐增加的趋势,其治疗的方法日趋多样化,治疗方法的选择应在考虑患者年龄、生育要求、临床症状的严重程度、病变部位与范围、患者的意愿等的基础上确定。

一、临床特征

(一)病史特点

(1)详细询问相关的临床症状,如经量增多和进行性痛经。

(2)家族中有无相同病史。

(3)医源性因素所致子宫内膜创伤,如多次分娩、习惯性流产、人工流产、宫腔操作史。

(二)症状

子宫腺肌病的症状不典型,表现多种多样,没有特异性。约 35% 的子宫腺肌病无临床症状,临床症状与病变的范围有关。

(1)月经过多:占 40%～50%,一般出血与病灶的深度呈正相关,偶尔也有小病变月经过多者。

(2)痛经:逐渐加剧的进行性痛经,痛经常在月经来潮的前一周就开始,至月经结束。15%～30% 的患者有痛经,疼痛的程度与病灶的多少有关,约 80% 的痛经者为子宫肌层深部病变。

(3)其他症状:部分患者可有未明原因的月经中期阴道流血及性欲减退,子宫腺肌病不伴有其他不孕疾病时,一般对生育无影响,伴子宫肌瘤时可出现肌瘤的各种症状。

(三)体征

妇科检查可发现子宫呈均匀性增大或有局限性结节隆起,质地变硬,一般不超过孕 12 周子宫的大小。近月经期检查时,子宫有触痛。月经期,由于病灶充血、水肿及出血,子宫可增大,质地变软,压痛较平时更为明显;月经期后再次妇科检查发现子宫有缩小,这种周期性出现的体征改变为诊断本病的重要依据之一。合并盆腔子宫内膜异位症时,子宫增大、后倾、固定、骶骨韧带增粗,或子宫直肠陷凹处有痛性结节等。

二、辅助检查

(一)实验室检查

(1)血常规:明确有无贫血。

(2)CA125:子宫腺肌病患者血 CA125 水平明显升高,阳性率达 80%,CA125 在监测疗效上有一定价值。

(二)影像学检查

(1)B超:为子宫腺肌病的常规诊断手段。B 超的图像特点为:①子宫呈均匀性增大,轮廓尚清晰;②子宫内膜线可无改变,或稍弯曲;③子宫切面回声不均匀,有时可见大小不等的无回声区。

(2)MRI:为目前诊断子宫腺肌病最可靠的无创伤性诊断方法,可以区别子宫肌瘤和子宫腺肌病,并可诊断两者同时并存,对决定处理方法有较大帮助,在发达国家中广泛应用。图像表现为:①子宫增大,外缘尚光滑;②T_2WI 显示子宫的正常解剖形态扭曲或消失;③子宫后壁明显增厚,结合带厚度>8 mm;④T_2WI 显示子宫壁内可见一类似结合带的低信号肿物,与稍高信号的子宫肌层边界不清,类似于结合带的局灶性或广泛性增宽,其中可见局灶性的大小不等斑点状高信号区,即为异位的陈旧性出血灶或未出血的内膜。

(三)其他

(1)宫腔镜检查子宫腔增大,有时可见异常腺体开口,并可除外子宫内膜病变。

(2)腹腔镜检查见子宫均匀增大,前后径增大更明显,子宫较硬,外观灰白或暗紫色,有时浆膜面见突出紫蓝色结节。

(3)肌层针刺活检:诊断的准确性依赖于取材部位的选择、取材次数及病灶的深度和广度,特异性较高,但敏感性较低,而且操作困难,在临床上少用。

三、诊断

子宫腺肌病的诊断一般并不难,最主要的困难在于与子宫肌瘤等疾病的鉴别诊断。子宫腺肌病与子宫肌瘤均是常见的妇科疾病,两种病变均发生在子宫,发病年龄相仿,多见于 30～50 岁的育龄妇女,临床上容易互相混淆。一般来说子宫腺肌病突出症状是继发性逐渐加重的痛经,子宫肌瘤的突出症状却为月经过多及不规则出血,子宫腺肌病时子宫也有增大,但很少超过妊娠3 个月子宫大小。

四、治疗

(一)治疗原则

由于子宫腺肌病的难治性,目前尚不能使每位患者均获得满意的疗效,应根据患者的年龄、生育要求和症状,实施个体化的多种手段的联合治疗策略。

(二)药物治疗

药物治疗子宫腺肌病近期疗效明显,但只是暂时性的,停药后症状体征常很快复发,对年轻有生育要求,近绝经期者或不接受手术治疗者可试用达那唑、孕三烯酮或促性腺激素释放激素类似物(GnRH-a)等。

1.达那唑

达那唑适用于轻度及中度子宫腺肌病痛经患者。

用法:月经第1天开始口服200 mg,2～3次/天,持续用药6个月。若痛经不缓解或未闭经,可加至4次/天。疗程结束后约90％症状消失。停药后4～6周恢复月经及排卵。

不良反应:有恶心、头痛、潮热、乳房缩小、体重增加、性欲减退、多毛、痤疮、声音改变、皮脂增加、肌痛性痉挛等。但发生率低,且症状多不严重。

2.孕三烯酮

19-去甲睾酮的衍生物,有抗雌激素和抗孕激素作用,不良反应发生率同达那唑,但程度略轻。

用法:每周用药2次,每次2.5 mg,于月经第1天开始服用,6个月为1个疗程。因为用药量小,用药次数少,其应用近年来增多。孕三烯酮治疗轻症子宫肌腺症具有很好的效果,可达治愈目的,从而可防止其发展为重症子宫肌腺病,减少手术及术后并发症,提高患者生活质量。

3.促性腺激素释放激素激动剂(GnRH-a)

其为人工合成的十肽类化合物,能促进垂体细胞分泌黄体生成激素(LH)和卵泡刺激素(FSH),长期应用对垂体产生降调作用,可使LH和FSH分泌急剧减少。有研究表明子宫腺肌病导致不孕与化学和免疫等因素有关,而GnRH-a有调节免疫活性的作用,且使子宫大小形态恢复正常,从而改善了妊娠率。但GnRH-a作用是可逆性的,故对子宫腺肌病合并不孕的治疗在停药后短期内不能自行受孕者,应选择辅助生殖技术。

4.其他药物

(1)孕激素受体拮抗剂:米非司酮为人工合成19-去甲基睾酮衍生物,具有抗孕激素及抗皮质激素的活性,用法:米非司酮10 mg口服1次/天,连续3个月,治疗后患者停经,痛经消失,子宫体积明显缩小,不良反应少见。年轻患者停药后复发率高于围绝经期患者,复发者进行长期治疗仍有效。

(2)左旋-18-甲基炔诺酮:Norplant为左旋-18-甲基炔诺酮皮下埋植剂,可治疗围绝经期子宫腺肌病,治疗后虽子宫体积无明显缩小,但痛经缓解率达100％。缓释左旋-18-甲基炔诺酮宫内节育器(LNG-IUS,曼月乐),国内外报道用LNG-IUS治疗子宫腺肌病痛经及月经过多有一定效果。

(3)短效口服避孕药:临床研究显示,长期服用短效避孕药可使子宫内膜和异位内膜萎缩,缓解痛经,减少经量,降低子宫内膜异位症的复发率。但是复方口服避孕药存在不良反应,服用后患者可出现点滴出血或突破性出血、乳房触痛、头痛、体重改变、恶心和呕吐等胃肠道反应及情绪改变等不良反应,长期应用有血栓性疾病和心血管疾病风险。因此,复方口服避孕药的使用应综合各方面情况进行个体化用药,以使患者获得最大益处。目前国内外还没有关于该疗法用于子宫腺肌病治疗效果大样本的评价。

(4)孕激素:孕激素作用基于子宫内膜局部高剂量的孕酮,可引起蜕膜样变,上皮萎缩及产生直接的血管改变,使月经减少,甚至闭经。目前国外研究显示地屈孕酮是分子结构最接近天然孕酮的一种孕激素,并具有更高的口服生物利用度。地屈孕酮是一种口服孕激素,可使子宫内膜进入完全的分泌相,从而可防止由雌激素引起的子宫内膜增生和癌变风险。地屈孕酮可用于内源性孕激素不足的各种疾病,它不产热,且对脂代谢无影响。极少数患者可出现突破性出血,一般增加剂量即可防止。地屈孕酮也可能发生其他不良反应,如轻微出血、乳房疼痛,肝功能损害极为少见。目前国内外尚无使用地屈孕酮治疗子宫腺肌病的大型随机对照试验。

(三)手术治疗

药物治疗无效或长期剧烈痛经时,应行手术治疗。手术治疗包括根治手术(子宫切除术)和保守手术。

1.子宫切除术

子宫切除术是主要的治疗方法,也是唯一循证医学证实有效的方法,可以根治痛经和/或月经过多,适用于年龄较大、无生育要求者。近年来,阴式子宫切除术应用日趋增多,单纯子宫腺肌病子宫体积多小于 12 孕周子宫大小,行阴式子宫切除多无困难。若合并有内异症,有卵巢子宫内膜异位囊肿或估计有明显粘连,可行腹腔镜子宫切除术。虽然有研究表明腺肌病的子宫有稍多于 10%病变可累及宫颈,但也有研究表明腺肌病主要见于子宫体部,罕见于宫颈部位,只要保证切除全部子宫下段,仍可考虑行子宫次全切除术。

2.保守性手术

子宫腺肌病病灶挖除术、子宫内膜去除术和子宫动脉栓塞术都属于保留生育功能的方法。腹腔镜下子宫动脉阻断术和病灶消融术(使用电、射频和超声等能减少子宫腺肌病量),近年来的报道逐渐增多,但这些手术的效果均有待于循证医学研究证实。

(1)子宫腺肌病病灶挖除术:适用于年轻、要求保留生育功能的患者。子宫腺肌瘤一般能挖除干净,可以明显地改善症状、增加妊娠机会。对局限型子宫腺肌病可以切除大部分病灶,缓解症状。虽然弥散型子宫腺肌病做病灶大部切除术后妊娠率较低,仍有一定的治疗价值。术前使用 GnRH-a 治疗 3 个月,可以缩小病灶利于手术。做病灶挖除术的同时还可做子宫神经去除术或子宫动脉阻断术以提高疗效。

(2)子宫内膜去除术:近年来,有报道在宫腔镜下行子宫内膜去除术治疗子宫腺肌病,术后患者月经量明显减少,甚至闭经,痛经好转或消失,对伴有月经过多的轻度子宫腺肌病可试用。子宫内膜切除术虽可有效控制月经过多及痛经症状,但对深部病灶治疗效果较差。远期并发症常见的为宫腔粘连、宫腔积血、不孕、流产、早产等。

(3)子宫动脉栓塞术:近期效果明显,月经量减少约 50%,痛经缓解率 90%以上,子宫及病灶体积缩小显著,彩色超声显示子宫肌层及病灶内血流信号明显减少,该疗法对要求保留子宫和生育功能的患者具有重大意义。但 UAE 治疗某些并发症尚未解决,远期疗效尚待观察,对日后生育功能的影响还不清楚,临床应用仍未普及,还有待于进一步积累经验。

(4)子宫病灶电凝术:通过子宫病灶电凝可引起子宫肌层内病灶坏死,以达到治疗的目的。但病灶电凝术中很难判断电凝是否完全,因此不如手术切除准确,子宫肌壁电凝术后病灶被瘢痕组织所代替,子宫壁的瘢痕宽大,弹性及强度降低,故术后子宫破裂风险增加。

(5)盆腔去神经支配治疗:近年来国外学者采用开腹或腹腔镜下骶前神经切除术及子宫神经切除术治疗原发及继发性痛经,取得了较好效果。

(6)腹腔镜下子宫动脉阻断术:子宫动脉结扎治疗子宫腺肌病的灵感来源于子宫动脉栓塞治疗子宫腺肌病的成功经验,但该术式目前应用的病例不多。由于疼痛不能得到完全缓解,多数患者对手术效果并不满意。

五、预后与随访

(一)随访内容

通常包括患者主诉、疼痛评价、妇科检查、超声检查、血清 CA125 检测，如果是药物治疗者，需要检查与药物治疗相关的内容，如肝功能、骨密度等。

(二)预后

除非实施了子宫切除术，子宫腺肌病容易复发。因残留的内膜腺体而发生恶变的较少见，与子宫腺肌病类似的疾病子宫内膜异位症，其恶变率国内报道为 1.5%，国外报道为 0.7%～1.0%，相比之下，子宫腺肌病发生恶变更为少见。

（石英芳）

第十章

女性生殖系统肿瘤

第一节 外阴肿瘤

一、外阴良性肿瘤

外阴良性肿瘤较少见。根据良性肿瘤的性状可划分为两大类:囊性或实质性。根据肿瘤的来源也可将其划分为四大类:①上皮来源的肿瘤;②上皮附件来源的肿瘤;③中胚叶来源的肿瘤;④神经源性肿瘤。

(一)上皮来源的肿瘤

1.外阴乳头瘤

外阴部鳞状上皮的乳头瘤较少见。病变多发生在大阴唇,也可见于阴阜、阴蒂和肛门周围。外阴乳头瘤多见于中老年妇女,发病年龄大多在 40～70 岁。

(1)病理特点。①大体所见:单发或多发的突起,呈菜花状或乳头状,大小可由数毫米至数厘米直径,质略硬;②显微镜下所见:复层鳞形上皮中的棘细胞层增生肥厚,上皮向表面突出形成乳头状结构,上皮脚变粗向真皮层伸展。但上皮细胞排列整齐,细胞无异型性。

(2)临床表现:常常无明显的症状,有一些患者有外阴瘙痒;如肿瘤较大,因反复摩擦,表面可溃破、出血和感染。有时,妇科检查时才发现外阴部有乳头状肿块,可单发或多发,质略硬。

(3)诊断和鉴别诊断:根据临床表现,可作出初步的诊断。确诊应根据活检后病理学结果。诊断时应与外阴尖锐湿疣进行鉴别。外阴尖锐湿疣系 HPV 感染,在显微镜下可见典型的挖空细胞。据此,可进行鉴别。

(4)治疗:以局部切除为主要的治疗方法,在病灶外 0.5～1 cm 处切除整个肿瘤,切除物必须送病理组织学检查。

2.软垂疣

软垂疣有时也称为软纤维瘤、纤维上皮性息肉或皮垂,常常较小且软,多见于大阴唇。

(1)病理特点。①大体所见:外形呈球形,直径为 1～2 cm,可有蒂。肿瘤表面有皱襞,肿瘤质地柔软;②显微镜下所见:肿瘤由纤维结缔组织构成,表面覆盖较薄的鳞形细胞上皮层,无细胞增生现象。

（2）临床表现：通常无症状，当蒂扭转或破溃时出现症状，主要为疼痛、溃破、出血和感染。有时肿块受摩擦而有不适感。妇科检查时可见外阴部有肿块，质地偏软。

（3）诊断和鉴别诊断：根据临床表现，基本可作出诊断。如肿瘤表面皱襞较多，需与外阴乳头瘤进行鉴别，显微镜下检查可鉴别。

（4）治疗：如患者因肿瘤而担忧、有症状，或肿瘤直径1～2 cm，则肿瘤应予以切除。同样，切除物应送病理组织学检查。

（二）上皮附件来源的肿瘤

1.汗腺瘤

汗腺瘤是由汗腺上皮增生而形成的肿瘤，一般为良性，极少数为恶性。由于大汗腺在性发育成熟后才有功能，因此这种汗腺瘤发生于成年之后。生长部位主要在大阴唇。

（1）病理特点。①大体所见：肿块直径一般<1 cm，结节质地软硬不一。有时囊内的乳头状生长物可突出于囊壁；②显微镜下所见：囊性结节，囊内为乳头状结构的腺体和腺管，腺体为纤维小梁所分隔。乳头部分表面有两层细胞：近腔面为立方形或低柱状上皮，胞质淡伊红色呈顶浆分泌状，核圆形位于底部；其外为一层梭形或圆形、胞质透亮的肌上皮细胞。

（2）临床表现：汗腺瘤病程长短不一，有些汗腺瘤可长达十余年而无变化。汗腺瘤小而未破时，一般无症状，仅偶然发现外阴部有一肿块。有时患者有疼痛、刺痒、灼热等症状。如继发感染则局部有疼痛、溢液、出血等症状。

妇科检查时可发现外阴部肿块，肿块可为囊性、实质性或破溃而成为溃疡型。

（3）诊断和鉴别诊断：诊断常常需要根据病理组织学检查。因汗腺瘤易与皮脂腺囊肿、女阴癌、乳头状腺癌等混淆，若单凭肉眼观察，确实不易鉴别，故必须在活组织检查以后，才能确诊。

（4）治疗：汗腺瘤一般为良性，预后良好，故治疗方法大都先做活组织检查，明确诊断后再做局部切除。

2.皮脂腺腺瘤

皮脂腺腺瘤为一圆形或卵圆形的肿块，发生于外阴者较少，一般为黄豆大小，单发或多发，稍隆起于皮肤。

（1）病理特点。①大体所见：肿块为黄色，直径1～3 mm，有包膜，表面光滑，质地偏硬；②显微镜下所见：镜下见皮脂腺腺瘤的细胞集合成小叶，小叶的大小轮廓不一。

瘤细胞有三种：①成熟的皮脂腺细胞，细胞大呈多边形，胞质透亮空泡；②较小色深的鳞形样细胞，相当于正常皮脂腺的边缘部分细胞，即生发细胞；③介于两者之间的为成熟中的过渡细胞。

（2）临床表现：一般无症状。妇科检查时可发现肿块多发生于小阴唇，一般为单个，扪之质偏硬。

（3）诊断和鉴别诊断：诊断可根据临床表现而做出。有时需行切除术，术后病理检查才能确诊。

（4）治疗：一般可行手术切除。

（三）中胚叶来源的肿瘤

1.粒细胞成肌细胞瘤

粒细胞成肌细胞瘤可发生于身体的很多部位，其中35％发生于舌，30％在皮肤及其邻近组织，7％发生于外阴，其余的发生于其他部位，包括上呼吸道、消化道和骨骼肌等。

（1）病理特点。①大体所见：肿瘤直径一般为0.5～3 cm，肿块质地中等，淡黄色；②显微镜所见:瘤细胞集合成粗条索状或巢状,为细纤维分隔,细胞大,胞质丰富,含有细伊红色颗粒,核或大或小,位于中央,核仁清晰。

特殊染色提示细胞质颗粒并非黏液,也不是糖原,但苏丹黑 B 染色结果为阳性,经 PAS 染色经酶消化后仍为阳性,说明细胞质颗粒很有可能是糖蛋白并有类脂物,这一点支持其为神经源性的组织来源学说。

(2)临床表现:一般无特异的症状,有时患者偶然发现外阴部的肿块,生长缓慢,无压痛,较常发生于大阴唇。妇科检查时可见外阴部肿块质地中等,常为单个,有时为多个,无压痛。

(3)诊断和鉴别诊断:一般需病理检查后才能确诊。同时,需与纤维瘤、表皮囊肿进行鉴别。

(4)治疗:治疗原则是要有足够的手术切除范围,一般在切除标本的边缘应做仔细的检查,如切缘有病变存在,则需再做扩大的手术切除范围。一般预后良好。

2.平滑肌瘤

平滑肌瘤发生于外阴部者还是很少见的。可发生于外阴的平滑肌、毛囊的立毛肌或血管的平滑肌组织中。外阴平滑肌瘤与子宫平滑肌瘤有相似的地方,如好发于生育年龄的妇女,如肌瘤小,可无任何症状。

(1)病理特点。①大体所见:肿块为实质性,表面光滑,切面灰白色,有光泽;②显微镜所见:平滑肌细胞排列成束状,内含胶原纤维,有时可见平滑肌束形成漩涡状结构,有时也可见肌瘤的变性。

(2)临床表现:患者一般无不适症状,有时会感到外阴不适,外阴下坠感,也有患者因自己发现外阴肿块而就诊。外阴平滑肌瘤常常发生在大阴唇,有时可位于阴蒂、小阴唇。妇科检查可见外阴部实质性肿块,边界清楚,可推动,无压痛。

(3)诊断和鉴别诊断:外阴平滑肌瘤的诊断并不困难,有时需与纤维瘤、肉瘤进行鉴别。纤维瘤质地较平滑肌瘤更硬。而肉瘤边界一般不清,有时在术前鉴别困难。

(4)治疗:以手术切除,如果肌瘤位于浅表,可行局部切除;如果位置较深,可打开包膜,将肌瘤剜出。切除之组织物送病理组织学检查。

3.血管瘤

血管瘤实际上是先天性血管结构异常形成的,所以,应该说它不是真正的肿瘤。多见于新生儿或幼儿。

(1)病理特点。①大体所见:肿块质地柔软,呈红色或暗红色;②显微镜下所见:常表现为两种结构。一种为无数毛细血管,有的血管腔不明,内皮细胞聚积在一起,有人称其为毛细血管瘤;另一种为腔不规则扩大,壁厚薄不一的海绵状血管瘤,管壁衬以单层扁平内皮细胞,扩大的腔内常有血栓形成,有人称此种血管瘤为海绵状血管瘤。

(2)临床表现:多见于婴幼儿,直径从数毫米至数厘米。常高出皮肤,色鲜红或暗红,质软,无压痛。有时因摩擦而出血。

(3)诊断和鉴别诊断:主要根据临床表现,进行初步的诊断。有时需与色素痣进行鉴别诊断。

(4)治疗:如果血管瘤不大,可手术切除;如果面积大或部位不适合手术,则可用冷冻治疗,也可应用激光进行治疗。

(四)神经源性肿瘤

1.神经鞘瘤

发生于外阴部的神经鞘瘤常常为圆形,生长缓慢。目前一般认为它是来源于外胚层的雪旺鞘细胞。以往有人认为其来源于中胚层神经鞘。

(1)病理特点。①大体所见:肿块大小不等,一般中等大小,有完整的包膜;②显微镜所见:肿瘤组织主要由神经鞘细胞组成。此种细胞呈细长的梭形或星形,细胞质嗜酸,胞核常深染,大小一致,疏松排列成束状、螺旋状或漩涡状结构。

(2)临床表现:外阴部的神经鞘瘤常表现为圆形的皮下结节,一般无症状,质地偏实。

(3)诊断:根据临床表现,进行初步的诊断,确诊需要病理组织学检查结果。

(4)治疗:手术切除,切除物送病理组织学检查。

2.神经纤维瘤

外阴神经纤维瘤为孤立的肿块,常位于大阴唇。它主要由神经束衣、神经内衣和神经鞘细胞组成。此肿瘤为中胚层来源。

(1)病理特点。①大体所见:肿瘤无包膜,边界不清;②显微镜下所见:主要为细纤维,平行或交错排列,其中有鞘细胞和轴索的断面,还有胶原纤维。

(2)临床表现:一般无症状,检查发现肿块质地偏实,与周围组织分界不清。

(3)诊断:根据临床表现,进行初步的诊断,确诊需要病理组织学检查结果。

(4)治疗:手术切除,切除物送病理组织学检查。

二、外阴恶性肿瘤

外阴恶性肿瘤主要发生于老年妇女,尤其60岁以上者。外阴恶性肿瘤占女性生殖系统恶性肿瘤的3%~5%。外阴恶性肿瘤包括来自表皮的癌,例如外阴鳞状细胞癌、基底细胞癌、Paget病、汗腺癌和恶性黑色素瘤;来自特殊腺体的腺癌,例如前庭大腺癌和尿道旁腺癌;来自表皮下软组织的肉瘤,例如平滑肌肉瘤、横纹肌肉瘤、纤维肉瘤和淋巴肉瘤。

(一)外阴鳞状细胞癌

外阴鳞状细胞癌是外阴最常见的恶性肿瘤,占外阴恶性肿瘤的90%,好发于大、小阴唇和阴蒂。

1.发病因素

确切的病因不清,可能与下列因素有一定的关系。

(1)人乳头状瘤病毒感染:人乳头状瘤病毒感染与宫颈癌的发生有密切的关系。目前研究发现,人乳头状瘤病毒与外阴癌前病变及外阴癌也有相关性。

(2)外阴上皮内非瘤变:外阴上皮内非瘤变中的外阴鳞状上皮细胞增生及硬化性苔藓合并鳞状上皮细胞增生有一定的恶变率,其恶变率为2%~5%。有时,对可疑病变需行活检以明确诊断。

(3)吸烟:吸烟抑制了人体的免疫力,导致人体的抵抗力下降,不能抵抗病毒等感染,可导致肿瘤的发生。

(4)与VIN关系密切:如VIN未及时发现和治疗,可缓慢发展至浸润癌,尤其是VIN3的患者。

(5)其他:性传播性疾病和性卫生不良也与此病的发生有一定的关系。

2.病理

大体检查:肿瘤可大可小,直径一般为1~8 cm,常为质地较硬的结节,常有破溃而成溃疡,周围组织僵硬。显微镜下可分为:①角化鳞形细胞癌。细胞大而呈多边形,核大而染色深,在底部钉脚长短大小和方向不一,多而紊乱,侵入间质。癌细胞巢内有角化细胞和角化珠形成;②非角化鳞形细胞癌。癌细胞常为多边形大细胞,细胞排列紊乱,核质比例大,核分裂多,无角化珠,角化细胞偶见;③基底样细胞癌。由类似鳞形上皮基底层组成。癌细胞体积小,不成熟,核质比例很大。角化细胞偶见或见不到。

3.临床表现

(1)症状:最常见的症状是外阴瘙痒,外阴疼痛或排尿时灼痛,自己发现外阴肿块,肿瘤破溃出血和渗液;若肿瘤累及尿道,可影响排尿;偶尔患者扪及腹股沟肿大的淋巴结而就诊。

(2)体征:病灶可发生于外阴的任何部位,常见于大小阴唇。肿瘤呈结节状质硬的肿块,与周围分界欠清。可见破溃和出血。检查时,需注意有无腹股沟淋巴结的肿大,还须注意阴道和宫颈有无病变。

4.转移途径

以直接浸润和淋巴转移为主,晚期可血行转移。

(1)直接浸润:肿瘤在局部不断增殖和生长,体积逐渐增大,并向周围组织延伸和侵犯;向前方扩散可波及尿道和阴蒂,向后方扩散可波及肛门和会阴,向深部可波及脂肪组织和泌尿生殖膈,向内扩散至阴道。进一步还可累及到膀胱和直肠。

(2)淋巴转移:外阴淋巴回流丰富,早期单侧肿瘤的淋巴回流多沿同侧淋巴管转移,而位于中线部位的肿瘤,如近阴蒂和会阴处的淋巴回流多沿双侧淋巴管转移,一般先到达腹股沟浅淋巴结,再回流至腹股沟深淋巴结,然后进入盆腔淋巴结。若癌灶累及直肠和膀胱,可直接回流至盆腔淋巴结。

(3)血行转移:肿瘤细胞进入静脉,常播散至肺和脊柱,也可播散至肝脏。

5.诊断

(1)根据患者病史、症状和检查结果,初步得出结果。

(2)活组织检查:在病灶处取活检,送病理学检查。取活检时,需一定的组织,组织少,会给病理诊断造成困难;同时,也应避开坏死处活检。

(3)其他辅助检查:宫颈细胞学检查,CT 或 MRI 了解腹股沟和盆腔淋巴结的情况。必要时可行膀胱镜检查或直肠镜检查,了解有无膀胱黏膜或直肠黏膜的侵犯情况。

6.鉴别诊断

需与外阴鳞状上皮细胞增生、外阴尖锐湿疣和外阴良性肿瘤相鉴别,确诊需根据活检病理学检查结果。

7.治疗

外阴癌的治疗强调个体化和综合治疗,了解病史和体格检查,血常规,活检、影像学检查、麻醉下膀胱镜或直肠镜检查、戒烟或咨询、HPV 检测。对早期患者,在不影响预后的基础上,尽量缩小手术范围,以减少手术创伤和手术的并发症。对晚期的患者则采用手术＋化疗＋放疗,以改善预后,提高患者的生活质量。

(1)T_1,T_2(肿块≤4 cm),浸润深度≤1 mm,局部广泛切除。

(2)T_1,T_2(肿块≤4 cm),浸润深度>1 mm,离中线≥2 cm,根治性女阴切除和单侧腹股沟淋巴结评估或切除;中线型,根治性女阴切除和双侧腹股沟淋巴结评估或切除;切缘阴性,手术结束;切缘阳性,能切则继续切,不能切则手术结束,选择术后辅助治疗。

(3)肿块>4 cm 或累及尿道、阴道和肛门,影像学检查淋巴结无转移,可行腹股沟淋巴结切除,切除淋巴结有转移,针对原发肿瘤及腹股沟及盆腔淋巴结放化疗;切除淋巴结无转移可行针对原发肿瘤放化疗±腹股沟淋巴结放疗;影像学检查淋巴结疑转移,可行细针穿刺行活检,再针对原发肿瘤及腹股沟及盆腔淋巴结放化疗。

(4)远处转移,放化疗及支持治疗。

8.治疗注意点

(1)手术治疗。手术切口:目前一般采用三个切口的手术方式,即双侧腹股沟各一个切口,广泛外阴切除则为一个切口。也有双侧腹股沟淋巴结切除应用腔镜进行。若尿道口累及,则可以切除 1 cm 的尿道,一般不影响排尿。切缘距肿瘤边缘 1~2 cm,<8 mm 建议再切,但也需注意尿道、肛门的情况以及淋巴结有无累及。影像学检查淋巴结有无转移,对治疗有一定的指导作用。

危险因素:淋巴血管浸润;切缘距肿瘤边缘<8 mm;肿瘤大小;浸润深度;浸润方式(spray 或 diffuse);淋巴结累及。

前哨淋巴结切除:由于淋巴结清扫增加了死亡率,增加伤口感染的机会以及导致淋巴水肿,目前也推荐选择合适的患者行前哨淋巴结切除。

(2)放疗:外阴鳞状细胞癌对放疗敏感,但外阴皮肤不易耐受放疗。所以,放疗仅在下列情况下应用:肿块大,肿块位于特殊部位如近尿道口或肛门,腹股沟淋巴结有转移。放疗一般作为术前缩小病灶或术后辅助治疗。

(3)化疗:晚期患者可采用静脉或介入化疗。常用的药物有顺铂及表柔比星等。

9.预后

预后和肿瘤的分期有密切关系:临床期别早,预后好;肿块小,无转移,预后好;淋巴结无转移,预后好;如有淋巴结转移,则转移的个数和包膜有无累及,均与预后相关。

(二)外阴恶性黑色素瘤

外阴恶性黑色素瘤发生率仅次于外阴鳞状细胞癌,最常发生的部位是小阴唇或阴蒂部。

1.临床表现

(1)症状:外阴瘙痒,以往的色素痣增大,破溃出血,周围出现小的色素痣。

(2)体征:病灶稍隆起,结节状或表面有溃破,黑色或褐色。仔细检查可见肿块周围有小的色素痣。

2.临床分期

FIGO 分期并不适合外阴恶性黑色素瘤,因为与恶性黑色素瘤预后相关的主要是肿瘤浸润的深度。目前常用的分期方法为 Clark 分期法或 Breslow 分期法(表 10-1)。

表 10-1　Clark **分期法、**Breslow **分期法**

级别	Clark	Breslow(浸润深度)
I	局限在上皮层内(原位癌)	<0.76 mm
II	侵入乳头状的真皮层	0.76~1.5 mm
III	乳头状及网状真皮层交界处	1.51~2.25 mm
IV	侵犯网状真皮层	2.26~3.0 mm
V	侵犯皮下脂肪层	>3.0 mm

也可参考美国癌症联合会(AJCC)和国际抗癌联盟(UICC)制定的皮肤黑色素瘤分期系统,见表10-2。

表 10-2　UICC 皮肤黑色素瘤分期法

分期	肿瘤侵犯深度(mm)	区域淋巴结转移	远处转移
Ⅰ$_A$ 期	≤0.75	−	−
Ⅰ$_B$ 期	0.76～1.40	−	−
Ⅱ$_A$ 期	1.50～4.00	−	−
Ⅱ$_B$ 期	>4	−	−
Ⅲ 期		+*	−
Ⅳ 期			+#

* 包括卫星转移;# 包括远处淋巴结或其他部位转移。

3.诊断

根据临床表现及病理检查可明确诊断。建议外阴色素痣切除送病理,不建议激光气化。医师检查时需仔细观察有无卫星病灶。

4.治疗

外阴恶性黑色素瘤的治疗一般采用综合治疗。由于肿瘤病灶一般较小,故可行局部广泛切除,切除的边缘要求离病灶 1 cm。是否行腹股沟淋巴结清扫术目前仍有争议。有研究认为:如肿瘤侵犯深度1～2 mm,则建议行腹股沟淋巴结清扫术。晚期肿瘤考虑给予化疗和免疫治疗。目前,应用免疫治疗恶性黑色素瘤有一些有效的报道,如 anti-CTLA 或 PD-1 也可考虑临床应用。

(三)外阴前庭大腺癌

外阴前庭大腺癌是一种较少见的恶性肿瘤,常发生于老年妇女。肿瘤既可以发生于腺体,也可以发生在导管。因此,可有不同的病理组织类型,可以为鳞状细胞癌及腺癌,也可以是移行细胞癌或腺鳞癌。

1.临床表现

(1)症状:患者可扪及肿块而就诊。早期常无症状,晚期肿瘤可发生出血和感染。

(2)体征:外阴的后方前庭大腺的位置可扪及肿块,早期边界尚清晰,晚期则边界不清。

2.诊断

早期肿瘤的诊断较困难,与前庭大腺囊肿难以鉴别,需将肿块完整剥出后送病理检查确诊。晚期肿瘤可根据肿瘤发生的部位及临床表现、经肿瘤活检而作出诊断。

3.治疗

可行外阴广泛切除术及腹股沟淋巴结清扫术。有研究发现,术后给予放射辅助治疗可降低局部的复发率,如淋巴结阳性,则可行腹股沟和盆腔的放疗。

4.预后

由于前庭大腺位置较深,诊断时临床病期相对较晚,预后较差。

(四)外阴基底细胞癌

外阴基底细胞癌为外阴少见的恶性肿瘤,常发生于老年妇女。病灶常见于大阴唇,也可发生于小阴唇或阴蒂。病理组织学显示:瘤组织自表皮的基底层长出,伸向真皮或间质,边缘部有一层栅状排列的基底状细胞。常发生局部浸润,较少发生转移,为低度恶性肿瘤。

1.临床表现

(1)症状:可扪及外阴局部肿块,伴局部的瘙痒或烧灼感。

(2)体征:外阴部肿块,边界可辨认,肿块为结节状,若发病时间长,肿块表面可溃破成溃疡。

2.诊断

根据肿瘤发生的部位及临床表现、肿瘤活检而作出诊断。

3.治疗

手术为主要治疗手段,可行局部广泛切除术,一般不需行腹股沟淋巴结切除。

4.预后

预后较好,若肿瘤复发,仍可行复发病灶的切除。

（许　博）

第二节　阴道肿瘤

一、阴道良性肿瘤

阴道良性肿瘤相对少见。阴道壁主要是由鳞形上皮、结缔组织和平滑肌组织所组成,鳞形上皮发生肿瘤则为乳头瘤;平滑肌组织增生成为平滑肌瘤;发生于结缔组织的有纤维瘤、神经纤维瘤、血管瘤等。若肿瘤较小,则患者可无不适,仅在妇科检查时发现。

(一)阴道乳头瘤

阴道乳头瘤,可见于阴道的任何部位,呈单灶性或多灶性生长。

1.临床表现

常无症状,合并感染时出现分泌物增多或出血。妇科检查可发现阴道壁有单灶性或多灶性乳头状突起、质中、大小不等,触之可有出血。

2.病理

(1)大体所见呈乳头状突起、质中、大小不等。

(2)显微镜下所见表面覆有薄层鳞形上皮,中心为纤维结缔组织。

3.诊断与鉴别诊断

根据临床表现可作出初步诊断。常常需与尖锐湿疣及阴道壁其他良、恶性肿瘤相鉴别,确诊需病理组织学检查。

4.处理

单纯手术切除,肿瘤需送病理组织学检查。

(二)阴道平滑肌瘤

阴道平滑肌瘤是良性实质性肿瘤,常发生于阴道前壁,呈单个生长。

1.病理

(1)大体所见:实质性肿块,常为球形,质地偏实。

(2)显微镜下所见:肿瘤由平滑肌细胞组成,中间由纤维结缔组织分隔。

2.临床表现

临床症状取决于肿瘤大小和生长部位。小的可无症状,大的可产生压迫症状,并有坠胀感或性交困难。妇科检查可扪及阴道黏膜下偏实质的肿块,常有一定的活动度。

3.诊断与鉴别诊断

根据临床表现可作出基本诊断,在临床上需与阴道纤维瘤、阴道平滑肌肉瘤等鉴别,确诊需病理组织学检查。

4.处理

行肿瘤摘除术,即切开阴道黏膜,将肌瘤剥出,并将肿瘤送病理组织学检查。

(三)其他少见的肿瘤

除上述两种良性的肿瘤外,尚可见其他良性肿瘤,例如纤维瘤、血管瘤、脂肪瘤、颗粒细胞成肌细胞瘤和神经纤维瘤等。此外阴道结节及肿瘤应与阴道内膜异位症相鉴别。总之,任何一种肿瘤,均应予以切除,并将切除之肿瘤送病理检查以明确诊断。

二、阴道恶性肿瘤

阴道恶性肿瘤约占女性生殖道恶性肿瘤的 2%,包括原发性恶性肿瘤和继发性恶性肿瘤,后者发生率远多于原发性恶性肿瘤。肿瘤扩散至宫颈阴道部,并且宫颈外口有肿瘤应归为宫颈癌。肿瘤仅在尿道内生长应归为尿道癌。肿瘤侵及外阴时应归为外阴癌。这些疾病都应通过组织学验证。

(一)原发性阴道恶性肿瘤

原发性阴道恶性肿瘤有鳞状细胞癌、透明细胞腺癌、恶性黑色素瘤和肉瘤。

1.原发性阴道鳞状细胞癌

大约 90% 的原发阴道癌为鳞状细胞癌,但总体发病率较外阴癌和宫颈癌低,国外学者估计阴道癌与宫颈癌之比为 1∶45,与外阴癌之比为 1∶3。据统计,每年阴道癌的发生率约为5/100 万。

(1)确切的发病原因尚不清楚,可能与下列因素有关。①大多数阴道癌发生于绝经后或者老年女性,超过 50% 阴道癌患者为 70 岁以上女性。既往曾报道阴道癌的发生与老年女性放置子宫托或阴道脱垂导致阴道黏膜局部炎症有一定关系。目前阴道癌发生相关报道公认的因素还包括初次性行为年龄、终身性伴侣数目、吸烟、宫内己烯雌酚暴露等。②当发生于年轻女性时,从病因学上可能与宫颈肿瘤相关,因此与 HPV 感染相关。高达 30% 的原发阴道癌患者至少有 5 年以上的宫颈原位癌或浸润癌病史。虽然阴道上皮内瘤变(VAIN)的真正恶性潜能现在尚未明确,仍认为其为一部分阴道癌的癌前病变。③既往接受过盆腔放疗也被认为是阴道癌发生的可能的病因。

(2)病灶部位:阴道自处女膜环向上延伸至子宫颈。当肿瘤生长原发部位位于阴道内时,应当归类为阴道癌。阴道癌最常发生的部位是阴道上 1/3 处。

(3)病理。①大体所见:肿瘤可呈结节样、菜花样及硬块,有时可见溃疡。②显微镜下所见:原发性阴道癌可分为角化大细胞癌、非角化大细胞癌和低分化梭形细胞癌。以非角化大细胞癌多见。

(4)临床表现。①阴道流血:大约 60% 的患者主诉无痛性阴道流血,表现为点滴状阴道流血,有时也可有多量流血。20% 的患者主诉阴道排液(伴或不伴阴道流血)、5% 有疼痛、5%~

10％患者在初次检查时无症状。70％的患者出现症状在 6 个月之内。②阴道排液增多：这与肿瘤表面坏死组织感染或分泌物刺激有关。排液可为水样、米汤样或混有血液。有症状的患者75％为晚期。

(5)诊断：确诊需病理组织学检查。检查时需注意如下事项：①用窥阴器及扪诊仔细地探查整个阴道黏膜，并记录发病的部位及病灶的大小。有时需在麻醉下行检查，做阴道镜和直肠镜检查对分期有帮助。同时应认真检查宫颈、外阴和尿道，如发现在上述部位有肿瘤，就不能作原发性浸润性阴道癌的诊断，而且还需要排除转移病灶。②双合诊对估计病变的范围是重要的，如病灶累及阴道周围组织的范围、直肠阴道隔的浸润、盆壁浸润等，肿瘤及其边缘和宫颈应常规行活检。③检查时还需注意双侧腹股沟淋巴结转移的可能性，应根据组织学检查结果才能确诊有无转移。

原发性阴道癌的诊断标准：①原发病灶在阴道；②宫颈活检未发现恶性肿瘤；③其他部位未发现肿瘤。

(6)临床分期：目前主要采用 FIGO 分期（表 10-3）。

表 10-3 原发性阴道癌的 FIGO 分期

分期	描述
I	癌瘤局限于阴道壁
II	癌瘤侵及阴道黏膜下组织，但尚未扩散到盆壁
III	癌瘤扩散到盆壁
IV	肿瘤扩散超出真骨盆，或意见侵及膀胱或直肠黏膜；大泡样水肿则不能被归为IV期
IVA	癌瘤侵及膀胱和/或直肠黏膜，和/或直接扩散至真骨盆外
IVB	播散到远处器官

(7)转移途径：阴道癌的转移途径主要是直接浸润和淋巴转移。阴道壁组织血管及淋巴循环丰富，且黏膜下结缔组织疏松，使肿瘤易迅速增大并转移。①直接浸润：阴道前壁癌灶向前累及膀胱及尿道，后壁病灶向后可累及直肠及直肠旁组织，向上累及宫颈，向外累及外阴，向两侧累及阴道旁组织；②淋巴转移：阴道上 2/3 淋巴回流至盆腔淋巴结，与子宫动脉和阴道动脉并行至闭孔、下腹（髂内）和髂外淋巴结。阴道下 1/3 淋巴回流至腹股沟淋巴结。有些区域，尤其是阴道后壁的区域，可能通过直肠旁淋巴通道回流至骶前淋巴结。

(8)治疗：原发性阴道癌的治疗必须个体化。由于阴道位于膀胱和直肠中间，阴道壁很薄，很容易转移至邻近的淋巴和支持组织，以及应用放疗技术的困难性，如此种种，使阴道癌成为难以治疗的恶性肿瘤之一。

治疗方法的选择依据：①疾病的期别；②肿瘤的大小；③位于阴道的部位；④是否有转移；⑤如患者年轻应尽量考虑保存阴道功能。

手术治疗：根据肿瘤的期别及患者的具体情况，可选择不同的手术范围及方式。

手术适应证：①阴道任何部位的较浅表的病灶；②阴道上段较小的肿瘤；③局部复发病灶（尤其是放疗后）；④腹股沟淋巴结转移病灶；⑤近阴道口较小的病灶；⑥晚期肿瘤放疗后病灶缩小，可考虑行手术治疗。

手术范围及方式：①阴道后壁上部受累的 I 期患者，如果子宫无下垂，可行广泛子宫切除、阴道上部切除,达肿瘤外至少1 cm,可同时行盆腔淋巴结清扫。如果子宫已切除,或可行阴道上部广泛切除及盆腔淋巴结清扫。②ⅣA期患者,尤其是患者有直肠阴道瘘或膀胱阴道瘘,合适的治疗是全盆腔清除术,可同时行盆腔淋巴结切除术或者行术前放疗。当阴道下1/3受累时,应考虑行双侧腹股沟淋巴结切除术。③放疗后中央型复发的患者需切除复发灶,可同时给予全盆腔清除术。④一些年轻的需行放疗的患者,治疗前行开腹或腹腔镜手术可行卵巢移位手术,或者对有选择手术的病例,行手术分期和可疑阳性的淋巴结切除。⑤近阴道口较小的病灶,可行广泛外阴切除术+腹股沟深、浅淋巴结清除术。

手术注意点:①严格掌握手术适应证;②根据病变范围选择合适的手术范围;③年轻患者如希望保留阴道功能可行皮瓣重建阴道术;④年龄大、病期晚的患者行广泛手术需慎重。

手术并发症:除一般的手术并发症外,由于阴道的解剖、组织学特点、与直肠、尿道的密切关系,使阴道手术较其他手术更容易损伤尿道及直肠,形成膀胱阴道瘘或尿道阴道瘘、直肠阴道瘘。术后阴道狭窄也可能影响年轻患者的性功能。

放疗特点:①全身危险性较小;②有可能保存膀胱、直肠及阴道;③治愈率与宫颈和子宫内膜癌的放疗效果相似。所以,对于大多数阴道癌患者来说,放疗是常用的治疗方式,而且通常需要综合体外放疗和腔内或间隙内近距离照射。

对于病灶小的Ⅰ期(甚至Ⅱ期)肿瘤患者,尽管有些研究者提倡可仅行近距离放疗,但联合体外放疗和近距离放疗可降低局部复发的风险。对于较大的肿瘤,体外放疗的量为45～50 Gy,可减小肿瘤体积并同步治疗盆腔淋巴结。

腔内照射和外照射联合方案可改善治疗效果。根据放射的质量及病灶大小及部位选择不同的放射源。

放疗常见轻微并发症包括阴道和宫旁组织纤维化、放射性膀胱炎和直肠炎、尿道狭窄、局部坏死。6%～8%患者可出现一些严重的并发症,如直肠、阴道狭窄和直肠阴道瘘,膀胱阴道瘘及盆腔脓肿。最严重的并发症常常发生于晚期患者,并且与肿瘤进展有关。放疗Ⅰ～Ⅳ期的5年存活率为50%。

随着肿瘤期别的增加死亡率上升。Ⅰ期死亡率大约为10%,Ⅱ期为50%,Ⅲ期加Ⅳ期约80%。Ⅰ期复发80%发生于48个月内,Ⅱ期为30个月,Ⅲ期和Ⅳ期为18个月内。

因此,原发性阴道鳞形细胞癌期别对预后有重要的意义,直接影响患者的生存率和复发率。由此,也说明了肿瘤早期诊断及治疗的重要性。

2.阴道透明细胞腺癌

发生于阴道的透明细胞癌约占原发阴道恶性肿瘤的10%。大多数阴道透明细胞腺癌患者的发病年龄为18～24岁。一般认为患者在胚胎期暴露于己烯雌酚,尤其是孕18周以前。大约70%的阴道透明细胞癌患者其母亲孕期曾服用雌激素,阴道腺病与阴道透明细胞癌有一定的关系。

(1)病理:大体检查可见肿瘤呈息肉状或结节状,有的呈溃疡;显微镜下可见癌细胞胞质透亮,细胞结构排列呈实质状,可呈腺管状、囊状、乳头状及囊腺型。

(2)临床表现:20%的患者无自觉症状,一旦出现症状,常主诉异常阴道流血,量时多时少,常被误诊为无排卵性功能失调性子宫出血而未予重视。白带增多也是常见的症状。在窥视检查时可见息肉样、结节状或乳头状赘生物,表面常有溃疡、大小不一,甚至有10 cm直径大小的肿块。常向腔内生长,深部浸润不常见,最常发生于上1/3阴道前壁。应用窥阴器检查时,必须旋转

90°，以便看清整个阴道壁的情况。阴道镜检查是有效的辅助诊断方法，确诊需根据病理检查结果。

（3）治疗：目前尚无有效的治疗方案，必须考虑能否保留阴道功能和卵巢功能。因此，如病灶侵犯阴道上段，应行广泛子宫切除、部分阴道切除和盆腔淋巴结清扫术。卵巢正常者可以保留。晚期病例，放疗也是有一定效果的，应行全盆腔外照射及腔内放疗。年轻患者如需行全阴道切除术，应同时考虑重建阴道，阴道重建可应用厚皮瓣建立。近年来有采用化疗的报道，但因例数较少，很难判断疗效。常用药物有 CTX、VCR、5-FU、MTX、孕酮制剂等。

（4）预后：与疾病的期别、组织学分级、病灶大小、盆腔淋巴结是否转移有关，其中以疾病的期别最为重要。复发及死亡常发生于淋巴结转移的患者。

3.阴道恶性黑色素瘤

阴道恶性黑色素瘤少见，而且几乎所有的病例均发生于白种人女性。最常见的发病部位为阴道远端，尤其是阴道前壁。

（1）发病原因：关于恶性黑色素瘤的来源有三种。①来自原有的痣，尤其为交界痣是恶性黑色素瘤的主要来源；②来自恶性前期病变（恶性雀斑）；③来自正常皮肤。

至于恶变的原因尚有争论，一般认为与内分泌和刺激有密切关系。文献报道恶性黑色素瘤的发病与种族、免疫系统状态及遗传有关。有人认为免疫系统状态是一个附加因素，将决定一个除了有遗传倾向的人是否最后发生恶性黑色素瘤，任何免疫缺陷都可能是一个触发因素。一些恶性黑色素瘤具有遗传性，称为遗传性黑色素瘤或家族性恶性黑色素瘤。恶性黑色素瘤患者的近亲中恶性黑色素瘤的发生率尤其高。

（2）病理。①大体所见：在黏膜表面形成黑色或棕黑色肿块，肿块大小不定，有时在肿块表面有溃疡，仔细检查可发现在主要肿瘤的四周有多个小的子瘤，为瘤组织向外浸润所致；②显微镜下所见：瘤细胞形状不一，呈圆形、多角形及梭形。并呈各种排列，成串、假腺泡样或成片，细胞质较透明，内含黑素颗粒，以及表皮真皮交界处上皮细胞团生长活跃现象都有助于诊断。如无黑素，可用特殊染色来检测，包括 Fontana 组化染色、新鲜组织做多巴反应及酪氨酸酶反应、免疫组织化学以 HMB45 来检测。

（3）临床表现。①症状：常为阴道流血（65%），阴道异常分泌物（30%）和阴道肿块（20%）。阴道肿块易发生溃疡，常常导致感染及分泌物浑浊。如出现坏死，则患者的阴道分泌物中有异常组织并含有污血。其他的症状有疼痛、解尿不畅、排便不畅、下腹部不适及腹股沟扪及肿块。自出现症状到诊断明确平均时间约为 2 个月。②体征：阴道黑色素瘤可发生于阴道的任何部位，最常见发生于下 1/3 的阴道前壁。肿瘤常呈乳头状及息肉样生长，可伴溃疡及坏死。肿瘤表面通常为蓝黑色或黑色，仅 5% 表面为无色素。病灶周围常常有小的卫星病灶。Morrow 等报道，初次检查时 70% 肿瘤的直径＞2 cm。必须彻底检查生殖道或生殖道外的原发部位，因为较多的阴道黑色素瘤是转移性的而不是原发的。

（4）治疗：阴道恶性黑色素瘤的治疗原则首选手术。①手术治疗：手术范围应根据病灶的部位、大小、深浅而决定。对可疑病例一定要做好广泛手术的准备工作，然后做局部切除送冰冻检查。根据冷冻检查结果决定手术范围。如病灶位于阴道上段，除切除阴道外，还需做广泛子宫切除及双侧盆腔淋巴结清除术。如病灶位于阴道下段，在阴道口附近，则需做阴道切除术及双侧腹股沟淋巴结清扫术。如病变晚、浸润深，则可能需行更广泛的手术，如前、后或全盆腔清扫术；②放疗：阴道恶性黑色素瘤对放疗不十分敏感，因此，放疗不宜作为首选的治疗方法。转移及复发的患者可采用放疗,可以起到姑息及延长生命的作用;③化疗:作为手术治疗后的辅助治疗,起到消除残存病灶的作用,以提高生存率;④免疫治疗:近年来,免疫治疗恶性黑色素瘤取得较好的疗效。应用干扰素-γ或白细胞介素治疗,也有应用非特异的免疫治疗如卡介苗。

(5)预后:阴道恶性黑色素瘤的预后较差,肿瘤生长非常迅速,短期内肿瘤可发生腹股沟淋巴结转移,5年生存率15%～20%。

(二)继发性阴道恶性肿瘤

由于发生于阴道的继发性肿瘤远多于原发性肿瘤,因此,如诊断为阴道恶性肿瘤,首先需排除转移性肿瘤的可能。继发性阴道恶性肿瘤可由宫颈或外阴肿瘤直接扩散;或由淋巴或血管转移而来,如子宫内膜癌和妊娠滋养细胞疾病;也可由非生殖系统肿瘤转移或直接扩散至阴道,如来自膀胱、尿道、尿道旁腺、直肠等部位;极少数来源于乳腺、肺,以及其他部位。

(许　博)

第三节　卵　巢　肿　瘤

卵巢肿瘤是常见的妇科肿瘤,由于卵巢位于盆腔深部,早期病变不易发现,一旦出现症状多属晚期,应高度警惕。卵巢上皮性肿瘤好发于50～60岁的妇女,5年生存率一直徘徊于30%～40%,死亡率居妇科恶性肿瘤首位,已成为严重威胁妇女生命和健康的主要肿瘤。卵巢生殖细胞肿瘤多见于30岁以下的年轻女性,恶性程度高,由于有效化疗方案的应用,使卵巢恶性生殖细胞肿瘤的治疗效果有了明显的提高,死亡率从90%降至10%。

一、卵巢肿瘤概论

卵巢组织成分非常复杂,是全身各脏器原发肿瘤类型最多的器官,不同类型卵巢肿瘤的组织学结构和生物学行为都存在很大的差异。除组织类型繁多外,尚有良性、交界性和恶性之分。卵巢也为胃肠道恶性肿瘤、乳腺癌、子宫内膜癌等的常见转移部位。

(一)组织学分类

最常用的分类是世界卫生组织(WHO)的卵巢肿瘤组织学分类。该分类于1973年制定,2003年修改,2014年再次修订。主要的组织学分类如下。

1.上皮性肿瘤

上皮性肿瘤占原发性卵巢肿瘤50%～70%,其恶性类型占卵巢恶性肿瘤的85%～90%。来源于卵巢表面的表面上皮,而表面上皮来自原始的体腔上皮,具有分化为各种苗勒管上皮的潜能。若向输卵管上皮分化,形成浆液性肿瘤;向宫颈黏膜分化,形成黏液性肿瘤;向子宫内膜分化,形成子宫内膜样肿瘤。

2.生殖细胞肿瘤

生殖细胞肿瘤占卵巢肿瘤的20%～40%。生殖细胞来源于生殖腺以外的内胚叶组织,在其发生、移行及发育过程中,均可发生变异,形成肿瘤。生殖细胞有发生多种组织的功能。未分化者为无性细胞瘤,胚胎多能者为胚胎癌,向胚胎结构分化为畸胎瘤,向胚外结构分化为内胚窦瘤、绒毛膜癌。

3.性索间质肿瘤

性索间质肿瘤约占卵巢肿瘤的5%。性索间质来源于原始体腔的间叶组织,可向男女两性分化。性索向上皮分化形成颗粒细胞瘤或支持细胞瘤;向间质分化形成卵泡膜细胞瘤或间质细胞瘤。此类肿瘤常有内分泌功能,故又称功能性卵巢肿瘤。

4.继发性肿瘤

继发性肿瘤占卵巢肿瘤的5%～10%,其原发部位多为胃肠道、乳腺及生殖器官。

(二)临床表现

1.卵巢良性肿瘤

早期肿瘤较小,多无症状,常在妇科检查时偶然发现。肿瘤增至中等大时,感腹胀或腹部扣及肿块,边界清楚。妇科检查在子宫一侧或双侧触及球形肿块,多为囊性,表面光滑,活动与子宫无粘连。若肿瘤长大充满盆、腹腔即出现压迫症状,如尿频、便秘、气急、心悸等。腹部膨隆,肿块活动度差,叩诊呈实音,无移动性浊音。

2.卵巢恶性肿瘤

早期常无症状,可在妇科检查发现。主要症状为腹胀、腹部肿块及腹水,症状的轻重决定于:①肿瘤的大小、位置、侵犯邻近器官的程度;②肿瘤的组织学类型;③有无并发症。肿瘤若向周围组织浸润或压迫神经,可引起腹痛、腰痛或下肢疼痛;若压迫盆腔静脉,出现下肢水肿;若为功能性肿瘤,产生相应的雌激素或雄激素过多症状。晚期可表现消瘦、严重贫血等恶病质征象。三合诊检查在阴道后穹隆触及盆腔内硬结节,肿块多为双侧,实性或半实性,表面凹凸不平,不活动,常伴有腹水。有时在腹股沟、腋下或锁骨上可触及肿大淋巴结。

(三)并发症

1.蒂扭转

蒂扭转为常见的妇科急腹症,约10%卵巢肿瘤并发蒂扭转。好发于瘤蒂长、中等大、活动度良好、重心偏于一侧的肿瘤(如畸胎瘤)。常在患者突然改变体位时,或妊娠期和产褥期子宫大小、位置改变时发生蒂扭转。卵巢肿瘤扭转的蒂由骨盆漏斗韧带、卵巢固有韧带和输卵管组成。发生急性扭转后静脉回流受阻,瘤内极度充血或血管破裂瘤内出血,致使瘤体迅速增大,后因动脉血流受阻,肿瘤发生坏死变为紫黑色,可破裂和继发感染。其典型症状是突然发生一侧下腹剧痛,常伴恶心、呕吐甚至休克,系腹膜牵引绞窄引起。妇科检查扣及肿物张力大,压痛,以瘤蒂部最明显。有时不全扭转可自然复位,腹痛随之缓解。蒂扭转一经确诊,应尽快行剖腹手术,术时应在蒂根下方钳夹后再将肿瘤和扭转的瘤蒂切除,钳夹前不可将扭转回复,以防栓塞脱落。

2.破裂

约3%卵巢肿瘤会发生破裂,破裂有自发性和外伤性两种。自发性破裂常因肿瘤生长过速所致,多为肿瘤浸润性生长穿破囊壁;外伤性破裂常因腹部受重击、分娩、性交、妇科检查及穿刺等引起。其症状轻重取决于破裂口大小、流入腹腔囊液的性质和数量。小囊肿或单纯浆液性囊腺瘤破裂时,患者仅感轻度腹痛;大囊肿或成熟畸胎瘤破裂后,常致剧烈腹痛、伴恶心呕吐,有时导致腹腔内出血、腹膜炎及休克。妇科检查可发现腹部压痛、腹肌紧张,可有腹水征,原有肿块摸不到或扣及缩小张力低的肿块。疑有肿瘤破裂应立即剖腹探查,术中应尽量吸净囊液,并涂片行细胞学检查,清洗腹腔及盆腔,切除标本应行仔细的肉眼观察,尤需注意破口边缘有无恶变并送病理学检查。

3.感染

感染较少见,多因肿瘤扭转或破裂后引起,也可来自邻近器官感染灶如阑尾炎扩散。临床表现为发热、腹痛、肿块及腹部压痛、反跳痛、腹肌紧张及白细胞计数升高等。治疗应先应用抗生素抗感染,后行手术切除肿瘤。若短期内感染不能控制,宜急诊手术。

4.恶变

卵巢良性肿瘤可发生恶变,恶变早期无症状,不易发现。若发现肿瘤生长迅速,尤其双侧性,应考虑恶变。近年来,子宫内膜异位囊肿恶变引起临床高度关注,因此,确诊为卵巢肿瘤者应尽早手术明确性质。

(四)诊断

病理学是诊断卵巢肿瘤的标准。临床表现和相关的辅助检查有助于诊断。

卵巢肿瘤无特异性症状,常于体检时发现。根据患者的年龄、病史及局部体征等特点可初步确定是否为卵巢肿瘤,并对良、恶性进行评估。术前常用的辅助诊断方法有以下几种。

1.影像学检查

(1)超声:能检测肿块部位、大小、形态,提示肿瘤性质,鉴别卵巢肿瘤、腹水和结核性包裹性积液,超声检查的临床诊断符合率>90%。通过彩色多普勒超声扫描,能测定卵巢及其新生组织血流变化,有助于诊断。

(2)胸部、腹部 X 线平片:对判断有无胸腔积液、肺转移和肠梗阻有诊断意义。卵巢畸胎瘤,腹部平片可显示牙齿及骨质,囊壁为密度增高的钙化层,囊腔呈放射透明阴影。

(3)CT 检查:可清晰显示肿块形态,良性肿瘤多呈均匀性吸收,囊壁薄,光滑;恶性肿瘤轮廓不规则,并向周围浸润或伴腹水;CT 还可显示有无肝、肺结节及腹膜后淋巴结转移。

(4)磁共振成像(MRI):MRI 具有较高的软组织分辨度,在判断子宫病变的性质、评估肿瘤局部浸润的程度、周围脏器的浸润、有无淋巴转移、有无肝脾转移和确定手术方式有重要参考价值。

(5)PET-CT 检查:正电子发射计算机断层显像(PET-CT)是将 PET 与 CT 完美融为一体的现代影像学检查。由 PET 提供病灶详尽的功能与代谢等分子信息,而 CT 提供病灶的精确解剖定位,一次显像可获得全身各方位的断层图像,具有灵敏、准确、特异及定位精确等特点,可一目了然的了解全身整体状况,达到早期发现病灶和诊断疾病的目的。PET-CT 更有助于复发卵巢癌的定性和定位诊断。

2.肿瘤标志物

不同类型卵巢肿瘤有相对较为特殊标志物,可用于辅助诊断及病情监测。

(1)CA125:80%卵巢上皮癌患者 CA125 水平高于正常值;90%以上患者 CA125 水平的高低与病情缓解或恶化相一致,可用于病情监测,敏感性高。

(2)人附睾蛋白 4(HE4):是一种新的卵巢癌肿瘤标志物。正常生理情况下,HE4 在卵巢癌组织和患者血清中均高度表达,可用于卵巢癌的早期检测、鉴别诊断、治疗监测及预后评估。88%的卵巢癌患者都会出现 HE4 升高的现象。与 CA125 相比,HE4 的敏感度更高、特异性更强,尤其是在疾病初期无症状表现的阶段。HE4 与 CA125 两者联合应用,诊断卵巢癌的敏感性可增加到 92%,并将假阴性结果减少 30%,大大增加了卵巢癌诊断的准确性。

(3)CA199 和 CEA 等肿瘤标志物在卵巢上皮癌患者中也会升高,尤其对卵巢黏液性癌的诊断价值较高。

(4)AFP：对卵巢内胚窦瘤有特异性价值，对未成熟畸胎瘤、混合性无性细胞瘤中含卵黄囊成分者有协助诊断意义。

(5)HCG：对于原发性卵巢绒癌有特异性。

(6)性激素：颗粒细胞瘤、卵泡膜细胞瘤可产生较高水平雌激素。

3.腹腔镜检查

可直接观察肿块状况，对盆腔、腹腔及横膈部位进行窥视，并在可疑部位进行多点活检，抽吸腹腔液行细胞学检查。

4.细胞学检查

腹水或腹腔冲洗液找癌细胞对Ⅰ期患者进一步确定分期及选择治疗方法有意义，若有胸腔积液应做细胞学检查确定有无胸腔转移。

（五）鉴别诊断

1.卵巢良性肿瘤与恶性肿瘤的鉴别

见表10-4。

表 10-4　卵巢良性肿瘤与恶性肿瘤鉴别

鉴别内容	良性肿瘤	恶性肿瘤
病史	病程长,生长缓慢	病程短,迅速增大
肿块部位及性质	单侧多,囊性,光滑,活动	双侧多,实性或囊实性,不规则,固定,后穹隆实性结节或肿块
腹水征	多无	常有腹水,可能查到恶性细胞
一般情况	良好	可有消瘦、恶病质
超声检查	为液性暗区,边界清晰,有间隔光带	液性暗区内有杂乱光团、光点,界限不清
CA125*(>50岁)	<35 U/mL	>35 U/mL

*：因50岁以下患者常有盆腔炎、子宫内膜异位症等可使CA125升高的疾病，故参考价值不大。>50岁患者中，若有卵巢肿块伴CA125升高，则恶性者可能性大，有鉴别诊断意义。

2.卵巢良性肿瘤的鉴别诊断

(1)卵巢瘤样病变：滤泡囊肿和黄体囊肿最常见。多为单侧，直径<5 cm，壁薄，暂行观察或口服避孕药，2~3个月自行消失，若持续存在或长大，应考虑为卵巢肿瘤。

(2)输卵管卵巢囊肿：为炎性囊性积液，常有不孕或盆腔感染史，两侧附件区条形囊性肿块，边界较清，活动受限。

(3)子宫肌瘤：浆膜下肌瘤或肌瘤囊性变易与卵巢实体瘤或囊肿混淆。肌瘤常为多发性，与子宫相连，检查时肿瘤随宫体及宫颈移动。超声检查可协助鉴别。

(4)妊娠子宫：妊娠早期或中期时，子宫增大变软，峡部更软，三合诊时宫体与宫颈似不相连，易将宫体误认为卵巢肿瘤。但妊娠妇女有停经史，作HCG测定或超声检查即可鉴别。

(5)腹水：大量腹水应与巨大卵巢囊肿鉴别，腹水常有肝病、心脏病史，平卧时腹部两侧突出如蛙腹，叩诊腹部中间鼓音，两侧浊音，移动性浊音阳性；超声检查见不规则液性暗区，液平面随体位改变，其间有肠曲光团浮动，无占位性病变。巨大囊肿平卧时腹部中间隆起，叩诊浊音，腹部两侧鼓音，无移动性浊音，边界清楚；超声检查见圆球形液性暗区，边界整齐光滑，液平面不随体位移动。

3.卵巢恶性肿瘤的鉴别诊断

（1）子宫内膜异位症：子宫内膜异位症形成的粘连性肿块及直肠子宫陷凹结节与卵巢恶性肿瘤很难鉴别。前者常有进行性痛经、月经多,经前不规则阴道流血等。超声检查、腹腔镜检查是有效的辅助诊断方法,必要时应剖腹探查确诊。

（2）结核性腹膜炎：常合并腹水,盆腹腔内形成粘连性肿块。但多发生于年轻、不孕妇女,伴月经稀少或闭经。多有肺结核史;有消瘦、乏力、低热、盗汗、食欲缺乏等全身症状。妇科检查肿块位置较高,形状不规则,界限不清,不活动。叩诊时鼓音和浊音分界不清。X线胸片检查、结核菌素试验等可协助诊断,必要时行剖腹探查取材行活体组织检查确诊。

（3）生殖道以外的肿瘤：需与腹膜后肿瘤、直肠癌、乙状结肠癌等鉴别。腹膜后肿瘤固定不动,位置低者使子宫、直肠或输尿管移位。直肠癌和乙状结肠癌多有相应的消化道症状,超声检查、钡剂灌肠、乙状结肠镜检等有助于鉴别。

（4）转移性卵巢肿瘤：与卵巢原发恶性肿瘤不易鉴别。对于双侧性、中等大、肾形、活动的实性肿块,应疑为转移性卵巢肿瘤,有消化道癌、乳癌病史者,更要考虑转移性卵巢肿瘤诊断。若患者有消化道症状应作胃镜检查,此外要排除其他可能的原发肿瘤。如未发现原发性肿瘤病灶,应作剖腹探查。

（5）慢性盆腔炎：有流产或产褥感染病史,有发热、下腹痛,妇科检查附件区有肿块及组织增厚、压痛、片状块物达盆壁。用抗生素治疗症状缓解,块物缩小。若治疗后症状、体征无改善,或块物增大,应考虑为盆腔或卵巢恶性肿瘤可能。超声检查有助于鉴别。

（六）恶性肿瘤的转移途径

卵巢恶性肿瘤的转移特点是外观局限的肿瘤,可在腹膜、大网膜、腹膜后淋巴结、横膈等部位有亚临床转移。主要通过直接蔓延及腹腔种植,瘤细胞可直接侵犯包膜,累及邻近器官,并广泛种植于盆腹膜及大网膜、横膈、肝表面。淋巴道也是重要的转移途径,有 3 种方式:①沿卵巢血管经卵巢淋巴管向上到腹主动脉旁淋巴结;②沿卵巢门淋巴管达髂内、髂外淋巴结,经髂总至腹主动脉旁淋巴结;③偶有沿圆韧带入髂外及腹股沟淋巴结。横膈为转移的好发部位,尤其右膈下淋巴丛密集,故最易受侵犯。血行转移少见,晚期可转移到肺、胸膜及肝。

（七）卵巢恶性肿瘤临床分期

卵巢恶性肿瘤临床分期现多采用 FIGO 2013 年手术-病理分期(表 10-5),用以估计预后和比较疗效。

表 10-5　卵巢癌、输卵管癌、腹膜癌的手术-病理分期(FIGO,2013 年)

Ⅰ期	病变局限于卵巢或输卵管
Ⅰ$_A$	肿瘤局限于一侧卵巢(包膜完整)或输卵管,卵巢和输卵管表面无肿瘤;腹水或腹腔冲洗液未找到癌细胞
Ⅰ$_B$	肿瘤局限于双侧卵巢(包膜完整)或输卵管,卵巢和输卵管表面无肿瘤;腹水或腹腔冲洗液未找到癌细胞
Ⅰ$_C$	肿瘤局限于单侧或双侧卵巢或输卵管,并伴有如下任何一项:
Ⅰ$_{C1}$	手术导致肿瘤破裂
Ⅰ$_{C2}$	手术前肿瘤包膜已破裂或卵巢、输卵管表面有肿瘤
Ⅰ$_{C3}$	腹水或腹腔冲洗液发现癌细胞
Ⅱ期	肿瘤累及一侧或双侧卵巢或输卵管并有盆腔内扩散(在骨盆入口平面以下)或原发性腹膜癌
Ⅱ$_A$	肿瘤蔓延或种植到子宫和/或输卵管和/或卵巢

ⅡB	肿瘤蔓延至其他盆腔内组织
Ⅲ期	肿瘤累及单侧或双侧卵巢、输卵管或原发性腹膜癌,伴有细胞学或组织学证实的盆腔外腹膜转移或证实存在腹膜后淋巴结转移
ⅢA1	仅有腹膜后淋巴结阳性(细胞学或组织学证实)
ⅢA1(ⅰ)	淋巴结转移最大直径≤10 mm
ⅢA1(ⅱ)	淋巴结转移最大直径>10 mm
ⅢA2	显微镜下盆腔外腹膜受累,伴或不伴腹膜后阳性淋巴结
ⅢB	肉眼盆腔外腹膜转移,病灶最大直径≤2 cm,伴或不伴腹膜后阳性淋巴结
ⅢC	肉眼盆腔外腹膜转移,病灶最大直径>2 cm,伴或不伴腹膜后阳性淋巴结(包括肿瘤蔓延至肝包膜和脾,但未转移到脏器实质)
Ⅳ期	超出腹腔外的远处转移
ⅣA	胸腔积液中发现癌细胞
ⅣB	腹腔外器官实质转移(包括肝实质转移和腹股沟淋巴结和腹腔外淋巴结转移)

(八)治疗

一经发现卵巢肿瘤,应行手术。手术目的:①明确诊断;②切除肿瘤;③恶性肿瘤进行手术-病理分期。术中不能确定肿瘤性质者,应将切下的卵巢肿瘤进行快速冷冻组织病理学检查,明确诊断。手术可通过腹腔镜和/或剖腹进行。术后应根据卵巢肿瘤的性质、组织学类型、手术-病理分期等因素来决定是否进行辅助治疗。

(九)随访与监测

卵巢恶性肿瘤易于复发,应长期予以随访和监测。

1.随访时间

术后1年内每月1次;术后2年每3月1次;术后3~5年视病情4~6月1次;5年以后者每年1次。

2.监测内容

临床症状、体征、全身检查及盆腔检查(包括三合诊检查),超声检查。必要时作 CT 或 MRI检查。肿瘤标志物测定,如 CA125、HE4、CA199、CEA、AFP、HCG、雌激素和雄激素等可根据病情选用。

(十)妊娠合并卵巢肿瘤

妊娠合并良性肿瘤以成熟囊性畸胎瘤及浆液性(或黏液性)囊腺瘤居多,占妊娠合并卵巢肿瘤的90%,恶性者以无性细胞瘤及浆液性囊腺癌为多。若无并发症,妊娠合并卵巢肿瘤一般无明显症状。早孕时三合诊即能查得。中期妊娠以后不易查得,需依靠病史及超声诊断。

早孕时肿瘤嵌入盆腔可能引起流产,中期妊娠时易并发蒂扭转,晚期妊娠时若肿瘤较大可导致胎位异常,分娩时可引起肿瘤破裂,若肿瘤位置低可梗阻产道导致难产。妊娠时盆腔充血,可能使肿瘤迅速增大,并促使恶性肿瘤扩散。

早孕合并卵巢囊肿,以等待至妊娠3个月后进行手术为宜,以免诱发流产。妊娠晚期发现者,可等待至足月,临产后若肿瘤阻塞产道即行剖宫产,同时切除肿瘤。

若诊断或疑为卵巢恶性肿瘤,应尽早手术,其处理原则同非孕期。

二、卵巢原发上皮性肿瘤

卵巢上皮性肿瘤为最常见的卵巢肿瘤,多见于中老年妇女,很少发生在青春期前女孩和婴幼儿。卵巢上皮性肿瘤分为良性、交界性和恶性。交界性肿瘤是指上皮细胞增生活跃及核异型,核分裂象增加,表现为上皮细胞层次增加,但无间质浸润,是一种低度潜在恶性肿瘤,生长缓慢,转移率低,复发迟。卵巢上皮性癌发展迅速,不易早期诊断,治疗困难,死亡率高。

(一)发病原因及高危因素

卵巢上皮癌的发病原因一直未明。近年的研究证据表明,卵巢癌由卵巢表面表面上皮起源假说缺乏科学依据,卵巢外起源学说则引起高度重视,并提出了上皮性卵巢癌发生的二元理论。二元论将卵巢上皮癌分为两型,Ⅰ型卵巢癌包括了低级别卵巢浆液性癌及低级别卵巢子宫内膜样癌、透明细胞癌、黏液性癌和移行细胞癌;Ⅱ型卵巢癌包括了高级别卵巢浆液性癌及高级别卵巢子宫内膜样癌、未分化癌和恶性中胚叶混合性肿瘤(癌肉瘤)。Ⅰ型卵巢癌起病缓慢,常有前驱病变,多为临床早期,预后较好;Ⅱ型卵巢癌发病快,无前驱病变,侵袭性强,多为临床晚期,预后不良。两型卵巢癌的发生、发展可能有两种不同的分子途径,因而具有不同的生物学行为。高级别卵巢浆液性癌大多起源于输卵管的观点已被国际上多数学者所接受。

此外,下列因素也可能与卵巢上皮癌的发病密切相关。

1.遗传因素

5%~10%的卵巢上皮癌具有遗传异常。上皮性卵巢癌的发生与三个遗传性癌综合征有关,即:遗传性乳腺癌-卵巢癌综合征(HBOC),遗传性位点特异性卵巢癌综合征(HSSOC),和遗传性非息肉性结直肠癌综合征(HNPCC),最常见的是 HBOC。真正的遗传性卵巢癌和乳腺癌一样,主要是由于 *BRCA*1 和 *BRCA*2 基因突变所致,属于常染色体显性遗传。

2.子宫内膜异位症

相关的形态学和分子遗传学的证据提示,卵巢子宫内膜样癌和透明细胞癌可能来源于子宫内膜异位症的病灶恶变。抑癌基因 *ARID*1A 基因突变不仅见于卵巢子宫内膜样癌和透明细胞癌的癌组织,同时见于邻近的子宫内膜异位症和癌变前期病灶,这是卵巢子宫内膜样癌和透明细胞癌起源异位子宫内膜的有力证据。

3.持续排卵

持续排卵使卵巢表面上皮不断损伤与修复,其结果一方面在修复过程中卵巢表面上皮细胞突变的可能性增加。另一方面减少或抑制排卵可减少卵巢上皮由排卵引起的损伤,可能降低卵巢癌发病危险。流行病学调查发现卵巢癌危险因素有未产、不孕,而多次妊娠、哺乳和口服避孕药有保护作用。

(二)病理

1.组织学类型

卵巢上皮肿瘤组织学类型主要有以下几种。

(1)浆液性肿瘤。①浆液性囊腺瘤:约占卵巢良性肿瘤的 25%。多为单侧,球形,大小不等,表面光滑,囊性,壁薄,内充满淡黄色清亮液体。有单纯性及乳头状两型,前者多为单房,囊壁光滑;后者常为多房,可见乳头,向囊外生长。镜下见囊壁为纤维结缔组织,内为单层柱状上皮,乳头分支较粗,间质内见砂粒体(成层的钙化小球状物)。②交界性浆液性囊腺瘤:中等大小,多为双侧,乳头状生长在囊内较少,多向囊外生长。镜下见乳头分支纤细而密,上皮复层不超过 3 层,细胞核轻度异型,核分裂象<1/HP,无间质浸润,预后好。对于存在浸润性种植患者,晚期和复发概率增加。③浆液性囊腺癌:占卵巢恶性肿瘤的40%～50%。多为双侧,体积较大,半实质性。结节状或分叶状,灰白色,或有乳突状增生,切面为多房,腔内充满乳头,质脆,出血、坏死。镜下见囊壁上皮明显增生,复层排列,一般在4～5层。癌细胞为立方形或柱状,细胞异型明显,并向间质浸润。

2014年版WHO女性生殖道肿瘤分类中将浆液性癌分为低级别癌与高级别癌二类,采用的是M.D.Anderson癌症中心的分类标准(见表10-6)。

表10-6 卵巢浆液性癌组织学分类(WHO,2014)

分类	高级别	低级别
组织病理特点	细胞核多形性,大小相差超过3倍	细胞核较均匀一致,仅轻到中度异型性
	核分裂数>12个/HPF	核分裂数≤12个/HPF
	常见坏死和多核瘤巨细胞	无坏死或多核瘤巨细胞
		核仁可明显,可有胞质内黏液

级别的确定基于细胞形态,非组织结构。

(2)黏液性肿瘤:黏液性肿瘤组织学上分为肠型、宫颈型或混合型,由肠型黏膜上皮或宫颈管黏膜上皮(mullerian分化)组成。①黏液囊腺瘤:占卵巢良性肿瘤的20%。多为单侧,圆形或卵圆形,体积较大,表面光滑,灰白色。切面常为多房,囊腔内充满胶冻样黏液,含黏蛋白和糖蛋白,囊内很少有乳头生长。镜下见囊壁为纤维结缔组织,内衬单层柱状上皮;可见杯状细胞及嗜银细胞。恶变率为5%～10%。偶可自行破裂,瘤细胞种植在腹膜上继续生长并分泌黏液,在腹膜表面形成胶冻样黏液团块,极似卵巢癌转移,称腹膜假黏液瘤。腹膜假性黏液瘤主要继发于肠型分化的肿瘤,瘤细胞呈良性,分泌旺盛,很少见细胞异型和核分裂,多限于腹膜表面生长,一般不浸润脏器实质。手术是主要治疗手段,术中应尽可能切净所有肿瘤。然而,手术很少能根治,本病复发率高,患者需要多次手术,患者常死于肠梗阻。②交界性黏液性囊腺瘤:一般较大,少数为双侧,表面光滑,常为多房。切面见囊壁增厚,有实质区和乳头状形成,乳头细小、质软。镜下见上皮不超过3层,细胞轻度异型,细胞核大、染色深,有少量核分裂,增生上皮向腔内突出形成短粗的乳头,无间质浸润。③黏液性囊腺癌:占卵巢恶性肿瘤的10%。多为单侧,瘤体较大,囊壁可见乳头或实质区,切面为囊、实性,囊液浑浊或血性。镜下见腺体密集,间质较少,腺上皮超过3层,细胞明显异型,并有间质浸润。

(3)卵巢子宫内膜样肿瘤:良性瘤较少见,为单房,表面光滑,囊壁衬以单层柱状上皮,似正常子宫内膜。囊内被覆扁平上皮,间质内可有含铁血黄素的吞噬细胞。子宫内膜样交界性瘤很少见。卵巢子宫内膜样癌占卵巢恶性肿瘤的10%～24%,肿瘤单侧多,中等大,囊性或实性,有乳头生长,囊液多为血性。镜下特点与子宫内膜癌极相似,多为高分化腺癌或腺棘皮癌,常并发子宫内膜异位症和子宫内膜癌,不易鉴别何者为原发或继发。

(4)透明细胞肿瘤:来源于苗勒氏管上皮,良性罕见,交界性者上皮由1～3层多角形靴钉状细胞组成,核有异型性但无间质浸润,常合并透明细胞癌存在。透明细胞癌占卵巢癌5%～11%,患者均为成年妇女,平均年龄48～58岁,10%合并高血钙症。常合并子宫内膜异位症(25%～50%)。易转移至腹膜后淋巴结,对常规化疗不明感。呈囊实性,单侧多,较大;镜下瘤细胞质丰富或呈泡状,含丰富糖原,排列成实性片、索状或乳头状;瘤细胞核异型性明显,深染,有特殊的靴钉细胞附于囊内及管状结构。

（5）勃勒纳瘤：由卵巢表面上皮向移行上皮分化而形成，占卵巢肿瘤1.5%～2.5%。多数为良性、单侧、体积小（直径<5 cm），表面光滑，质硬，切面灰白色漩涡或编织状。小肿瘤常位于卵巢髓质近卵巢门处。也有交界性及恶性。

（6）未分化癌：在未分化癌中，小细胞癌最有特征。发病年龄9～43岁，平均24岁，70%患者有高血钙。常为单侧，较大，表面光滑或结节状，切面为实性或囊实性，质软、脆，分叶或结节状，褐色或灰黄色，多数伴有坏死出血。镜检癌细胞为未分化小细胞，圆形或梭形，胞质少，核圆或卵圆有核仁，核分裂多见（16/10HPFs～50/10HPFs）。细胞排列紧密，呈弥散、巢状、片状生长。恶性程度极高，预后极差，90%患者在1年内死亡。

2.组织学分级

2014年版WHO女性生殖道肿瘤分类中，对卵巢上皮癌的组织学分级达成共识。浆液性癌分为低级别癌与高级别癌两类。子宫内膜样癌根据FIGO分级系统分3级，1级实性区域<5%，2级实性区域5%～50%，3级实性区域>50%。黏液性癌不分级，但分为三型：①非侵袭性（上皮内癌）；②侵袭性（膨胀性或融合性）；③侵袭性（浸润型）。浆黏液性癌按不同的癌成分各自分级。透明细胞癌和未分化癌本身为高级别癌，不分级。恶性Brenner瘤分为低级别和高级别。肿瘤组织学分级对患者预后有重要的影响，应引起重视。

（三）治疗

1.良性肿瘤

若卵巢肿块直径<5 cm，疑为卵巢瘤样病变，可作短期观察。一经确诊为卵巢良性肿瘤，应手术治疗。根据患者年龄、生育要求及对侧卵巢情况决定手术范围。年轻、单侧良性肿瘤应行患侧卵巢囊肿剥出或卵巢切除术，尽可能保留正常卵巢组织和对侧正常卵巢；即使双侧良性囊肿，也应争取行囊肿剥出术，保留正常卵巢组织。围绝经期妇女可行单侧附件切除或子宫及双侧附件切除术。术中剖开肿瘤肉眼观察区分良、恶性，必要时作冷冻切片组织学检查明确性质，确定手术范围。若肿瘤大或可疑恶性，尽可能完整取出肿瘤，防止囊液流出及瘤细胞种植于腹腔。巨大囊肿可穿刺放液，待体积缩小后取出，穿刺前须保护穿刺周围组织，以防囊液外溢，放液速度应缓慢，以免腹压骤降发生休克。

2.交界性肿瘤

手术是卵巢交界性肿瘤最重要的治疗，手术治疗的目标是将肿瘤完全切除。卵巢交界瘤建议行全面分期手术，是否要行腹膜后淋巴结系统切除或取样活检，多数学者倾向否定意见，尤其是卵巢黏液性肿瘤。年轻患者可考虑行保留生育功能治疗。晚期复发是卵巢交界瘤的特点，78%在5年后甚至10～20年后复发。复发的肿瘤一般仍保持原病理形态，即仍为交界性肿瘤，复发的肿瘤一般仍可切除。

卵巢交界性瘤一般不主张进行术后化疗，化疗仅在以下几种情况考虑应用：①肿瘤期别较晚，有广泛种植，术后可施行3～6个疗程化疗；②有大网膜，淋巴结或其他远处部位浸润性种植的患者更可能发生早期复发，这些患者应按照低级别浆液性癌进行化疗。

3.恶性肿瘤

治疗原则是手术为主，辅以化疗、放疗及其他综合治疗。

（1）手术：是治疗卵巢上皮癌的主要手段。应根据术中探查及冷冻病理检查结果，决定手术范围，卵巢上皮癌第一次手术彻底性与预后密切相关。

早期(FIGO Ⅰ～Ⅱ期)卵巢上皮癌应行全面确定分期的手术,包括:留取腹水或腹腔冲洗液进行细胞学检查;全面探查盆、腹腔,对可疑病灶及易发生转移部位多处取材作组织学检查;全子宫和双附件切除(卵巢动静脉高位结扎);盆腔及腹主动脉旁淋巴结清除;大网膜和阑尾切除。一般认为,对于上皮性卵巢癌施行保留生育功能(保留子宫和对侧附件)的手术应是谨慎和严格选择的,必须具备以下条件方可施行:①患者年轻,渴望生育;②ⅠA期;③细胞分化好(G_1);④对侧卵巢外观正常、剖探阴性;⑤有随诊条件。也有主张完成生育后视情况再行手术切除子宫及对侧附件。对于有高危因素而要求保留生育功能的患者则需充分知情。

晚期卵巢癌(FIGO Ⅲ～Ⅳ期)应行肿瘤细胞减灭术,术式与全面确定分期的手术相同,手术的主要目的是尽最大努力切除卵巢癌之原发灶和转移灶,使残余肿瘤直径<1 cm,必要时可切除部分肠管或脾脏等。对于手术困难的患者可在组织病理学确诊为卵巢癌后,先行1～2个疗程化疗后再进行手术。

复发性卵巢癌的手术治疗价值尚有争议,主要用于以下几方面:①解除肠梗阻;②对二线化疗敏感的复发灶(化疗后间隔>12月)的减灭;③切除孤立的复发灶。对于复发癌的治疗多数只能缓解症状,而不是为了治愈,生存质量是最应该考虑的因素。

(2)化学药物治疗:为主要的辅助治疗。常用于术后杀灭有残留癌灶,控制复发;也可用于复发病灶的治疗。化疗可以缓解症状,延长患者存活期。暂无法施行手术的晚期患者,化疗可使肿瘤缩小,为以后手术创造条件。

一线化疗是指首次肿瘤细胞减灭术后的化疗。常用化疗药物有顺铂、卡铂、紫杉醇、环磷酰胺、异环磷酰胺、氟尿嘧啶、博来霉素、长春新碱、依托泊苷(VP-16)等。近年来多以铂类药物和紫杉醇为主要的化疗药物,常用联合化疗方案见表10-7。根据病情可采用静脉化疗或静脉腹腔联合化疗。腹腔内化疗不仅能控制腹水,又能使小的腹腔内残存癌灶缩小或消失。化疗疗程数一般为6～9个疗程。二线化疗主要用于卵巢癌复发的治疗。选择化疗方案前应了解一线化疗用什么药物及药物累积量;一线化疗疗效如何,毒性如何,反应持续时间及停药时间。患者一线治疗中对铂类的敏感性对选择二线化疗具重要参考价值。二线化疗的用药原则:①以往未用铂类者可选用含铂类的联合化疗;②在铂类药物化疗后6个月以上出现复发用以铂类为基础的二线化疗通常有效;③难治性患者不应再选用以铂类为主的化疗,而应选用与铂类无交叉耐药的药物,如紫杉醇、托扑替康、异环磷酰胺、六甲蜜胺、吉西他滨、脂质体多柔比星等。

表 10-7　卵巢上皮性癌常用联合化疗方案

方案	药物	剂量及方法	疗程间隔
1.TC	紫杉醇(T)	175 mg/m² 静脉滴注1次,3小时滴完	3周
	卡铂(C)	卡铂(剂量按 AUC=5 计算)静脉滴注1次	
2.TP	紫杉醇(T)	175 mg/m² 静脉滴注1次,3小时滴完	3周
	顺铂(P)	70 mg/m² 静脉滴注1次	
3.PC	顺铂(P)	70 mg/m² 静脉滴注1次	3～4周
	环磷酰胺(C)	700 mg/m² 静脉滴注1次	

(3)放疗:外照射对于卵巢上皮癌的治疗价值有限,可用于锁骨上和腹股沟淋巴结转移灶和部分紧靠盆壁的局限性病灶的局部治疗。对上皮性癌不主张以放疗作为主要辅助治疗手段,但在Ⅰc期,或伴有大量腹水者经手术后仅有细小粟粒样转移灶或肉眼看不到有残留病灶的可辅

以放射性同位素^{32}P腹腔内注射以提高疗效,减少复发,腹腔内有粘连时禁用。

(4)免疫治疗:靶向药物治疗是目前改善晚期卵巢癌预后的主要趋势。近几年,贝伐珠单抗在卵巢癌的一线治疗以及复发卵巢癌的治疗中都取得了较好的疗效,可提高患者的无瘤生存期,但其昂贵的价格还需进行价值医学方面的评价。

(四)预后

预后与分期、组织学分类及分级、患者年龄及治疗方式有关。以分期最重要,期别越早预后越好。据文献报道Ⅰ期卵巢癌,病变局限于包膜内,5年生存率达90%。若囊外有赘生物、腹腔冲洗液找到癌细胞降至68%;Ⅲ期卵巢癌,5年生存率为30%~40%;Ⅳ期卵巢癌仅为10%。低度恶性肿瘤疗效较恶性程度高者为佳,细胞分化良好者疗效较分化不良者好。对化疗药物敏感者,疗效较好。术后残余癌灶直径<1 cm者,化疗效果较明显,预后良好。

(五)预防

卵巢上皮癌的病因不清,难以预防。但若能积极采取措施对高危人群严密监测随访,早期诊治可改善预后。

(1)高危人群严密监测:40岁以上妇女每年应行妇科检查;高危人群每半年检查1次,早期发现或排除卵巢肿瘤。若配合超声检查、CA125检测等则更好。

(2)早期诊断及处理:卵巢实性肿瘤或囊肿直径>5 cm者,应及时手术切除。重视青春期前、绝经后或生育年龄口服避孕药的妇女发现卵巢肿大,应及时明确诊断。盆腔肿块诊断不清或治疗无效者,应及早行腹腔镜检查或剖腹探查,早期诊治。

(3)乳癌和胃肠癌的女性患者,治疗后应严密随访,定期作妇科检查,确定有无卵巢转移癌。

(4)家族史和基因检测是临床医师决定是否行预防性卵巢切除的主要考虑因素,基因检测是最关键的因素。对BRCA1(+)的HOCS家族成员行预防性卵巢切除是合理的。

三、卵巢生殖细胞肿瘤

卵巢生殖细胞肿瘤是指来源于胚胎性腺的原始生殖细胞而具有不同组织学特征的一组肿瘤,其发病率仅次于上皮性肿瘤,多发生于年轻的妇女及幼女,绝经后仅占4%。卵巢恶性生殖细胞肿瘤恶性程度大,死亡率高。由于找到有效的化疗方案,使其预后大为改观。卵巢恶性生殖细胞肿瘤的存活率分别由过去的10%提高到目前90%,大部分患者可行保留生育功能的治疗。

(一)病理分类

1.畸胎瘤

畸胎瘤由多胚层组织结构组成的肿瘤,偶见含一个胚层成分。肿瘤组织多数成熟,少数未成熟;多数为囊性,少数为实性。肿瘤的良、恶性及恶性程度取决于组织分化程度,而不决定于肿瘤质地。

(1)成熟畸胎瘤:又称皮样囊肿,属良性肿瘤,占卵巢肿瘤的10%~20%,占生殖细胞肿瘤的85%~97%,占畸胎瘤的95%以上。可发生于任何年龄,以20~40岁居多。多为单侧,双侧占10%~17%。中等大小,呈圆形或卵圆形,壁光滑、质韧。多为单房,腔内充满油脂和毛发,有时可见牙齿或骨质。囊壁内层为复层鳞状上皮,壁上常见小丘样隆起向腔内突出称"头节"。肿瘤可含外、中、内胚层组织。偶见向单一胚层分化,形成高度特异性畸胎瘤,如卵巢甲状腺肿,分泌甲状腺激素,甚至引起甲亢。成熟囊性畸胎瘤恶变率为2%~4%,多见于绝经后妇女;"头节"的上皮易恶变,形成鳞状细胞癌,预后较差。

(2)未成熟畸胎瘤：属恶性肿瘤，含2～3胚层，占卵巢畸胎瘤1%～3%。肿瘤由分化程度不同的未成熟胚胎组织构成，主要为原始神经组织。多见于年轻患者，平均年龄11～19岁。肿瘤多为实性，可有囊性区域。肿瘤的恶性程度根据未成熟组织所占比例、分化程度及神经上皮含量而定。该肿瘤的复发及转移率均高，但复发后再次手术可见未成熟肿瘤组织具有向成熟转化的特点，即恶性程度的逆转现象。

2.无性细胞瘤

无性细胞瘤为中度恶性的实性肿瘤，占卵巢恶性肿瘤的5%。好发于青春期及生育期妇女，单侧居多，右侧多于左侧。肿瘤为圆形或椭圆形，中等大，实性，触之如橡皮样。表面光滑或呈分叶状。切面淡棕色，镜下见圆形或多角形大细胞，细胞核大，胞质丰富，瘤细胞呈片状或条索状排列，有少量纤维组织相隔，间质中常有淋巴细胞浸润。对放疗特别敏感，纯无性细胞瘤的5年存活率可达90%。混合型（含绒癌，内胚窦成分）预后差。

3.卵黄囊瘤

来源于胚外结构卵黄囊，其组织结构与大鼠胎盘的内胚窦特殊血管周围结构（schiller-dural小体）相似，又名内胚窦瘤。卵黄囊瘤占卵巢恶性肿瘤1%，但是恶性生殖细胞肿瘤的常见类型，其恶性程度高，常见于儿童及年轻妇女。多为单侧，肿瘤较大，圆形或卵圆形。切面部分囊性，组织质脆，多有出血坏死区，呈灰红或灰黄色，易破裂。镜下见疏松网状和内皮窦样结构。瘤细胞扁平、立方、柱状或多角形，产生甲胎蛋白（AFP），故患者血清AFP浓度很高，其浓度与肿瘤消长相关，是诊断及治疗监测时的重要标志物。肿瘤生长迅速，易早期转移，预后差，既往平均生存期仅1年，现经手术及联合化疗后，生存期明显延长。

4.胚胎癌

胚胎癌是一种未分化并具有多种分化潜能的恶性生殖细胞肿瘤。极少见，发生率占卵巢恶性生殖细胞瘤的5%以下。胚胎癌具有向胚体方向分化的潜能，可形成不同程度分化的畸胎瘤；向胚外方向分化则形成卵黄囊结构或滋养细胞结构。形态上与睾丸的胚胎癌相似，但发生在卵巢的纯型胚胎癌远较在睾丸少见，其原因尚不明。肿瘤体积较大，有包膜，质软，常伴出血、梗死和包膜破裂。切面为实性，灰白色，略呈颗粒状；与其他生殖细胞瘤合并存在时，则依所含的成分和占的比例不同呈现出杂色多彩状，囊性变和出血坏死多见。瘤组织由较原始的多角形细胞聚集形成的实性上皮样片块和细胞巢与原始幼稚的黏液样间质构成。肿瘤细胞和细胞核的异型性突出，可见瘤巨细胞。在稍许分化的区域，瘤细胞有形成裂隙和乳头的倾向，细胞略呈立方或柱状上皮样，但不形成明确的腺管。胚胎癌具有局部侵袭性强、播散广泛及早期转移的特性；转移的途径早期经淋巴管，晚期合并血行播散。

5.绒癌

原发性卵巢绒癌也称为卵巢非妊娠性绒癌，是由卵巢生殖细胞中的多潜能细胞向胚外结构（滋养细胞或卵黄囊等）发展而来的一种恶性程度极高的卵巢肿瘤，它可分为单纯型或混合型。混合型，即除绒癌成分外，还同时合并存在其他恶性生殖细胞肿瘤，如未成熟畸胎瘤、卵黄囊瘤、胚胎癌及无性细胞瘤等。原发卵巢绒癌多见的是混合型，单纯型极为少见。妊娠性绒癌一般不合并其他恶性生殖细胞肿瘤。典型的肿瘤体积较大，单侧，实性，质软，出血坏死明显。镜下形态如同子宫绒癌，由细胞滋养细胞和合体滋养细胞构成。因其他生殖细胞肿瘤特别是胚胎性癌常有不等量的合体细胞，诊断必须同时具备两种滋养细胞。非妊娠性绒癌预后较妊娠性绒癌差，治疗效果不好，病情发展快，短期内即死亡。

（二）诊断

卵巢恶性生殖细胞肿瘤在临床表现方面具有一些特点。如发病年龄轻，肿瘤较大，肿瘤标志物异常，很易产生腹水，病程发展快等。若能注意到这些肿瘤的特点，诊断并不难。特别是血清甲胎蛋白（AFP）和人绒毛膜促性腺激素（HCG）的检测可以起到明确诊断的作用。卵黄囊瘤可以合成 AFP，卵巢绒癌可分泌 HCG，这些都是很特异的肿瘤标志物。血清 AFP 和 HCG 的动态变化与癌瘤病情的好转和恶化是一致的，临床完全缓解的患者其血清 AFP 或 HCG 值轻度升高也预示癌瘤的残存或复发。虽然血清 AFP 和 HCG 的检测对卵巢内胚窦瘤和卵巢绒癌有明确诊断的意义，但卵巢恶性生殖细胞肿瘤的最后确诊还是依靠组织病理学的诊断。

（三）治疗

1.良性生殖细胞肿瘤

单侧肿瘤应行卵巢肿瘤剥除或患侧附件切除术；双侧肿瘤争取行卵巢肿瘤剥除术；围绝经期妇女可考虑行全子宫双附件切除术。

2.恶性生殖细胞肿瘤

（1）手术治疗：由于绝大部分恶性生殖细胞肿瘤患者是希望生育的年轻女性，常为单侧卵巢发病，即使复发也很少累及对侧卵巢和子宫，更为重要的是卵巢恶性生殖细胞肿瘤对化疗十分敏感。因此，手术的基本原则是无论期别早晚，只要对侧卵巢和子宫未受肿瘤累及，均应行保留生育功能的手术，即仅切除患侧附件，同时行全面分期探查术。对于复发的卵巢生殖细胞仍主张积极手术。

（2）化疗：恶性生殖细胞肿瘤对化疗十分敏感。根据肿瘤分期、类型和肿瘤标志物的水平，术后可采用 3～6 个疗程的联合化疗。常用化疗方案见表 10-8。

表 10-8　卵巢恶性生殖细胞肿瘤常用联合化疗方案

方案	药物	剂量及方法	疗程间隔
PEB	顺铂(p)	30～35 mg/(m² · d)，静脉滴注，第 1～3 天	3 周
	依托泊苷(E)	100 mg/(m² · d)，静脉滴注，第 1～3 天	
	博来霉素(B)	30 mg/w，肌内注射(化疗第 2 天开始)	
PVB	顺铂(P)	30～35 mg/(m² · d)，静脉滴注，第 1～3 天	3 周
	长春新碱(V)	1～1.5 mg/m²(2 mg)，静脉注射，第 1～2 天	
	博来霉素(B)	30 mg/w，肌内注射(化疗第二天开始)	
VAC	长春新碱(V)	1～1.5 mg/m²(最大 2 mg)，静脉注射，第 1 天	4 周
	放线菌素 D(A)	5～7 mg/(kg · d)，静脉滴注，第 2～6 天	
	环磷酰胺(C)	5～7 mg/(kg · d)，静脉滴注，第 2～6 天	

（3）放疗：为手术和化疗的辅助治疗。无性细胞瘤对放疗最敏感，但由于无性细胞瘤的患者多年轻，要求保留生育功能，目前放疗已较少应用。对复发的无性细胞瘤，放疗仍能取得较好疗效。

四、卵巢性索间质肿瘤

卵巢性索间质肿瘤来源于原始性腺中的性索及间质组织，占卵巢肿瘤的 4.3%～6%。在胚胎正常发育过程中，原始性腺中的性索组织，在男性将演变成睾丸曲细精管的支持细胞，在女性将演变成卵巢的颗粒细胞;而原始性腺中的特殊间叶组织将演化为男性睾丸的间质细胞及女性卵巢的胞膜细胞。卵巢性索间质肿瘤即是由上述性索组织或特殊的间叶组织演化而形成的肿瘤,它们仍保留了原来各自的分化特性。肿瘤可由单一细胞构成,如颗粒细胞瘤、泡膜细胞瘤、支持细胞瘤、间质细胞瘤;肿瘤也可由不同细胞组合形成,当含两种细胞成分时,可以形成颗粒-泡膜细胞瘤,支持-间质细胞瘤;而当肿瘤含有上述四种细胞成分时,此种性索间质肿瘤称为两性母细胞瘤。许多类型的性索间质肿瘤能分泌类固醇激素,临床出现内分泌失调症状,但是肿瘤的诊断依据是肿瘤特有的病理形态,临床内分泌紊乱和激素水平异常仅能做参考。

(一)病理分类和临床表现

1.颗粒细胞-间质细胞瘤

由性索的颗粒细胞及间质的衍生成分如成纤维细胞及卵泡膜细胞组成。

(1)颗粒细胞瘤:在病理上颗粒细胞瘤分为成人型和幼年型两种。95%的颗粒细胞瘤为成人型,属低度恶性的肿瘤,可发生于任何年龄,高峰为 45～55 岁。肿瘤能分泌雌激素,故有女性化作用。青春期前患者可出现假性性早熟,生育年龄患者出现月经紊乱,绝经后患者则有不规则阴道流血,常合并子宫内膜增生过长,甚至发生腺癌。肿瘤多为单侧,圆形或椭圆形,呈分叶状,表面光滑,实性或部分囊性;切面组织脆而软,伴出血坏死灶。镜下见颗粒细胞环绕成小圆形囊腔,菊花样排列、中心含嗜伊红物质及核碎片(Call-Exner 小体)。瘤细胞呈小多边形,偶呈圆形或圆柱形,胞质嗜淡伊红或中性,细胞膜界限不清,核圆,核膜清楚。预后较好,5 年生存率 80%以上,但有远期复发倾向。幼年型颗粒细胞瘤罕见,仅占 5%,是一种恶性程度极高的卵巢肿瘤。主要发生在青少年,98%为单侧。镜下呈卵泡样,缺乏核纵沟,胞质丰富,核分裂更活跃,极少含 Call-Exner 小体,10%～15%呈重度异型性。

(2)卵泡膜细胞瘤:为有内分泌功能的卵巢实性肿瘤,因能分泌雌激素,故有女性化作用。常与颗粒细胞瘤合并存在,但也有纯卵泡膜细胞瘤。为良性肿瘤,多为单侧,圆形、卵圆形或分叶状,表面被覆薄的有光泽的纤维包膜。切面为实性,灰白色。镜下见瘤细胞短梭形,胞质富含脂质,细胞交错排列呈漩涡状。瘤细胞团为结缔组织分隔。常合并子宫内膜增生过长,甚至子宫内膜癌。恶性卵泡膜细胞瘤较少见,可直接浸润邻近组织,并发生远处转移。其预后较一般卵巢癌为佳。

(3)纤维瘤:为较常见的良性肿瘤,占卵巢肿瘤的 2%～5%,多见于中年妇女,单侧居多,中等大小,表面光滑或结节状,切面灰白色,实性、坚硬。镜下见由梭形瘤细胞组成,排列呈编织状。偶见患者伴有腹水或胸腔积液,称梅格斯综合征,腹水经淋巴或横膈至胸腔,右侧横膈淋巴丰富,故多见右侧胸腔积液。手术切除肿瘤后,胸腔积液、腹水自行消失。

2.支持细胞-间质细胞瘤

支持细胞-间质细胞瘤又称睾丸母细胞瘤,罕见,多发生在 40 岁以下妇女。单侧居多,通常较小,可局限在卵巢门区或皮质区,实性,表面光滑而滑润,有时呈分叶状,切面灰白色伴囊性变,囊内壁光滑,含血性浆液或黏液。镜下见不同分化程度的支持细胞及间质细胞。高分化者属良性,中低分化为恶性,具有男性化作用;少数无内分泌功能呈现女性化,雌激素可由瘤细胞直接分泌或由雄激素转化而来。10%～30%呈恶性行为,5 年生存率为 70%～90%。

(二)治疗

1.良性的性索间质肿瘤

年轻妇女患单侧肿瘤,应行卵巢肿瘤剥除或患侧附件切除术;双侧肿瘤争取行卵巢肿瘤剥除术;围绝经期妇女可考虑行全子宫双附件切除术。卵巢纤维瘤、卵泡膜细胞瘤和硬化性间质瘤是良性的,可按上述处理。

2.恶性的性索间质肿瘤

颗粒细胞瘤、间质细胞瘤、环管状性索间质瘤是低度或潜在恶性的。Ⅰ期的卵巢性索间质肿瘤希望生育的年轻患者,可考虑行患侧附件切除术,保留生育功能,但应进行全面细致的手术病理分期;不希望生育者应行全子宫双附件切除术和确定分期手术。晚期肿瘤应采用肿瘤细胞减灭术。与上皮性卵巢癌不同,对于复发的性索间质肿瘤仍主张积极手术。术后辅助治疗并没有公认有效的方案。以铂类为基础的多药联合化疗可作为术后辅助治疗的选择,尤其是晚期和复发患者的治疗。常用方案为 TC、PAC、PEB、PVB,一般化疗 6 个疗程。本瘤有晚期复发的特点,应长期随诊。

五、卵巢转移性肿瘤

体内任何部位原发性癌均可能转移到卵巢,乳腺、肠、胃、生殖道、泌尿道等是常见的原发肿瘤器官。库肯勃瘤,即印戒细胞癌,是一种特殊的转移性腺癌,原发部位在胃肠道,肿瘤为双侧性,中等大,多保持卵巢原状或呈肾形。一般无粘连,切面实性,胶质样。镜下见典型的印戒细胞,能产生黏液,周围是结缔组织或黏液瘤性间质。

卵巢转移瘤的处理取决于原发灶的部位和治疗情况,需要多学科协作,共同诊治。治疗的原则是有效的缓解和控制症状。如原发瘤已经切除且无其他转移和复发迹象,卵巢转移瘤仅局限于盆腔,可采用原发性卵巢恶性肿瘤的手术方法,尽可能切除盆腔转移瘤,术后应按照原发瘤进行辅助治疗。大部分卵巢转移性肿瘤的治疗效果不好,预后很差。

(李萍静)

第四节 子宫肌瘤

一、概念与概述

子宫肌瘤是女性生殖系统最常见的良性肿瘤,多见于 30～50 岁的妇女。由于很多患者无症状,或肌瘤较小不易发现,因此,临床报告肌瘤的发生率仅为 4%～11%,低于实际发生率。子宫肌瘤确切的发病因素尚不清楚,一般认为主要与女性激素刺激有关。近年来研究还发现,子宫肌瘤的发生与孕激素、生长激素也有一定关系。

二、分类

按肌瘤生长的部位可分为子宫体肌瘤和子宫颈肌瘤,前者占 92%,后者仅占 8%。子宫体肌瘤可向不同的方向生长,根据其发展过程中与子宫肌壁的关系分为以下三类(图 10-1)。

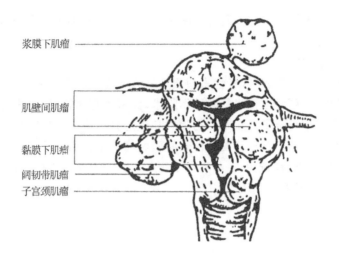

浆膜下肌瘤

肌壁间肌瘤

黏膜下肌瘤

阔韧带肌瘤

子宫颈肌瘤

图 10-1　各型子宫肌瘤

(一)肌壁间子宫肌瘤

这类肌瘤最常见,占 60%~70%。肌瘤位于子宫肌壁内,周围均为肌层包围。

(二)浆膜下子宫肌瘤

这类肌瘤占 20%。肌瘤向子宫体表面生长、突起,上面覆盖子宫浆膜层。若肌瘤继续向浆膜面生长,仅有一蒂与子宫肌壁相连,称带蒂的浆膜下肌瘤。宫体肌瘤向宫旁生长突入阔韧带前后叶之间,称为阔韧带肌瘤。

(三)黏膜下肌瘤

临床较少见,约占 10%。肌瘤向宫腔方向生长,突出于子宫腔,表面覆盖子宫黏膜,称为黏膜下肌瘤。黏膜下肌瘤易形成蒂,子宫收缩使肌瘤经宫颈逐渐排入阴道。子宫肌瘤大多数为多个,称为多发性子宫肌瘤。也可为单个肌瘤生长。

三、病理

(一)巨检

典型的肌瘤为实质性的球形结节,表面光滑,与周围肌组织有明显界限。肌瘤虽无包膜,但由于其周围的子宫肌层受压形成假包膜。切开假包膜后肌瘤突出于切面。肌瘤剖面呈灰白色漩涡状或编织状。纤维组织成分多者肌瘤质硬,肌细胞多者肌瘤偏软。

(二)镜检

肌瘤由平滑肌与纤维组织交叉排列组成,呈漩涡状。细胞呈梭形,大小均匀,核染色较深。

四、继发变性

肌瘤失去原有典型结构和外观时,称为继发变性,可分为良性和恶性两类。

(一)良性变性

1.玻璃样变

玻璃样变最多见,肌瘤部分组织水肿变软,剖面漩涡结构消失,代之以均匀的透明样物质,色苍白。镜下见病变区肌细胞消失,呈均匀粉红色无结构状,与周围无变性区边界明显。

2.囊性变

囊性变常继发于玻璃样变,组织液化,形成多个囊腔,也可融合成一个大囊腔。囊内含清澈无色液体,并可自然凝固成胶状。囊壁由透明变性的肌瘤组织构成。

3.红色变性

红色变性多发于妊娠期或产褥期,其发生原因尚不清。肌瘤体积迅速增大,发生血管破裂。血红蛋白渗入瘤组织,故剖面呈暗红色,如同半熟烤牛肉,有腥臭味,完全失去原漩涡状结构。

其他良性变性还有脂肪变性、钙化等。

(二)恶性变

恶性变即为肉瘤变,占子宫肌瘤的 0.4%~0.8%。恶变后肌瘤组织脆而软,与周围界限不清,切面漩涡状结构消失,呈灰黄色,似生鱼肉,多见于年龄较大、生长较快与较大的肌瘤。对子宫迅速增大或伴不规则阴道流血者,考虑有恶变可能。

五、临床表现

(一)症状

肌瘤的典型症状为月经过多和继发贫血,但多数患者无症状,仅于盆腔检查时发现。症状与肌瘤的生长部位、生长速度及有无变性有关。

1.阴道流血

阴道流血为肌瘤患者的主要症状。浆膜下肌瘤常无出血,黏膜下肌瘤及肌壁间肌瘤表现为月经量过多,经期延长。黏膜下肌瘤若伴有坏死、溃疡,则表现为不规则阴道流血。

2.腹部包块

偶然情况下扪及包块。包块常位于下腹正中,质地硬,形态可不规则。

3.白带增多

肌瘤使子宫腔面积增大,内膜腺体分泌旺盛,故白带增多。黏膜下肌瘤表面感染、坏死,可产生大量脓血性排液。

4.腹痛、腰酸

一般情况下不引起疼痛,较大肌瘤引起盆腔淤血,出现下腹部坠胀及腰骶部酸痛,经期由于盆腔充血,症状更加明显。浆膜下肌瘤发生蒂扭转时,可出现急性腹痛。肌瘤红色变性时可出现剧烈疼痛,伴恶心、呕吐、发热、白细胞升高。

5.压迫症状

压迫膀胱可发生尿频、尿急,压迫尿道可发生排尿困难或尿潴留,压迫直肠可发生便秘等。

6.不孕

不孕占 25%~40%,肌瘤改变宫腔形态,妨碍孕卵着床。

7.全身症状

出血多者有头晕、全身乏力、心悸、面色苍白等继发性贫血表现。

(二)体征

1.腹部检查

较大的肌瘤可升至腹腔,腹部检查可扪及肿物,一般居下腹部正中,质硬,表面不规则,与周围组织界限清。

2.盆腔检查

由于肌瘤生长的部位不同,检查结果各异。

(1)浆膜下肌瘤:肌瘤不规则增大,表面呈结节状。带蒂肌瘤有细蒂与子宫体相连,可活动;阔韧带肌瘤位于子宫一侧,与子宫分不开,常把子宫推向对侧。

(2)肌壁间肌瘤:子宫呈均匀性增大,肌瘤较大时,可在子宫表面摸到突起结节或球形肿块,质硬。

(3)黏膜下肌瘤:窥器撑开阴道后,可见带蒂的黏膜下肌瘤脱出于宫颈口外,质实,表面为充血暗红的黏膜包围,可有溃疡及继发感染坏死。宫口较松,手指进宫颈管可触到肿瘤蒂部。如肌瘤尚未脱出宫口外,只能扪及子宫略呈均匀增大,而不能摸到瘤体。

六、诊断及鉴别诊断

根据经量增多及检查时子宫增大,诊断多无困难。对不能确诊者通过探测宫腔、子宫碘油造影、B超检查、宫腔镜及腹腔镜检查等协助诊断。

子宫肌瘤常易与下列疾病相混淆,需加以鉴别。

(一)妊娠子宫

子宫肌瘤透明变性或囊性变时质地较软,可被误认为妊娠子宫,尤其是 40～50 岁高龄孕妇。如忽视病史询问,也可能将妊娠子宫误诊为子宫肌瘤。已婚生育期妇女有停经史、早孕反应史,结合尿 HCG 测定、B超检查一般不难诊断。

(二)卵巢肿瘤

多为囊性或囊实性,位于下腹一侧,可与子宫分开,也可为双侧,很少有月经改变。而子宫肌瘤质硬、位于下腹正中,随子宫移动,常有月经改变。必要时可用 B超、腹腔镜检查明确诊断。

(三)盆腔炎性包块

盆腔炎性包块与子宫紧密粘连,患者常有生殖道感染史。检查时包块固定有压痛,质地较肌瘤软,B超检查有助于诊断。抗感染治疗后症状、体征好转。

此外,子宫肌瘤应与子宫腺肌病、子宫肥大症、子宫畸形、子宫颈癌等疾病相鉴别。

七、治疗

子宫肌瘤(以下简称肌瘤)是女性的常见病和多发病。肌瘤的瘤体大小不一,差异甚大,可从最小的镜下肌瘤至超出足月妊娠大小;其症状也是变化多端,又因生育与否,瘤体生长部位不一,故治疗方法也多种,主要分为随访观察、药物治疗和手术治疗。手术治疗包括保守性手术和根治性手术,手术途径和方法需因人而异,个体化处理。

(一)期待观察

期待观察即静观其变,采用定期随诊的方式观察子宫肌瘤的进展。是否能够采取期待治疗,除了根据患者的年龄、肌瘤的大小、数目、生长部位、是否有月经改变和其他合并症等因素外,患者近期是否有生育要求等个人意愿也是重要的决定因素。

以下情况可考虑期待治疗:肌瘤较小(直径<5 cm)、单发或向浆膜下生长;子宫<10 周妊娠子宫大小;无月经量过多、淋漓不尽等改变;无尿频、尿急、无长期便秘等压迫症状;无继发贫血等并发症;不是导致不孕或流产的主要原因;B超未提示肌瘤变性;近绝经期妇女。

对于有近期生育要求的妇女,考虑到多种激素类药物都对子宫和卵巢功能的影响,孕前不宜长期使用。而子宫肌瘤剥出等手术会造成子宫肌壁、子宫内膜和血管损伤,术后子宫局部瘢痕形成,若短期内妊娠有子宫破裂风险,因此术后需要避孕 6~12 个月。若能排除由于肌瘤的原因导致不孕或流产者,可以带瘤怀孕至分娩。但需要告知患者孕期可能出现肌瘤迅速生长、红色变性等,并有导致流产、胎儿生长受限可能,如果孕期出现腹痛、阴道流血情况及时就诊。

子宫肌瘤是激素依赖性肿瘤,绝经后随着卵巢功能减退后,肌瘤失去了雌激素的支持,部分瘤体会自然萎缩甚至消失,原先增大的子宫也可能恢复正常大小。因此接近绝经的患者,对于无症状、不影响健康的肌瘤可以暂时观察,无须急于手术治疗。

每 3~6 个月复查 1 次。随诊内容:了解临床症状变化;妇科检查;必要时辅以 B 超及其他影像学检测。如果出现月经过多、压迫症状或者肌瘤短期内迅速增大、子宫>10 周妊娠大小、肌瘤变性等情况则应及时结束期待治疗,采用手术或其他方法积极治疗。

(二)药物治疗

1.适应证

药物是治疗子宫肌瘤的重要措施,以下情况可考虑药物治疗。

(1)子宫肌瘤小,子宫呈 2~2.5 个月妊娠大小,症状轻,近绝经年龄。

(2)肌瘤大而要求保留生育功能,避免子宫过大、过多切口者。

(3)肌瘤致月经过多、贫血等可考虑手术,但患者不愿手术、年龄在 45~50 岁的妇女。

(4)较大肌瘤准备经阴式或腹腔镜、宫腔镜手术切除者。

(5)手术切除子宫前为纠正贫血、避免术中输血及由此产生的并发症。

(6)肌瘤合并不孕者用药物使肌瘤缩小,创造受孕条件。

(7)有内科合并症且不能进行手术者。

2.禁忌证

(1)肌瘤生长较快,不能排除恶变。

(2)肌瘤发生变性,不能除外恶变。

(3)黏膜下肌瘤症状明显,影响受孕。

(4)浆膜下肌瘤发生扭转时。

(5)肌瘤引起明显的压迫症状,或肌瘤发生盆腔嵌顿无法复位者。

(三)手术治疗

手术仍是子宫肌瘤的主要治疗方法。

(1)经腹子宫切除术:适应于患者无生育要求,子宫≥12 周妊娠子宫大小;月经过多伴失血性贫血;肌瘤生长较快;有膀胱或直肠压迫症状;保守治疗失败或肌瘤剜除术后再发,且瘤体大或症状严重者。

(2)经阴道子宫切除术:适合于盆腔无粘连、炎症,附件无肿块者;为腹部不愿留瘢痕或个别腹部肥胖者;子宫和肌瘤体积不超过 3 个月妊娠大小;有子宫脱垂者也可经阴道切除子宫同时做盆底修补术;无前次盆腔手术史,不需探查或切除附件者;肌瘤伴有糖尿病、高血压、冠心病、肥胖等内科合并症不能耐受开腹手术者。

(3)子宫颈肌瘤剜除术:宫颈阴道部肌瘤若过大可造成手术困难宜尽早行手术(经阴道);肌瘤较大产生压迫症状,压迫直肠、输尿管或膀胱;肌瘤生长迅速,怀疑恶变者;年轻患者需保留生育功能可行肌瘤切除,否则行子宫全切术。

(4)阔韧带肌瘤剜除术:适合瘤体较大或产生压迫症状者;阔韧带肌瘤与实性卵巢肿瘤鉴别

困难者；肌瘤生长迅速，尤其是疑有恶性变者。

（5）黏膜下肌瘤常导致经量过多，经期延长均需手术治疗。根据肌瘤部位或瘤蒂粗细分别采用钳夹法、套圈法、包膜切开法、电切割、扭转摘除法等，也可在宫腔镜下手术，甚至开腹、阴式或腹腔镜下子宫切除术。

（6）腹腔镜下或腹腔镜辅助下子宫肌瘤手术。①肌瘤剔除术：主要适合有症状的肌瘤，单发或多发的浆膜下肌瘤，瘤体最大直径≤10 cm，带蒂肌瘤最为适宜；单发或多发肌壁间肌瘤，瘤体直径最小≥4 cm，最大≤10 cm；多发性肌瘤≤10 个；术前已除外肌瘤恶变可能。腹腔镜辅助下肌瘤剔除术可适当放宽手术指征。②腹腔镜下或腹腔镜辅助下子宫切除术：主要适合肌瘤较大，症状明显，药物治疗无效，不需保留生育功能者。但瘤体太大，盆腔重度粘连，生殖道可疑恶性肿瘤及一般的腹腔镜手术禁忌者均不宜进行。

（7）宫腔镜下手术：有症状的黏膜下肌瘤及突向宫腔的肌壁间肌瘤首先考虑行宫腔镜手术。主要适应证为月经过多、异常子宫出血、黏膜下肌瘤或向宫腔突出的肌壁间肌瘤，直径＜5 cm。

（8）聚焦超声外科（超声消融）为完全非侵入性热消融术，适应证可适当放宽。上述需要药物治疗和手术治疗的患者均可考虑选择超声消融治疗。禁忌证同药物治疗。

（9）子宫肌瘤的其他微创手术包括微波、冷冻、双极气化刀，均只适合于较小的黏膜下肌瘤；射频治疗也有其独特的适应范围，并非所有肌瘤的治疗均可采用；子宫动脉栓塞也有其适应范围。

总之，各种治疗各有利弊，有其各自的适应证，每种方法也不能完全取代另一种方法，更不能取代传统的手术治疗，应个体化地选用。有关效果、不良反应和并发症尚有待于进一步的观察，不能过早或绝对定论。

（四）妊娠合并子宫肌瘤的治疗原则

1.早孕合并肌瘤

一般对肌瘤不予处理而予以定期观察，否则易致流产。如肌瘤大，估计继续妊娠易出现并发症，孕妇要求人工流产或属计划外妊娠则可终止妊娠。术后短期内选择行子宫肌瘤超声消融术、肌瘤剔除术或人工流产术同时行肌瘤剔除术。

2.中孕合并肌瘤

通常认为无论肌瘤大小、单发或多发，宜首选严密监护下行保守治疗。如肌瘤影响胎儿宫内发育或发生红色变性，经保守治疗无效；或瘤蒂扭转、坏死，瘤体嵌顿，出现压迫症状则行肌瘤剔除术，手术应在怀孕 5 个月之前进行。

3.孕晚期合并肌瘤

通常无症状者可等足月时行剖宫产术，同时行肌瘤剔除术；有症状者先予保守治疗等到足月后处理。

4.产褥期合并肌瘤

预防产后出血及产褥感染。肌瘤变性者先保守治疗，无效者剖腹探查。未行肌瘤剔除者定期随访。如子宫仍＞10 孕周，则于产后 6 个月行手术治疗。

5.妊娠合并肌瘤的分娩方式

肌瘤小不影响产程进展，又无产科因素存在可经阴道分娩。若出现胎位不正、宫颈肌瘤、肌瘤嵌顿、阻碍胎先露下降、影响宫口开大，孕前有肌瘤剔除史并穿透宫腔者，B 超提示胎盘位于肌瘤表面，有多次流产、早产史，珍贵儿则可放宽剖宫产指征。如肌瘤大、多发、变性、胎盘位于肌瘤表面,本人不愿保留子宫,可行剖宫产及子宫切除术。肌瘤剔除术后妊娠的分娩方式,由距妊娠、分娩间隔时间,肌瘤深度、部位、术后恢复综合考虑。临床多数选择剖宫产,也可先行试产,有子宫先兆破裂可行剖宫产。

6.剖宫产术中对肌瘤的处理原则

剖宫产同时行肌瘤剔除术适合有充足血源,术中技术娴熟,能处理髂内动脉或子宫动脉结扎术或子宫切除术,术前应 B 超了解肌瘤与胎盘位置以决定切口位置及手术方式。术中一般先做剖宫产,除黏膜下肌瘤外,先缝合剖宫产切口,然后再行肌瘤剔除术。肌瘤剔除前先在瘤体周围或基底部注射缩宫素。

(五)子宫肌瘤与不孕的治疗原则

(1)年龄<30 岁,不孕年限少于 2 年,浆膜下或肌壁间肌瘤向浆膜突出,不影响宫腔形态,无月经改变,无痛经,生长缓慢者,输卵管至少一侧通畅,卵巢储备功能良好,可随访 6~12 个月。期间监测排卵,指导性生活,对排卵障碍者可用促排卵药物助孕。

(2)年轻、不孕年限少于 2 年,尚不急于妊娠,卵巢储备功能良好,但有月经多、痛经,子宫如孕 10~12 周大小等可先考虑:①药物治疗,使肌瘤缩小改善症状;②超声消融,肌瘤坏死、体积缩小、改善症状、改善子宫受孕条件,术后避孕 3~6 个月后考虑妊娠;③肌瘤剔除术,术后建议避孕 1 年;黏膜下肌瘤宫腔无损者避孕 4~6 个月后考虑妊娠。妊娠后加强管理,警惕孕中、晚期子宫破裂,放宽剖宫产指征。

(六)子宫肌瘤不孕者的辅助生育技术

辅助生育技术(assisted reproductive technology,ART)一般可采用 IVF-ET,用于肌瘤小、宫腔未变形者。国内外均有不少报道:浆膜下肌瘤对体外受精无不良影响已得到共识。精子卵浆内注射对浆膜下肌瘤者胚胎种植率和临床妊娠率无危害作用。有关行辅助生育技术前子宫肌瘤不孕者是否先做肌瘤剔除术,尚无统一意见;辅助生育技术前超声消融子宫肌瘤改善子宫受孕条件,也在探索研究中。有学者认为手术后可增加妊娠机会;也有认为增加胚胎移植数,可有较满意的效果。我国应结合国情慎重对待。

(七)子宫肌瘤急腹症治疗原则

红色变性以保守治疗为主。若症状加重,有指征剖腹探查时则可做肌瘤剔除术或子宫切除术。肌瘤扭转应立即手术;肌瘤感染化脓宜积极控制感染和手术治疗;肌瘤压迫需手术解除;恶变者尤其是年龄较大的绝经后妇女,不规则阴道流血宜手术切除;卒中性子宫肌瘤较为罕见,宜手术切除。

(八)子宫肌瘤的激素替代治疗原则

有关绝经妇女子宫肌瘤的激素替代治疗(hormone replacement treatment,HRT),多数主张有绝经期症状者可用激素治疗,治疗期间定期 B 超复查子宫肌瘤大小、内膜是否变化,注意异常阴道流血,使用时注意药物及剂量,孕激素用量不宜过大。雌激素孕激素个体化,采用小剂量治疗,当发现肌瘤增大、异常出血可停用。口服比经皮用药对肌瘤的生长刺激作用弱。绝经期子宫肌瘤者使用激素治疗不是绝对禁忌证,而是属慎用范围,强调知情同意和定期检查、随访的重要性。

(九)子宫肌瘤者的计划生育问题

根据世界卫生组织(WHO)生殖健康与研究部编写的《避孕方法选用医学标准》中,肌瘤患者宫腔无变形者,复方口服避孕药、复方避孕针、单纯孕激素避孕药、皮下埋植等均可使用,

Cu-IUD、曼月乐不能使用,屏障避孕法不宜使用。

(十)弥漫性子宫平滑肌瘤病

弥漫性子宫平滑肌瘤病是良性病理组织学结构,但有恶性肿瘤生物学行为,原则上以子宫切除为宜。因肿瘤弥漫生长,几乎累及子宫肌层全层,也可波及浆膜及内膜,若手术保守治疗易致出血,损伤大,术后粘连、复发,若再次妊娠易发生子宫破裂等。个别年轻、未孕育欲保留子宫及生育功能者宜严密观察,知情同意,告之各种可能情况,此类保守治疗者常分别选用药物GnRHa、米非司酮、宫腔镜、栓塞等单一或联合治疗。

子宫肌瘤诊治流程见图10-2。

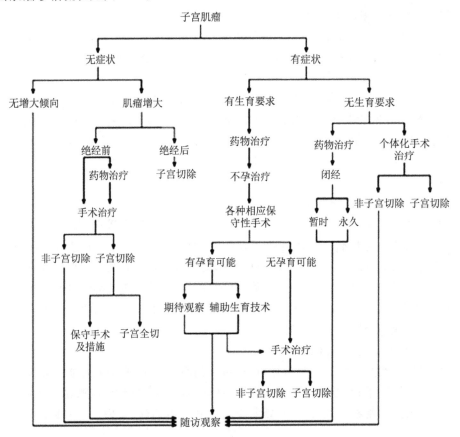

图 10-2 子宫肌瘤诊治流程图

本流程图根据治疗原则而订,供各级医师临床应用参考,具体处理强调个体化

八、保留子宫的治疗方案

(一)期待疗法

对于子宫肌瘤小,没有症状者,可以定期随访,若肌瘤明显增大或出现症状时可考虑进一步治疗。绝经后肌瘤多可萎缩甚至消失。如患者年轻未生育,应建议其尽早计划并完成生育。

(二)保守治疗

保守治疗指保留患者生殖功能的治疗方法。

1.药物治疗

子宫肌瘤的药物治疗多为用药期间效果明确,但停药后又症状反复,且不同药物有各自不良反应,故非长期治疗方案选择,应严格掌握其各自适应证。

(1)米非司酮(RU486):在中国药品说明书上现今没有该药对子宫肌瘤治疗的适应证,故有医疗纠纷的隐患,在临床治疗上应慎重,要与患者充分沟通理解后方可使用。

RU486治疗肌瘤的适应证为:①症状明显,不愿手术的45岁以上子宫肌瘤患者,以促进其绝经进程,抑制肌瘤生长,改善临床症状;②月经量多、贫血严重、因服用铁剂有不良反应而又不愿输血,希望通过药物治疗使血红蛋白正常后再手术者;③有手术高危因素或有手术禁忌证者;④因患者本身的某些原因希望暂时或坚决不手术者。

RU486用药后3个月可使肌瘤体积缩小30%～50%。有文献结果显示10 mg米非司酮治疗3个月显著减少月经期失血量,提高患者血红蛋白水平并减少子宫肌瘤体积,但有子宫内膜增生的不良反应(无不典型增生)。但RU486停药后有反跳问题。其不良反应为恶心、食欲减退、潮热、性欲低下等,停药可逆转。此外,为防止出现抗糖皮质激素的不良反应,不宜长期使用RU486。

(2)促性腺激素释放激素激动剂(GnRHa):其治疗子宫肌瘤的适应证同RU486,但价格昂贵。使用3～6个月可使肌瘤体缩小20%～77%,但停药后又恢复治疗前大小。GnRHa目前多用于术前治疗以减少肌瘤体积,然后实施微创手术。

(3)其他药物治疗:包括达那唑、芳香化酶抑制剂、选择性雌激素受体修饰剂及孕激素受体修饰剂等。这些药物的应用并不广泛,部分尚在试验阶段。

2.子宫肌瘤剔除术

对于要求保留生育功能的年轻子宫肌瘤患者,除外恶性可能以后,子宫肌瘤剔除术是目前最佳的治疗方法。当患者出现以下情况,应考虑手术:①出现明显的症状,如月经过多伴贫血、肌瘤压迫引起的疼痛或尿潴留等;②肌瘤子宫超过妊娠3个月大小;③肌瘤生长迅速,有恶性变可能;④黏膜下肌瘤,特别是已脱出于宫颈口者;⑤肌瘤并发症,如蒂扭转、感染;⑥年轻不孕的肌瘤患者;⑦诊断未明,与卵巢肿瘤不能鉴别者;⑧宫颈肌瘤。子宫肌瘤剔除术又分为开腹、腹腔镜、阴式及宫腔镜等不同途径,其中后三种属微创手术方式,但各种手术自有其适应证。

(1)开腹子宫肌瘤剔除术(transabdominal myomectomy,TAM):适应证最为广泛,适于所有年轻希望生育、具有手术指征的肌瘤患者,它不受肌瘤位置、大小和数目的限制,因此,困难的、难以通过微创路径完成的子宫肌瘤剔除手术均为开腹子宫肌瘤剔除术的指征。直接行开腹子宫肌瘤剔除术的适应证:①特殊部位肌瘤(如接近黏膜的肌瘤);②多发肌瘤(≥5个),子宫体积>孕12周;③既往采用各种途径剔除术后复发的肌瘤;④合并子宫内膜异位症等疑盆腔重症粘连者。

(2)腹腔镜子宫肌瘤剔除术(laparoscopic myomectomy,LM):与TAM比较具有住院时间短、术后发热率低及血红蛋白下降少的优点。随着腹腔镜手术器械的不断改进、缝合技术的提高,LM正逐步成为部分TAM的替代手术方法。腹腔镜肌瘤剔除术的具体适应证仍未取得统一意见,一般来讲,LM适用于:①浆膜下或阔韧带子宫肌瘤;②≤4个中等大小(≤6 cm)的肌壁间子宫肌瘤;③直径7～10 cm的单发肌壁间子宫肌瘤。

手术医师可根据自己的腹腔镜手术技巧适当放宽手术指征。而直径>10 cm的肌壁间肌瘤,数量多于4个或靠近黏膜下的肌瘤及宫颈肌瘤,属于腹腔镜手术的相对禁忌证。因为当肌瘤过大或过多时,腹腔镜手术可能出现以下问题:①手术时间延长、失血量增加,手术并发症增加;②需要转为开腹手术的风险增加;③肌瘤残留导致二次手术概率增加;④缝合欠佳导致子宫肌层愈合不佳,增加孕期子宫破裂风险。

(3)经阴道子宫肌瘤剔除术(transvaginal myomectomy,TVM):治疗子宫肌瘤也具有其明显的优势。①腹部无瘢痕、腹腔干扰小、术后疼痛轻、恢复快;②无设备要求、医疗费用低;③可以通过触摸减少术中小肌瘤的遗漏;④直视下缝合关闭瘤腔更彻底。

目前较为接受的TVM的适应证为:①不超过2个(最好单发)直径<7 cm的前后壁近子宫下段的肌瘤;②浆膜下肌瘤;③宫颈肌瘤;④同时要求阴道较宽松、无盆腔粘连、子宫活动度好。

阴式手术也存在一些缺点,如操作空间有限、难以同时处理附件等。因此术前需要评估子宫的大小、活动度、阴道的弹性和容量及有无附件病变。阴式手术尤其适于伴有子宫脱垂、阴道壁膨出的患者。但盆腔炎症、子宫内膜异位症、怀疑或肯定子宫恶性肿瘤、盆腔手术史、附件病变者和子宫阔韧带肌瘤不适合行TVM。

(4)宫腔镜子宫肌瘤剔除术:已成为治疗黏膜下肌瘤的首选治疗方法。目前较为接受的宫腔镜治疗肌瘤的适应证为子宫≤6周妊娠大小、肌瘤直径≤3 cm且主要突向宫腔内。宫腔镜手术的决定因素在于肌瘤位于肌层内的深度。

Wamsteker根据子宫肌瘤与子宫肌壁的关系将黏膜下肌瘤分为三型:①0型,完全突向宫腔的带蒂黏膜下肌瘤;②Ⅰ型,侵入子宫肌层<50%,无蒂的黏膜下肌瘤;③Ⅱ型,侵入子宫肌层>50%,无蒂的黏膜下肌瘤。

符合适应证的0型肌瘤几乎都可以通过1次手术切除干净,对于>3 cm、Ⅰ/Ⅱ型黏膜下肌瘤,宫腔镜手术一次性切除有一定困难,若无法一次性切除,则需多次手术治疗。为防止子宫穿孔,通常需在腹腔镜监护下进行。也有学者认为可使用术中超声监测替代腹腔镜,术中超声实时监测可提供关于宫腔镜、肌瘤及子宫壁关系的准确信息,有利于控制切割的深度,避免子宫穿孔。

3.子宫动脉栓塞术

子宫动脉栓塞术(uterine artery embolization,UAE)是近年来发展的一种子宫肌瘤的微创治疗方法。至20世纪90年代初,子宫动脉栓塞术治疗子宫肌瘤患者已逾万例,栓塞剂一般选择永久性栓塞剂乙烯醇(polyvinyl alcohol,PVA)颗粒,少数加用钢圈或吸收性明胶海绵。UAE治疗原理为肌瘤结节对子宫动脉栓塞后导致的急性缺血非常敏感,发生坏死、瘤体缩小甚至消失。同时子宫完整性因侧支循环建立而不受影响。UAE的适应证为:症状性子宫肌瘤不需要保留生育功能,但希望避免手术或手术风险大。禁忌证包括严重的造影剂过敏、肾功能不全及凝血功能异常。UAE对于腺肌病或合并腺肌病者效果较差,MRI等影像学检查可帮助鉴别诊断子宫肌瘤与子宫腺肌病。此外,由于UAE无法取得病理诊断,需警惕延误恶性病变的治疗,治疗前需仔细鉴别诊断。

4.高强度聚焦超声消融术

高强度聚焦超声(high intensity focused ultrasound,HIFU)是当前唯一真正意义上的无创治疗方法,应用超声引导技术或磁共振成像引导技术,实现人体深部病灶的精确显示和定位,以及治疗全程中的监控。

(1)目前学者比较认同的HIFU治疗子宫肌瘤适应证:①已完成生育;②不愿手术并希望保留子宫的肌壁间肌瘤患者,瘤体<10 cm。

(2)禁忌证:①有恶性肿瘤家族史;②短期内子宫肌瘤生长迅速者;③肌瘤直径>10 cm且有

压迫感或子宫大于孕 20 周;④阴道出血严重;⑤超声聚焦预定的靶区与皮肤距离<1 cm 者;⑥腹部有纵行瘢痕,且瘢痕明显阻挡超声通过的患者。

(3)相对禁忌证:①体积较大的后壁肌瘤,易引起皮肤及盆腔深部周围器官的损伤;②黏膜下肌瘤或浆膜下带蒂肌瘤。

值得注意的是同样没有病理诊断的 HIFU 治疗可能会延误恶变的子宫平滑肌肉瘤治疗,所以治疗前也需要行相关检查除外恶性肿瘤。

九、不保留子宫的治疗方案

对于无生育要求、有手术指征的患者,均可以考虑行子宫切除术。手术范围有全子宫切除术、次全子宫切除术(又称阴道上子宫切除)以及筋膜内子宫切除术。如无特殊原因,仍建议行全子宫切除术。

(一)全子宫切除术

全子宫切除术有经腹、经阴道及经腹腔镜三种途径。目前仍以经腹手术为主,腹腔镜及阴式手术比例逐渐增高。经腹途径的优点是暴露清楚、操作简单,多发、巨大肌瘤及腹腔内有粘连仍可进行。

1.经阴道全子宫切除术

如肌瘤和子宫较小、盆腔无粘连、阴道壁松弛者,术者技术熟练时可行阴式全子宫切除术。优点是对腹腔脏器干扰少,术后恢复快,肠粘连、梗阻并发症少,无腹部伤口,尤其适于伴有子宫脱垂、阴道壁膨出的患者。由于阴式手术操作空间有限,难以同时切除附件,术前应除外附件病变可能。

2.腹腔镜下全子宫切除术

腹腔镜下全子宫切除术是以侵入性更小的方式获得腹腔和盆腔更好的暴露。除了有很小的腹部切口外,具备了阴式手术其他优点,还解决了阴式术野暴露有限的问题。因此腹腔镜下全子宫切除术可以用于:①明确诊断及盆腹腔情况,帮助选择最佳的手术方式及范围;②分离粘连;③必要时可以同时切除附件。

(二)次全子宫切除术

次全子宫切除术即为保留宫颈仅切除子宫体的手术方式,其手术简单,危险性小。根据Cochrane数据库的总结,次全子宫切除术与全子宫切除术在术后性功能、排尿及肠道功能方面并无差别。但次全子宫切除术的缺点是宫颈残端仍有发生癌瘤机会,发生后处理较为困难。同时宫颈残端因血运和淋巴回流受阻,易使慢性炎症加重。由于上述的这些原因,目前次全子宫切除术被认为是最后的选择,仅对那些担心有出血或解剖异常者,必须要限制手术范围的患者保留使用。

(三)筋膜内子宫切除术

筋膜内子宫切除术(classic intrafascial SEMM hysterectomy,CISH)是由德国的 Semm 医师于1991 年提出并应用于临床的一种术式。该术式于子宫峡部以下在筋膜内进行操作,切除部分宫颈组织包括宫颈移行带和宫颈管内膜。因此可以减少术后宫颈残端病变的可能。此外,由于在筋膜内操作,减少了损伤输尿管、膀胱和肠道的机会。因此,CISH 也是治疗子宫肌瘤时可供选择的一种合理的术式。

对于子宫切除术中是否同时预防性切除卵巢尚存争议,目前在我国一般来讲,40 岁以下妇女无卵巢病变时,尽量保留;45～50岁未绝经妇女可建议切除一侧或双侧卵巢;绝经后妇女及有卵巢癌、乳腺癌家族史的患者建议同时切除双侧卵巢,但卵巢去留最终应尊重患者的要求。据统计,近年来因良性疾病切除子宫的同时切除双侧附件的比例在升高,但越来越多的证据表明手术绝经从远期看对心血管、骨质代谢、性心理、认知及精神健康等方面均有负面影响。国外有研究表明,对于无卵巢癌高危因素的女性,将卵巢保留至65岁对其远期生存率有益。此外,无论何种方式切除子宫,术前应检查宫颈,除外宫颈病变,尤其宫颈癌的可能。

(李萍静)

第五节　子宫肉瘤

　　子宫肉瘤是一类来源于子宫内膜间质、结缔组织或平滑肌的子宫恶性肿瘤,好发于围绝经期妇女,多发生在40～60岁。临床十分少见,占妇科恶性肿瘤1%～3%,占子宫恶性肿瘤的2%～6%。子宫肉瘤虽少见,但组织成分繁杂,分类也繁多,主要有子宫平滑肌肉瘤、子宫内膜间质肉瘤和子宫恶性苗勒管混合瘤等。由于子宫肉瘤恶性程度高,预后较差,不易早期诊断,术后易复发,放疗和化疗不甚敏感,故病死率高,其5年生存率徘徊在30%～50%。

一、组织发生及病理

　　根据组织来源,主要分为以下几种。

(一)平滑肌肉瘤

　　这种最多见,来自子宫肌层或子宫血管壁平滑肌纤维,也可由子宫肌瘤恶变而来,称子宫肌瘤肉瘤变性或恶变。巨检见肉瘤呈弥漫性生长,与子宫肌层无明显界限;肌瘤肉瘤变者常从中心开始向周围播散。剖面失去漩涡状结构,常呈均匀一片或鱼肉状,色灰黄,质地脆而软。50%以上见出血坏死。镜下见平滑肌细胞增生,细胞大小不一,排列紊乱,核异型,染色质多、深染且分布不均,核仁明显,有多核巨细胞,核分裂象>5/10HP及有凝固性坏死。

(二)子宫内膜间质肉瘤

　　来自宫内膜间质细胞,分两类。

1.低度恶性子宫内膜间质肉瘤

　　其以往称淋巴管内间质异位等,少见。巨检见子宫球状增大。剖面见子宫内膜层有息肉状肿块,鱼肉样,棕褐色至黄色,可有出血、坏死和囊性变。镜下见子宫内膜间质细胞高度增生并浸润肌层,细胞大小一致,呈圆形或小梭形,核分裂象≤3/10HP。

2.高度恶性子宫内膜间质肉瘤

　　高度恶性子宫内膜间质肉瘤又称子宫内膜间质肉瘤,少见,恶性程度较高。巨检形似前者,但体积较大。镜下见内膜间质细胞呈梭形或多角形,大小不等,异形性明显,分裂象多,>10/10HP。

(三)恶性中胚叶混合瘤肿瘤(malignant mesodermal mixed tumor,MMMT)

　　含肉瘤和腺癌两种成分,故又称癌肉瘤或恶性中胚叶混合瘤,较罕见的子宫恶性肿瘤,来自中胚叶。巨检见肿瘤从子宫内膜长出,向宫腔突出呈息肉样,多发性或分叶状,底部较宽或形成蒂状,质软,表面光滑或有溃烂,肿瘤切面呈鱼肉状,有出血和小囊腔。晚期浸润周围组织。镜下见癌(腺癌为主)和肉瘤两种成分混合存在。

二、临床表现

(一)早期症状

早期症状不明显,向宫腔内生长者,症状出现较早,随病情变化可出现以下症状。

1.不规则阴道出血

不规则阴道出血是最常见的症状,量或多或少,系宫腔生长的肿瘤表面破溃所致。若合并感染坏死,可有大量脓性分泌物排出,内含组织碎片,味臭。肿瘤可自宫腔或宫颈脱至阴道内。

2.下腹部块物

子宫肌瘤迅速增大,尤其是绝经后的患者,应考虑为恶性。

3.压迫症状

晚期肿瘤向周围组织浸润,压迫周围组织,加上肿瘤生长迅速而出现下腹痛、腰痛等。压迫直肠、膀胱时出现相关脏器压迫症状。

4.晚期癌症状

癌肿转移腹膜或大网膜时出现血性腹水,晚期出现恶病质、消瘦、继发性贫血、发热等全身衰竭现象。

(二)体征

妇科检查:子宫增大,质软,表面不规则。有时宫口扩张,宫口内见赘生物或从宫口向阴道脱出的息肉样或葡萄状赘生物,呈暗红色,质脆,触之易出血。晚期肉瘤可浸润盆壁。

三、临床分期

常用国际抗癌协会(UICC)的分期法如下所述。
(1)Ⅰ期:癌肿局限于宫体。
(2)Ⅱ期:癌肿已浸润至宫颈。
(3)Ⅲ期:癌肿已超出子宫范围,侵犯盆腔其他脏器及组织,但仍局限于盆腔。
(4)Ⅳ期:癌肿超出盆腔范围,侵犯上腹腔或已有远处转移。

四、转移途径

转移途径有直接蔓延、淋巴转移及血行转移,以血行转移多见。

五、诊断

根据病史、症状、体征,应疑有子宫肉瘤的可能。分段诊刮是有效的辅助诊断方法,刮出物送病理检查可确诊。但因子宫肉瘤组织复杂,刮出组织太少易误诊为腺癌;有时取材不当仅刮出坏死组织以致误诊或漏诊,若肌瘤位于肌层内,尚未侵犯子宫内膜,刮宫无法诊断,B超及CT等检查可协助诊断,但最后诊断必须根据病理切片检查结果。手术切除的子宫肌瘤标本也应逐个详细检查,可疑者应做快速病理检查以确诊。子宫肉瘤易转移至肺部,故应常规行胸部X线片。

六、治疗

治疗原则是以手术为主。Ⅰ期行全子宫及双侧附件切除术。宫颈肉瘤、子宫肉瘤Ⅱ期、癌肉瘤应行子宫广泛性切除术及盆腔及主动脉旁淋巴结切除术。根据病情早晚,术后加用化疗或放疗可提高疗效,恶性苗勒管混合瘤对放疗较敏感,手术加放疗疗效较好。目前对肉瘤化疗效果较好的药物有顺铂、多柔比星、异环磷酰胺等,常用三药联合方案。子宫恶性中胚叶混合瘤和高度恶性子宫内膜间质肉瘤对放疗敏感。低度恶性子宫内膜间质肉瘤含雌孕激素受体,孕激素治疗有一定疗效,通常用醋酸甲羟孕酮或甲地孕酮。

七、预后

子宫肌瘤肉瘤变的恶性程度一般较低,预后较好。恶性苗勒管混合瘤恶性程度高,预后差。子宫肉瘤的 5 年存活率仅为 20%～30%。

(李萍静)

第六节　子宫内膜癌

子宫内膜癌是女性生殖道常见的妇科恶性肿瘤之一,由于发病在宫体部,也称子宫体癌。其发病率仅次于子宫颈癌,占女性生殖道恶性肿瘤的 20%～30%。占女性全身恶性肿瘤的 7%,死亡率为1.6/10 万。在我国子宫内膜癌也呈现上升状态。值得注意的是在卫生健康委员会公布的《2008 年中国卫生统计提要》中,对 2004－2005 年中国恶性肿瘤死亡抽样回顾调查显示,位于前十位恶性肿瘤死亡率中,子宫恶性肿瘤死亡率为 4.32/10 万,已超过子宫颈癌位居女性恶性肿瘤死亡率的第七位,子宫颈癌为 2.84/10 万,位于第九位。

子宫内膜癌好发年龄 50～60 岁,较子宫颈癌晚,多见于围绝经期或绝经后老年妇女,60%以上发生在绝经后妇女,约 30%发生在绝经前。子宫内膜癌的年龄分布:绝经后 50～59 岁妇女最多;60%绝经后,30%绝经前;高发年龄 58 岁,中间年龄 61 岁;40 岁以下患者仅占 2%～5%;25 岁以下患者极少。近年来,有年轻化趋势,在发达国家,40 岁以下患者由 2/10 万增长为40/10 万～50/10 万。

一、发病机制

发病机制尚不完全明了,一般认为与雌激素有关,主要是由于体内高雌激素状态长期刺激子宫内膜,可引起子宫内膜癌的发生。高雌激素状态有来自内源性和来自外源性两种。内源性雌激素引起的子宫内膜癌患者表现为:多有闭经、多囊卵巢及不排卵,不孕、少孕和晚绝经,常合并肥胖、高血压、糖尿病。外源性雌激素引起的子宫内膜癌患者有雌激素替代史及与乳癌患者服用他莫昔芬史有关。均为子宫内膜腺癌一般分期较早、肿瘤分化好,预后较好。

Armitage 等对子宫内膜癌发病机制的研究表明,无孕激素拮抗的高雌激素长期作用,可增加患子宫内膜癌的风险。1960－1975 年,在美国 50～54 岁的妇女子宫内膜癌增加了 91%。发现应用外源性雌激素者将增加 4～8 倍患内膜癌的危险,若超过 7 年,则危险性增加14 倍。激素替代所致的内膜癌预后较好,这些患者分期早、侵肌浅、分化好,常合并内膜增生,5 年生存率为 94%。

子宫内膜癌发生的相关因素如下。

（一）未孕、未产、不孕与子宫内膜癌的关系

其与未能被孕激素拮抗的雌激素长期刺激有关。受孕少、未产妇比＞5个孩子的妇女患子宫内膜癌高3倍；年青子宫内膜癌患者中66.45％为未产妇；子宫内膜癌发病时间多在末次妊娠后5～43年，提示与原发或继发不孕有关；不孕、无排卵及更年期排卵紊乱者，子宫内膜癌发病率明显高于有正常排卵性月经者。

（二）肥胖

子宫内膜癌肥胖者居多，将近20％患者超过标准体重10％；超标准10％～20％者的宫体癌发病率较体重正常者高3倍，而超出标准体重22.7％则子宫内膜癌高发9倍。肥胖与雌激素代谢有关：雌激素蓄积在多量脂肪内，排泄较慢。绝经后妇女雌激素主要来源为肾上腺分泌的雄烯二酮，在脂肪中的芳香化转换为雌酮，体内雌酮增加可导致子宫内膜癌的发生。脂肪越多转化能力越强，血浆中雌酮越高。

（三）糖尿病

临床发现10％子宫内膜癌患者合并糖尿病；糖尿病患者子宫内膜癌发病率较无糖尿病者高2～3倍。

（四）高血压

50％以上子宫内膜癌患者合并高血压；高血压妇女的子宫内膜癌发病率较正常者高1.7倍。

（五）遗传因素

20％有家族史。近亲家族史三代内患者中，子宫颈癌占15.6％，子宫内膜癌30％。母亲为子宫内膜癌者占10.7％，故认为子宫内膜癌和遗传因素有关。家族遗传性肿瘤，即遗传性非息肉病性结直肠癌，也称Lynch Ⅱ综合征，与子宫内膜癌的关系密切，受到重视。

（六）癌基因与抑癌基因

分子生物学研究显示癌基因与抑癌基因等与子宫内膜癌的发生、发展、转移有关，其中抑癌基因主要有PTEN和P53。PTEN是一种具有激素调节作用的肿瘤抑制蛋白，在子宫内膜样腺癌中，雌激素受体（ER）及孕激素受体（PR）多为阳性，30％～50％的病例出现PTEN基因的突变，极少病例出现P53突变。而在子宫浆液性腺癌中ER、PR多为阴性，P53呈强阳性表达。

二、子宫内膜癌的分型

子宫内膜癌分为雌激素依赖型（Ⅰ型）或相关型，和雌激素非依赖型（Ⅱ型）或非相关型，这两类子宫内膜癌的发病及作用机制尚不甚明确，其生物学行为及预后不同。Bokhman于1983年首次提出将子宫内膜癌分为两型。他发现60％～70％的患者与高雌激素状态相关，大多发生于子宫内膜过度增生后，且多为绝经晚（＞50岁），肥胖，以及合并高血糖、高脂血症等内分泌代谢疾病，并提出将其称为Ⅰ型子宫内膜癌；对其余30％～40％的患者称其为Ⅱ型子宫内膜癌，多发生于绝经后女性，其发病与高雌激素无关，无内分泌代谢紊乱，病灶多继发于萎缩性子宫内膜之上。其后更多的研究发现两种类型子宫内膜癌的病理表现及临床表现不同，Ⅰ型子宫内膜癌组织类型为子宫内膜腺癌，多为浅肌层浸润，细胞呈高、中分化，很少累及脉管；对孕激素治疗反应好，预后好。Ⅱ型子宫内膜癌，多为深肌层浸润，细胞分化差，对孕激素无反应，预后差。

由于Ⅱ型子宫内膜癌主要是浆液性乳头状腺癌，少部分透明细胞癌，易复发和转移，预后差，近年来越来越多地引起了人们的关注。实际早在1947年Novak就报道了具有乳头状结构的子宫内膜癌，但直到1982年才由Hendrick-son等才将其正式命名为子宫乳头状浆液性腺癌

(uterine papillary serous carcinoma,UPSC),并制订了细胞病理学诊断标准。1995 年 King 等报道在 73％子宫内膜癌患者中检测到 $P53$ 基因的过度表达,而且 $P53$ 过度表达者的生存率明显低于无 $P53$ 过度表达的患者。Kovalev 等也报道 UPSC 中有 78％呈 $P53$ 基因的过度表达,而且其中有 53％可检测到 $P53$ 基因的突变,而在高分化子宫内膜腺癌中其表达仅为 10％～20％。Sherman 等提出子宫内膜癌起源的两种假说。认为在雌激素长期作用下可导致子宫内膜腺癌通过慢性通道发生,而在 $P53$ 作用下则可能为快速通路,导致 UPSC 的发生。$P53$ 基因被认为与 UPSC 的发生和发展有很大的关系。

对两种类型子宫内膜癌诊断比较困难,主要依靠组织病理学的诊断。Ambros 等在 1995 年提出内膜上皮内癌(endometrial intraepithelial carcinoma,EIC)的概念,认为 EIC 多发生在内膜息肉内,特征为子宫表面上皮和/或腺体被相似于浆液性癌的恶性细胞所替代,间质无侵袭。在细胞学和免疫组织化学上与 UPSC 具有同样的形态学和免疫组织化学特征,表现为细胞分化差和 $P53$ 强阳性,被认为是 UPSC 的原位癌。这一概念的提出有利于对 UPSC 进行早期诊断和早期治疗。

三、病理特点

(一)大体表现

可发生在子宫内膜各部位,不同组织类型的癌肉眼无明显区别,侵及肌层时子宫体积增大,浸润肌层癌组织境界清楚,呈坚实灰白色结节状肿块。子宫内膜癌呈两种方式生长。

1.弥散型

肿瘤累及整个宫腔内膜,可呈息肉菜花状,表面有坏死、溃疡,可有肌层浸润,组织呈灰白色、质脆、豆渣样。

2.局限型

肿瘤局限于宫腔某处,多见子宫腔底部或盆底部。累及内膜面不大,组织呈息肉样或表面粗糙呈颗粒状,易肌层浸润。

(二)镜下表现

腺体增生、排列紊乱,腺体侵犯间质,出现腺体共壁。分化好的肿瘤可见腺体结构明显;分化差的肿瘤腺体结构减少,细胞呈巢状、管状或索状排列。腺上皮细胞大小不等,排列紊乱,极性消失,核呈异型性,核大、深染。

(三)病理组织类型

在国际妇科病理协会(ISGP)1987 年提出子宫内膜癌的分类基础上,现采用国际妇产科联盟(FIGO,2009 年)修订的临床病理分期。最常见的是子宫内膜样腺癌,占 80％～90％,其中包括子宫内膜腺癌伴有鳞状上皮分化的亚型:浆液性癌、透明细胞腺癌、黏液性癌、小细胞癌、未分化癌等。其中浆液性腺癌是常见恶性度高的肿瘤。

关于子宫内膜腺癌伴有鳞状上皮分化的亚型,以往作为鳞状上皮化生,并分为腺棘癌和鳞腺癌,认为鳞腺癌较腺棘癌恶性度更高。但研究发现:子宫内膜样癌的预后主要与肿瘤中腺体成分的分化程度有关,而与是否伴有鳞状上皮分化,及鳞状分化的好坏关系不大,因此该区分已没有意义。现已不再分为腺棘癌和鳞腺癌,而将两者均包括在子宫内膜腺癌伴有鳞状上皮分化亚型内。

浆液性乳头状腺癌、透明细胞癌恶性度高,鳞癌、未分化癌罕见,但恶性度高。

四、转移途径

约 75% 子宫内膜癌患者为 I 期,其余 25% 为其他各期。特殊组织类型及低分化癌(G_3)易出现转移,转移途径为直接蔓延、淋巴转移,晚期可有血行转移。

(一)直接蔓延

病灶沿子宫内膜蔓延。

(1)子宫上部及宫底部癌→宫角部→输卵管、卵巢→盆腹腔。

(2)子宫下部癌→子宫颈、阴道→盆腔。

(3)癌侵犯肌层→子宫浆膜层→输卵管、卵巢→盆腹腔。

(二)淋巴转移

淋巴转移是子宫内膜癌的主要转移途径。

(1)子宫内膜癌癌瘤生长部位与转移途径的关系:①子宫底部癌→阔韧带上部→骨盆漏斗韧带→腹主动脉旁淋巴结;②子宫角部或前壁上部癌灶→圆韧带→腹股沟淋巴结;③子宫下段累及子宫颈癌灶→宫旁→闭孔→髂内、外→髂总淋巴结;④子宫后壁癌灶→宫骶韧带→直肠淋巴结。

(2)子宫内膜癌的淋巴结转移不像子宫颈癌那样有一定的规律性,而与腹腔冲洗液癌细胞检查是否阳性,癌灶在宫腔内的位置及病变范围的大小,肌层浸润的深度,是否侵犯子宫颈,附件有无转移,癌细胞组织病理学分级有关。①临床 I 期、G_1、G_2、侵及肌层<1/2 或 G_3、癌灶仅限于内膜时,盆腹腔淋巴结转移率 0~2%;②临床 I 期、G_2、G_3 或 G_1、侵及肌层>1/2 时,盆腔淋巴结转移率 20%,腹主动脉旁淋巴结转移率 16%;③临床 I、II 期盆腔淋巴结转移率 9%~35%,腹主动脉旁淋巴结 6%~14%;④在盆腔淋巴结中,最易受累为髂外淋巴结有 61%~78% 转移,其次为髂内、髂总、闭孔和骶前淋巴结。转移中 37% 淋巴结直径<2 mm,需经镜下检查确诊。

(三)子宫内膜癌的卵巢转移

转移到卵巢可能有两种途径:经输卵管直接蔓延到卵巢;经淋巴转移到卵巢实质。前者腹腔细胞学检查 100% 阳性,可无淋巴转移。后者腹腔细胞学检查 19% 阳性,36% 淋巴转移。但两者复发率相近,分别为 50% 和 52%。

五、临床表现

(1)常与雌激素水平相关疾病伴存,如无排卵性功血、多囊卵巢综合征、功能性卵巢肿瘤。

(2)易发生在不孕、肥胖、高血压、糖尿病、未婚、不孕、少产、绝经延迟的妇女,这些内膜癌的危险因素称为子宫体癌综合征。

(3)有近亲家族肿瘤史,较子宫颈癌高。

(4)症状与体征:75% 均为早期患者,极早期可无症状,病程进展后有以下表现。①阴道流血:为最常见症状。未绝经者经量增多、经期延长,或经间期出血。绝经后者阴道持续性出血或间歇性出血,个别也有闭经后出血。②阴道排液:在阴道流血前有此症状。少数主诉白带增多,晚期合并感染可有脓血性白带伴臭味。③疼痛:因宫腔积液、宫腔积脓可引起下腹痛。腹腔转移时可有腹部胀痛。晚期癌浸润周围组织时可引起相应部位疼痛。④全身症状:腹腔转移时可有腹部包块、腹胀、腹水,晚期可引起贫血、消瘦、恶病质及全身衰竭。⑤子宫增大、变软:早期患者无明显体征;病情进展后触及子宫稍大、稍软;晚期子宫固定,并可在盆腔内触及不规则肿块。

六、诊断及鉴别诊断

(一)诊断

1.病史

高育龄妇女出现不规则阴道出血,尤其绝经后阴道出血,结合上述临床特点,应考虑有患子宫内膜癌的可能。

2.辅助检查

(1)细胞学检查:仅从子宫颈口吸取分泌物涂片细胞学检查阳性率不高,用宫腔吸管或宫腔刷吸取分泌物涂片,可提高阳性率。

(2)诊断性刮宫:是诊断子宫内膜癌最常用的方法,确诊率高。①先用小刮匙环刮宫颈管。②再用探针探宫腔,然后进宫腔搔刮内膜,操作要小心,以免子宫穿孔。刮出物已足够送病理学检查,即应停止操作。肉眼仔细检查刮出物是否新鲜,如见糟脆组织,应高度可疑癌。③子宫颈管及宫腔刮出物应分别送病理学检查。

(3)影像学检查。①B超检查:超声下子宫内膜增厚,失去线形结构,可见不规则回声增强光团,内膜与肌层边界模糊,伴有出血或溃疡,内部回声不均。彩色多普勒显示内膜血流低阻。通过B超检查,可了解病灶大小、是否侵犯子宫颈,及有无侵肌层,有无合并子宫肌瘤。有助于术前诊断更接近手术病理分期。②CT检查可正确诊断肌层浸润的深度以及腹腔脏器及淋巴结转移,腹腔脏器及淋巴结转移。③MRI检查能准确显示病变范围、肌层受侵深度和盆腔淋巴结转移情况。Ⅰ期准确率为88.9%,Ⅱ期为75%,Ⅰ/Ⅱ期为84.6%。④PET:均出现^{18}F-FDG聚集病灶,有利于发现病灶,但对子宫内膜癌术前分期的诊断欠佳。

(4)宫腔镜检查:可在直视下观察病灶大小、生长部位、形态,并取活组织检查。适应证:有异常出血而诊断性刮宫阴性;了解有无子宫颈管受累;疑为早期子宫内膜癌可在直视下活体组织检查。在应用宫腔镜对子宫内膜癌进行检查时,是否会因使用膨宫剂时引起内膜癌向腹腔扩散,一直是争论的焦点。不少学者认为不增加子宫内膜癌的转移。Kudela等进行的一项多中心的临床研究。对术前子宫内膜癌两组病例分别进行宫腔镜检查活检与诊断性刮宫操作,于术中观察两组腹腔冲洗液细胞学变化,结果两组术中腹腔冲洗液癌细胞阳性无统计学差异,结论是宫腔镜诊断不增加子宫内膜癌细胞向腹膜腔播散的风险。对术前曾接受宫腔镜检查的子宫内膜癌病例进行随访,认为宫腔镜对子宫内膜癌的预后未产生负面影响。尽管如此,仍应强调宫腔镜适于早期子宫内膜癌的检查,且在使用宫腔镜检查子宫内膜癌时,应注意膨宫压力,最好在10.7 kPa(80 mmHg)以内。

(5)血清标志物检查:CA125、CA19-9、CEA、CP2等检测有一定参考价值。在95%的特异度下CA125的敏感性较低,Ⅰ期内膜癌只有20.8%,Ⅱ~Ⅳ期敏感性为32.9%,多种肿瘤标志物联合检测可以提高阳性率。近年来发现人附睾分泌蛋白4(Human Epididymis Secretory Protein 4,HE4)可作为肿瘤标志物,在卵巢癌和子宫内膜癌的诊断中优于CA125。在早期和晚期内膜癌中HE4优于其他的肿瘤标志物,比CA125的敏感性高。如果HE4与CA125联合使用优于单独使用CA125,可以提高诊断率。

(二)鉴别诊断

1.功能失调性子宫出血

病史及妇科检查难以鉴别,诊断性刮宫病理学检查可以鉴别。

2.子宫内膜炎合并宫腔积脓

宫腔积脓时患者阴道排出脓液或浆液,出现腹胀,有时发热,检查子宫增大,扩宫可有脓液流出,病理检查无癌细胞。但要警惕与子宫内膜癌并存的可能。

3.子宫黏膜下肌瘤或内膜息肉

诊断性刮宫、B超、宫腔镜检查等可鉴别诊断。

4.子宫颈癌(内生型)

通过妇科检查、巴氏涂片检查、阴道镜下活检、分断刮宫及病理学检查可以鉴别。子宫颈腺癌与子宫内膜癌鉴别较难,前者有时呈桶状子宫颈,宫体相对较小。

5.子宫肉瘤

均表现为阴道出血和子宫增大,分段刮宫有助于诊断。

6.卵巢癌

卵巢内膜样癌与晚期子宫内膜癌不易鉴别。

七、治疗

手术治疗是子宫内膜癌首选治疗方法,根据患者全年龄、有无内科并发症等,以及术前评估的分期,选择适当的手术范围。

根据期别采用以下术式。

(一)手术

手术是首选的治疗方法。通过手术可以了解病变的范围,与预后相关的因素,术后采取的相应治疗。

1.手术范围

(1)Ⅰ期 A、B 及细胞分化好($G_{1,2}$)可行筋膜外子宫切除、双附件切除。盆腔淋巴结及腹主动脉旁淋巴结取样送病理学检查。

对于年轻、子宫内膜样腺癌Ⅰ$_A$期 G_1 或Ⅰ$_B$期 G_1 的患者可行筋膜外全子宫、单侧附件切除术,保留一侧卵巢。但强调术后需定期严密随访。

随着微创技术的提高,对早期子宫内膜癌可应用腹腔镜进行分期手术。

(2)Ⅰ$_B$期(侵及肌层≥1/2)、Ⅱ期、细胞分化差(G_3),或虽为Ⅰ期,但组织类型为子宫内膜浆液性乳头状腺癌,透明细胞癌,因其恶性程度高,早期即可有淋巴转移及盆腹腔转移,即使癌变局限于子宫内膜,30%~50%患者已有子宫外病变。其手术应与卵巢癌相同,应切除子宫、双侧附件、盆腔及腹主动脉旁淋巴切除,还应切除大网膜及阑尾。

(3)Ⅲ期或Ⅳ期(晚期癌、浆液性乳头状腺癌或子宫外转移)应以缩瘤为目的,行肿瘤细胞减灭术,切除子宫、双附件及盆腔和腹主动脉旁淋巴结、大网膜阑尾外,应尽可能切除癌块,使残留癌<2 cm,但需根据个体情况区别对待。

2.术中注意事项

(1)吸取子宫直肠凹陷处腹腔液,或用生理盐水 200 mL 冲洗子宫直肠凹陷、侧腹壁,然后抽取腹腔冲洗液,做细胞学检查找癌细胞。

(2)探查盆腹腔各脏器有无转移,腹膜后淋巴结(盆腔及腹主动脉旁淋巴结)有无增大、质硬。

(3)高位切断结扎卵巢动静脉。

(4)切除子宫后应立即肉眼观察病灶位置、侵犯肌层情况,必要时送快速冰冻病理检查。

(5)子宫内膜癌标本应行雌、孕激素受体检查,有条件还可行 *PTEN*、*P*53 等基因蛋白免疫组化检测,进行分子分型。

3.复发癌的手术治疗

如初次治疗为手术治疗,阴道断端复发者可首选手术切除;如初次治疗为放疗或已行次广泛或广泛性全子宫切除术后的中心性复发者,可经严格选择及充分准备后行盆腔脏器廓清术;如为孤立病灶复发灶者可手术,术后行放、化疗及激素治疗。

(二)放疗

1.术前放疗

目的给肿瘤以致死量,减小肿瘤范围或体积,使手术得以顺利进行。适应证:可疑癌瘤侵犯肌层;Ⅱ期子宫颈转移或Ⅲ期阴道受累者;细胞分化不良于术前行腔内放疗,放疗后再手术。晚期癌患者先行体外照射及腔内照射,大剂量照射后一般需间隔 8～10 周后手术。

2.术后放疗

腹水癌细胞阳性、细胞分化差、侵犯肌层深、有淋巴转移者行术后放疗;组织类型为透明细胞癌、腺鳞癌者需术后放疗。多行体外照射,如有子宫颈或阴道转移则加腔内照射。单纯放疗主要用于晚期或有严重内科疾病、高龄和无法手术的其他晚期患者。

(三)化疗

由于子宫内膜癌对化疗药物的耐药性,目前主要对晚期、复发者进行化疗,多采用以下方案。

(1)CAP 方案:顺铂(DDP)、多柔比星(ADM)、环磷酰胺(CTX)联合化疗。DDP 50 mg/m^2,ADM 500 mg/m^2,CTX 500 mg/m^2,静脉注射,4 周 1 次。

(2)CA 方案:CTX 500 mg/m^2,ADM 500 mg/m^2,静脉注射,4 周 1 次。

(3)CAF 方案:CTX 500 mg/m^2,ADM 500 mg/m^2,5-FU 500 mg/m^2,静脉注射,4 周 1 次。

(4)紫杉醇、卡铂联合化疗方案。

(四)抗雌激素治疗

1.孕激素治疗

可直接作用于癌细胞,延缓 DNA、RNA 的修复,从而抑制瘤细胞生长。孕激素治疗后使癌细胞发生逆转改变,分化趋向成熟。目前主要对晚期复发子宫内膜癌进行激素治疗。常用孕激素有以下几种:①醋酸甲羟孕酮,剂量 250～500 mg/d,口服;②醋酸甲地孕酮,剂量 80～160 mg/d,口服;③己酸孕酮,为长效孕激素,剂量 250～500 mg,每周 2 次,肌内注射。

2.抗雌激素治疗

他莫昔芬为非甾体类抗雌激素药物,并有微弱雌激素作用,可与 E$_2$ 竞争雌激素受体占据受体面积,起到抗雌激素作用。可使孕激素受体水平升高。口服 20 mg/d,3～6 个月。对受体阴性者,可与孕激素每周交替使用。

八、预后

子宫内膜癌因生长缓慢,转移晚,症状显著,多早期发现,约 75% 为早期患者,预后较好。5 年生存率在 60%～70%。预后与以下因素有关:组织学类型、临床分期、肿瘤分级、肌层浸润深度、盆腔及腹主动脉旁淋巴结有无转移、子宫外转移等。

(许 博)

第十一章

异 常 妊 娠

第一节 流 产

妊娠不足 28 周、胎儿体重不足 1 000 g 而终止者称为流产。孕 12 周前终止者称为早期流产,孕 12 周至不足 28 周终止者称为晚期流产。这个定义不是固定不变的,妊娠 20 周至不足 28 周之间流产的胎儿体重在 500~1 000 g,有存活的可能,称为有生机儿,美国等国家把流产定义为妊娠 20 周前终止妊娠者。流产又分为自然流产和人工流产两大类。机械或药物等人为因素终止妊娠者称为人工流产,自然因素导致的流产称为自然流产。本节仅阐述自然流产。自然流产率占全部妊娠的 10%~15%,其中 80% 以上为早期流产。

一、病因

(一)胚胎因素

胚胎染色体异常是流产的主要原因。早期流产胚胎检查发现 50%~60% 有染色体异常。夫妇任何一方有染色体异常亦可传至子代,导致流产。染色体异常包括:①数目异常。多见三体、单体 X、三倍体及四倍体;②结构异常。染色体分带技术监测可见易位、断裂、缺失。除遗传因素外,感染、药物等不良作用亦可引起胚胎染色体异常,常在 12 孕周前发生流产,即使少数妊娠至足月,出生后可能为畸形儿或有代谢及功能缺陷。如发生流产,排出物往往为空胎囊或退化的胚胎,故应仔细检查流产产物。

(二)母体因素

1.全身性疾病

全身性感染时高热可促进子宫收缩引起流产,梅毒螺旋体、流感病毒、巨细胞病毒、支原体、衣原体、弓形虫、单纯疱疹病毒等感染可导致流产;孕妇患心力衰竭、严重贫血、高血压、慢性肾炎及严重营养不良等缺血缺氧性疾病亦可导致流产。

2.内分泌异常

黄体功能不足可致早期流产。甲状腺功能低下、严重的糖尿病血糖未控制均可导致流产。

3.免疫功能异常

与流产有关的免疫因素有配偶的组织兼容性抗原(HLA)、胎儿抗原、血型抗原(ABO 及

Rh)和母体的自身免疫状态。父母的 HLA 位点相同频率高,使母体封闭抗体不足亦可导致反复流产。母儿血型不合、孕妇抗磷脂抗体产生过多、抗精子抗体的存在,均可使胚胎受到排斥而发生流产。

4.生殖器异常

畸形子宫如子宫发育不良、单角子宫、双子宫、子宫纵隔、宫腔粘连及子宫肌瘤均可影响胚囊着床和发育而导致流产。宫颈重度裂伤、宫颈内口松弛、宫颈过短常导致胎膜破裂而流产。

5.创伤刺激

子宫创伤如手术、直接撞击、性交过度亦可导致流产;过度紧张、焦虑、恐惧、忧伤等精神创伤亦有引起流产的报道。

6.不良习惯

过量吸烟、酗酒,吗啡、海洛因等毒品均可导致流产。

(三)环境因素

砷、铅、甲醛、苯、氯丁二烯、氧化乙烯等化学物质过多接触,均可导致流产。

二、病理

流产过程是妊娠物逐渐从子宫壁剥离,然后排出子宫。孕 8 周以前的流产,胚胎多已死亡,胚胎绒毛与底蜕膜剥离,导致其剥离面出血,坏死胚胎犹如宫内异物,刺激子宫收缩及宫颈扩张。由于此时绒毛发育不全,着床还不牢固,妊娠物多可完全排出,出血不多。早期流产常见胚胎异常类型为无胚胎、结节状胚、圆柱状胚、发育阻滞胚、肢体畸形及神经管缺陷。孕 8~12 周时绒毛发育茂盛,与底蜕膜联系较牢固,流产时妊娠物往往不易完整排出而部分滞留宫腔,影响子宫收缩,出血量多,且经久不止;孕 12 周后,胎盘已完全形成,流产时先出现腹痛,继而排出胎儿和胎盘,如胎盘剥离不全,可引起剥离面大量出血。胎儿在宫腔内死亡过久,可被血块包围,形成血样胎块而引起出血不止。也可吸收血红蛋白而形成肉样胎块,或胎儿钙化后形成石胎。其他还可见压缩胎儿、纸样胎儿、浸软胎儿、脐带异常等病理表现。

三、临床表现

主要为停经后阴道流血和腹痛。

(一)停经

大部分的自然流产患者均有明显的停经史,结合早孕反应、子宫增大,以及 B 超检查发现胚囊等表现能够确诊妊娠。但是,如果妊娠早期发生流产,流产导致的阴道流血很难与月经异常鉴别,往往没有明显的停经史。有报道提示,大约 50% 流产是妇女未知已孕就发生受精卵死亡和流产。对于这些患者,要根据病史、血、尿 HCCT 及 B 超检查的结果综合判断。

(二)阴道流血和腹痛

早期流产者常先有阴道流血,而后出现腹痛。由于胚胎坏死,绒毛与蜕膜剥离,血窦开放,出现阴道流血;剥离的胚胎及血液刺激子宫收缩,排出胚胎,产生阵发性下腹疼痛;当胚胎完全排出后,子宫收缩,血窦关闭,出血停止。晚期流产的临床过程与早产及足月产相似,经过阵发性子宫收缩,排出胎儿及胎盘,同时出现阴道流血。晚期流产时胎盘与子宫壁附着牢固,如胎盘粘连仅部分剥离,残留组织影响子宫收缩,血窦开放,可导致大量出血、休克、甚至死亡。胎盘残留过久,可形成胎盘息肉,引起反复出血、贫血及继发感染。

四、临床分型

按流产发展的不同阶段,分为以下临床类型。

(一)先兆流产

停经后出现少量阴道流血,常为暗红色或血性白带,无妊娠物排出。流血后数小时至数天可出现轻微下腹痛或腰骶部胀痛。宫颈口未开,子宫大小与停经时间相符。经休息及治疗,症状消失,可继续妊娠;如症状加重,则可能发展为难免流产。

(二)难免流产

难免流产又称为不可避免流产。在先兆流产的基础上,阴道流血增多,腹痛加剧,或出现胎膜破裂。检查见宫颈口已扩张,有时可见胚囊或胚胎组织堵塞于宫颈口内,子宫与停经时间相符或略小。B超检查仅见胚囊,无胚胎或胚胎血管搏动亦属于此类型。

(三)不全流产

难免流产继续发展,部分妊娠物排出宫腔,或胎儿排出后胎盘滞留宫腔或嵌顿于宫颈口,影响子宫收缩,导致大量出血,甚至休克。检查可见宫颈已扩张,宫颈口有妊娠物堵塞及持续性血液流出,子宫小于停经时间。

(四)完全流产

有流产的症状,妊娠物已全部排出,随后流血逐渐停止,腹痛逐渐消失。检查见宫颈口关闭,子宫接近正常大小。

此外,流产尚有三种特殊情况。①稽留流产:又称过期流产,指宫内胚胎或胎儿死亡后未及时排出者。典型表现是有正常的早孕过程,有先兆流产的症状或无任何症状;随着停经时间延长,子宫不再增大或反而缩小,子宫小于停经时间,早孕反应消失,宫颈口未开,质地不软。②习惯性流产:指连续自然流产3次或3次以上者。近年有学者将连续两次流产者称为复发性自然流产。常见原因为胚胎染色体异常、免疫因素异常、甲状腺功能低下、子宫畸形或发育不良、宫腔粘连、宫颈内口松弛等。往往每次流产发生在同一妊娠月份,其临床过程与一般流产相同。宫颈内口松弛者,往往在妊娠中期无任何症状而发生宫颈口扩张,继而羊膜囊突向宫颈口,一旦胎膜破裂,胎儿迅即娩出。③流产合并感染:多见于阴道流血时间较长的流产患者,也常发生在不全流产或不洁流产时。临床表现为下腹痛、阴道有恶臭分泌物,双合诊检查有宫颈摇摆痛。严重时引起盆腔腹膜炎、败血症及感染性休克。常为厌氧菌及需氧菌混合感染。

五、诊断

根据病史、临床表现即可诊断,但有时需结合辅助检查才能确诊。流产的类型涉及相应的处理,诊断时应予确定。

(一)病史

询问有无停经史、早孕反应及其出现时间,阴道流血量、持续时间、与腹痛的关系,腹痛的部位、性质,有无妊娠物排出。了解有无发热、阴道分泌物有无臭味可协助诊断流产合并感染,询问反复流产史有助于诊断习惯性流产。

(二)体格检查

测量体温、脉搏、呼吸、血压,有无贫血及急性感染征象,外阴消毒后妇科检查了解宫颈是否扩张、有无妊娠物堵塞或羊膜囊膨出;子宫有无压痛、与停经时间是否相符,双附件有无压痛、增厚或包块。疑为先兆流产者,操作应轻柔。

(三)辅助诊断

1.B 超检查

测定妊娠囊的大小、形态、胎心搏动,并可辅助诊断流产类型,如妊娠囊形态异常,提示妊娠预后不良。宫腔和附件检查有助于稽留流产、不全流产及异位妊娠的鉴别诊断。

2.妊娠试验

连续测定血 β-HCCT 的动态变化,有助于妊娠的诊断和预后判断。妊娠 6～8 周时,血 β-HCCT是以每天 66% 的速度增加,如果血 β-HCCT 每48 小时增加不到 66%,则提示妊娠预后不良。

3.其他检查

孕激素、HPL 的连续测定有益于判断妊娠预后;习惯性流产患者可行妊娠物及夫妇双方的染色体检查。

六、处理

确诊流产后,应根据其类型进行相应处理。

(一)先兆流产

应卧床休息,严禁性生活,足够的营养支持。保持情绪稳定,对精神紧张者可给予少量对胎儿无害的镇静剂。黄体功能不足者可给予黄体酮 10～20 mg,每天或隔天肌内注射一次,过量应用可致稽留流产;或 HCCT 3 000 U,隔天肌内注射一次;也可口服维生素 E 保胎。甲状腺功能低下者可口服小剂量甲状腺素。如阴道流血停止、腹痛消失、B 超证实胚胎存活,可继续妊娠。若临床症状加重,B 超发现胚胎发育不良,β-HCCT 持续不升或下降,表明流产不可避免,应终止妊娠。

(二)难免流产

一旦确诊,应及早排出胚胎及胎盘组织。可行刮宫术,对刮出物应仔细检查,并送病理检查。晚期流产时子宫较大,出血较多,可用缩宫素 10～20 U 加入 5% 葡萄糖液 500 mL 中静脉滴注,促进子宫收缩。必要时行刮宫术,清除宫内组织。术后可行 B 超检查,了解有无妊娠物残留,并给予抗生素预防感染。

(三)不全流产

由于部分组织残留宫腔或堵塞于宫颈口,极易引起子宫大量出血。故应在输液、输血的同时立即行刮宫术或钳刮术,并给予抗生素预防感染。

(四)完全流产

症状消失、B 超检查宫腔无残留物。如无感染,可不予特殊处理。

(五)稽留流产

死亡胎儿及胎盘组织在宫腔内稽留过久,可导致严重的凝血功能障碍及 DIC 的发生,应先行凝血功能检查,在备血、输液条件下行刮宫术;如凝血机制异常,可用肝素、纤维蛋白原、新鲜血、血小板等纠正后再行刮宫。稽留流产时胎盘组织常与子宫壁粘连较紧,手术较困难。如凝血功能正常,刮宫前可口服己烯雌酚 5 mg,每天 3 次,连用 5 天,或苯甲酸雌二醇 2 mg 肌内注射,每天 2 次,连用 3 天,可提高子宫肌对缩宫素的敏感性。刮宫时可用缩宫素 5～10 U 加于 5% 葡萄糖液 500 mL 中静脉滴注,或用米索前列醇 400 μg 置于阴道后穹隆。子宫＞12 孕周者,应静脉滴注缩宫素,促使胎儿、胎盘排出。行刮宫术时应避免子宫穿孔。术后应常规行 B 超检查,以确认宫腔残留物是否完全排出,并加强抗感染治疗。

(六)习惯性流产

染色体异常夫妇应于孕前进行遗传咨询,确定可否妊娠;还可行夫妇血型鉴定及丈夫精液检查;明确女方有无生殖道畸形、肿瘤、宫腔粘连。宫颈内口松弛者应在妊娠前行宫颈内口修补术,或于孕 12～18 周行宫颈内口环扎术。有学者对不明原因的习惯性流产患者行主动免疫治疗,将丈夫或他人的淋巴细胞在女方前臂内侧或臀部做多点皮内注射,妊娠前注射 2～4 次,妊娠早期加强免疫 1～3 次,妊娠成功率可达 86%。此外,习惯性流产患者确诊妊娠后,可常规肌内注射 HCCT 3 000～5 000 U,隔天一次,至妊娠 8 周后停止。

(七)流产合并感染

治疗原则为迅速控制感染,尽快清除宫内残留物。如为轻度感染或出血较多,可在静脉滴注有效抗生素的同时进行刮宫,以达到止血目的;感染较严重而出血不多时,可用高效广谱抗生素控制感染后再行刮宫。刮宫时可用卵圆钳夹出残留组织,忌用刮匙全面搔刮,以免感染扩散。严重感染性流产可并发盆腔脓肿、血栓性静脉炎、感染性休克、急性肾衰竭及 DIC 等,应高度重视并积极预防,必要时切除子宫去除感染源。

(李萍静)

第二节 早 产

早产是指妊娠满 28 周而不满 37 周且新生儿出生体重≥1 000 g 分娩者。早产根据原因分为 3 类:自发性早产、未足月胎膜早破早产和治疗性早产。治疗性早产是因妊娠合并症或并发症为母儿安全需要提前终止妊娠者。早产儿各器官发育尚不够健全,出生孕周越小,体重越轻,预后越差。

一、临床表现

临床上,早产可分为先兆早产和早产临产两个阶段。

(一)先兆早产

先兆早产指有规则或不规则宫缩,但宫颈尚未扩张,而经阴道超声测量子宫颈管长度≤20 mm,诊断为先兆早产。

(二)早产临产

出现规律宫缩(指每 20 分钟 4 次或每 60 分钟内 8 次),同时宫颈管进行性缩短(宫颈缩短≥80%),伴有宫口扩张 1 cm 以上。

二、早产高危人群

(1)有晚期流产和/或早产史者。

(2)阴道超声检查:孕中期阴道超声检查发现子宫颈长度<25 mm 的孕妇。

(3)有子宫颈手术史者:如宫颈锥切术、环形电极切除术治疗后发生早产的风险增加,子宫发育异常者早产风险也会增加。

(4)孕妇年龄过小或过大者：孕妇≤17岁或＞35岁。

(5)妊娠间隔过短的孕妇：两次妊娠间隔如控制在18～24个月，早产风险相对较低。

(6)过度消瘦的孕妇：体质指数＜19 kg/m²，或孕前体质量＜50 kg，营养状况差。

(7)多胎妊娠者：双胎的早产率近50%，三胎的早产率高达90%。

(8)辅助生殖技术助孕者。

(9)胎儿及羊水量异常者：胎儿结构畸形和/或染色体异常、羊水过多或过少者，早产风险增加。

(10)有妊娠并发症或合并症者：如并发重度子痫前期、子痫、产前出血、妊娠期肝内胆汁淤积症、妊娠期糖尿病、并发甲状腺疾病、严重心肺疾病、急性传染病等，早产风险增加。

(11)异常嗜好者：有烟酒嗜好或吸毒的孕妇，早产风险增加。

三、早产的预测方法

(1)前次晚期自然流产或早产史：但不包括治疗性晚期流产或早产。

(2)妊娠24周前阴道超声测量子宫颈长度＜25 mm：不推荐对早产低风险人群常规筛查子宫颈长度。

四、诊断

(一)诊断先兆早产

出现规则或不规则宫缩，子宫颈尚未扩张，阴道超声测量子宫颈管长度≤20 mm。

(二)诊断早产临产

规律宫缩，同时子宫颈管进行性缩短(子宫颈缩短≥80%)，伴有子宫口扩张1 cm以上。

五、鉴别诊断

需与Braxton Hicks宫缩进行鉴别。Braxton Hicks宫缩为无痛性宫缩，自孕18～20周起，子宫稀发、不规则、不对称的收缩，随着妊娠周数的增加，收缩的频率和幅度相应增加，子宫内压力不超过1.3～2.0 kPa(10～15 mmHg)，一般不引起宫颈管缩短及宫颈扩张。

六、治疗

治疗原则：抑制宫缩，为促胎儿肺成熟赢得时间，胎儿脑保护治疗，有指征的应用抗生素预防感染。

(一)宫缩抑制剂

一般应用48小时，超过48小时维持用药不能明显降低早产率，但明显增加药物不良反应，故无宫缩及时停药。两种或以上宫缩抑制剂联合使用可能增加不良反应的发生，应尽量避免联合使用。

1.钙通道阻滞剂

硝苯地平：起始剂量为20 mg口服，然后10～20 mg，每天3～4次，根据宫缩情况调整，可持续48小时。服药中注意观察血压，防止血压过低。

2.前列腺素抑制剂

吲哚美辛主要用于妊娠 32 周前早产。起始剂量为 50～100 mg 经阴道或直肠给药,也可口服,然后 25 mg 每 6 小时 1 次,可维持 48 小时。不良反应:在母体方面主要恶心、胃酸反流、胃炎等;在胎儿方面,妊娠 32 周后使用或使用时间超过 48 小时,可引起胎儿动脉导管提前关闭,也可因减少胎儿肾血流量而使羊水量减少,因此,使用期间需要监测羊水量及胎儿动脉导管宽度。当发现胎儿动脉导管狭窄时立即停药。

禁忌证:孕妇血小板功能不良、出血性疾病、肝功能不良、胃溃疡、有对阿司匹林过敏的哮喘病史。

3.β_2肾上腺素能受体兴奋剂

利托君起始剂量 50～100 μg/min 静脉滴注,每 10 分钟可增加剂量 50 μg/min,至宫缩停止,最大剂量不超过 350 μg/min,共 48 小时。使用过程中应密切关注心率和主诉,如心率超过 120 次/分,或诉心前区疼痛应停止使用。

不良反应:在母体方面主要有恶心、头痛、鼻塞、低血钾、心动过速、胸痛、气短、高糖、肺水肿、偶有心肌缺血等;胎儿及新生儿方面主要有心动过速、低血糖、低血钾、低血压、高胆红素,偶有脑室周围出血等。用药禁忌证有心脏病、心律不齐、糖尿病控制不满意、甲状腺功能亢进者。

4.缩宫素受体拮抗剂

主要是阿托西班,起始剂量为 6.75 mg 静脉滴注 1 分钟,继之 18 mg/h 维持 3 小时,接着 6 mg/h 维持 45 小时。不良反应轻微,无明确禁忌,但价格较昂贵。

(二)硫酸镁应用

妊娠 32 周前早产者常规应用硫酸镁,作为胎儿中枢神经系统保护剂治疗。

孕 32 周前早产者,负荷剂量 5.0 g 静脉滴注,30 分钟滴完,然后以 1～2 g/h 维持。建议应用硫酸镁 3～5 天。硫酸镁应用前及使用过程中应监测呼吸、膝反射、尿量,24 小时总量不超过 30 g。禁忌证:孕妇患肌无力、肾衰竭等。

(三)糖皮质激素

糖皮质激素用于促胎肺成熟。妊娠 28～34^{+6} 周的先兆早产应当给予 1 个疗程的糖皮质激素。地塞米松 6 mg 每 12 小时 1 次,共 4 次,肌内注射。若早产临产,来不及完成完整疗程者,也应给药。

(四)抗生素

胎膜早破者,予抗生素预防感染,胎膜完整者,不推荐应用抗生素,除非分娩在即而下生殖道 B 族溶血性链球菌检测阳性。

(五)产时处理与分娩方式

1.终止早产的指征

(1)宫缩进行性增强,经过治疗无法控制者。

(2)有宫内感染者。

(3)衡量母胎利弊,继续妊娠对母胎的危害大于胎肺成熟对胎儿的好处。

(4)孕周已过 34 周,如无母胎并发症,应停用抗早产药,顺其自然,不必干预,只需密切监测胎儿情况即可。

2.分娩方式

大部分早产儿可经阴道分娩。

(1)产程中加强胎心监护有利于识别胎儿窘迫,尽早处理。

(2)分娩镇痛以硬脊膜外阻滞麻醉镇痛相对安全。

(3)不提倡常规会阴侧切,也不支持没有指征的产钳应用。

(4)对臀位特别是足先露者应根据当地早产儿治疗护理条件权衡剖宫产利弊,因地制宜选择分娩方式。

(5)早产儿出生后适当延长 30～120 秒后断脐,可减少新生儿输血的需要,大约可减少 50% 的新生儿脑室内出血。

(六)早产的预防

1.一般预防

(1)孕前宣教:①避免低龄(<17 岁)或高龄(>35 岁)妊娠;②提倡合理的妊娠间隔(>6 个月);③避免多胎妊娠;④避免体质量过低妊娠;⑤戒烟、酒;⑥控制好原发病如高血压、糖尿病、甲状腺功能亢进、红斑狼疮等;⑦停止服用可能致畸的药物。

(2)孕期注意事项:①第一次产检时应详细了解早产高危因素,以便尽可能针对性预防;②合理增加妊娠期体质量;③避免吸烟、饮酒。

2.特殊类型孕酮的应用

特殊类型孕酮有 3 种:微粒化孕酮胶囊、阴道孕酮凝胶、17α-羟己酸孕酮酯,其有效性仍缺乏大样本循证医学证据。

3.宫颈环扎术

(1)宫颈功能不全:既往有宫颈功能不全妊娠丢失病史,行宫颈环扎术对预防早产有效。宫颈环扎首选经阴道宫颈环扎术,除非有经阴道宫颈环扎禁忌或经阴道宫颈环扎失败。

(2)对有前次早产或晚期流产史,此次为单胎妊娠,妊娠 24 周前子宫颈长度<25 mm,无宫颈环扎术禁忌证,推荐使用宫颈环扎术。但对子宫发育异常、宫颈锥切术后,宫颈环扎术无预防早产作用;而对双胎妊娠,宫颈环扎术可能增加早产和胎膜早破风险,不推荐使用宫颈环扎术。

七、注意事项

(1)对有高危因素的孕妇进行早产预测,有助于评估风险并及时处理,进行阴道超声检查了解宫颈长度及形态。

(2)治疗原则为若胎膜完整和母胎情况允许,尽量保胎至妊娠 34 周,方法主要为促胎肺成熟和抑制宫缩。

(3)早产儿,尤其是<32 孕周的早产儿,需要良好的新生儿救治条件,故对有条件者可转到有早产儿救治能力的医院分娩。

(4)医患沟通中强调治疗早产过程中,因存在个体差异,对药物反应不同,在治疗过程中,仍有早产临产,早产不可避免可能,强调早产对新生儿的危害性。

(李萍静)

第三节 妊 娠 剧 吐

妊娠早期孕妇发生择食、食欲缺乏、轻度恶心呕吐、头晕、倦怠等症状,称为早孕反应。一般于妊娠 3 个月左右自然消失,不需特殊处理。少数孕妇早孕反应严重,频繁持续性恶心呕吐,不能进食、进水,导致体液失衡及新陈代谢障碍,严重者肝、肾功能受损,影响身体健康,甚至危及孕妇生命,称妊娠剧吐。加拿大妇产科医师学会的定义为持续存在的呕吐导致患者体重比孕前减轻 5% 以上,并且伴发电解质失衡及酮尿。发生率为 0.5%～2.0%。作出该诊断前应该排除其他引起恶心、呕吐的疾病。妊娠剧吐是孕早期住院患者的首要疾病。

一、病因与发病机制

原因至今尚未完全明确。目前有内分泌因素、心理因素及进化性适应等 3 个假说。

(一)胎盘激素

胎盘激素主要是 HCG。因早孕反应症状出现与消失的时间同孕妇血 HCG 值上升与下降的时间相一致,又发现呕吐发生率与 HCG 浓度变化相关。如葡萄胎患者、多胎妊娠孕妇血 HCG 值明显升高,妊娠剧吐发生率也较高,症状较重,妊娠一旦终止,HCG 水平下降后,症状亦随之减轻、消失。但也有部分孕妇不能用 HCG 水平来解释,如有些孕妇 HCG 水平虽高并未发生呕吐;而另一些孕妇,HCG 水平不高却发生剧烈呕吐。

(二)精神、社会因素

临床上往往见到精神紧张而敏感、焦急、忧虑、神经系统功能不稳定及生活环境和经济状况较差的孕妇,易发生妊娠剧吐,提示该病可能与精神、身体素质有关。

(三)其他因素

如多胎妊娠孕妇、妊娠滋养细胞疾病患者、患运动病及偏头痛的孕妇。有家族性,患者的姐妹及女儿更易出现妊娠剧吐。妊娠剧吐有复发性,并且随着孕次增加症状更严重。

二、临床表现

年轻初孕妇多见,按病情程度可分为轻症和重症两类。轻症患者可有挑食、厌食、反复呕吐、便秘、神疲头晕、乏力等,但体重、体温、脉搏均无明显改变,尿酮体阴性。重症患者频繁呕吐不能进食,吐出物除食物、黏液、清水外,甚至可有胆汁或咖啡色血水。严重者引起脱水及电解质紊乱,消耗体内脂肪,其中间产物丙酮蓄积,引起代谢性酸中毒,尿中出现酮体。表现为体重下降,明显消瘦,面色苍白,并感全身乏力,皮肤黏膜干燥、失去弹性,口唇燥裂,眼窝凹陷,体温升高,血压下降,呼吸深快,脉搏细速(100～120 次/分)。当肝肾功能受到损害时出现黄疸,ALT 升高和尿量减少、蛋白尿。由于血浆蛋白及纤维蛋白原减少,孕妇出血倾向增加。病情继续发展,可出现嗜睡、意识模糊,谵妄甚至昏睡状态、昏迷、死亡。

持续性的妊娠剧吐很少见,如发生,常与严重的肝损有关。

三、诊断

(1)根据病史、临床表现、妇科检查及 HCG 测定,诊断早孕一般并不困难,尿中酮体阳性,则可诊断为妊娠剧吐。

(2)为判定病情的轻重程度,除依据临床表现外,还可行实验室检查以协助诊断。

(3)必要时应行眼底检查及神经系统检查。

(4)持续性的妊娠剧吐患者肝活检可发现肝小叶中央坏死和广泛的脂肪变性,其改变与长期饥饿的改变相似。

四、鉴别诊断

妊娠剧吐主要应与葡萄胎及可能引起呕吐的疾病如病毒性肝炎、胃肠炎、溃疡病、胰腺炎、肠梗阻等消化系统疾病,以及尿毒症、肾脏感染、糖尿病酮症酸中毒、颅内疾病和药物毒性等相鉴别。

五、检验诊断

妊娠剧吐常伴水电解质平衡失调,严重可致脱水、肝肾功能损害,实验室检查在妊娠剧吐诊断及病情判断上具重要价值。

(一)一般检验项目

1.血常规

妊娠剧吐患者由于严重的呕吐,可致机体脱水,血容量减少。患者血常规结果常表现为红细胞数量、血红蛋白量、血细胞比容增高,而红细胞指数、平均红细胞体积、平均红细胞血红蛋白量等常在正常范围内。

2.肝功能检查

妊娠剧吐患者常伴肝功能异常。有 15%~50%妊娠剧吐患者血清转氨酶水平升高,但升高水平不明显,通常不超过正常上限的 4 倍。

3.肾功能试验

严重妊娠剧吐患者可导致肾功能受损而致肾功能试验异常。肾功能试验有助于严重妊娠剧吐患者有无肾功能损伤及其损伤程度的判定。

4.电解质(钾、钠、氯)测定

(1)检测方法:离子选择电极法。

(2)标本:血清。

(3)参考范围:钾为 3.5~5.3 mmol/L;钠为 137~147 mmol/L;氯为 99~110 mmol/L。

(4)临床诊断意义及评价:妊娠剧吐患者因严重呕吐、脱水及进食少常导致电解质紊乱,可表现为低钾血症、低钠血症、低氯血症等电解质平衡失调。

5.尿液常规检查

(1)检测方法:尿液一般性状检查;干式化学定性分析;尿液沉渣显微镜检查。

(2)标本:首次晨尿为佳,也可留取新鲜随机尿液,2 小时内完成检查。

(3)参考范围:尿量 1 000~2 000 mL/24 h;尿比重 1.015~1.025;尿酮体定性阴性。

(4)临床诊断意义及评价:由于严重的呕吐,可致机体脱水,导致尿量减少,尿比重下降;同时患者进食减少,引起饥饿状态致脂肪分解代谢增强,但往往伴随氧化不全,容易产生过多中间产物,如丙酮、乙酰乙酸、β-羟丁酸等酮体,致尿中酮体出现阳性。

(二)特殊检验项目

血气分析。

(1)检测方法:自动化血气分析仪检测法。

(2)标本:肝素抗凝动脉全血。

(3)参考范围:pH 7.35~7.45;二氧化碳分压($PaCO_2$)4.7~6.0 kPa(35~45 mmHg);氧分压(PaO_2)10.7~13.3 kPa(80~100 mmHg);氧饱和度($SatO_2$)91.9%~99.0%;肺泡动脉氧分压差($AaDO_2$)0.7~10.7 kPa(5~80 mmHg)。

(4)临床诊断意义及评价:妊娠剧吐患者由于严重的呕吐及进食减少引起饥饿状态致体内脂肪分解代谢增强,容易产生过多酮体。严重者血中酮体过多积聚,可引起代谢性酸中毒。

(5)方法学评价及问题:①在血气标本抽取中,用注射器抽血时较易混入气泡,应在抽血后立即排出气泡。空气混入气泡会使血气分析 $PaCO_2$ 下降,PaO_2 升高。②抽血的注射器中肝素残留过多或抽血量过少,也会使血气分析结果 $PaCO_2$ 下降,PaO_2 升高,以及 pH 改变。③标本抽取后应尽快检测,一般在抽血后 20 分钟内应予测定。因血液离体后在室温下存放,由于血细胞的代谢耗氧,PaO_2 可下降,$PaCO_2$ 升高,pH 减小,这种改变在白细胞计数增多的患者标本中尤为明显。标本如果不能及时送检或仪器故障不能及时分析,样品应放入碎冰块中或置 0~4 ℃冰箱内,以延缓血细胞的代谢速度,样本在冰箱内保存时间不应超过 2 小时。

六、治疗

一旦诊断妊娠剧吐,应入院积极治疗。治疗原则是补充营养,纠正水、电解质紊乱及酸碱失衡,合理使用止吐药物、防治并发症。

(一)饮食管理

应尽量避免接触容易诱发呕吐的有气味或刺激性的食品或添加剂。避免早晨空腹,鼓励少量多餐,两餐之间饮水、进食清淡易消化、干燥及高蛋白的食物。避免进食咖啡、辣椒、高脂肪、酸性、过咸过甜的食物,建议食用坚果、椒盐脆饼、克力架、谷物和烤面包片等零食,餐后半小时用试管饮用少量姜汁汽水、柠檬水、橙汁或运动饮料等。对于不能进食者,可采用鼻胃管肠内营养或肠外静脉营养治疗。

(二)纠正脱水及电解质紊乱

(1)每天静脉补液总量在 3 000 mL 左右,可滴注 5%或 10%的葡萄糖液、葡萄糖盐水、生理盐水及平衡液等。补液中加入维生素 B_6 100 mg、维生素 B_1 100 mg、维生素 C 2~3 g,连续输液至少 3 天,视呕吐缓解程度和进食情况调整,维持每天尿量≥1 000 mL。为预防和治疗 Wernicke 脑病,可先补充维生素 B_1。可按照葡萄糖 4~5 g+胰岛素 1 U+10% KCl 1.0~1.5 g 配成极化液输注补充能量。

(2)对低钾者,静脉补充钾离子。建议每天补钾 3~4 g,严重低钾血症时可补钾至 6~8 g/d。注意"见尿补钾"。原则上每 500 mL 尿量补钾 1 g 较为安全,同时监测血清钾水平和心电图,酌情调整剂量。肾功能不全者谨慎补钾。

(3)可适当补充碳酸氢钠或乳酸钠溶液纠正代谢性酸中毒,常用量为每次 125~250 mL。根据血气检查结果调整用量。

(4)对营养不良者,可静脉补充必需氨基酸及脂肪乳等营养液。

(三)止吐药物治疗

止吐药物的分类有维生素(吡哆醇,即维生素 B_6)、组胺 H_1 受体拮抗剂(多西拉敏、苯海拉明、美克洛嗪、茶苯海明)、多巴胺受体拮抗剂(丙氯拉嗪、氯丙嗪、甲氧氯普胺、异丙嗪、氟哌利多)、5-羟色胺受体拮抗剂(恩丹西酮、格雷司琼)、组胺 H_2 受体拮抗剂(雷尼替丁、西咪替丁)及糖皮质激素(甲基泼尼松龙、泼尼松龙、氢化可的松)。

药物选择的原则是根据药物的有效性和安全性循序用药。作为一线用药,建议首选多西拉敏和维生素 B_6 联合用药,如果呕吐持续,建议增加苯海拉明或美克洛嗪。如果症状仍无改善,再用二线药物丙氯拉嗪或甲氧氯普胺。恩丹西酮作为二线药物可用于脱水呕吐严重者。对于难治性患者,可用氯丙嗪和糖皮质激素。大部分患者经治疗后在孕 16～20 周症状改善或消失,极少数需要在孕 20 周后继续药物治疗。

因用药多从孕早期开始,应注意药物对胚胎和胎儿的影响。异丙嗪如在妊娠晚期持续使用可致新生儿发生戒断效应和锥体外系反应。糖皮质激素早孕期应用与胎儿唇裂相关,应避免在孕 10 周前作为一线用药,且仅作为顽固性妊娠剧吐患者的最后止吐方案。

七、其他治疗

(1)心理治疗:医务人员和家属应给予患者关心和心理疏导,告知妊娠剧吐经积极治疗 2～3 天后,病情多迅速好转,仅少数孕妇出院后症状复发,需再次入院治疗。

(2)针灸和指压:按摩内关穴位可有助于缓解症状。

(3)食用生姜有助于止吐。

(4)催眠术。

(赵秀娟)

第四节　异位妊娠

受精卵在子宫体腔以外的部位着床称为异位妊娠,亦称宫外孕,根据受精卵种植部位的不同,异位妊娠可分为输卵管妊娠、子宫颈妊娠、卵巢妊娠、腹腔妊娠、阔韧带妊娠等,其中以输卵管妊娠最为常见,占 95%～98%。异位妊娠是妇产科较为常见的急腹症,发病率为 1.5%～2%,异位妊娠引起的出血是妊娠早期母体死亡的主要原因,在所有与妊娠相关的死亡中占 4%～10%。既往异位妊娠史是患者再发此病的主要高危因素之一,研究提示,曾发生过异位妊娠的患者,再次妊娠发生此病的风险上升了 7～13 倍,而 2 次异位妊娠史患者再次发生异位妊娠的风险上升约 76 倍。

一、输卵管妊娠

输卵管妊娠多发生在壶腹部(70%),其次为峡部(12%)、伞部(11.1%),间质部妊娠(2%～3%)相对少见。

（一）病因

可能与下列因素有关。

1.输卵管异常

（1）输卵管黏膜炎和输卵管周围炎均为输卵管妊娠的常见病因。在高达90％的异位妊娠患者中发现存在输卵管病变，尤其是慢性输卵管炎。存在异位妊娠的输卵管发生过慢性输管炎的比例是正常输卵管的6倍。输卵管黏膜炎严重者可引起管腔完全堵塞而致不孕，轻者管腔未全堵塞，但黏膜皱褶发生粘连使管腔变窄，或纤毛缺损影响受精卵在输卵管内正常运行，中途受阻而在该处着床。输卵管周围炎病变主要在输卵管的浆膜层或浆肌层，常造成输卵管周围粘连，输卵管扭曲，管腔狭窄，管壁肌蠕动减弱，影响受精卵的运行。淋菌及沙眼衣原体所致的输卵管炎常累及黏膜，而流产或分娩后感染往往引起输卵管周围炎。结核性输卵管炎病变重，治愈后多造成不孕，偶尔妊娠，约1/3为输卵管妊娠。结节性输卵管峡部炎可在大约10％的输卵管妊娠患者中被发现，是一种特殊类型的输卵管炎，双侧输卵管峡部呈结节状态，该病变系由于输卵管黏膜上皮呈憩室样向峡部肌壁内伸展，肌壁发生结节性增生，使输卵管近端肌层肥厚，影响其蠕动功能，导致受精卵运行受阻，易发生输卵管妊娠。

（2）输卵管发育不良如输卵管过长、肌层发育差、黏膜纤毛缺乏，其他还有双输卵管、憩室或有副伞等，均可成为导致输卵管妊娠的原因。

（3）输卵管功能（包括蠕动、纤毛活动及上皮细胞的分泌）受雌、孕激素的调节，若调节紊乱，将影响受精卵的正常运行。此外，精神因素可引起输卵管痉挛和蠕动异常，干扰受精卵的运送。

（4）由于原有的输卵管病变或手术操作的影响，不论何种手术后再次输卵管妊娠的发生率皆为10％～25％。输卵管绝育术后若形成输卵管瘘管或再通，均有导致输卵管妊娠的可能。因不孕接受过输卵管分离粘连术，输卵管成形术如输卵管吻合术、输卵管造口术等使不孕患者有机会获得妊娠，同时也有发生输卵管妊娠的可能。但需要明确的是，输卵管外科手术本身不是引起异位妊娠的主要原因，先前的盆腔炎性疾病或先前的异位妊娠导致的基础输卵管损伤才是罪魁祸首。

（5）输卵管因周围肿瘤如子宫肌瘤或卵巢肿瘤的压迫，有时影响输卵管管腔通畅，使受精卵运行受阻，容易发生异位妊娠。

2.放置宫内节育器与异位妊娠发生的关系

随着宫内节育器（intrauterine device，IUD）的广泛应用，异位妊娠发生率增高，其实IUD本身并不增加异位妊娠的发生率，使用IUD的女性异位妊娠的发生率是不使用任何类型避孕措施的女性的1/10。但是，IUD使用者如果发生妊娠，则异位妊娠的风险增高（放置左炔诺孕酮IUD者1/2的妊娠是异位妊娠，放置含铜IUD者1/16的妊娠是异位妊娠，而相比之下未避孕者1/50的妊娠是异位妊娠）。

3.受精卵游走

卵子在一侧输卵管受精，受精卵经宫腔或腹腔进入对侧输卵管称受精卵游走，移行时间过长，受精卵发育增大，即可在对侧输卵管内着床形成输卵管妊娠。此病因也可以用于解释为何体外受精-胚胎移植术后，宫外孕患病率会有所增加。

4.其他

子宫内膜异位症可增加受精卵着床于输卵管的可能性；随年龄增长异位妊娠风险亦相应上升，可能的机制为滋养层组织染色体异常率上升及功能性的卵子转运能力下降；吸烟是一种可独立发挥作用的危险因素,依据摄入量的不同,吸烟者异位妊娠发生率是非吸烟人群的 1.6～3.5 倍;有多个终身性伴侣的女性异位妊娠风险增加,可能与这类人群盆腔炎性疾病的风险增加有关;有研究提示,有宫内己烯雌酚暴露史的女性因异常的输卵管形态(可能还因伞端功能受损)导致异位妊娠的风险增加 9 倍;此外定期的阴道灌洗与盆腔炎性疾病和异位妊娠的风险增加均有关系。

(二)病理

管腔内发现绒毛是输卵管妊娠的病理特征,2/3 的病例用肉眼或显微镜可以发现胚胎。

1.受精卵着床在输卵管内的发育特点

受精卵着床后,输卵管壁出现蜕膜反应,但由于输卵管腔狭小,管壁较薄,缺乏黏膜下层,蜕膜形成较差,不利于胚胎发育,往往较早发生输卵管妊娠流产;输卵管血管分布不利于受精卵着床发育,胚胎滋养细胞往往迅速侵入输卵管上皮组织,穿破输卵管小动脉,小动脉压力较绒毛血管高,故血液自破口流入绒毛间;同时,输卵管肌层不如子宫肌层厚而坚韧,滋养细胞容易侵入,甚至穿透输卵管壁而引起输卵管妊娠破裂。

2.输卵管妊娠的变化与结局

(1)输卵管妊娠流产:发生概率取决于胚胎种植部位,多发生在 8～12 周的输卵管壶腹部妊娠。囊胚向管腔内生长,出血时可导致囊胚与管腔分离;若整个囊胚剥离落入管腔并经输卵管逆蠕动排出到腹腔,即形成输卵管妊娠完全流产,出血一般不多;若囊胚剥离不完整,则为输卵管妊娠不全流产,部分组织滞留管腔,滋养细胞可继续侵蚀输卵管导致反复出血,形成输卵管血肿或输卵管周围血肿,血液积聚在直肠子宫陷凹而形成盆腔积血,血量多时可流向腹腔。

(2)输卵管妊娠破裂:多见于输卵管峡部妊娠,破裂常发生在妊娠 6～8 周。囊胚生长时绒毛向管壁方向侵蚀肌层及浆膜引起输卵管妊娠破裂,妊娠物流入腹腔、也可破入阔韧带形成阔韧带妊娠。破裂所致的出血远较输卵管妊娠流产剧烈,短期内即可发生大量腹腔内出血使患者休克;亦可反复出血,在盆腔与腹腔内形成血肿。输卵管间质部妊娠较壶腹部妊娠发生率低,一旦发生后果严重,几乎全为输卵管妊娠破裂。输卵管间质部为嵌入子宫肌壁的输卵管近端部分,管腔周围子宫肌层较厚,因此可维持妊娠到 3～4 个月发生破裂,短时间内导致失血性休克。

(3)继发性腹腔妊娠:输卵管妊娠流产或破裂后,囊胚从输卵管排出到腹腔或阔韧带内多已死亡,偶有存活者,若其绒毛组织排至腹腔后重新种植而获得营养,可继续生长发育形成继发性腹腔妊娠。输卵管妊娠流产或破裂后,出血逐渐停止,胚胎死亡后被血块包裹形成盆腔血肿,血肿不消散,随后机化并与周围组织粘连,临床上称陈旧性异位妊娠。

(4)持续性异位妊娠:随着临床医师对异位妊娠的早期诊断的重视,早期未破裂的异位妊娠患者要求保留患侧输卵管比例逐渐增多,保守性手术机会增加,若术中未完全清除胚囊或残留有存活的滋养细胞而继续生长,导致术后血 β-HCG 不降或反而上升,称为持续性异位妊娠。组织学上,残留的绒毛通常局限在输卵管肌层,滋养细胞腹膜种植也可能是持续性异位妊娠的原因。腹腔镜下输卵管造口术后持续性异位妊娠的发生率为 3%～30%,开腹手术则为 3%～5%。持续性异位妊娠的高危因素包括停经时间短、孕龄小、异位妊娠病灶的体积较小、盆腔粘连、术前HCG 水平过高。所以,实施了输卵管保守手术的患者,术后仍需严密随访 β-HCG(比如每 3 天1 次),必要时可联合应用 MTX 化疗(由于持续存在的滋养细胞可能不只局限于输卵管),如术后随访期间出现腹腔内出血征象,应仔细分析临床指征,必要时需再次手术探查(再次输卵管造口或者更常用的输卵管切除术)。

3.子宫及内膜的变化

无论妊娠的位置如何,子宫都会对卵巢和胎盘产生的妊娠相关激素起反应。异位妊娠的子宫常增大变软,月经停止来潮,这是因为滋养细胞产生的 HCG 维持黄体生长,使甾体激素分泌增加、血供增加所致。子宫内膜出现蜕膜反应(最常见,约占 42%),但蜕膜下的海绵层及血管系统发育较差。若胚胎受损或死亡,滋养细胞活力下降或消失,蜕膜自宫壁剥离而发生阴道流血。内膜除呈蜕膜改变外,也可因为胚胎死亡、绒毛及黄体分泌的激素下降、新的卵泡发育,而呈增生期(约占 12%)或分泌期(约占 22%)改变。有时可见 Arias-Stell 反应,为子宫内膜腺体局部增生和过度分泌的反应,细胞核增大,深染且形态不规则,是因甾体激素过度刺激引起,对诊断有一定价值。

(三)临床表现

典型异位妊娠的三联症是停经、腹痛及不规则阴道流血。该组症状只出现在约 50% 的患者中,而且在异位妊娠破裂患者中最为典型。随着临床医师对异位妊娠的逐渐重视,特别是经阴道B超联合血 HCG 的连续监测,被早期诊断的异位妊娠越来越多。

1.症状

(1)停经:需要注意的是有 25% 的异位妊娠患者无明显停经史。当月经延迟几天后出现阴道流血时,常被误认为是正常月经。所以,医师应详细询问平素月经状况,末次月经及本次不规则流血的情况,是否同既往月经比较有所改变。若存在不规则阴道流血伴或不伴腹痛的生育期妇女,即使无明显停经史也不能除外异位妊娠。

(2)阴道流血:常表现为短暂停经后不规则阴道流血,一般量少、呈点滴状暗红或深褐色。也有部分患者量多,似月经量,约 5% 的患者有大量阴道流血,但大量阴道流血更接近不完全流产的临床表现。胚胎受损或死亡导致 HCG 下降,卵巢黄体分泌的激素难以维持蜕膜生长而发生剥离出血,5%~10% 的患者可排出子宫蜕膜管型,排出时的绞痛如同自然流产时的绞痛。

(3)腹痛:腹痛是最常见的主诉,但疼痛的程度和性质差异很大,没有可以诊断异位妊娠的特征性的疼痛。疼痛可以是单侧或者双侧,可以是钝痛、锐痛或者绞痛,可以是持续性的也可以为间断性的。未破裂时,增大的胚胎使膨胀的输卵管痉挛或逆行蠕动,可致患侧出现隐痛或胀痛;破裂时可致突发患侧下腹部撕裂样剧痛甚至全腹疼痛;血液积聚在直肠子宫陷凹可出现里急后重感;膈肌受到血液刺激可以引起胸痛及肩背部疼痛(Danforth 征)。

2.体征

体格检查应包括生命体征的评估、腹部及盆腔的检查。一般而言,破裂和出血前的体征是非特异性的,生命体征往往也比较平稳。

(1)生命体征:部分患者因为急性出血及剧烈腹痛而处于休克状态,表现为面色苍白、脉细弱、肢冷、血压下降等。体温一般正常,休克时略低,积血吸收时略高,<10% 的患者可有低热。另外,部分患者有胃肠道症状,约一半的患者有晕眩或轻微头痛。

(2)腹部及盆腔检查:腹部可以没有压痛或者轻度压痛,伴或不伴反跳痛。内出血多时可见腹部隆起,全腹压痛和反跳痛,但压痛仍以患侧输卵管处为甚,出血量大时移动性浊音阳性,肠鸣音减弱或消失。子宫可以轻度增大,与正常妊娠表现相似,可以有或者没有宫颈举痛。在约一半的病例中可触及附件包块,但包块的大小、质地和压痛可以有很大的差异,有时触及的包块可能是黄体而不是异位妊娠病灶。

(四)诊断

因临床表现多种多样,从无症状到急性腹痛和失血性休克,故异位妊娠的诊断比较复杂。根据症状和体征,典型的异位妊娠较容易诊断,对于不典型的异位妊娠患者临床不易诊断,需要我们科学合理地应用各种辅助诊断方法。

1.B超检查

对于可疑异位妊娠患者,应选择经阴道超声作为首要检查手段,其在评估盆腔内结构方面优于经腹超声,误诊率为10%。输卵管妊娠的典型超声图像:子宫内不见孕囊,若异位妊娠胚胎未受损,蜕膜未剥离则内膜可以增厚,但若已有阴道流血,子宫内膜并不一定增厚;附件区见边界不清、回声不均匀混合性包块,有时可见附件区孕囊,胚芽及心管搏动,此为输卵管妊娠的直接证据(只见于10%～17%的病例);直肠子宫陷凹处有积液。

在妊娠早期,几乎所有病例均可通过经阴道超声与血清中HCG联合检查得到确定诊断,准确地解释超声结果需要结合HCG的水平(超声可识别阈值,即HCG临界区,是基于孕囊可见与HCG水平之间的相关性,具有重要的诊断意义,它被定义为水平在其之上如果确实存在宫内妊娠,则超声检查应该能够看到孕囊的血清HCG水平)。在大多数医疗机构中,经阴道超声检查时,该血清HCG水平为1 500 IU/L或2 000 IU/L,经腹部超声检查时,该水平更高(6 500 IU/L)。当血清HCG超过6 500 IU/L,所有经腹超声均可见存活的宫内妊娠,若宫内看不见妊娠囊提示异位妊娠可能性,而HCG水平在超声可识别范围以下看见宫内妊娠囊也是异常的,提示可能是宫内妊娠失败或者异位妊娠的假孕囊。需要注意的是HCG的水平与胚囊种植的部位没有相关性,不管HCG的水平多高,只要超声未见宫内妊娠就不能排除异位妊娠。

将2 000 IU/L而不是1 500 IU/L设定为临界区的阈值可以将干扰可存活的宫内妊娠(如果存在)的风险降到最低,但是会增加异位妊娠延迟诊断的概率。血清HCG浓度高于临界区水平而超声下未见宫内孕囊强烈提示异位妊娠或者无法存活的宫内妊娠;但HCG浓度低于临界区水平时超声下未见孕囊无诊断价值,可能提示早期可存活宫内妊娠或异位妊娠或不能存活的宫内妊娠。这种情况被称为"未知部位妊娠",并且8%～40%的患者最终均诊断为异位妊娠。临界区取决于超声医师的技术、超声检查设备的质量、患者的身体因素(例如,子宫肌瘤、多胎妊娠),以及所使用的HCG检测方法的实验室特性。

2.妊娠试验

β-HCG的定量检测是异位妊娠诊断的基石,但是β-HCG若为阴性也不能完全排除异位妊娠,有陈旧性异位妊娠的可能性,需要结合其他辅助检查。

(1)尿HCG:这种定性试验在HCG 25 IU/L水平及以上能测出阳性结果,对妊娠的敏感性和特异性是99%,可提供经济、快速有用的结果。需要注意的是异位妊娠因为胚胎发育差,时常出现弱阳性的结果,需要与宫内妊娠流产鉴别。

(2)血清HCG:如果发生妊娠,早在LH激增后8天即可在血清和尿液中检测到HCG。正常宫内妊娠时,HCG的浓度在妊娠41天前呈曲线形上升(每48小时至少升高66%,平均倍增时间为1.4～2.1天),其后上升速度变缓,直至妊娠第10周左右达到高峰,然后逐渐下降,在中晚期妊娠时达到稳定水平。异位妊娠、宫内妊娠流产及少部分正常宫内妊娠的患者三者血HCG水平有交叉重叠,因此单次测定仅能确定是否妊娠,而不能区别是正常妊娠还是病理妊娠。大多数的异位妊娠由于着床部位的血供不良,血清HCG的上升较正常宫内妊娠缓慢,倍增时间可达3～8天,48小时不足66%。需要注意的是每48小时测定血β-HCG值,约85%的正常宫内妊娠呈正常倍增,另外的 15％增加值不足 66％,可存活的宫内妊娠有记录的 48 小时 β-HCG 浓度最小升高(第 99 百分位数)53％。而有 13％～21％的异位妊娠患者 β-HCG 在 48 小时内可上升66％。若每 48 小时 β-HCG 升高＜66％,24 小时＜24％或 β-HCG 持平或下降,均应考虑异常宫内妊娠或异位妊娠,若超声未见宫内妊娠物,可考虑手术介入包括诊断性刮宫或行腹腔镜检查术以排除异位妊娠。现已将血清 β-HCG 水平达到 1 500～2 000 IU/L 称为经阴道超声分辨阈值(经腹部超声为 6 000～6 500 IU/L)。若血清 β-HCG 水平达到上述阈值但经阴道超声未能见宫内妊娠,那么几乎可以百分之百排除正常宫内妊娠,需高度怀疑病理性妊娠(异位妊娠或是宫内妊娠流产)。若 β-HCG 水平未达到该阈值,经阴道超声也未见宫内孕囊,那么宫内早孕、异位妊娠均有可能,随后需每两天随访 β-HCG 水平,一旦达到阈值须结合超声复查,如果阴道超声未显示宫内妊娠却发现了附件区包块,异位妊娠的可能性就比较大。需要注意的是,血 β-HCG 的半衰期为 37 小时,随访中的 β-HCG 波动水平可反映滋养细胞的活力,如果 48 小时内的下降水平＜20％或 7 天内下降＜60％,那么基本可排除完全流产,而需要考虑不完全流产或异位妊娠。另外,对于多胎妊娠来说尚无经证实的阈值水平,有报道提示多胎妊娠时血清 β-HCG 水平可能需要达到 2 300 IU/L,经阴道超声才能分辨宫内妊娠。

(3)血清孕酮值:虽然单次孕酮水平不能诊断异位妊娠,但能预测是否为异常妊娠(宫内孕流产或异位妊娠)。一般而言,正常宫内妊娠的血清孕酮水平比异位妊娠及即将流产的宫内妊娠要高。血清孕酮水平≥25 ng/mL 的妇女中 97.5％为正常的宫内妊娠,但那些使用辅助生育技术而妊娠的女性,她们的血清孕酮水平通常较高。＜2％异位妊娠和＜4％异常宫内妊娠患者血清孕激素水平≥25 ng/mL,仅有约 0.3％的正常妊娠的孕酮值＜5 ng/mL。≤5 ng/mL 作为异常妊娠的预测值,其敏感性为 100％,因此较低的孕酮值可提示宫内妊娠流产或异位妊娠。

(4)其他内分泌标志物。

为了能早期诊断异位妊娠,人们研究了大量的内分泌和蛋白标志物。

1)E_2:从受孕开始直到孕 6 周,E_2 水平缓慢增加,与正常妊娠相比,异位妊娠中 E_2 水平明显降低,但在正常和异位妊娠之间 E_2 水平有部分重叠。

2)肌酸肌酶:母体血清肌酸肌酶曾被研究用来作为诊断异位妊娠的标志物。有研究提示,与稽留流产或者正常宫内妊娠相比,母体血清肌酸肌酶水平在所有输卵管妊娠患者中显著升高。

3)松弛素:是一种蛋白激素,只来源于妊娠黄体,孕 4～5 周时出现在母体血清中,孕 10 周达高峰,随后逐渐下降直至孕足月。与正常宫内妊娠相比,异位妊娠和自然流产患者体内松弛素的水平明显降低。

(5)后穹隆穿刺:后穹隆穿刺曾被广泛用于诊断有无盆腹腔出血,穿刺得到暗红不凝血者为阳性,异位妊娠破裂的可能性很大。然而,随着 HCG 检测和经阴道超声的应用,行后穹隆穿刺的患者越来越少了。对早期未破裂型异位妊娠腹腔出血不多,后穹隆穿刺协助诊断意义不大,甚至宫内妊娠有时也会出现阳性结果,其他的腹腔内出血情况还有黄体出血、腹腔其他脏器的破裂、滤泡出血、经血倒流等。但当有血肿形成或粘连时,抽不出血液也不能否定异位妊娠的存在。既往有输卵管炎和盆腔炎的患者可由于子宫直肠陷凹消失而使后穹隆穿刺不满意。另外,后穹隆穿出脓性液体则提示感染相关疾病,如输卵管炎、阑尾炎等。

(6)诊断性刮宫:诊断性刮宫是帮助诊断早期未破裂型异位妊娠的一个很重要的方法,可以弥补血清学检查及超声检查的不足。其主要目的在于发现宫内妊娠,尤其是滋养细胞发育较差,β-HCG 倍增不满意及超声检查未发现明显孕囊的先兆流产或难免流产等异常妊娠。此类妊娠和异位妊娠临床表现很相似,所以,对可疑患者可行刮宫术,刮出物肉眼检查后送病理检查,若找到绒毛组织,即可确定为宫内妊娠,无须再处理。若刮出物未见绒毛组织,刮宫术次日测定血β-HCG水平无明显下降或继续上升则诊断为异位妊娠,诊刮后 12 小时血 HCG 下降<15%,异位妊娠的可能性较大。

(7)腹腔镜诊断:腹腔镜诊断是异位妊娠诊断的"金标准",诊断准确性可达 99%,适用于输卵管妊娠未流产或未破裂时的早期诊断及治疗。但腹腔镜诊断毕竟是一种有创性检查,费用也较昂贵,不宜作为诊断异位妊娠的首选方案,而且对于极早期异位妊娠,由于胚胎较小,着床部位输卵管尚未膨大时可能导致漏诊。

(8)其他:血红蛋白和血球比积连续测定是有帮助的,在观察的最初数小时血红蛋白和血球比积下降较最初读数更重要。白细胞计数:50%的异位妊娠患者白细胞计数正常,但也有升高。

(五)鉴别诊断

1.黄体破裂

无停经史,在黄体期突发一侧下腹剧痛,可伴肛门坠胀,无阴道流血。子宫正常大小、质地中等,一侧附件压痛,后穹隆穿刺可抽出不凝血,β-HCG 阴性。

2.流产

停经、阴道流血与异位妊娠相似,但腹痛位于下腹正中、腹痛呈阵发性胀痛、一般无宫颈举痛、有时可见绒毛排出。子宫增大变软,宫口松弛,若存在卵巢黄体囊肿可能混淆诊断,B 超可见宫内孕囊。

3.卵巢囊肿蒂扭转

既往有卵巢囊肿病史,突发一侧下腹剧痛,可伴恶心呕吐,无阴道流血及肛门坠胀感。子宫大小正常,患侧附件区可及触痛性包块,HCG 阴性,B 超可见患侧附件区肿块。

4.卵巢子宫内膜异位囊肿破裂

有内膜异位症病史,突发一侧下腹痛,伴肛门坠胀感,无阴道流血,宫骶韧带可触及痛性结节。B 超可见后穹隆积液,穿刺可能抽出巧克力样液体。

5.急性阑尾炎

无停经及阴道流血病史,典型表现为转移性右下腹痛,伴恶心、呕吐、白细胞计数升高、麦氏点压痛、反跳痛明显。

6.盆腔炎症

可能有不洁性生活史,表现为发热、下腹部持续性疼痛、白细胞计数升高。下腹有压痛,有肌紧张及反跳痛,阴道灼热感,可有宫颈举痛。附件区增厚感或有包块,后穹隆可抽出脓液。一般无停经史及阴道流血,HCG 阴性。

7.其他

还需与功能失调性子宫出血、胃肠炎、尿路感染、痛经、泌尿系统结石等鉴别。

(六)治疗

绝大部分的异位妊娠患者都需要进行内科或者外科治疗,应根据病情缓急,采取相应的处理。

1.非手术治疗

随着辅助检查技术的提高和应用,越来越多的异位妊娠患者可以在未破裂前得到诊断,早期诊断为非手术治疗创造了条件和时机。

(1)期待疗法:一部分异位妊娠患者胚胎活性较低,可能发生输卵管妊娠流产或者吸收,使得期待治疗成为可能。美国妇产科医师协会建议的筛选标准为经阴道超声未显示孕囊,或显示疑似异位妊娠的宫外包块;HCG 浓度<200 U/L 且逐渐下降(第 3 次测量值低于第 1 次测量值)。2016 年英国皇家妇产科医师协会(异位妊娠诊断和治疗的指南提出:若患者 B 超提示输卵管妊娠,HCG 浓度<1 500 mIU/mL 且逐渐下降,在充分知情同意且能定期随访的前提下,可以考虑期待治疗。而国内选择期待治疗的指征为:①患者病情稳定,无明显症状或症状轻微;②B 超检查包块直径<3 cm,无胎心搏动;③腹腔内无出血或出血少于 100 mL;④血 β-HCG<1 000 IU/L 且滴度 48 小时下降>15%。若存在输卵管破裂的危险因素(如腹痛不断加重)、血流动力学不稳定、不愿或不能依从随访或不能及时就诊,则不宜期待观察。

期待治疗在不明部位妊娠的治疗中具有重要意义,避免了对宫内妊娠及可疑异位妊娠患者的过早介入性干预,避免了药物治疗及手术操作对盆腔正常组织结构的干扰。

在严格控制期待治疗的指征的前提下(患者须充分知晓并接受期待治疗的风险),其成功率约为 70%(有报道成功率为 48%～100%),但即使 β-HCG 初值较低,有下降趋势,仍有发生异位妊娠破裂、急诊手术甚至开腹手术的风险,需引起医师和患者的注意。观察中,若发现患者血 β-HCG 水平下降不明显或又升高者,或患者出现内出血症状应及时改行药物治疗或手术治疗。另一方面,长期随诊超声及血 β-HCG 水平会使得治疗费用增加。对部分患者而言,期待疗法是可供临床选择的一种方法,有报道提示期待治疗后,宫内妊娠率为 50%～88%,再次异位妊娠率为 0～12.5%。

(2)药物治疗:前列腺素、米非司酮、氯化钾、高渗葡萄糖及中药天花粉等都曾用于异位妊娠的治疗,但得到广泛认可和普遍应用的还是 MTX。MTX 是叶酸拮抗剂,能抑制四氢叶酸生成而干扰 DNA 中嘌呤核苷酸的合成,使滋养细胞分裂受阻,胚胎发育停止而死亡,是治疗早期输卵管妊娠安全可靠的方法,可以全身或局部给药。随机试验表明全身使用 MTX 和腹腔镜下保留输卵管手术在输卵管保留、输卵管通畅、重复性异位妊娠和对未来妊娠的影响方面无明显差异(A 级证据)。应用单剂 MTX 治疗异位妊娠的总体成功率在观察试验中介于 65%～95%,成功率依赖于治疗的剂量、孕周及血 HCG 水平,有 3%～27% 的患者需要第二剂 MTX。一项关于观察试验的系统性回顾分析提示如 HCG 水平高于 5 000 mIU/mL,使用单剂量的 MTX 时,有 14.3% 或更高的失败率,若 HCG 水平低于 5 000 mIU/mL,则有 3.7% 的失败率,若 HCG 水平高于 5 000 mIU/mL,多剂量的使用更为有效。MTX 药物不良反应是剂量、治疗时间依赖的,因为 MTX 影响快速分裂的组织,胃肠道的反应比如恶心、呕吐、腹泻、口腔炎、胃部不适是最常见的不良反应,少见的严重不良反应包括骨髓抑制、皮炎、胸膜炎、肺炎、脱发。MTX 的治疗效应包括腹痛或腹痛加重(约有 2/3 的患者出现此症状,可能是由于药物对滋养层细胞的作用,通常这种腹痛不会特别剧烈,持续 24～48 小时,不伴随急腹症及休克症状,需与异位妊娠破裂鉴别),用药后的 1～3 天可出现血 HCG 一过性增高及阴道点滴状流血。

适应证和禁忌证:国内曾将血 β-HCG<2 000 IU/L,盆腔包块最大直径<3 cm 作为 MTX 治疗的适应证,但临床实践表明,部分超出上述指征范围进行的治疗仍然取得了良好的疗效。国内选择药物治疗常用标准为:①患者生命体征平稳,无明显腹痛及活动性腹腔内出血征象;②诊断为未破裂或者未流产型的早期输卵管妊娠;③血 β-HCG<5 000 IU/L,连续 2 次测血 β-HCG 呈上升趋势者或 48 小时下降<15%;④异位妊娠包块最大直径<4 cm,且未见原始心管搏动;⑤某些输卵管妊娠保守性手术后,可疑绒毛残留;⑥其他部位的异位妊娠(宫颈、卵巢、间质或宫

角妊娠);⑦血红细胞、白细胞、血小板计数正常,肝肾功能正常。在使用 MTX 前需行血常规、肝肾功能、血型(包括 Rh 血型)的检查,若有肺部疾病病史,则需行胸片检查。需要注意的是,MTX 治疗的患者必须要有良好的依从性,能进行随访监测,且因 MTX 能影响体内所有能快速分裂的组织,包括骨髓、胃肠道黏膜和呼吸上皮,因此它不能用于有血液系统恶病质、胃肠道疾病活跃期和呼吸系统疾病的患者。

2.手术治疗

手术治疗的指征包括:①血流动力学不稳定;②即将发生或已发生的异位妊娠包块破裂;③药物保守治疗失败;④患者不能或不愿意依从内科治疗后的随访;⑤患者无法及时到达医疗机构行输卵管破裂的处理。

手术方式取决于有无生育要求、输卵管妊娠部位、包块大小、内出血程度及输卵管损害程度、对侧输卵管状况、术者技术水平及手术设施等综合因素。

(1)根治性手术:患侧输卵管切除术为最基本最常用的根治性手术,对破裂口大、出血多、无法保留的输卵管异位妊娠,有子女、对侧输卵管正常、妊娠输卵管广泛损害或在同条输卵管的复发的异位妊娠及想要绝育的患者,可行此术,以间质部妊娠及严重内出血休克者尤为适合。从输卵管峡部近端,逐渐电凝并切断输卵管系膜,直至伞端,即可自子宫上切除输卵管。虽彻底清除了病灶,但同时切断了输卵管系膜及卵巢之间的血液循环,使卵巢的血液供应受到影响,其影响程度的大小,还有待于临床的进一步研究。而输卵管部分切除术是在包含妊娠物的输卵管的近远两端、自对系膜缘向系膜逐渐充分电凝并切除该部分的病变输卵管,并将下方的输卵管系膜一并切除。此术式在清除病灶的同时,还保留了输卵管、系膜与卵巢之间的血液循环,对卵巢的血液供应影响较小,若剩余的输卵管足够长还可行二期吻合术。

(2)保守性手术:凡输卵管早期妊娠未破裂并且妊娠病灶<5 cm,对侧输卵管缺如或阻塞(粘连、积水、堵塞)及要求保留生育功能者可考虑行保守性手术。但能否施行保守性手术还取决于孕卵植入部位(输卵管间质部妊娠一般不选择保守性手术)、输卵管破损程度和以前输卵管存在的病变。如输卵管有明显癌变或解剖学改变,陈旧性输卵管妊娠部位有血肿形成或积血,严重失血性休克者均列为禁忌。

1)经腹手术。

输卵管线形切开取胚术:当妊娠物种植于输卵管壶腹部者更适于此术式。在输卵管系膜的对侧,自妊娠物种植处,沿输卵管长轴表面最肿胀薄弱纵向线性切开各层组织,长度约 2 cm,充分暴露妊娠物,取净妊娠物,勿搔刮、挤压妊娠组织。若输卵管破裂,出血活跃时亦可先电凝输卵管系膜内血管,再取妊娠物。可用 3/4 个 0 肠线间断缝合管腔 2~3 针止血,也可不缝合,管腔或切缘出血处以双极电凝止血待其自然愈合,称为开窗术。

输卵管伞端妊娠囊挤出术:主要适用于妊娠囊位于输卵管伞端或近输卵管伞端,沿输卵管走行,轻轻挤压输卵管,将妊娠物自输卵管伞端挤出,用水冲洗创面看清出血点,双极电凝止血,此术式有时可能因残留而导致手术失败。

部分输卵管切除+端端吻合术:此术式较少应用。具体操作步骤为分离输卵管系膜,将妊娠物种植处的部分输卵管切除,然后通过显微手术,行端端吻合术。

2)腹腔镜下手术。

腹腔镜手术微创,恢复快,术后输卵管再通率及宫内妊娠率高,目前是异位妊娠的首选手术方式,手术方式主要包括以下两种。

输卵管线性造口/切开术:适用于未破裂的输卵管壶腹部妊娠。于输卵管对系膜缘,自妊娠物种植处,沿输卵管长轴表面最肿胀薄弱处,纵行做"内凝"形成一为 2～3 cm 长的"内凝带"(先凝固后切开,以免出血影响手术野的清晰),已破裂的输卵管妊娠,则从破口处向两端纵行延长切开,切口的长度略短于肿块的长度。输卵管一旦切开妊娠产物会自动向切口外突出或自动滑出,钳夹输卵管肿块两端轻轻挤压,妊娠产物会自然排出,有时需要借助抓钳来取出妊娠物,清除妊娠产物及血凝块,冲洗切口及输卵管腔,凝固切缘出血点止血,切口不缝合。操作中应当避免用抓钳反复搔抓输卵管腔,这样会损伤输卵管黏膜和导致止血困难,还应避免对管腔内的黏膜进行过多的凝固止血操作,这样会导致输卵管的功能丧失。输卵管峡部妊娠时输卵管内膜通常受损较重,行输卵管线性造口/切开术效果欠佳,术后再次发生异位妊娠的概率高,故线性造口/切开术不是输卵管峡部妊娠的首选手术方式,可选择输卵管部分切除或全切术。

输卵管伞部吸出术/挤压术或切开术:若孕囊位于输卵管伞端,可考虑应用此术式。用负压吸管自伞端口吸出妊娠组织,或夹持输卵管壶腹部顺次向伞部重复挤压数次,将妊娠产物及血凝块从伞部挤出,然后冲洗输卵管伞部将血凝块清除,此术式操作简单,但可引起出血、输卵管损伤、持续性输卵管妊娠,术后再次发生异位妊娠的可能性高。对于 HCG<200 IU/L 的陈旧性输卵管伞部妊娠,采用此术式是可行的,对 HCG>500 IU/L 的患者,术中或术后应给予 MTX 等化学药物治疗。伞部妊娠的腹腔镜保守治疗更多的是采用伞部切开术。用无损伤钳固定输卵管伞部,将电凝剪刀的一叶从伞部伸入输卵管内,于输卵管系膜的对侧缘剪开输卵管,切口的长度以妊娠着床部位暴露为限。钳夹清除妊娠产物及血凝块,电凝切缘止血,冲洗输卵管伞及黏膜,切开的伞部不缝合。

无论采取何种术式,术中均应将腹腔内的出血洗净、吸出,不要残留凝血块及妊娠胚胎组织。在手术进行过程中,用生理盐水边冲洗边操作,既利于手术又有预防粘连的作用,必要时予病灶处局部注射 MTX。为减少术中出血,可将 20 单位垂体后叶素以等渗盐水稀释至 20 mL 注射于异位妊娠部位下方的输卵管系膜,误入血管可致急性动脉高压和心动过缓,故回抽无血方可注射。

术后可给予米非司酮 25 mg,2 次/天,口服 3～5 天,防止持续性异位妊娠。

3)术后随访:手术切除异位妊娠物后,需每周检测 HCG 水平直到正常,这对接受保守性手术的患者尤为重要。一般术后 2～3 周 HCG 水平可恢复至正常,但部分病例可长达 6 周。术后 72 小时 HCG 水平下降少于 20% 提示可能存在妊娠组织残留,大多数情况为滋养细胞组织残留,极少数情况下亦可能是存在未被发现的多部位的异位妊娠。初始 HCG 水平<3 000 IU/L 的患者术后发生持续性异位妊娠的可能性很小。若存在输卵管积血直径>6 cm,HCG 水平高于 20 000 IU/L,腹腔积血超过 2 L,则术后发生持续性异位妊娠的可能性很大。

二、其他类型的异位妊娠

(一)子宫颈妊娠

子宫颈妊娠是指受精卵种植在组织学内口水平以下的子宫颈管内,并在该处生长发育,占异位妊娠的 1%～2%,发生率为 1/9 000 例,属于异位妊娠中罕见且危险的类型。子宫颈妊娠的病因尚不明确,目前认为主要有以下原因:①受精卵运行过快或发育过缓,子宫内膜成熟延迟,或子宫平滑肌异常收缩;②人工流产、剖宫产或引产导致子宫内膜病变、缺损、瘢痕形成或粘连,或宫内节育器的使用,都可干扰受精卵在子宫内的着床;③体外受精-胚胎移植等助孕技术的宫颈管内操作导致局部的病理改变;④子宫发育不良、内分泌失调、子宫畸形或子宫肌瘤致宫腔变形。临床表现多为停经后出现阴道流血或仅为血性分泌物,可突然大量、无痛性的流血危及生命,不足 1/3 的患者可出现下腹痛或痛性痉挛,疼痛但不伴出血则很少见。体格检查:宫颈膨大呈圆锥状,蓝紫色,变软,宫颈外口可能是张开的,外口边缘薄,显示呈蓝色或紫色的妊娠组织,内口紧闭,无明显触痛,而子宫正常大小或稍大,硬度正常,这种表现被称为"沙漏状"子宫。子宫颈妊娠的超声诊断准确率约为 87%,超声检查的诊断标准如下:①子宫体正常或略大,子宫腔空虚,子宫蜕膜较厚;②子宫颈管膨大如球状,与子宫体相连呈沙漏状("8"字形);③子宫颈管内可见完整的孕囊,有时还可见到胚芽或原始心管搏动,如胚胎已死亡则回声紊乱;④子宫颈内口关闭,胚胎不超过子宫颈内口或子宫动脉平面以下。子宫颈妊娠若未得到早期诊断,或是由于误诊而行刮宫术,都极可能发生致死性的阴道大量流血,从而不得不切除子宫,使患者丧失生育能力,甚至导致患者死亡。

确诊后根据阴道流血情况及血流动力学稳定与否采用不同的方法。

流血量少或无流血:可选择药物保守治疗,成功率约为 95.6%,首选 MTX 全身用药,方案见输卵管妊娠;或经宫颈注射于胚囊内。应用 MTX 后应待血 HCG 明显下降后再行刮宫术,否则仍有大出血的可能。

流血量多或大出血:需在备血后操作,可刮除宫颈管内胚胎组织,纱条填塞或小水囊压迫创面止血,或直视下切开宫颈剥除胚胎管壁,重建宫颈管;宫腔镜下吸取胚胎组织,创面电凝止血或选择子宫动脉栓塞,同时使用栓塞剂和 MTX,如发生失血性休克,应积极纠正休克,必要时应切除子宫挽救患者生命。

(二)卵巢妊娠

卵巢妊娠指受精卵在卵巢组织内着床和生长发育,是较罕见的异位妊娠,发生率为 1/7 000 例妊娠,占异位妊娠的 0.5%～3%,近年发病率有增高的趋势。与输卵管妊娠相反,盆腔炎性疾病病史或使用 IUD 并不增加卵巢妊娠的风险,从某种意义上来说,卵巢妊娠似乎是与不孕或反复异位妊娠史不相关的随机事件。临床表现与输卵管妊娠极为相似,表现为急性腹痛、盆腔包块、早孕征象及阴道流血,往往被诊断为输卵管妊娠或误诊为卵巢黄体破裂。有时阴道超声也很难区分输卵管妊娠和卵巢妊娠,但可以除外宫内妊娠,腹腔镜诊断极有价值,但确诊仍需病理检查。诊断标准:①双侧输卵管完整,并与卵巢分开;②孕囊位于卵巢组织内;③卵巢及孕囊必须以卵巢固有韧带与子宫相连;④孕囊壁上有卵巢组织。符合上述 4 条病理学诊断标准,称为原发性卵巢妊娠,治疗可行卵巢楔形切除。

(三)宫角妊娠

宫角妊娠是指受精卵植入在宫腔外侧角子宫输卵管结合处的内侧,接近输卵管近端开口,与输卵管间质部妊娠相比,宫角妊娠位于圆韧带的内侧。宫角妊娠占异位妊娠的 1.5%～4.2%,但病死率却占异位妊娠的 20%。80% 的宫角妊娠患者存在 1 项或多项高危因素,影响受精卵的正常运行及着床,受精卵不能如期到达正常宫腔种植,使之在非正常位置种植。在宫角处的妊娠囊随妊娠进展,可向宫腔侧发展,向宫腔侧发展的妊娠囊会逐渐移向宫腔,但胎盘仍附着于宫角。由于宫角处内膜和肌层较薄,早期滋养层发育不良,可发生早期流产、胚胎停育,部分出现胎盘植入、产后胎盘滞留。妊娠囊向输卵管间质部扩展者,宫角膨胀、外突,最终出现和输卵管间质部妊娠相同的结果。由于宫角妊娠在解剖上的特殊性,妊娠结局可以多样:可妊娠至足月,可发生宫内流产,也可发生宫角破裂。B 超检查特点:宫角处突起包块,内有妊娠囊,与子宫内膜相连续,其周围见完整的肌壁层。在腹腔镜或剖腹手术过程中从外部观察子宫时,看到因宫角妊娠而增大的子宫使圆韧带向上、向外移位,但仍位于圆韧带本身的内侧。另一方面,间质部妊娠导致的子宫增大位于圆韧带外侧。

治疗方法有经腹或腹腔镜下宫角切除术,B超引导下刮宫术,全身或妊娠囊局部化疗。也有采用子宫动脉结扎治疗宫角妊娠破裂的病例报道,术后应当找到绒毛组织且超声检查宫角部无异常回声,继续追踪至血HCG降至正常。

(四)腹腔妊娠

腹腔妊娠是指妊娠囊位于输卵管、卵巢、阔韧带以外的腹腔内妊娠,是一种罕见的异位妊娠,发病率大约为1/5 000例妊娠,对母体生命威胁极大。临床表现不典型,易被忽视而误诊,不易早期诊断,分原发性和继发性2种。原发性腹腔妊娠指受精卵直接种植于腹膜、肠系膜、大网膜、盆壁、肠管、直肠子宫陷凹等处,少有异位妊娠位于肝脏、脾脏、横结肠脾曲的文献报道。继发性腹腔妊娠往往发生于输卵管妊娠流产或破裂后,偶可继发于卵巢妊娠或子宫内妊娠而子宫存在缺陷破裂后,胚胎落入腹腔。患者一般有停经、早孕反应、腹痛、阴道流血等类似一般异位妊娠的症状,然后阴道流血停止,腹痛缓解,以后腹部逐渐增大,胎动时,孕妇常感腹部疼痛,无阴道流血,有些患者有嗳气、便秘、腹部不适,随着胎儿长大,症状逐渐加重。腹部检查发现子宫轮廓不清,但胎儿肢体极易触及,胎位异常(肩先露或臀先露),胎先露部高浮,胎心音异常清晰,胎盘杂音响亮,即使足月后也难以临产。若胎儿死亡,妊娠征象消失,月经恢复来潮,粘连的脏器和大网膜包裹死胎。胎儿逐渐缩小,日久若干尸化或成为石胎。若继发感染,形成脓肿,可向母体的肠管、阴道、膀胱或腹壁穿通,排出胎儿骨骼。B超检查能清晰地示子宫大小、宫外孕囊、胎儿和胎盘结构,以及这些结构与相邻脏器的关系,是目前用于腹腔妊娠诊断首选的辅助检查方法。原则上一旦确诊,应立即终止妊娠。具体手术方式因孕期长短、胎盘情况而异;如果胎盘附着于子宫、输卵管及圆韧带,可以将胎盘及其附着器官一并切除;如果胎儿死亡,胎盘循环停止已久,可以试行胎盘剥除;如果胎盘附着于重要器官而不宜切除或无法剥离者,可留置胎盘于腹腔内,术后可逐渐吸收。

(五)剖宫产术后子宫瘢痕妊娠

剖宫产术后子宫瘢痕妊娠(cesarean scar pregnancy,CSP)是指受精卵着床于既往剖宫产子宫瘢痕处的异位妊娠,可导致胎盘植入、子宫破裂甚至孕产妇死亡,是剖宫产术后远期潜在的严重并发症,发生率为1/2 216～1/1 800,在有剖宫产史女性的异位妊娠中约占6.1%。

CSP的确切病因及发病机制尚不明确,CSP不同于宫内妊娠合并胎盘植入,后者系妊娠囊位于宫腔内,由于子宫蜕膜发育不良,胎盘不同程度地植入子宫肌层内;而前者系妊娠囊位于宫腔外瘢痕处,四周被瘢痕处子宫肌层和纤维组织包绕。有关CSP受精卵着床,最为可能的解释是剖宫产术中损伤子宫内膜基底层,形成与宫腔相通的窦道或细小裂隙,受精卵通过窦道侵入瘢痕处肌层内种植。

出现症状的孕周早晚不一,平均诊断孕周为(7.5±2.0)周,距离前次剖宫产时间为4个月～15年。不规则阴道流血通常为首发症状,占38.6%～50%,可为点滴状或大出血,有或无明确停经史。阴道流血可有如下几种不同形式。

(1)停经后阴道流血淋漓不断,出血量不多或似月经样,或突然增多,也可能一开始即为突然大量出血,伴大血块,血压下降,甚至休克。

(2)人工流产术中或术后大量出血不止,涌泉状甚至难以控制,短时间内出现血压下降甚至休克,也可表现为术后阴道流血持续不断或突然增加。

(3)药物流产后常无明显组织排出或仅有少量蜕膜样组织排出,药流后阴道流血持续不净或突然增加,行清宫术时发生大出血。约16%的患者伴有轻、中度腹痛,8.8%的患者表现为单纯下腹痛,约40%的患者无症状,只是在超声检查时偶然发现。CSP患者子宫切口处瘢痕未破裂时,症状常不明显,可有瘢痕局部疼痛和压痛。随着妊娠的进展,CSP患者发生子宫破裂、大出血的危险逐渐增加,若突发剧烈腹痛、晕厥或休克、腹腔内出血,常提示子宫发生破裂。

超声检查简便可靠,是诊断CSP最常用的方法,经阴道超声更有利于观察胚囊大小,与剖宫产瘢痕的位置关系及胚囊与膀胱间的肌层厚度,经腹部超声利于了解胚囊或团块与膀胱的关系,测量局部肌层的厚度以指导治疗,两种超声联合检查可以更全面了解病情。CSP的超声检查诊断标准为:①宫腔及宫颈管内未探及妊娠囊,可见内膜线;②妊娠囊或混合性包块位于子宫前壁下段肌层(相当于前次剖宫产切口部位),部分妊娠囊内可见胚芽或胎心搏动;③妊娠囊或包块与膀胱之间子宫肌层变薄,甚至消失,妊娠囊或包块与膀胱间隔变窄,子宫肌层连续性中断;④彩色多普勒血流成像在胚囊周围探及明显的高速低阻环状血流信号;⑤附件区未探及包块,直肠子宫陷凹无游离液体(CSP破裂除外)。当CSP的超声声像图不典型时,难以与子宫峡部妊娠、宫颈妊娠、难免流产、妊娠滋养细胞疾病相鉴别,可进行MRI检查。MRI检查矢状面及横截面的T_1、T_2加权连续扫描均能清晰地显示子宫前壁下段内的妊娠囊与子宫及其周围器官的关系,但因为费用较昂贵,所以,MRI检查不作为首选的诊断方法。血β-HCG水平与正常妊娠没有明显差别,与相对应的妊娠周数基本符合,主要用于指导治疗方法的选择和监测治疗结果。

根据超声检查显示的着床于子宫前壁瘢痕处的妊娠囊的生长方向,以及子宫前壁妊娠囊与膀胱间子宫肌层的厚度进行分型。此分型方法有利于临床的实际操作。

Ⅰ型:①妊娠囊部分着床于子宫瘢痕处,部分或大部分位于宫腔内,少数甚或达宫底部宫腔;②妊娠囊明显变形、拉长、下端成锐角;③妊娠囊与膀胱间子宫肌层变薄,厚度>3 mm;④彩色超声多普勒血流成像:瘢痕处见滋养层血流信号(低阻血流)。

Ⅱ型:①妊娠囊部分着床于子宫瘢痕处,部分或大部分位于宫腔内,少数甚或达宫底部宫腔;②妊娠囊明显变形、拉长、下端成锐角;③妊娠囊与膀胱间子宫肌层变薄,厚度≤3 mm;④彩色超声多普勒血流成像:瘢痕处见滋养层血流信号(低阻血流)。

Ⅲ型:①妊娠囊完全着床于子宫瘢痕处肌层并向膀胱方向外凸;②宫腔及子宫颈管内空虚;③妊娠囊与膀胱之间子宫肌层明显变薄、甚或缺失,厚度≤3 mm;④彩色超声多普勒血流成像:瘢痕处见滋养层血流信号(低阻血流)。其中,Ⅲ型中还有一种特殊的超声表现,即包块型,其声像图的特点如下:①位于子宫下段瘢痕处的混合回声(呈囊实性)包块,有时呈类实性;包块向膀胱方向隆起;②包块与膀胱间子宫肌层明显变薄、甚或缺失;③彩色超声多普勒血流成像:包块周边见较丰富的血流信号,可为低阻血流,少数也可仅见少许血流信号、或无血流信号。包块型多由CSP流产后(如药物流产后或负压吸引术后)子宫瘢痕处妊娠物残留并出血所致。

CSP的治疗目标为终止妊娠、去除病灶、保障患者的安全,治疗原则为尽早发现,尽早治疗,减少并发症,避免期待治疗和盲目刮宫。对于CSP的治疗目前尚无规范化的统一治疗方案。治疗方案的选择,主要根据患者年龄、病情的严重程度、孕周大小、子宫肌层缺损情况、血β-HCG水平、对生育的要求及诊疗经验及技术进行综合考虑。治疗前必须与患者充分沟通,充分告知疾病和各种治疗的风险并签署知情同意书。包括B超监视下清宫术、甲氨蝶呤治疗后清宫术、子宫动脉栓塞后清宫术、腹腔镜或开腹子宫局部切开取胚及缝合术及子宫次全切除或子宫全切除术等。患者出院后应定期随访,行超声和血 HCG 检查,直至血 HCG 正常,局部包块消失。

(六)残角子宫妊娠

残角子宫又称为遗迹性双角子宫,在胚胎发育过程中,子宫残角为一侧副中肾管发育不全所致的子宫先天发育畸形。残角子宫按 Battram 分型分三型。①Ⅰ型:残角子宫腔与单角子宫的宫腔相通;②Ⅱ型:残角子宫腔与正常单角子宫腔不相通;③Ⅲ型:无宫腔实体残角子宫,仅以纤维带同单角子宫相连,以Ⅱ型为最多见。残角子宫妊娠是受精卵于残角子宫内着床并生长发育,残角子宫妊娠破裂的发生率高达 89%,一旦破裂,可出现致命性的腹腔内出血。

不同类型的残角子宫妊娠有不同的临床表现。Ⅰ型残角子宫妊娠有类似输卵管异位妊娠的症状,有停经史、腹痛、阴道流血、血 β-HCG 升高,一般腹痛轻微,甚至无腹痛,如果发生急剧腹痛表明已有子宫破裂。双合诊检查时,在子宫旁可扪及略小于停经月份妊娠子宫的、质地较软的包块,大多在妊娠早期有类似流产的不规则阴道流血。Ⅱ型残角子宫早期妊娠症状与正常子宫妊娠相同,没有阴道流血,发生破裂时间晚,多数在孕 12~26 周发生肌层完全破裂或不完全破裂,引起严重内出血。Ⅲ型残角子宫因无宫腔,体积小,无内膜,不会造成残角子宫妊娠,但会导致输卵管妊娠。B 超检查特点:子宫腔内无妊娠囊,而在子宫一侧可见一圆形或椭圆形均匀的肌样组织包块,包块内可见妊娠囊或胚胎,妊娠包块与宫颈不相连接。在 B 超监视下由宫颈内置入金属探针更有助于诊断。

残角子宫妊娠的典型临床表现出现较晚,在术前明确诊断少,到发生子宫破裂时,往往病情较危重,一旦明确诊断,应尽早手术治疗。妊娠早、中期者行残角子宫切除术并将患侧输卵管结扎或切除为宜,以防以后发生同侧输卵管妊娠的可能,保留卵巢。当妊娠已达足月且为活胎者,应先行剖宫产抢救胎儿,然后切除残角子宫与同侧输卵管。

(七)阔韧带间妊娠

阔韧带间妊娠是一种较少见的一种异位妊娠,文献报道发生率为每 300 次异位妊娠中发生 1 例。阔韧带间妊娠通常是由输卵管妊娠的滋养细胞组织穿过输卵管浆膜层进入输卵管系膜,继发性种植在两叶阔韧带之间而致。如果在宫腔和后腹膜间隙之间存在子宫瘘管,也可发生阔韧带间妊娠。与腹腔妊娠相似,阔韧带间妊娠胎盘可以附着到子宫、膀胱和盆腔侧壁,如果有可能,应该切除胎盘,当无法切除胎盘时,可以将其留在原位自行吸收。

(八)多发性异位妊娠

与宫内宫外同时妊娠相比,2 个或者多个异位妊娠的发生率相对很少,可以出现在多个部位和有多种组合形式。尽管绝大多数报道的是输卵管双胎妊娠,但是也有卵巢、间质部和腹腔的双胎妊娠报道,也有部分输卵管切除术后及体外受精-胚胎移植术后双胎和三胎妊娠的报道。处理同其他类型的异位妊娠,取决于妊娠的部位。

(李萍静)

第五节　过　期　妊　娠

过期妊娠是指平时月经周期规则妊娠达到或超过 42 周(≥294 天)尚未分娩者。过期妊娠使胎儿窘迫、胎粪吸入综合征、过熟综合征、新生儿窒息、围产儿死亡、巨大儿及难产等不良结局发生率增高,并随妊娠期延长而增加。

一、临床表现

(1)正常生长儿及巨大儿。

(2)胎儿过熟综合征过熟儿表现为皮肤干燥、松弛、脱皮,身体瘦长、胎脂消失、皮下脂肪减少,容貌似"小老人"。

(3)胎儿生长受限。

二、诊断要点

准确核实孕周,确定胎盘功能是否正常是关键。

(一)核实孕周

1.按病史

(1)可根据末次月经第1天计算。

(2)根据排卵日期推算。

(3)根据性交日期推算预产期。

(4)根据辅助生殖技术日期推算预产期。

2.按临床

早孕反应时间、胎动出现时间及早孕期妇科检查发现子宫大小,推算预产期。

3.按实验室检查

(1)根据B超检查确定孕周,尤其是孕20周内,B超对确定孕周有重要意义。

(2)根据妊娠初期血、尿HCG增高的时间推算孕周。

(二)判断胎儿安危状况

(1)胎动情况:通过胎动自我监测。

(2)无应激试验:如不满意或可疑胎心监护,可进一步行缩宫素激惹试验。

(3)B超检查:测羊水量、脐血流仪查脐动脉血流S/D比值。

(4)羊膜镜:观察羊水颜色,了解有无羊水粪染。

(三)诊断流程

过期妊娠的诊断流程见图11-1。

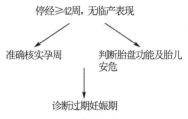

图11-1 过期妊娠诊断流程

三、对母儿的影响

(1)对围产儿的影响:胎儿过熟综合征、胎儿窘迫、胎粪吸入综合征、新生儿窒息、巨大儿等围产儿发病率及死亡率明显升高。

(2)对母体的影响:产程延长和难产率增高,使手术产率及母体产伤明显增加。

四、治疗

(一)评估孕妇是否可阴道试产

1.绝对禁忌证

孕妇严重合并症及并发症,不能耐受阴道分娩或不能阴道分娩者,如以下几种。

(1)子宫手术史,主要是指古典式剖宫产,未知子宫切口的剖宫产术,穿透子宫内膜的肌瘤剔除术,子宫破裂史等。

(2)前置胎盘和前置血管。

(3)明显头盆不称。

(4)胎位异常,横位,初产臀位估计不能经阴道分娩者。

(5)宫颈浸润癌。

(6)某些生殖道感染性疾病,如疱疹感染活动期等。

(7)未经治疗的获得性免疫缺陷病毒(HIV)感染者。

(8)对引产药物过敏者。

2.相对禁忌证

(1)子宫下段剖宫产史。

(2)臀位。

(3)羊水过多。

(4)双胎或多胎妊娠。

(5)经产妇分娩次数≥5次者。

若无阴道试产禁忌,则评估宫颈是否成熟,若宫颈不成熟,则予促宫颈成熟。

(二)促宫颈成熟

宫颈 Bishop 评分<6 分,引产前先促宫颈成熟。

1.可控释地诺前列酮栓

可控释地诺前列酮栓是可控制释放的前列腺素 E_2 栓剂,置于阴道后穹隆深处,出现以下情况时应及时取出。

(1)出现规律宫缩(每 3 分钟 1 次的宫缩)并同时伴随有宫颈成熟度的改善,宫颈 Bishop 评分≥6 分。

(2)自然破膜或行人工破膜术。

(3)子宫收缩过频(每 10 分钟 5 次及以上的宫缩)。

(4)置药 24 小时。

(5)有胎儿出现不良状况的证据,如胎动减少或消失、胎动过频、电子胎心监护结果分级为 Ⅱ类或Ⅲ类。

(6)出现不能用其他原因解释的母体不良反应,如恶心、呕吐、腹泻、发热、低血压、心动过速或者阴道流血增多。

取出至少 30 分钟后方可静脉滴注缩宫素。

2.米索前列醇

米索前列醇是人工合成的前列腺素 E_1 制剂。

（1）每次阴道放药剂量为 25 μg，放药时不要将药物压成碎片。如 6 小时后仍无宫缩，在重复使用米索前列醇前应行阴道检查，重新评价宫颈成熟度，了解原放置的药物是否溶化、吸收，如未溶化和吸收则不宜再放。每天总量不超过 50 μg，以免药物吸收过多。

（2）如需加用缩宫素，应该在最后 1 次放置米索前列醇后 4 小时以上，并行阴道检查证实米索前列醇已经吸收才可以加用。

（3）使用米索前列醇者应在产房观察，监测宫缩和胎心率，一旦出现宫缩过频，应立即进行阴道检查，并取出残留药物。

3.机械性促宫颈成熟

机械性促宫颈成熟包括低位水囊、Foley 导管、海藻棒等，需要在阴道无感染及胎膜完整时才可使用。缺点为有潜在的感染、胎膜早破、子宫颈损伤的风险。

（三）引产术

1.缩宫素静脉滴注

因缩宫素个体敏感度差异极大，静脉滴注缩宫素应从小剂量开始循序增量，起始剂量为 2.5 U 缩宫素溶于乳酸钠林格注射液 500 mL 中，即 0.5% 缩宫素浓度，从每分钟 8 滴开始，根据宫缩、胎心情况调整滴速，一般每隔 20 分钟调整 1 次，即从每分钟 8 滴调整至 16 滴，再增至 24 滴；为安全起见也可从每分钟 8 滴开始，每次增加 4 滴，直至出现有效宫缩。

有效宫缩的判定标准为 10 分钟内出现 3 次宫缩，每次宫缩持续 30～60 秒，伴有宫颈的缩短和宫口扩张。最大滴速不得超过每分钟 40 滴，如达到最大滴速，仍不出现有效宫缩时可增加缩宫素浓度，但缩宫素的应用量不变。增加浓度的方法是以乳酸钠林格注射液 500 mL 中加 5 U 缩宫素变成 1% 缩宫素浓度，先将滴速减半，再根据宫缩情况进行调整，增加浓度后，最大增至每分钟 40 滴，原则上不再增加滴数和缩宫素浓度。注意事项如下。

（1）要有专人观察宫缩强度、频率、持续时间及胎心率变化并及时记录，调好宫缩后行胎心监护。破膜后要观察羊水量及有无胎粪污染及其程度。

（2）警惕变态反应。

（3）禁止肌内、皮下、穴位注射及鼻黏膜用药。

（4）输液量不宜过大，以防止发生水中毒。

（5）宫缩过强应及时停用缩宫素，必要时使用宫缩抑制剂。

（6）引产失败：缩宫素引产成功率与宫颈成熟度、孕周、胎先露高低有关，如连续使用 2～3 天，仍无明显进展，应改用其他引产方法。

2.人工破膜术

人工破膜术适用于头先露并已衔接的孕妇。单独使用人工破膜术引产时，引产到宫缩发动的时间间隔难以预料。人工破膜术联合缩宫素的方法缩短了从引产到分娩的时间。人工破膜术相关的潜在风险包括脐带脱垂或受压、母儿感染、前置血管破裂和胎儿损伤。

（四）产程处理

产程中最好连续胎心监护，注意羊水情况，及早发现胎儿窘迫。过期妊娠常伴有羊水污染，分娩时做好气管插管准备。

（五）剖宫产术

过期妊娠时，胎盘功能减退，胎儿储备力下降，可适当放宽剖宫产指征。

五、注意事项

(1)核准孕周和判断胎盘功能是处理的关键。

(2)根据胎儿情况选择分娩方式。引产前应做宫颈 Bishop 评分,若<6 分先促宫颈成熟。

(3)对妊娠 41 周以后的孕妇可常规引产。

(4)孕期定期产检,减少过期妊娠发生。

(5)促宫颈成熟和引产方法注意应用指征及潜在风险,防止不良事件发生。

(尹　燕)

第六节　多胎妊娠

双胎妊娠分为双卵双胎和单卵双胎。单卵双胎分为双绒毛膜双羊膜囊双胎、单绒毛膜双羊膜囊双胎、单绒毛膜单羊膜囊双胎和联体双胎四种类型。

双胎的预后取决于绒毛膜性,而并非合子性。应该在早孕期对双胎妊娠进行绒毛膜性的判断。

双胎妊娠的非整体筛查策略与单胎不一样,不建议单独使用生化血清学方法对双胎妊娠进行唐氏综合征发生风险的筛查。可以考虑早孕期血清学+NT+年龄联合筛查非整倍体的风险。

双胎妊娠是高危妊娠,孕产妇和胎儿并发症增加,应加强孕期管理。复杂性双胎,包括所有的单绒毛膜双胎、有胎儿并发症的双绒毛膜双胎(如双胎体重生长不一致、一胎畸形、一胎胎死宫内),应建议转诊至有胎儿医学中心的三甲医院。

在一次妊娠中,宫腔内同时有两个或两个以上胎儿时称双胎妊娠或多胎妊娠。近年随着辅助生育技术广泛开展和母亲受孕年龄的增加,多胎妊娠发生率明显提高。双胎出生率增加了近70%,从 1980 年 19 例/1 000 例活产儿到 2006 年 32 例/1 000 例活产儿。

世界各地单卵双胎的发生率相对恒定,为 4‰,并与种族、遗传、年龄和产次等基本无关;而双卵双胎和多胎妊娠的发生率变化较大,受种族、遗传、年龄、孕产次、促排卵药物及辅助生育技术等因素影响,双卵双胎的发生率为 1.3‰~49.0‰。本节主要讨论双胎妊娠。

一、双胎的类型和特点

(一)双卵双胎

由两个卵子和两个精子分别受精形成两个受精卵,约占双胎妊娠的 70%。由于双胎的遗传基因不完全相同,所以与两次单胎妊娠形成兄弟姐妹一样,双卵双胎的两个胎儿的性别、血型可以相同或不同,而外貌、指纹等表型不同。胎盘分为分离的两个,也可以融合成一个,但胎盘内血液循环各自独立,没有血管吻合支。胎盘胎儿面见两个羊膜腔,中间隔有两层羊膜和两层绒毛膜,为双绒毛膜双羊膜囊双胎。

(1)同期复孕:一种两个卵子在短时期内不同时间受精而形成的双卵双胎,精子可以是来自相同或不同男性,检测 HLA 型别可识别精子的来源。曾有新闻报道国外一女子生育的双胎中一个为白种人、一个为黑种人。

（2）异期复孕：在一次受精后隔一个排卵周期后再次受精妊娠。属于双卵双胎中特殊罕见的类型。人类未见报道。

（二）单卵双胎

一个卵子和一个精子受精后分裂形成两个胎儿，约占双胎妊娠的 30％。单卵双胎的遗传基因完全相同，故两个胎儿性别、血型及其他各种表型完全相同。根据受精卵在早期发育阶段发生分裂的时间不同，可形成以下四种类型。

1.双绒毛膜双羊膜囊双胎（dichorionic diamnionic，DCDA）

在受精后 72 小时内分裂，形成两个独立的受精卵、两个羊膜囊，羊膜囊间隔有两层绒毛膜、两层羊膜，胎盘为两个或融合为一个。此种类型占单卵双胎的 30％左右。

2.单绒毛膜双羊膜囊双胎（monochorionic diamnionic，MCDA）

受精卵在受精 72 小时后至 8 天内分裂，胚胎发育处于囊胚期，即已分化为滋养细胞，羊膜囊尚未形成。胎盘为一个，两个羊膜囊，羊膜囊间隔只有两层羊膜。此种类型占单卵双胎的 68％。

3.单绒毛膜单羊膜囊双胎（monochorionic monoamnionic，MCMA）

受精卵在受精后 9～13 天分裂，此时羊膜囊已形成，故两个胎儿共存于一个羊膜腔内，共有一个胎盘。此种类型占单卵双胎的 1％～2％。

4.联体双胎

受精卵在受精 13 天后分裂，此时原始胚盘已形成，机体不能完全分裂成两部分，导致不同形式的联体双胎。寄生胎也是联体双胎的一种形式，发育差的内细胞团被包入正常发育的胚胎体内，常位于胎儿的上腹部腹膜后，胎体的发育不完整。联体双胎的发生率为单卵双胎的 1/1 500。

二、妊娠期母体变化

双胎或多胎妊娠时，与单胎妊娠相比母体负担更重，变化更大。子宫体积及张力明显增大，其容量将增加超过 1 L，重量将增加至少 9 kg，当合并羊水过多时，容积和重量增加更明显。孕妇血容量扩张较单胎妊娠多 500 mL，心率和心搏量都增加，心排血量增多，加上宫底上升抬高横膈，心脏向左向上移位更加明显，心脏负担加重。由于血容量的剧增，以及两个胎儿的发育，对铁、叶酸等营养物质的需要剧增，而孕妇常常早孕反应重，胃储纳消化吸收功能减弱，孕期易患贫血、低钙血症等。相对于单胎，双胎或多胎妊娠孕妇骨关节及韧带的变化更加明显。容易发生腰椎间盘突出或耻骨联合分离，影响孕妇活动。

三、诊断及鉴别诊断

（一）诊断

1.病史及临床表现

有家族史和/或孕前曾用过促排卵药或接受体外受精多个胚胎移植的多为双卵双胎。早孕期早孕反应明显。中期妊娠后体重增加迅速，腹部增大与停经月份不相符，多伴有下肢水肿、静脉曲张等压迫症状，妊娠晚期常感身体沉重，行走不便，严重者有呼吸困难。

2.孕期产科检查

宫底高度大于停经月份，常超出妊娠图的 90 百分位数，四步诊时腹部可触及多个小肢体或三个胎极，在腹部不同部位可听到两个或多个胎心，胎心率相差 10 次以上。下腹部和下肢皮肤可见妊娠纹，多见脚背或脚踝水肿。

3.产科超声检查

产科超声检查是诊断双胎或多胎的主要手段,还可筛查胎儿结构畸形,早期诊断复杂性双胎如双胎输血综合征、双胎动脉反向灌注序列、联体双胎等。

4.绒毛膜性判断

一旦确诊为双胎,应尽一切努力判定和报告羊膜性和绒毛膜性。双胎的预后取决于绒毛膜性,而并非合子性。绒毛膜性的判断主要依靠产前超声检查。

(1)早孕期:早期绒毛膜性的判定最准确的体征(准确率接近100%):孕7~10周孕囊的个数及孕11~14周双胎峰的出现。孕7~10周,如果宫腔内可见两个妊娠囊,为双绒毛膜双胎,如仅见一个孕囊,则单绒毛膜双胎的可能性极大。孕11~14周,根据有无"双胎峰"来判断绒毛膜性。所谓双胎峰指分隔的胎膜与胎盘胎儿面接触处呈三角形,提示双绒毛膜双胎。如分隔的胎膜与胎盘胎儿面接触处呈T形,提示单绒毛膜双胎。

(2)中孕期:早孕期之后判断绒毛膜性的难度增加,准确率约80%。可通过检查胎儿性别、两个羊膜囊间隔厚度、胎盘是否独立综合判断绒毛膜性。如有两个独立胎盘和/或胎儿性别不同,提示双卵双胎;如超声影像图上只有一个胎盘,可以是单绒毛膜双胎,也可以是双绒毛膜双胎。此外,测定两个羊膜囊间隔的胎膜厚度可辅助诊断,如间隔胎膜厚度≥2 mm提示双绒毛膜双胎可能性大。

(二)鉴别诊断

当宫底高度大于停经月份时,首先应重新核定孕周,特别对于月经周期不规则的孕妇,第二应排空膀胱再测宫底高度,做好这两项工作后确定子宫大于停经月份,还应与以下情况相鉴别。①妊娠滋养细胞疾病。②子宫畸形(纵隔子宫、双角子宫或残角子宫)合并妊娠。③子宫肌瘤合并妊娠。④附件肿瘤合并妊娠。⑤羊水过多。⑥巨大胎儿。

通过询问相关病史,主要依靠超声检查,可以鉴别诊断。

四、双胎并发症及对母儿的影响

多胎妊娠比单胎妊娠发生孕产妇与胎儿并发症的风险增加,除容易流产、早产、妊娠合并高血压等常见并发症外,还有一些特有的围产儿并发症,危及母儿安全。

(一)孕产妇的并发症

1.贫血

双胎并发贫血的发生率为74.6%,是单胎的2.4倍,与铁及叶酸缺乏有关。

2.妊娠合并高血压

双胎并发妊娠合并高血压可高达30%,比单胎高3~4倍,具有发病早、程度重、容易出现心肺并发症等特点。

3.妊娠肝内胆汁淤积症

发生率是单胎的2倍,胆酸常高出正常值10~100倍,容易引起死胎及死产。

4.羊水过多及胎膜早破

双胎羊水过多发生率约为12%,约14%双胎并发胎膜早破。

5.胎盘早剥

双胎易发胎盘早剥,可能与妊娠合并高血压发病率增加有关,另外,胎膜早破或双胎第一胎儿娩出后宫腔压力骤降,是胎盘早剥的另一常见原因。

6.宫缩乏力和产后出血

双胎子宫肌纤维伸展过度,常并发原发性宫缩乏力,易致产程延长和产后出血。双胎产后出血发生率是单胎的 2 倍,导致全子宫切除的比率是单胎的 3 倍,与子宫过度膨胀、产后宫缩乏力加上胎盘附着面积增大有关。

(二)围产儿并发症

1.流产

双胎妊娠容易发生自然流产,据报道流产的双胎比足月分娩的双胎多三倍以上。单绒毛膜双胎是自然流产的高危因素,与双绒毛膜双胎的流产比例为 18:1。

2.早产

因胎膜早破或宫腔内压力过高及严重母儿并发症等原因,约 60% 的双胎并发早产,导致围产儿病死率增高。美国一项调查显示 16 年间,双胎足月分娩数下降 22%,与医源性干预有关,但并未造成围产儿病死率增高。

3.胎儿畸形

双卵双胎和单卵双胎妊娠胎儿畸形的发生率分别为单胎妊娠的 2 倍和 3 倍。

4.难产

胎位为臀头位,易发生胎头交锁导致难产;即使是头头位,胎头碰撞也会引起难产。

5.脐带异常

脐带插入点异常如球拍状胎盘或帆状胎盘是单绒毛膜双胎常见并发症。单绒毛膜单羊膜囊双胎几乎均有脐带缠绕。脐带脱垂多发生在双胎胎儿异常或胎先露未衔接出现胎膜早破时,以及第一胎胎儿娩出后,第二胎胎儿娩出前,可致胎儿死亡。

6.过期妊娠

美国一项研究表明孕 39 周以后双胎死产的风险超过了新生儿死亡的风险。有学者建议将 40 周以后的双胎妊娠视为过期妊娠。

(三)双胎特有并发症

1.双胎体重生长不一致

发生于 20%~30% 双胎,定义为双胎之一胎儿体重小于第 10 百分位数,且两胎儿体重相差 >25%,又称为选择性生长受限(selective FGR,sFGR)。两个胎儿的体重均小于第 10 百分位数,称为小于胎龄儿(small for gestational age,SGA)。双胎体重生长不一致原因不明,可能与胎儿拥挤、胎盘占蜕膜面积相对较小或一胎畸形有关。双绒毛膜双胎体重生长不一致,不一样的遗传生长潜力,特别在性别不同时也是原因之一。单绒毛膜双胎,主要原因是胎盘分配不均及脐带插入异常,FGR 胎儿胎盘通常为球拍状胎盘或帆状胎盘。双胎体重生长不一致,围产期不良结局增加,总的围产期丢失率为 7.3%。当体重相差超过 30% 时,胎儿死亡的相对风险增加 5 倍以上。此外,新生儿呼吸窘迫综合征、脑室内出血、脑室周围白质软化、败血症和坏死性小肠结肠炎等的发生率都随着双胎生长不一致程度的上升而上升。

2.双胎输血综合征(twin to twin transfusion syndrome,TTTS)

10%~15% 的单绒毛膜双胎会发生 TTTS。绝大部分是 MCDA,MCMA 发生 TTTS 非常少见。通过胎盘间的动-静脉吻合支,血液从动脉向静脉单向分流,使一个胎儿成为供血儿,另一个胎儿成为受血儿。导致供血儿贫血、血容量减少,致使发育迟缓,肾灌注不足,羊水过少,胎儿活动受限并引起"贴附胎",甚或死亡;受血儿血容量过多,可因循环负荷过重而发生羊水过多、胎儿水肿、胎儿充血性心力衰竭。产前诊断 TTTS 的标准包括：①单绒毛膜性双胎；②羊水过多-羊水过少：受血儿羊水过多，最大羊水池深度＞8 cm；供血儿羊水过少，最大羊水池深度＜2 cm。

3.双胎贫血-多血序列征（twin anemia polycythemia sequence，TAPS）

TAPS 是单绒毛膜双胎的特有并发症，原发于 3%～5% 的单绒毛膜双胎，2%～13% 的 TTTS 激光治疗后继发发生 TAPS。其发生机制与 TTTS 相似，为胎盘间的动静脉吻合支导致单向的血流，但吻合支均为直径＜1 mm 的微小血管，故表现为双胎网织红细胞的差异，一胎严重贫血，另一胎红细胞增多，不发生羊水量的改变。产前诊断标准包括：①单绒毛膜双胎；②一胎大脑中动脉血流峰值（MCA-PSV）＞1.5 MOM，另一胎 MCA-PSV＜1.0 MOM；③缺乏 TTTS 的诊断依据，没有羊水少/过多。

4.双胎反向动脉灌注序列（twin reversed arterial perfusion sequence，TRAPS）

又称无心双胎，是单绒毛膜双胎的罕见、特有并发症，发生于 1% 的单绒毛膜双胎。可通过产前超声检查作出诊断，表现为双胎妊娠一胎儿心脏缺如、退化或无功能（称为无心胎），另一胎儿正常（称为泵血胎）。TRAPS 最显著的特征是结构正常的泵血胎通过胎盘表面的一根动-动脉吻合向寄生的无心胎供血。通常泵血胎儿解剖结构正常，其为非整倍体的风险为 9%；无心胎常伴有其他解剖结构异常，如先天性无脑畸形、前脑无裂畸形、重要器官缺如等。如不治疗，泵血胎多因高负荷心力衰竭而死亡，围产期死亡率为 50%～75%。

5.单绒毛膜单羊膜囊双胎（MCMA）

MCMA 是一种两个胎儿同在一个羊膜囊的罕见妊娠方式，大约占单绒毛膜双胎的 5%。在 16 周前，流产率为 50%，大部分丢失是由于胎儿异常和自然流产。一项系统综述包括 114 个 MCMA，得出结论：几乎所有的 MCMA 都存在脐带缠绕，脐带缠绕不会导致围产儿的发病率和死亡率。单有脐动脉切迹，而没有其他胎儿恶化的证据，并不能提示围产儿预后不良。TTTS 和脑损伤的发生率分别为 6% 和 5%。

6.联体双胎

受精卵在胚盘已开始形成后才分裂形成双胎，属于单羊膜囊妊娠的特有并发症。联体双胎很罕见，估计每 100 000 例妊娠中有一例，约占单绒毛膜双胎的 1%。连体可涉及任意数量的器官，可分为前（胸部联胎）、后（臀部联胎）、头（头部联胎）和尾（骶部联胎）四类，其中最常见的连体类型包括胸部连体、脐部连体、臀部连体、坐骨连体、颅部连体。

五、临床管理

(一)孕期管理

(1)绒毛膜性的判定和核实孕龄双胎的预后取决于绒毛膜性，故早孕期超声检查判断绒毛膜性显的至关重要。建议所有诊断双胎妊娠的孕妇均应在孕 14 周前通过超声检查孕囊的个数和双胎峰的出现，准确判断绒毛膜性。

尽管早孕期和中孕期超声推算孕龄的准确性相似，但还是推荐使用早孕期 B 超来推算预产期。没有充分的证据推荐使用哪个胎儿（当胎儿大小不一致时）来决定双胎的预产期。但是，为避免漏诊早期的一胎胎儿宫内生长受限，大多数专家同意临床医师应根据大胎儿来推算孕龄。

(2)产前非整倍体筛查及结构筛查双胎妊娠的非整体筛查策略与单胎不一样，不建议单独使用生化血清学方法对双胎妊娠进行唐氏综合征发生风险的筛查。可以考虑早孕期血清学＋NT＋年龄联合筛查，在假阳性率为 5% 的情况下，此筛查策略非整倍体的检出率单胎为 89%，DCDA 为

86%，MCDA 为 87%。目前由于缺乏大样本的研究，非侵入性产前筛查（NIPT）应用于双胎产前筛查仍然不确定其准确性。ACOG 仍不建议 NIPT 应用于双胎妊娠的产前筛查。建议在孕 18～24 周进行双胎妊娠的超声结构筛查。

（3）孕期超声检查的频率和内容建议双胎妊娠早孕期建卡登记，孕 14 周前超声确定绒毛膜性，孕 11～14 周 NT 检查联合孕妇年龄、血清学指标行非整体筛查，孕 20～24 周超声结构畸形筛查，同时测量子宫颈长度。双绒双胎孕 24 周后每 4 周超声检查一次，监测胎儿生长发育、羊水量和脐动脉多普勒血流。单绒双胎自孕 16 周起，每 2 周超声检查一次，内容包括胎儿生长发育、羊水量、脐动脉多普勒血流和大脑中动脉血流峰值。

（4）妊娠期处理及监护：①营养指导，补充含一定叶酸量的复合维生素，纠正贫血，适当补充铁及钙剂，合理饮食，保证胎儿生长所需的足够营养。②防治早产，合理应用宫缩抑制剂。双胎孕妇应增加休息时间，减少活动量。34 周前如出现宫缩或阴道流液，应住院治疗，给予宫缩抑制剂。孕期可行阴道超声检查了解子宫颈内口形状和子宫颈管长度，预测早产的发生。双胎妊娠的糖皮质激素促进胎肺成熟方案与单胎妊娠相同。③防治母体妊娠期并发症，妊娠期注意血压及尿蛋白变化，及时发现和治疗妊娠合并高血压。重视孕妇瘙痒主诉，动态观察孕妇血胆汁酸及肝功能变化，早期诊断和治疗妊娠肝内胆汁淤积症。④定期监测胎心、胎动变化，可自孕 33 周起，每周行 NST 检查。⑤妊娠晚期通过腹部触诊和 B 超检查确定胎位，帮助选择分娩方式。

（二）终止妊娠时机及指征

1.终止妊娠时机

对于双胎终止妊娠时机选择，目前仍有不同观点。多数专家认为，对于无并发症及合并症的双绒毛膜双胎可期待至孕 38 周时再考虑分娩。对于无并发症及合并症的单绒毛膜双羊膜囊双胎可以在严密监测下至妊娠 37 周分娩。单绒毛膜单羊膜囊双胎的分娩孕周多为 32～34 周。复杂性双胎（如双胎输血综合征、选择性生长受限及贫血多血质序列等）需要结合每个孕妇及胎儿的具体情况制定个体化的分娩方案。

2.终止妊娠指征

（1）单绒毛膜双胎出现严重的特殊并发症，如 TTTS、sFGR、TAPS 等，为防止一胎死亡对另一胎产生影响。

（2）母亲有严重并发症，如子痫前期或子痫，不能继续妊娠时。

（3）预产期已到但尚未临产，胎盘功能减退者。

3.分娩期处理及产后观察

（1）分娩方式的选择：无合并症的单绒毛膜双羊膜囊双胎及双绒毛膜双羊膜囊双胎可以选择阴道试产。双胎计划阴道分娩时，第二胎儿的胎方位不作为分娩方式选择的主要依据，具体为：①胎方位为头-头位，可以阴道试产。②第一胎为头位、第二胎儿为臀位且估计体重介于 1 500～4 000 g 时，可进行阴道试产；第二胎儿估计体重 1 500 g 以下时，仍无充分证据支持哪种分娩方式更为有利。③双胎体重不一致并不能作为剖宫产的指征。

剖宫产指征：①第一胎儿为肩先露、臀先露。②联体双胎孕周＞26 周。③单胎妊娠的所有剖宫产指征，如短期不能阴道分娩的胎儿窘迫、严重妊娠并发症等。④单绒毛膜单羊膜囊双胎。

（2）产程处理：宫缩乏力时可在严密监护下给予低浓度缩宫素静脉滴注加强宫缩；第一产程全程严密观察胎心变化和产程进展；第二产程行会阴侧切，当第一胎儿娩出后，立即用血管钳夹紧胎盘侧脐带，防止第二胎儿失血。助手在腹部协助固定第二胎儿为纵产式，定时记录胎心和宫缩,及时阴道检查了解胎位,注意有无脐带脱垂或胎盘早剥。如无异常,尽快行人工破膜,必要时静脉滴注低浓度缩宫素加强宫缩,帮助胎儿在半小时内娩出。若发现脐带脱垂、胎盘早剥、第二胎横位,应立即产钳助产、内倒转术或臀牵引术等阴道助产术,甚至是剖宫产术,迅速娩出胎儿。产程中注意补充产妇高热量、易吸收的食物或饮品,使产妇有足够的体力完成分娩。

(3)产后观察:无论阴道分娩还是剖宫产,均需积极防治产后出血,常规临产后备血,第三产程建立静脉通路。注意观察生命体征、子宫收缩和阴道出血量,加强宫缩剂的应用。

4.双胎常见胎儿并发症的处理

(1)双胎体重生长不一致(sFGR)。

一般处理:同单胎 FGR 一样,首先需寻找原因,包括:①详细的结构超声扫描。②查找病毒感染(巨细胞病毒、风疹病毒和弓形虫)。③建议羊水穿刺排除染色体异常。④MCDA 的 sFGR 主要原因是胎盘和血管的分配不均。

双胎体重生长不一致时,需加强超声监测:①胎儿生长发育和羊水量,每 2 周 1 次。②脐动脉和大脑中动脉多普勒血流监测,DCDA 每 2 周一次,MCDA 每周一次。③如果脐动脉多普勒血流异常,加做静脉导管和脐静脉血流,目的是尽量延长孕龄至新生儿能存活,同时避免一胎胎死宫内,导致存活胎严重的后果。估计医源性早产,应用糖皮质激素促胎肺成熟。

双绒毛膜双胎:双绒毛膜双胎体重生长不一致对围产儿的预后无明显影响。终止妊娠的时机:①由双胎中 FGR 胎儿发生胎窘时决定何时干预,并计划相应的胎儿监护。②一般不建议 32～34 周前分娩。③在严重的早期生长差异双胎中,推荐以 FGR 胎儿自然死亡为代价,不干预从而最大化适于胎龄儿的生存机会。

单绒毛膜双胎:单绒毛膜双胎体重生长不一致的处理比较棘手,根据脐动脉多普勒血流的异常分为3 型,终止妊娠的时机。①Ⅰ型:FGR 胎儿脐动脉血流多普勒波形正常。预后最好,存活率 90％以上。如宫内监测良好,建议 34～35 周终止妊娠。②Ⅱ型:FGR 胎儿脐动脉舒张末期血流持续性消失或反流。预后最差,任何一胎发生胎死宫内的风险高达 29％。一般建议 30 周左右选择性终止妊娠。③Ⅲ型:FGR 胎儿脐动脉舒张末期血流间断性消失或反流。自然预后比Ⅱ型好,但 FGR 胎儿发生不可预测的宫内死亡和大胎儿出现脑损伤的概率升高。建议 32～34 周选择性终止妊娠。

(2)双胎输血综合征(TTTS)。

TTTS Quintero 分期分为五期。①Ⅰ期:羊水过多/过少,供血儿膀胱可见;②Ⅱ期:观察 60 分钟,供血儿膀胱缺失;③Ⅲ期:任何一个胎儿出现多普勒血流异常,如脐动脉舒张期血流缺失或倒置,大脑中动脉血流异常或静脉导管反流;④Ⅳ期:任何一个胎儿水肿;⑤Ⅴ期:双胎之一或双胎死亡。

处理原则。①Ⅰ期:可行保守治疗并加强监测,每周随访一次超声。内容包括羊水量,供血儿膀胱,脐动脉多普勒血流。也可考虑行胎儿镜胎盘血管交通支激光凝固术。一项针对 TTTS Ⅰ期治疗的系统综述显示:激光治疗和保守治疗两组的总生存率相近(85％和 86％),羊水减量组稍低(77％)。②Ⅱ期及以上:首选胎儿镜胎盘血管交通支激光凝固术。如果不能行激光治疗,可以行连续的羊水减量。

预后:TTTS 如果不治疗,90％胎儿会死亡,存活的新生儿发病率为 50％。激光治疗后,60％～70％两个胎儿存活,80％～90％最起码一胎存活。平均分娩孕周为 33～34 周。

(3)双胎贫血-红细胞增多症系列:没有很好的治疗方法,有以下几种治疗方案:①宫内输血

(供血儿)+部分换血(受血儿);②胎儿镜胎盘血管交通支激光凝固术;③选择性减胎,首选射频消融术,还可以运用脐带结扎术,双极电凝脐带术;④分娩,产后治疗。

六、临床特殊情况的思考和建议

(一)双胎一胎死亡的处理

(1)双绒毛膜双胎因不存在胎盘血管吻合支,故一胎死亡对另一胎的影响除可能诱发早产外,无其他不良影响,无须特殊处理。

(2)单绒毛膜双胎如已足月,建议即刻终止妊娠,否则建议期待妊娠,因为对另一胎的损伤在死亡那一刻已经发生。期待妊娠过程中每2~4周行脐动脉和大脑中动脉多普勒血流检查,建议34~36周给予一个疗程促胎肺成熟后终止妊娠。4~6周后MRI检查存活胎的大脑是否受到损伤,2岁时还应评估神经系统的发育情况。存活胎如果有严重神经系统损伤的证据,应考虑晚期终止妊娠。

(二)双胎一胎畸形的处理

(1)双绒毛膜双胎如为致死性畸形,可保守性治疗;如为非致死畸形但会导致严重障碍,倾向于减胎治疗,可行心脏内或脊髓内注射氯化钾减胎。

(2)单绒毛膜双胎如需选择性减胎,因存在胎盘血管吻合,不能使用氯化钾注射,首选射频消融术,还可以运用脐带结扎术,双极电凝脐带术。

(尹　燕)

第七节　前置胎盘

一、病因

确切病因目前尚不清楚。既往前置胎盘史、既往剖宫产史、多胎妊娠、多产、高龄孕妇(>35岁),不孕治疗、多次流产史、宫腔手术史、母亲吸烟及吸毒均增加前置胎盘风险。

(一)子宫内膜损伤

多次刮宫、多次分娩、产褥感染、子宫瘢痕等可损伤子宫内膜。或引起炎症或萎缩性病变,使子宫蜕膜血管缺陷。当受精卵着床时,因血液供给不足,为摄取足够营养而增大胎盘面积,伸展到子宫下段。前置胎盘患者中85%~90%为经产妇。瘢痕子宫妊娠后前置胎盘的发生率5倍于无瘢痕子宫。

(二)胎盘异常

多胎妊娠时,胎盘面积较大而延伸至子宫下段,故前置胎盘的发生率较单胎妊娠高一倍;副胎盘亦可到达子宫下段或覆盖宫颈内口;膜状胎盘也可扩展至子宫下段,发生前置胎盘。

(三)受精卵滋养层发育迟缓

受精卵到达宫腔时,滋养层尚未发育到能着床的阶段,继续下移,着床于子宫下段而形成前置胎盘。

二、临床分类

按胎盘下缘与宫颈内口的关系,分为4种类型。

(一)完全性前置胎盘

完全性前置胎盘又称为中央性前置胎盘,宫颈内口完全被胎盘组织覆盖。

(二)部分性前置胎盘

部分性前置胎盘的宫颈内口部分被胎盘组织覆盖。

(三)边缘性前置胎盘

胎盘下缘附着于子宫下段,但未超越宫颈内口。

(四)低置胎盘

胎盘附着于子宫下段,边缘距宫颈内口<20 mm,但未达到宫颈内口。

胎盘下缘与宫颈内口的关系随子宫下段的逐渐伸展、宫颈管的逐渐消失、宫颈口的逐渐扩张而改变诊断时期不同,分类也可不同,目前均以处理前最后一次检查来确定其分类。有文献报道发现于妊娠15~19周、20~23周、24~27周、28~31周和32~35周时诊断的前置胎盘患者分娩时前置胎盘仍存在的比例是12%、34%、49%、62%、73%。

还有一种特殊类型,近年来发病率增高,由于其胎盘粘连、植入发生率高,往往引起致命性的大出血。因此定义为"凶险性前置胎盘":既往有剖宫产史,此次妊娠为前置胎盘,且胎盘附着于原手术瘢痕部位。

三、临床表现

主要临床表现是妊娠晚期无痛性反复性阴道流血,可伴有因出血多所致的相应症状。出血可发生于中期妊娠的晚期和晚期妊娠的早期,发生出血较早者,往往由于出血过多而流产。

(一)无痛性阴道出血

中期妊娠时70%~80%前置胎盘患者的典型临床表现是无诱因、无痛性阴道流血。妊娠晚期子宫峡部逐渐拉长形成子宫下段,而临产后的宫缩又使宫颈管消失而成为产道的一部分。但附着于子宫下段及宫颈内口的胎盘不能相应的伸展。与其附着处错位而发生剥离,致血窦破裂而出血。初次出血一般不多。但也可初次即发生致命性大出血。随着子宫下段的逐渐拉长,可反复出血。完全性前置胎盘初次出血时间较早,多发生在妊娠28周左右,出血频繁。出血量也较多。边缘性前置胎盘初次出血时间较晚,往往发生在妊娠37~40周或临产后,出血量较少。部分性前置胎盘的初次出血时间及出血量则介于以上两者之间。部分性及边缘性前置胎盘患者胎膜破裂后。若胎先露部很快下降,压迫胎盘可使出血减少或停止。

(二)贫血、休克

反复出血可致患者贫血,其程度与阴道流血量及流血持续时间呈正比。有时,一次大量出血可致孕妇休克、胎儿发生窘迫甚至死亡。有时,少量、持续的阴道流血也可导致严重后果。

(三)胎位异常

常见胎头高浮,约1/3患者出现胎位异常,其中以臀位和横位为多见。

(四)早产及足月前胎膜早破

任何原因的产前出血均是早产和足月前胎膜早破的危险因素。

(五)宫内生长受限

部分前置胎盘患者可能存在胎儿宫内生长受限,但目前存在争议。

(六)前置血管或脐带帆状附着

前置血管及脐带帆状附着并不常见,但若出现则往往伴有前置胎盘。

四、诊断

妊娠20周以上且表现为阴道流血的任何女性均应怀疑前置胎盘的可能。诊断主要依靠超声的准确评估,不能确定的可经阴道超声明确。临床上,对任何可疑前置胎盘患者,在没有备血或输液情况下,不能做肛门或阴道检查,以免引起出血,甚至是致命性出血。

(一)病史

妊娠晚期或临产后突发无痛性阴道流血,应首先考虑前置胎盘;通过超声检查才能获得诊断,同时应询问有无多次刮宫或多次分娩史等高危因素。

(二)体征

患者全身情况与出血量及出血速度密切相关。反复出血者可有贫血貌,严重时出现面色苍白、四肢发冷、脉搏细弱、血压下降等休克表现。

1.腹部体征

子宫大小与停经月份相符,子宫无压痛,但可扪及阵发性宫缩,间歇期能完全放松。可有胎头高浮、臀先露或胎头跨耻征阳性,出血多时可出现胎心异常,甚至胎心消失;胎盘附着子宫前壁时可在耻骨联合上方闻及胎盘血流杂音。

2.宫颈局部变化

一般不做阴道检查,如果反复少量阴道出血,怀疑宫颈阴道疾病,需明确诊断,则在备血、输液、输血或可立即手术的条件下进行阴道窥诊,严格消毒外阴后,用阴道窥器观察阴道壁有无静脉曲张、宫颈糜烂或息肉等病变引起的出血,不做阴道指检,以防附着于宫颈内口处的胎盘剥离而发生大出血。

(三)辅助检查方法

1.B超检查

B超检查可清楚显示子宫壁、宫颈、胎先露部及胎盘的关系,为目前诊断前置胎盘最有效的方法,准确率在95%以上,超声诊断前置胎盘还要考虑孕龄,中期妊娠时胎盘占据宫壁一半面积,邻近或覆盖宫颈内口的机会较多,故有半数胎盘位置较低。因此超声检查描述胎盘位置时,应考虑妊娠周数、妊娠中期发现胎盘位置低,不宜诊断为前置胎盘,可称为"胎盘前置状态"。晚期妊娠后,子宫下段形成及向上扩展成宫腔的一部分,大部分胎盘上移而成为正常位置胎盘。妊娠18～23周发现胎盘边缘达到但没有覆盖宫颈内口(0 mm),持续胎盘前置状态的可能性基本为零。如覆盖宫颈内口范围超过25 mm,分娩时前置胎盘的发生率为40%～100%。附着于子宫后壁的前置胎盘容易漏诊,因为胎先露遮挡或腹部超声探测深度不够,经阴道彩色多普勒检查可以减少漏诊,而且安全、准确,但应注意避免因操作不当引起出血。

根据我国中华医学会妇产科学分会前置胎盘指南建议使用下述方法测量以指导临床:当胎盘达到宫颈内口,测量胎盘边缘距宫颈内口的距离;当胎盘边缘覆盖了宫颈内口,测量超过宫颈内口的距离,精确到毫米。

2.MRI 检查

怀疑合并胎盘粘连、植入要采用 MRI 辅助检查,超声结合 MRI 可提供诊断率。怀疑"凶险性"前置胎盘,磁共振有助于了解胎盘侵入子宫肌层的深度、局部吻合血管分布情况,及是否侵犯膀胱等宫旁组织。动态观察 MRI 图像可见有"沸水症"。

3.产后检查胎盘胎膜

产后应检查胎盘有无形态异常,有无副胎盘。胎盘边缘见陈旧性紫黑色血块附着处即为胎盘前置部分;胎膜破口距胎盘边缘在 7 cm 以内则为边缘性或部分性前置胎盘或低置胎盘的证据。

五、鉴别诊断

诊断时应排除阴道壁病变、宫颈癌、宫颈糜烂及息肉引起的出血。通过仔细的阴道检查可以鉴别。如排除阴道及宫颈病变,还应与胎盘早剥、帆状胎盘前置血管破裂、胎盘边缘血窦破裂鉴别,超声胎盘位置检测可以辅助鉴别。

六、对母儿的影响

(一)产时、产后出血

附着于子宫前壁的前置胎盘行剖宫产时,如子宫切口无法避开胎盘,则出血明显增多。胎儿分娩后,子宫下段肌肉收缩力较差,附着的胎盘不易剥离,即使剥离后因开放的血窦不易关闭而常发生产后出血。

(二)植入性胎盘

前置胎盘偶可合并胎盘植入,由于子宫下段蜕膜发育不良,胎盘绒毛可植入子宫下段肌层,使胎盘剥离不全而发生大出血,有时需切除子宫而挽救产妇生命。1%～5%前置胎盘合并胎盘植入,但"凶险性"前置胎盘合并胎盘植入的概率明显增高。

(三)贫血及感染

产妇出血,贫血而体弱,加上胎盘剥离面又靠近宫颈外口,容易发生产褥感染。

(四)围产儿预后不良

出血量多可致胎儿缺氧或宫内窘迫。有时因大出血而须提前终止妊娠,低出生体重儿及围产儿死亡率高。

七、孕期管理

孕期管理的原则是早期发现前置胎盘,及时制订孕期随访及诊疗方案。

推荐所有孕妇在孕 20～24 周超声检查胎盘距宫颈内口距离。胎盘位置低的孕妇覆盖宫颈内口或距宫颈内口 2 cm 以内的,禁止性生活并进行前置胎盘宣教。需要 32 周复评估,如果胎盘边缘距离宫颈内口 2 cm 以上,无须随访,如仍在 2 cm 以内或覆盖宫颈内口,孕 36 周超声再次随访。阴道超声准确率较腹部超声更高。有阴道出血评估胎盘位置根据个体情况而定。孕 32 周后如仍为前置胎盘,需制订孕晚期随访方案及分娩计划,进行患者宣教,原则上如孕妇满足能在20 分钟内返回医院、在家卧床休息、了解门诊随访风险及 24 小时有人陪护,可以考虑在病情稳定无出血的情况下门诊随访。

八、治疗

治疗原则是抑制宫缩、控制出血、纠正贫血及预防感染,正确选择结束分娩的时间和方法。根据前置胎盘类型、出血量、有无休克及程度、妊娠周数、胎儿是否存活而采取相应的处理。

(一)期待疗法

适用于出血不多或无产前出血者、生命体征平稳、胎儿存活、胎龄<34周的孕妇。原则是在确保孕妇安全的前提下,继续延长胎龄,以期提高围产儿的存活率。若无阴道流血,在妊娠34周前可以不必住院,但要定期超声检查,了解胎盘与宫颈内口的关系;一旦出现阴道流血,就要住院治疗。期待疗法应在备血、有急诊手术条件下和母儿抢救能力的医疗机构进行,一旦出血增多,应立即终止妊娠。期待疗法具体如下所述。

1.阴道流血期间绝对卧床休息

左侧卧位,禁止性生活、阴道检查、肛门检查、灌肠及任何刺激,保持孕妇良好情绪,必要时可应用镇静剂地西泮5 mg,口服,血止后可适当活动。

2.纠正贫血

视贫血严重程度补充铁剂,或少量多次输血。目标是维持血红蛋白含量在110 g/L以上,血细胞比容在30%以上,增加母体储备,改善胎儿宫内缺氧情况。

3.止血

在期待治疗过程中,常伴发早产。对于有早产风险的患者可酌情给予宫缩抑制剂。防止因宫缩引起的进一步出血,赢得促胎肺成熟的时间。β受体激动剂、钙通道阻滞剂、非甾体抗炎药、缩宫素受体抑制剂等可以考虑应用。

在使用宫缩抑制剂的过程中,仍有阴道大出血的风险,应做好随时剖宫产手术的准备。值得注意的是,宫缩抑制剂与肌松剂有协同作用,可加重肌松剂的神经肌肉阻滞作用,增加产后出血的风险。

4.促胎儿肺成熟

密切监护胎儿宫内生长情况,警惕胎儿生长限制发生,目前循证医学认为宫内能量治疗无效。可根据患者饮食营养摄入综合考虑,如考虑存在营养摄入不足可予能量等支持药物,但如为胎盘或胎儿因素宫内治疗无效。考虑7天内可能终止妊娠孕妇,可给予地塞米松6 mg静脉或肌内注射,12小时1次,连用4次1个疗程,以促进胎儿肺成熟,急需时可羊膜腔内一次性注射10 mg地塞米松。目前推荐34周前应用,间隔7天以上可加用1疗程,不超过2个疗程。

5.保守治疗过程中阴道大出血的风险预测

(1)宫颈管长度:妊娠34周前经阴道超声测量宫颈管长度,如宫颈管长度<3 cm大出血而急诊剖宫产手术的风险增加。如覆盖宫颈内口的胎盘较厚(>1 cm),产前出血、胎盘粘连、植入或手术风险增加。

(2)胎盘边缘出血无回声区:覆盖宫颈内口的胎盘边缘出现无回声区,出现突然大出血的风险是其他类型前置胎盘的10倍。

(3)位于前次剖宫产子宫切口瘢痕处的前置胎盘即"凶险型前置胎盘"常伴发胎盘植入、产后严重出血,子宫切除率明显增高。

6.硫酸镁保护脑神经

对于已决定在24小时之内终止妊娠的前置胎盘早产(32周之前),推荐应用1个疗程的硫酸镁以保护脑神经,由于产妇或胎儿状况需要急诊剖宫产时,无须为了应用硫酸镁而延迟分娩。

7.终止时机

严密观察病情,期待治疗一般至 36 周,各项指标提示胎儿已成熟者,可适时终止妊娠,避免在出现危险时再处理及急诊终止妊娠。对无反复出血者可延长至足月。

(二)终止妊娠

1.紧急剖宫产

出现大出血甚至休克,为了挽救孕妇生命应立即终止妊娠。无须考虑胎儿情况。剖宫产可在短时间内娩出胎儿,结束分娩,对母儿相对安全,是处理前置胎盘的主要手段。临产后诊断的部分性或边缘性前置胎盘,出血量多短期无法经阴分娩也推荐急诊剖宫产。

2.择期剖宫产

完全性前置胎盘必须以剖宫产终止妊娠。近年来对部分性及边缘性前置胎盘亦倾向剖宫产分娩。无症状的前置胎盘合并胎盘植入可于妊娠 36 周后终止妊娠。无症状的完全性前置胎盘妊娠达 37 周终止妊娠。边缘性前置胎盘满 38 周考虑终止妊娠;部分性根据胎盘遮挡宫颈内口情况 37～38 周终止妊娠。

3.阴道分娩

适用于边缘性前置胎盘、低置胎盘,出血不多、头先露、无头盆不称及胎位异常,且宫颈口已开大、估计短时间内分娩者。阴道检查需在备血、输液条件下,首先以一手示、中两指轻轻行阴道穹隆部扪诊,如感觉手指与胎先露部之间有较厚的软组织,应考虑前置胎盘,如清楚感觉为胎先露,则可排除前置胎盘;然后,可轻轻触摸宫颈内有无胎盘组织,确定胎盘下缘与宫颈内口的关系,如为血块则易碎,若触及胎膜可刺破胎膜,使羊水流出,胎先露部下降压迫胎盘而减少出血。并加强宫缩促使胎头下降压迫胎盘而止血。一旦产程停滞或阴道流血增多,应立即剖宫产结束分娩。

4.紧急转送

如无输血、手术等抢救条件时,应立即在消毒下阴道填塞纱布、腹部加压包扎、开通静脉输液通路后,由医务人员亲自护送至附近有条件的医院治疗。

期待过程中筛查与否,特别是 B 族链球菌感染,预防性使用抗生素。终止妊娠时在胎盘剥离后预防性使用抗生素。

(张　琳)

第八节　胎　盘　早　剥

妊娠 20 周后或分娩期,正常位置的胎盘于胎儿娩出前,全部或部分从子宫壁剥离,称为胎盘早剥。它是晚期妊娠严重的并发症之一。由于其起病急、发展快,处理不当可威胁母儿生命。国内报道发生率为 0.46%～1.8%,约 1% 的胎盘早剥孕产妇死亡,而围产儿死亡率为达 4.4%～67%,平均 12%,是无胎盘早剥的 20 倍;大部分围产儿的死亡发生在宫内,发生率的高低还与产后是否仔细检查胎盘有关,有些轻型胎盘早剥患者症状不明显,易被忽略。发病率仍呈增加趋势,可能与胎盘早剥高危因素的出现率增加和/或疾病确定方法的改进有关。

一、病因及发病机制

发病机制尚不完全清楚,子痫前期是胎盘早剥的高危因素,子痫前期较正常妊娠增加 2～4 倍的风险。早发型子痫前期胎盘早剥发病率高达 4.1%～22.9%。子痫前期患者缺乏正规产检(OR 值 45.3);有子痫前期病史(OR 值 3.7);中孕期、晚孕期流产、早产(OR 值 16.1);胎儿生长限制(OR 值 27.1)是易发胎盘早剥的独立危险因素。

下列情况时胎盘早剥发病率增高。

(一)孕妇血管病变

胎盘早剥多发生于子痫前期、子痫、慢性高血压及慢性肾脏疾病的孕妇。当这类疾病引起全身血管痉挛及硬化时,子宫底蜕膜也可发生螺旋小动脉痉挛或硬化,引起远端毛细血管缺血坏死而破裂出血,血液流至底蜕膜层与胎盘之间,并形成血肿,导致胎盘从子宫壁剥离。

(二)机械因素

腹部外伤或直接被撞击、性交、外倒转术等都可诱发胎盘早剥。羊水过多时突然破膜,羊水流出过快,或双胎分娩时第一胎儿娩出过快,使宫内压骤减,子宫突然收缩而导致胎盘早剥。临产后胎儿下降,脐带过短使胎盘自子宫壁剥离。

(三)子宫静脉压升高

仰卧位低血压综合征时,子宫压迫下腔静脉使回心血量减少,子宫静脉淤血使静脉压升高,导致蜕膜静脉床淤血或破裂而发生胎盘剥离。

(四)其他

高龄孕妇、经产妇易发生胎盘早剥;不良生活习惯如吸烟、酗酒及吸食可卡因等也是国外发生率增高的原因;胎盘位于子宫肌瘤部位易发生胎盘早剥;接受辅助生育技术助孕等。

二、病理及病理生理变化

胎盘早剥的主要病理变化是底蜕膜中母体血管的破裂,极少数情况下,是源自胎儿胎盘血管破裂后形成血肿,使胎盘从附着处分离,按病理分为 3 种类型。①底蜕膜出血,形成血肿,血肿产生张力使该处胎盘以出血点为中心自子宫壁向四周剥离,如剥离面小,张力增大可压迫止血使血液很快凝固而出血停止,临床可无症状或症状轻微。如继续出血,胎盘剥离面也随之扩大,形成较大的胎盘后血肿,血液可冲开胎盘边缘及胎膜经宫颈管流出,表现为外出血,称为显性剥离;②如胎盘边缘或胎膜与子宫壁未剥离,或胎头进入骨盆入口压迫胎盘下缘,使血液积聚于胎盘与子宫壁之间而不能外流,故无阴道流血,称为隐性剥离;③由于血液不能外流,胎盘后出血越积越多,可致子宫底升高,当出血达到一定程度,压力增大,血液冲开胎盘边缘和胎膜经宫颈管流出,即为混合性出血。有时胎盘后血液可穿破羊膜而溢入羊膜腔,形成血性羊水。

胎盘早剥尤其是隐性剥离时,胎盘后血肿增大及压力增加,使血液浸入子宫肌层,引起肌纤维分离、断裂及变性,称为子宫胎盘卒中。当血液经肌层浸入浆膜层时,子宫表面可见蓝紫色瘀斑,以胎盘附着处为明显。偶尔血液也可渗入阔韧带、输卵管系膜,或经输卵管流入腹腔。卒中后的子宫收缩力减弱,可发生大量出血。

严重早剥的胎盘,剥离处的胎盘绒毛及蜕膜释放大量组织凝血活酶,进入母体血液循环后激活凝血系统,而导致弥散性血管内凝血(disseminated intravascular coagulation,DIC),在肺、肾等器官内形成微血栓,引起器官缺氧及功能障碍。DIC 继续发展可激活纤维蛋白溶解系统,产生大量纤维蛋白原降解产物,引起继发性纤溶亢进。由于凝血因子的大量消耗及高浓度 FDP 的生成,最终导致严重的凝血功能障碍。

三、临床表现及分类

急性胎盘早剥的典型症状和体征为阴道出血、腹痛、宫缩、子宫硬度增加和压痛,以及胎心监护图形可能不良。阴道流血常为暗红色血液。子宫收缩是特征性的高频但低幅度(10 分钟内＞5 次锯齿波模式)合并升高的宫压基线,但利用外置宫缩探头不可靠。如果胎膜破裂,有可能观察到血性羊水。

10％～20％的胎盘早剥症状轻微。可能只表现为早产临产,少量阴道出血甚至没有阴道出血,出血量并不与母体出血程度紧密相关,不能用作评估足月前胎盘剥离严重程度的标志。应提高警惕,分析其相关合并症及并发症。一些早剥患者没有症状,如早发型子痫前期患者胎心监护异常可能是唯一提示,还有有些妊娠合并高血压突然出现 DIC 表现也应警惕胎盘早剥。胎心率异常常提示胎盘失血已经影响胎儿血流动力学,存在可能导致胎儿死亡的临床严重的早剥。

慢性胎盘早剥患者表现为相对较轻、慢性和间歇性的出血,并存在随时间或逐渐出现的临床表现,如羊水过少、胎儿生长受限及子痫前期。

胎盘早剥主要靠临床诊断,影像学、实验室检查和产后病理学检查能支持此临床诊断。

国内外对胎盘早剥的分类不同。国外分为Ⅰ、Ⅱ、Ⅲ度,国内则分为轻、重两型,我国的轻型相当于 SherⅠ度,重型则包括 SherⅡ、SherⅢ度。国内目前还是按照轻、重型分型。

(一)轻型

轻型以外出血为主。胎盘剥离面不超过胎盘面积的 1/3,体征不明显,主要症状为较多量的阴道流血,色暗红,无腹痛或伴轻微腹痛,贫血体征不明显。子宫软,无压痛或胎盘剥离处有轻压痛,宫缩有间歇。子宫大小与妊娠月份相符,胎位清楚,胎心率多正常。部分病例仅靠产后检查胎盘,发现胎盘母体面有陈旧凝血块及压迹而得以确诊。

(二)重型

重型常为内出血或混合性出血,胎盘剥离面一般超过胎盘面积的 1/3,伴有较大的胎盘后血肿,多见于子痫前期、子痫,主要症状为突发的持续性腹痛,腰酸及腰背痛。疼痛程度与胎盘后积血多少呈正相关,严重时可出现恶心、呕吐、出汗、面色苍白、脉搏细弱、血压下降等休克征象。临床表现的严重程度与阴道流血量不相符。子宫硬如板状,压痛,尤以胎盘剥离处最明显,但子宫后壁胎盘早剥时压痛可不明显。子宫往往大于妊娠月份,宫底随胎盘后血肿的增大而增高,子宫多处于高张状态,如有宫缩则间歇期不能放松,故胎位触不清楚。如剥离面超过胎盘面积的1/2,由于缺氧,常常胎心消失,胎儿死亡。重型患者病情凶险,可很快出现严重休克、肾功能异常及凝血功能障碍。

四、辅助检查

(一)B 超检查

B 超检查可协助了解胎盘附着部位及胎盘早剥的程度,并可明确胎儿大小及存活情况,超声声像图显示胎盘与子宫壁间有边缘不清楚的液性暗区即为胎盘后血肿,血块机化时,暗区内可见光点反射。超声低回声和无回声是血肿消退而非急性血肿的特征。如胎盘绒毛膜板凸入羊膜腔,表明血肿较大。有学者认为超声诊断胎盘早剥的敏感性仅 25％左右,但当超声表现提示存在早剥阳性预测值很高 88％。即使阴性也不能排除胎盘早剥,但可排除前置胎盘。

(二)胎心监护

胎心监护用于判断胎儿的宫内情况,胎盘早剥时可出现胎心监护的基线变异消失、变异减速、晚期减速、正弦波形及胎心率延长减速等。

(三)实验室检查

了解贫血程度及凝血功能。可行血常规、尿常规及肝、肾功能等检查。重症患者应做以下试验。

1.DIC 筛选试验

血小板计数、血浆凝血酶原时间、血浆纤维蛋白原定量。母体出现程度与血液学异常程度相关,纤维蛋白原水平和出血严重程度最为相关。纤维蛋白原≤200 mg/dL 对严重产后出血的阳性预测值是 100％。

2.纤溶确诊试验

凝血酶时间、副凝试验和优球蛋白溶解时间。

3.凝血情况

情况紧急时,可行血小板计数,并用全血凝块试验监测凝血功能,可粗略估计血纤维蛋白原含量。

五、诊断与鉴别诊断

胎盘早剥的诊断主要依靠临床表现及体征。超声仅作为辅助,因此充分认识并识别胎盘早剥是改善围产儿及孕产妇预后的关键。轻型患者临床表现不典型时,可结合 B 超检查判断。重型患者出现典型临床表现时诊断较容易。关键应了解病情严重程度,了解有无肝、肾功能异常及凝血功能障碍,并与以下晚期妊娠出血性疾病进行鉴别。

(一)前置胎盘

前置胎盘 20 周后出现无痛性阴道出血。但 10％～20％可能会出现宫缩伴出血,所以临床不易鉴别,前置胎盘阴道流血量与贫血程度成正比,通过 B 超检查可以鉴别。

(二)先兆子宫破裂

先兆子宫破裂应与重型胎盘早剥相鉴别。可有子宫瘢痕史,常发生在产程中,由于头盆不称、梗阻性难产等使产程延长或停滞,子宫先兆破裂时,患者宫缩强烈,下腹疼痛拒按,胎心异常。可有少量阴道流血,腹部可见子宫病理缩复环,伴血尿。

六、对母儿的影响

(一)母体并发症

1.弥散性血管内凝血(DIC)

重型胎盘早剥特别是胎死宫内的患者可能发生 DIC,可表现为皮肤、黏膜出血,以及咯血、呕血、血尿及产后出血。

2.出血性休克

无论显性及隐性出血,量多时可致休克;子宫胎盘卒中者产后因宫缩乏力可致严重的产后出血;凝血功能障碍也是导致出血的重要原因。大量出血使全身重要器官缺血缺氧导致心、肝、肾衰竭,脑垂体及肾上腺皮质坏死。

3.羊水栓塞

胎盘早剥时,剥离面子宫血管开放,破膜后羊水可沿开放的血管进入母体血液循环导致羊水栓塞。

4.急性肾衰竭

重型胎盘早剥常由严重妊娠合并高血压等引起。子痫前期或子痫时,肾内小动脉痉挛,肾小球前小动脉极度狭窄,导致肾脏缺血。而胎盘早剥出血、休克及 DIC 等,可在其基础上更加减少肾血流量,导致肾皮质或肾小管缺血坏死,出现急性肾衰竭。

(二)胎儿和新生儿

(1)除上述急性早剥表现,还有临床慢性胎盘早剥,即超声检查发现胎盘或胎膜后方血肿,无进行性增大,但可能影响胎盘功能障碍引起宫内生长受限。

(2)宫内死亡:如胎盘早剥面积大,出血多,胎儿可因缺血缺氧而死亡。

(3)新生儿窒息、低出生体重和/或早产相关的围产儿并发症和死亡。

对母体来说,早剥的潜在后果主要与胎盘剥离的严重性相关,但胎儿的风险则与剥离严重性及娩出时的孕龄相关。早剥围产儿死亡率约为 12%。轻度剥离时可能没有显著不良反应。随着胎盘剥离程度的增加,母亲和围产儿的风险也会增加。

七、处理

胎盘早剥处理要慎重,危及母儿生命,需根据孕周、早剥的严重程度、有无并发症、宫口开大情况、胎儿宫内状况等决定。

(一)纠正休克

当患者出血较多,胎心音听不到,面色苍白、休克时应立即面罩给氧,建立静脉输血通道,快速输新鲜血和血浆补充血容量及凝血因子,以保持血红蛋白在 100 g/L,血细胞比容>0.30,尿量>30 mL/h。

(二)及时终止妊娠

快速了解胎儿宫内安危状态、胎儿是否存活,母儿的预后与处理的早晚有直接关系。胎盘早剥后,由于胎儿未娩出,剥离面继续扩大,出血可继续加重,并发肾衰竭及 DIC 的危险性也更大,严重危及母儿的生命。因此,确诊后应立即终止妊娠,娩出胎儿以控制疾病进展。

1.阴道分娩

(1)如胎儿已死亡。在评价产妇生命体征前提下首选阴道分娩。严重的胎盘早剥常致胎儿死亡,且合并凝血功能异常,抢救产妇是治疗的重点。尽快人工破膜降低宫腔压力并促进产程进展减少出血,缩宫素使用要慎重以防子宫破裂。如伴有其他产科因素如横位等可行剖宫产。强调个体化处理。

(2)胎儿存活以显性出血为主,宫口已开大估计短时间可以经阴分娩,胎心监护良好且子宫在宫缩间歇期有松弛的情况下,可严密监护下人工破膜降低宫腔压力经阴道试产,但需严密观察母亲生命体征、出血及宫缩情况,全程胎心监护,并备好血源,做好紧急剖宫产准备,由于胎盘早剥是不断进展的,大多数产妇还是需要剖宫产终止妊娠。

2.剖宫产分娩

孕 32 周以上,胎儿存活,重型胎盘早剥,建议尽快终止妊娠,以降低围产儿死亡率。如果评估不能够短时间经阴分娩,胎儿出现晚期减速或其他异常波形提示胎儿窘迫,应急诊剖宫产终止妊娠,产程进展缓慢尽快剖宫产。如未临产原则上无论分型均建议剖宫产。胎儿存活的情况下弥散性血管内凝血(DIC)较少发生,一般不会影响手术分娩。如果凝血功能异常,胎儿预后差。

(三)保守治疗

对于孕 32~34 周轻型胎盘早剥者,可以综合产妇及胎儿宫内状况,与家属充分沟通后考虑予以保守治疗,但需密切关注胎盘早剥进展。积极给予类固醇皮质激素促胎肺成熟。孕 28~32 周,以及<28 孕周的极早产产妇,产妇及胎儿状态稳定,行促胎肺成熟的同时考虑保守治疗。保守治疗过程中,动态密随访超声检查,监测胎盘早剥情况。一旦出现明显阴道出血、子宫张力高、凝血功能障碍及胎儿窘迫时应立即终止妊娠。

(四)早期预防及识别凝血功能异常及脏器功能损害

胎盘早剥时剥离处的胎盘绒毛及蜕膜释放大量组织凝血活酶,易导致 DIC,并在肺、肾等器官内形成微血栓,引起器官缺血缺氧及功能障碍。同时在产前出血的同时易发生产后出血,产后应密切观察子宫收缩、宫底高度、阴道流血量及全身情况,并监测主要脏器的功能情况,避免造成急性损害而危及生命或形成永久损害。

(张 琳)

第九节 胎 膜 早 破

胎膜破裂发生在临产前称胎膜早破(premature ruptureof memberane,PROM)。如发生在妊娠满 37 周后,称足月胎膜早破(PROM of term),占分娩总数的 10%,而发生在妊娠不满 37 周者,称足月前胎膜早破(preterm PROM,PPROM),发生率为 2.0%~3.5%。胎膜早破的妊娠结局与破膜时孕周有关。孕周越小,围产儿预后越差,常引起早产及母婴感染。

一、病因

导致胎膜早破的因素很多,往往是多因素相互作用的结果。

(一)生殖道病原微生物上行性感染

胎膜早破患者经腹羊膜腔穿刺,羊水细菌培养 28%~50% 呈阳性,其微生物分离结果往往与宫颈内口分泌物培养结果相同,提示生殖道病原微生物上行性感染是引起胎膜早破的主要原因之一。其机制可能是微生物附着于胎膜,趋化中性粒细胞,浸润于胎膜中的中性粒细胞脱颗粒,释放弹性蛋白酶,分解胶原蛋白成碎片,使局部胎膜抗张能力下降,而致胎膜早破。

(二)羊膜腔压力增高

双胎妊娠、羊水过多等使羊膜腔内压力增高,加上胎膜局部缺陷,如弹性降低、胶原减少,增加的压力作用于薄弱的胎膜处,引起胎膜早破。

(三)胎膜受力不均

胎位异常、头盆不称等可使胎儿先露部不能与骨盆入口衔接,盆腔空虚致使前羊水囊所受压力不均,引起胎膜早破。

(四)部分营养素缺乏

母血维生素 C 浓度降低者,胎膜早破发病率较正常孕妇增高近 10 倍。体外研究证明,在培养基中增加维生素 C 浓度,能降低胶原酶及其活性,而胶原是维持羊膜韧性的主要因素。铜元素缺乏能抑制胶原纤维与弹性硬蛋白的成熟。胎膜早破者常发现母、脐血清中铜元素降低。故维生素 C、铜元素缺乏,使胎膜抗张能力下降,易引起胎膜早破。

(五)宫颈内口松弛

常因手术机械性扩张宫颈、产伤或先天性宫颈局部组织结构薄弱等,使宫颈内口括约功能破坏,宫颈内口松弛,前羊水囊易于楔入,使该处羊水囊受压不均,加之此处胎膜最接近阴道,缺乏宫颈黏液保护,常首先受到病原微生物感染,造成胎膜早破。

二、临床表现

90％患者突感较多液体从阴道流出,无腹痛等其他产兆。肛门检查上推胎儿先露部时,见液体从阴道流出,有时可见到流出液中有胎脂或被胎粪污染,呈黄绿色。如并发明显羊膜腔感染,则阴道流出液有臭味,并伴发热、母儿心率增快、子宫压痛等急性感染表现。隐匿性羊膜腔感染时,虽无明显发热,但常出现母儿心率增快。患者在流液后,常很快出现宫缩及宫口扩张。

三、诊断

(一)胎膜早破的诊断

1.阴道窥器检查

见液体自宫颈流出或后穹隆较多的积液中见到胎脂样物质是诊断胎膜早破的直接证据。

2.阴道液 pH 测定

正常阴道液 pH 为 4.5～5.5,羊水 pH 为 7.0～7.5,如阴道液 pH＞6.5,提示胎膜早破可能性大,该方法诊断正确率可达 90％。若阴道液被血、尿、精液及细菌性阴道病所致的大量白带污染,可产生假阳性。

3.阴道液涂片检查

取阴道后穹隆积液置于干净玻片上,待其干燥后镜检,显微镜下见到羊齿植物叶状结晶为羊水。其诊断正确率可达 95％。如阴道液涂片用 0.5％硫酸尼罗蓝染色,镜下可见橘黄色胎儿上皮细胞;若用苏丹Ⅲ染色,则见到黄色脂肪小粒,均可确定为羊水。

4.羊膜镜检查

可以直视胎儿先露部,看不到前羊膜囊即可诊断胎膜早破。

(二)羊膜腔感染的诊断

1.经腹羊膜腔穿刺检查

在确诊足月前胎膜早破后,建议行羊膜穿刺,抽出羊水检查微生物感染情况,对选择治疗方法有意义。常用方法如下。

(1)羊水细菌培养:是诊断羊膜腔感染的金标准。但该方法费时,难以快速诊断。

(2)羊水白细胞介素-6(interleukin-6,IL-6)测定:如羊水中 IL-6≥7.9 ng/mL,提示急性绒毛膜羊膜炎。该方法诊断敏感性较高,且对预测新生儿性并发症如肺炎、败血症等有帮助。

(3)羊水涂片革兰染色检查:如找到细菌,则可诊断绒毛膜羊膜炎,该法特异性较高,但敏感性较差。

(4)羊水涂片计数白细胞:≥30 个白细胞/μL,提示绒毛膜羊膜炎,该法诊断特异性均较高。如羊水涂片革兰染色未找到细菌,而涂片白细胞计数增高,应警惕支原体、衣原体感染。

(5)羊水葡萄糖定量检测:如羊水葡萄糖<10 mg/dL,提示绒毛膜羊膜炎。该方法常与上述其他指标同时检测,综合分析,评价绒毛膜羊膜炎的可能性。

2.孕妇血检查

血常规时白细胞计数、中性粒细胞增高,或C反应蛋白>8 mg/L,提示有感染的可能。

四、对母儿影响

(一)对母体影响

1.感染

破膜后,阴道病原微生物上行性感染更容易、更迅速,且感染的程度和破膜时间有关。随着胎膜早破潜伏期(指破膜到产程开始的间隔时间)延长,羊水细菌培养阳性率增高,且原来无明显临床症状的隐匿性绒毛膜羊膜炎常变成显性。如破膜超过24小时,可使感染率增加5～10倍。除造成孕妇产前、产时感染外,胎膜早破还是产褥感染的常见原因。

2.胎盘早剥

足月前胎膜早破可引起胎盘早剥,确切机制尚不清楚,可能与羊水减少有关。据报道最大羊水池深度<1 cm,胎盘早剥发生率为12.3%;而最大池深度>2 cm,其发生率仅为3.5%。

(二)对胎儿影响

1.早产儿

30%～40%早产与胎膜早破有关。早产儿易发生新生儿呼吸窘迫综合征、胎儿及新生儿颅内出血、坏死性小肠炎等并发症,围产儿死亡率增加。

2.感染

胎膜早破并发绒毛膜羊膜炎时,常引起胎儿及新生儿感染,表现为肺炎、败血症、颅内感染。

3.脐带脱垂或受压

胎先露未衔接者破膜后脐带脱垂的危险性增加;因破膜继发性羊水减少,使脐带受压,亦可致胎儿窘迫。

4.胎肺发育不良及胎儿受压综合征

妊娠28周前胎膜早破保守治疗的患者中,新生儿尸解发现,肺/体重比值减小、肺泡数目减少。活体X线摄片显示小而充气良好的肺、钟形胸、横隔上抬到第7肋间。胎肺发育不良常引起气胸、持续肺高压,预后不良。破膜时孕龄越小、引发羊水过少越早,胎肺发育不良的发生率越高。如破膜潜伏期长于4周,羊水过少程度重,可出现明显胎儿宫内受压,表现为铲形手、弓形腿、扁平鼻等。

五、治疗

(一)足月胎膜早破治疗

观察12～24小时,80%患者可自然临产。临产后观察体温、心率、宫缩、羊水流出量、性状及气味,必要时B超检查了解羊水量,胎儿电子监护进行宫缩应激试验,了解胎儿宫内情况。若羊水减少,且CST显示频繁变异减速,应考虑羊膜腔输液;如变异减速改善,产程进展顺利,则等待自然分娩,否则,行剖宫产术。若未临产,但发现有明显羊膜腔感染体征,应立即使用抗生素,并终止妊娠;如检查正常,破膜后12小时,给予抗生素预防感染,破膜24小时仍未临产且无头盆不称,宜引产。

(二)足月前胎膜早破治疗

是胎膜早破的治疗难点,一方面要延长孕周减少新生儿因不成熟而产生的疾病与死亡;另一方面随着破膜后时间延长,上行性感染不可避免或原有的感染加重,发生严重感染并发症的危险性增加,同样可造成母儿预后不良。目前足月前胎膜早破的处理原则:若胎肺不成熟,无明显临床感染征象,无胎儿窘迫,则期待治疗;若胎肺成熟或有明显临床感染征象,则应立即终止妊娠;对胎儿窘迫者,应针对宫内缺氧的原因,进行治疗。

1.期待治疗

密切观察孕妇体温、心率、宫缩、白细胞计数、C反应蛋白等变化,以便及早发现患者的明显感染体征,及时治疗。避免不必要的肛门及阴道检查。

(1)应用抗生素:足月前胎膜早破应用抗生素,能降低胎儿及新生儿肺炎、败血症及颅内出血的发生率;亦能大幅度减少绒毛膜羊膜炎及产后子宫内膜炎的发生。尤其对羊水细菌培养阳性或阴道分泌物培养B族链球菌阳性者,效果最好。B族链球菌感染用青霉素;支原体或衣原体感染,选择红霉素或罗红霉素。如感染的微生物不明确,可选用FDA分类为B类的广谱抗生素,常用β-内酰胺类抗生素。可间断给药,如开始给氨苄西林或头孢菌素类静脉滴注,48小时后改为口服。若破膜后长时间不临产,且无明显临床感染征象,则停用抗生素,进入产程时继续用药。

(2)宫缩抑制剂应用:对无继续妊娠禁忌证的患者,可考虑应用宫缩抑制剂预防早产。如无明显宫缩,可口服利托君;有宫缩者,静脉给药,待宫缩消失后,口服维持用药(详见早产节)。

(3)纠正羊水过少:若孕周小,羊水明显减少者,可进行羊膜腔输液补充羊水,以帮助胎肺发育;若产程中出现明显脐带受压表现(CST显示频繁变异减速),羊膜腔输液可缓解脐带受压。

(4)肾上腺糖皮质激素促胎肺成熟:妊娠35周前的胎膜早破,应给予倍他米松12 mg静脉滴注,每天1次,共2次;或地塞米松10 mg静脉滴注,每天1次,共2次。

2.终止妊娠

一旦胎肺成熟或发现明显临床感染征象,在抗感染同时,应立即终止妊娠。对胎位异常或宫颈不成熟,缩宫素引产不易成功者,应根据胎儿出生后存活的可能性,考虑剖宫产或更换引产方法。

六、预防

(一)妊娠期尽早治疗下生殖道感染

及时治疗滴虫阴道炎、淋病奈瑟菌感染、宫颈沙眼衣原体感染、细菌性阴道病等。

(二)注意营养平衡

适量补充铜元素或维生素C。

(三)避免腹压突然增加

特别对先露部高浮、子宫膨胀过度者,应予以足够休息,避免腹压突然增加。

(四)治疗宫颈内口松弛

可于妊娠14~16周行宫颈环扎术。

七、小结

临产前,胎膜破裂为胎膜早破,主要由生殖道病原微生物上行性感染所致。绝大多数患者突感较多液体从阴道流出,无腹痛等其他产兆。检查可见阴道排液,有时可见到流出液中有胎脂或胎粪污染。如并发明显羊膜腔感染,则阴道流出液体有臭味,并伴发热、子宫压痛、白细胞计数增高、C反应蛋白阳性等急性感染表现。隐匿性羊膜腔感染时,虽无明显发热,但常出现母儿心率增快。目前,胎膜早破的处理原则是:①若胎肺不成熟,无明显临床感染征象,无胎儿窘迫,则期待治疗;②若胎肺成熟或有明显临床感染征象,则应立即终止妊娠。

（赵秀娟）

第十节　胎　儿　窘　迫

胎儿在子宫内因急性或慢性缺氧危及其健康和生命者,称胎儿窘迫。发生率为 2.7%～38.5%。胎儿窘迫分急性及慢性 2 种:急性常发生在分娩期;慢性发生在妊娠晚期,但可延续至分娩期并加重。

一、病因

母体血液含氧量不足、母胎间血氧运输或交换障碍及胎儿自身因素异常均可导致胎儿窘迫。

(一)胎儿急性缺氧

因子宫胎盘血液循环障碍,气体交换受阻或脐带血液循环障碍所致。常见病因:①前置胎盘、胎盘早剥时,胎盘在胎儿娩出前与子宫壁剥离,如剥离面积大,则引起胎儿缺氧,甚至胎死宫内;②缩宫素使用不当,造成子宫收缩过强、过频及不协调,使宫内压长时间超过母血进入绒毛间隙的平均动脉压,而致绒毛间隙中血氧含量降低;③脐带脱垂、真结、扭转等,使脐带血管受压甚至闭塞,血运受阻,胎儿急性缺氧,很快死亡;④母体严重血液循环障碍致胎盘灌注急剧减少,如各种原因所致的休克。

(二)胎儿慢性缺氧

常见病因:①母体血液氧含量不足,如妊娠合并发绀型先天性心脏病或伴心功能不全、较大面积肺部感染、慢性肺功能不全如驼背、哮喘反复发作及重度贫血等;②子宫胎盘血管硬化、狭窄,使绒毛间腔血流灌注不足,如妊娠合并高血压、妊娠合并慢性肾炎、糖尿病等;③胎盘绒毛上皮细胞广泛变性、纤维蛋白沉积、钙化,甚至大片梗死,使胎盘有效气体交换面积减少,如过期妊娠、妊娠合并高血压等;④胎儿运输及利用氧能力降低,如严重心血管畸形、各种原因所致的溶血性贫血等。

二、病理生理

胎儿对宫内缺氧有一定的代偿能力。轻、中度或一过性缺氧时,往往通过减少自身及胎盘耗氧量、增加血红蛋白释氧而缓解,不产生严重代谢障碍及器官损害,但长时间重度缺氧则可引起严重并发症。

(一)血气变化

因母体低氧血症引起的胎儿缺氧,胎儿脐静脉血氧分压降低,但二氧化碳分压往往正常。若胎盘功能正常,胎儿排出酸性代谢产物多无障碍,不发生呼吸性及代谢性酸中毒,胎儿可通过增加红细胞生成代偿低氧血症。而胎盘功能不良引起的胎儿缺氧,因胎盘血管阻力增高,脐静脉血液回流继发性减少,使胎儿下腔静脉中来自肢体远端含氧较少的血液比例相对增加,胎儿可利用氧减少,无氧酵解占优势,乳酸形成增加;又因胎盘功能障碍,二氧化碳通过胎盘弥散减少,致碳酸堆积,故胎盘功能不良所致的胎儿缺氧,常较早地出现呼吸性及代谢性酸中毒。

(二)心血管系统的变化

因母体缺氧致低氧血症时,由于胎儿肾上腺髓质直接分泌或通过化学感受器、压力感受器的反射作用,使血中儿茶酚胺浓度增高,心血管系统产生三个主要变化,即血压增高、心率减慢、血液重新分布。胎盘血流量及胎儿心排血量多无改变。因胎盘功能不良引起的胎儿缺氧,同样可观察到血液重新分布:心、脑、肾上腺血管扩张,血流量增加,其他器官血管收缩,血流量减少。而血压变化则取决于两个相反因素的作用结果:一是胎盘血管阻力增高及儿茶酚胺分泌增加使血压增高;二是酸中毒时,心肌收缩力减弱使心排血量减少,引起的血压下降。通常,缺氧早期血压轻度增高或维持正常水平,晚期则血压下降。心率变化取决于儿茶酚胺浓度及心脏局部因素相互作用的结果,前者使心率加快,而心肌细胞缺氧,局部 H^+ 浓度增高时,心率减慢。

(三)泌尿系统变化

缺氧使肾血管收缩,血流量减少,肾小球滤过率降低,胎儿尿形成减少,从而使羊水量减少。

(四)消化系统变化

缺氧使胃肠道血管收缩,肠蠕动亢进,肛门括约肌松弛,胎粪排出污染羊水。

(五)呼吸系统变化

缺氧初期深呼吸增加,并出现不规则喘气,使粪染的羊水吸入呼吸道深处,继之呼吸暂停直至消失。

(六)中枢神经系统变化

缺氧初期通过血液重新分布维持中枢神经系统供氧。但长期严重缺氧、酸中毒使心肌收缩力下降,当心排血量减少引起血压下降时,则脑血流灌注减少,血管壁损害,致脑水肿及出血;又因脑细胞缺氧,代谢障碍,细胞变性坏死,可能产生神经系统损伤后遗症。

三、临床表现及诊断

主要临床表现:胎心率异常、羊水粪染及胎动减少或消失。目前正常胎心率范围有不同标准。我国多年来一直采用的标准为 120～160 bpm,美国妇产科医师协会的标准也为 120～160 bpm。而世界妇产科联盟采用 110～150 bpm。综合相关资料、结合目前国情,本教材仍以 120～160 bpm 为正常胎心率。诊断胎儿窘迫时不能单凭 1 次胎心听诊的结果,而应综合其他的因素一并考虑。若持续胎心听诊胎心<120 bpm 或>160 bpm 时应疑及胎儿有缺氧可能,须结合医疗条件采取相应措施排除或作出胎儿窘迫的诊断。有条件者可采用胎儿电子监护仪监护,了解胎心基率、基线变异及周期变化。

(一)急性胎儿窘迫

多发生在分娩期。常因脐带脱垂、前置胎盘、胎盘早剥、产程延长或宫缩过强及不协调等引起。

1.胎心率异常

缺氧早期,胎心率于无宫缩时增快,胎心率>160 bpm;缺氧严重时,胎心率<120 bpm。胎儿电子监护 CST 可出现晚期减速、变异减速。胎心率<100 bpm,伴频繁晚期减速提示胎儿缺氧严重,可随时胎死宫内。

2.羊水胎粪污染

羊水呈绿色、浑浊、稠厚及量少。依据程度不同,羊水污染分3度:①Ⅰ度浅绿色;②Ⅱ度黄绿色、浑浊;③Ⅲ度稠厚、呈棕黄色。若胎先露部固定,前羊水囊中羊水的性状可与胎先露部上方羊水不同。因此,胎心率<120 bpm,而前羊水仍清,应在无菌条件下,于宫缩间隙期轻轻上推胎儿先露部,了解其后羊水性状。注意勿用力上推胎儿先露部,以免脐带脱垂。

3.胎动异常

初期胎动频繁,继而减少至消失。

4.酸中毒

胎儿头皮血进行血气分析,pH<7.2(正常值7.25～7.35),PO_2<1.3 kPa(10 mmHg)[正常值2.0～4.0 kPa(15～30 mmHg)]及PCO_2>8.0 kPa(60 mmHg)[正常值4.7～7.3 kPa(35～55 mmHg)]可诊断为胎儿酸中毒。

(二)慢性胎儿窘迫

常发生在妊娠晚期,多因妊娠合并高血压、慢性肾炎、糖尿病、严重贫血、妊娠肝内胆汁淤积症及过期妊娠等所致。

1.胎动减少或消失

胎动<10次/12小时为胎动减少,是胎儿缺氧的重要表现之一。临床上常可见胎动消失24小时后胎心突然消失,应予警惕。监测胎动常用方法:嘱孕妇每天早、中、晚自行计数胎动各1小时,3小时胎动之和乘以4得到12小时的胎动计数。

2.胎儿电子监护异常

NST表现为无反应型,即持续20分钟胎动时胎心率加速≤15 bpm,持续时间≤15秒,基线变异频率<5 bpm。OCT可见频繁变异减速或晚期减速。

3.胎儿生物物理评分低下

根据B超监测胎动、胎儿呼吸运动、胎儿肌张力、羊水量,加之胎儿电子监护NST结果综合评分(每项2分),≤3分提示胎儿窘迫,4～7分为胎儿可疑缺氧。

4.宫高、腹围小于正常

持续慢性胎儿缺氧,使胎儿宫内生长受阻,各器官体积减小,胎儿体重低,表现为宫高、腹围低于同期妊娠第10百分位数。

5.胎盘功能低下

(1)雌三醇值降低。24小时尿雌三醇<10 mg或连续测定下降>30%;及随意尿中雌激素/肌酐比值<10均提示胎盘功能不良,胎儿缺氧;也可测定血清游离雌三醇,其值<40 nmol/L提示胎盘功能低下。

(2)胎盘生乳素、妊娠特异$β_1$糖蛋白降低。晚期妊娠时,血清胎盘生乳素<4 mg/L、妊娠特异$β_1$糖蛋白<100 mg/L,提示胎盘功能不良。

6.羊水胎粪污染

羊膜镜检查见羊水浑浊呈浅绿色至棕黄色。

7.胎儿氧脉仪检查异常

其原理是通过测定胎儿血氧饱和度了解血氧分压情况。主要优点:①无创伤检测,能连续监护;②预测缺氧较敏感,当氧分压仅轻度降低或尚无明显变化,而pH下降或二氧化碳分压增高时,可监测到血氧饱和度已明显下降。

四、处理

(一)急性胎儿窘迫

应采取果断措施,紧急处理。

(1)积极寻找原因并予以治疗。如仰卧位低血压综合征者,应立即让患者取左侧卧位;若孕产妇有严重摄入不足,水电解质紊乱或酸中毒时,应予以纠正;若缩宫素致宫缩过强者,应立即停用缩宫素,必要时使用抑制宫缩的药物。

(2)吸氧。左侧卧位,面罩或鼻导管持续给氧,每分钟流量 10 L,能明显提高母血含氧量,使胎儿氧分压提高。

(3)尽快终止妊娠,根据产程进展,决定分娩方式。

1)宫口未开全:出现下列情况之一者,应立即剖宫产。①胎心率持续低于 120 bpm 或高于 180 bpm,伴羊水污染Ⅱ度;②羊水污染Ⅲ度,伴羊水过少;③胎儿电子监护 CST 出现频繁晚期减速或重度变异减速;④胎儿头皮血 pH<7.20。

2)宫口开全:骨盆各径线正常者,胎头双顶径已过坐骨棘平面以下,一旦诊断为胎儿窘迫,应尽快经阴道助产,娩出胎儿。

无论剖宫产或阴道分娩,均需做好新生儿窒息抢救准备。

(二)慢性胎儿窘迫

根据妊娠并发症特点及其严重程度,结合孕周、胎儿成熟度及胎儿窘迫的严重程度综合判断,拟定处理方案。

1.一般处理

卧床休息,取左侧卧位。定时吸氧,每天 2~3 次,每次 30 分钟。积极治疗妊娠并发症。

2.终止妊娠

妊娠近足月者胎动减少或 OCT 出现晚期减速、重度变异减速,或胎儿生物物理评分≤3分时,以剖宫产终止妊娠为宜。

3.期待疗法

孕周小、估计胎儿娩出后存活可能性小,须根据当地医疗条件,尽量采取保守治疗,以期延长孕周,同时促胎肺成熟,争取胎儿成熟后终止妊娠。并向家属说明,期待过程中,胎儿可能随时胎死宫内;胎盘功能低下可影响胎儿发育,预后不良。

(梁　霞)

第十一节　羊水量异常

正常妊娠时羊水的产生与吸收处于动态平衡中,正常情况下,羊水量从孕 16 周时的 200 mL 逐渐增加至 34~35 周时 980 mL,以后羊水量又逐渐减少,至孕 40 周时约为 800 mL。到妊娠 42 周时减少为 540 mL。任何引起羊水产生与吸收失衡的因素均可造成羊水过多或过少的病理状态。

一、羊水过多

妊娠期间,羊水量超过 2 000 mL 者称羊水过多,发生率为 0.9%～1.7%。

羊水过多可分为急性和慢性两种,孕妇在妊娠中晚期时羊水量超过 2 000 mL,但羊水量增加缓慢,数周内形成羊水过多,往往症状轻微,称慢性羊水过多;若羊水在数天内迅速增加而使子宫明显膨胀,并且压迫症状严重,称为急性羊水过多。

(一)病因

羊水过多的病因复杂,部分羊水过多发生的原因是可以解释的,但是大部分病因尚不明了,根据 Hill 等报道,约有 2/3 羊水过多为特发性,已知病因多可能与胎儿畸形及妊娠合并症、并发症有关。

1.胎儿畸形

胎儿畸形是引起羊水过多的主要原因。羊水过多孕妇中,18%～40% 合并胎儿畸形。羊水过多伴有以下高危因素时,胎儿畸形率明显升高:①胎儿发育迟缓;②早产;③发病早,特别是发生在 32 周之前;④无法用其他高危因素解释。

(1)神经管畸形:最常见,约占羊水过多畸形的 50%,其中主要为开放性神经管畸形。当无脑儿、显性脊柱裂时,脑脊膜暴露,脉络膜组织增生,渗出增加,以及中枢性吞咽障碍加上抗利尿激素缺乏等,使羊水形成过多,回流减少导致羊水过多。

(2)消化系统畸形:主要是消化道闭锁,如食管、十二指肠闭锁,使胎儿吞咽羊水障碍,引起羊水过多。

(3)腹壁缺损:腹壁缺损导致的脐膨出、内脏外翻,使腹腔与羊膜腔之间仅有菲薄的腹膜,导致胎儿体液外渗,从而发生羊水过多。

(4)膈疝:膈肌缺损导致腹腔内容物进入胸腔使肺和食管发育受阻,胎儿吞咽和吸入羊水减少,导致羊水过多。

(5)遗传性假性低醛固酮症(PHA):这是一种先天性低钠综合征,胎儿对醛固酮的敏感性降低,导致低钠血症、高钾血症、脱水、胎尿增加、胎儿发育迟缓等症状,往往伴有羊水过多。

(6)VATER 先天缺陷:VATER 是一组先天缺陷,包括脊椎缺陷、肛门闭锁、气管食管瘘及桡骨远端发育不良,常常同时伴有羊水过多。

2.胎儿染色体异常

16-三体、21-三体、13-三体胎儿可出现胎儿吞咽羊水障碍,引起羊水过多。

3.双胎异常

约 10% 的双胎妊娠合并羊水过多,是单胎妊娠的 10 倍以上。单卵单绒毛膜双羊膜囊时,两个胎盘动静脉吻合,易并发双胎输血综合征,受血儿循环血量增多、胎儿尿量增加,引起羊水过多。另外双胎妊娠中一胎为无心脏畸形者必有羊水过多。

4.妊娠糖尿病或糖尿病合并妊娠

羊水过多中合并糖尿病者较多,占 10%～25%。母体高血糖致胎儿血糖增高,产生渗透性利尿,以及胎盘胎膜渗出增加均可导致羊水过多。

5.胎儿水肿

羊水过多与胎儿免疫性水肿(母儿血型不合溶血)及非免疫性水肿(多由宫内感染引起)

有关。

6.胎盘因素

胎盘增大,胎盘催乳素(HPL)分泌增加,可能导致羊水量增加。胎盘绒毛血管瘤是胎盘常见的良性肿瘤,往往也伴有羊水过多。

7.特发性羊水过多

约占30%,不合并孕妇、胎儿及胎盘异常,原因不明。

(二)对母儿的影响

1.对孕妇的影响

急性羊水过多引起明显的压迫症状,妊娠合并高血压的发病风险明显增加,是正常妊娠的3倍。由于子宫肌纤维伸展过度,可致宫缩乏力、产程延长及产后出血增加;若突然破膜可使宫腔内压力骤然降低。导致胎盘早剥、休克。此外,并发胎膜早破、早产的可能性增加。

2.对胎儿的影响

常并发胎位异常、脐带脱垂、胎儿窘迫及因早产引起的新生儿发育不成熟,加上羊水过多常合并胎儿畸形,故羊水过多者围产儿病死率明显增高,约为正常妊娠的7倍。

(三)临床表现

临床症状与羊水过多有关,主要是增大的子宫压迫邻近的脏器产生的压迫症状,羊水越多,症状越明显。

1.急性羊水过多

多在妊娠20～24周发病,羊水骤然增多,数天内子宫明显增大,产生一系列压迫症状。患者感腹部胀痛、腰酸、行动不便,因横隔抬高引起呼吸困难,甚至发绀,不能平卧。子宫压迫下腔静脉,血液回流受阻,下腹部、外阴、下肢严重水肿。检查可见腹部高度膨隆、皮肤张力大、变薄,腹壁下静脉扩张,可伴外阴部静脉曲张及水肿;子宫大于妊娠月份、张力大,胎位检查不清、胎心音遥远或听不清。

2.慢性羊水过多

常发生在妊娠28～32周。羊水在数周内缓慢增多,出现较轻微的压迫症状或无症状,仅腹部增大较快。检查见子宫张力大、子宫大小超过停经月份,液体震颤感明显,胎位尚可查清或不清、胎心音较遥远或听不清。

(四)诊断

根据临床症状及体征诊断并不困难。但常需采用下列辅助检查,估计羊水量及羊水过多的原因。

1.B超检查

为羊水过多的主要辅助检查方法。目前临床广泛应用的有两种标准:一种是以脐横线与腹白线为标志,将腹部分为四个象限,各象限最大羊水暗区垂直径之和为羊水指数(amniotic fluid index,AFI);另一种是以羊水最大深度(maximum vertical pocket depth,MVP;amniotic fluid volume,AFV)为诊断标准。国外 Phelan JP 等以羊水指数＞18 cm 诊断为羊水过多;Schrimmer DB 等以羊水最大深度为诊断标准,目前均已得到国内外的公认。MVP 8～11 cm 为轻度羊水过多,12～15 cm 为中度羊水过多,≥16 cm 为重度羊水过多。B超检查还可了解胎儿结构畸形如无脑儿、显性脊柱裂、胎儿水肿及双胎等。

2.其他

(1)羊水甲胎蛋白测定(AFP):开放性神经管缺陷时,羊水中 AFP 明显增高,超过同期正常妊娠平均值加 3 个标准差以上。

(2)孕妇血糖检查:尤其慢性羊水过多者,应排除糖尿病。

(3)孕妇血型检查:如胎儿水肿者应检查孕妇 Rh、ABO 血型,排除母儿血型不合溶血引起的胎儿水肿。

(4)胎儿染色体检查:羊水细胞培养或采集胎儿血培养做染色体核型分析,或应用染色体探针对羊水或胎儿血间期细胞真核直接原位杂交,了解染色体数目、结构异常。

(五)处理

主要根据胎儿有无畸形、孕周及孕妇压迫症状的严重程度而定。

1.羊水过多合并胎儿畸形

一旦确诊胎儿畸形、染色体异常,应及时终止妊娠,通常采用人工破膜引产。破膜时需注意以下方面。

(1)高位破膜,即以管状的高位破膜器沿宫颈管与胎膜之间上送 15 cm,刺破胎膜,使羊水缓慢流出,宫腔内压逐渐降低,在流出适量羊水后,取出高位破膜器然后静脉滴注缩宫素引产。若无高位破膜器或为安全亦可经腹穿刺放液,待宫腔内压降低后再行依沙吖啶引产。亦可选用各种前列腺素制剂引产,一般在 24～48 小时娩出。尽量让羊水缓慢流出,避免宫腔内压突然降低而引起胎盘早剥。

(2)羊水流出后腹部置沙袋维持腹压,以防休克。

(3)手术操作过程中,需严密监测孕妇血压、心率变化。

(4)注意阴道流血及宫高变化,以及早发现胎盘早剥。

2.羊水过多合并正常胎儿

对孕周不足 37 周,胎肺不成熟者,应尽可能延长孕周。

(1)一般治疗:低盐饮食、减少孕妇饮水量。卧床休息,取左侧卧位,改善子宫胎盘循环,预防早产。每周复查羊水指数及胎儿生长情况。

(2)羊膜穿刺减压:对压迫症状严重,孕周小、胎肺不成熟者,可考虑经腹羊膜穿刺放液,以缓解症状,延长孕周。放液时注意:①避开胎盘部位穿刺;②放液速度应缓慢,每小时不超过 500 mL,一次放液不超过 1 500 mL,以孕妇症状缓解为度,放出羊水过多可引起早产;③有条件应在 B 超监测下进行;④密切注意孕妇血压、心率、呼吸变化;⑤严格消毒,防止感染,酌情用镇静药预防早产;⑥放液后 3～4 周如压迫症状重,可重复放液以减低宫腔内压力。

(3)前列腺素合成酶抑制剂治疗:常用吲哚美辛,其作用机制是抑制利尿作用,期望能抑制胎儿排尿减少羊水量。常用剂量为吲哚美辛 2.2～2.4 mg/(kg·d),分 3 次口服。应用过程中应密切随访羊水量(每周 2 次测 AFI)、胎儿超声心动图(用药后 24 小时一次,此后每周一次),吲哚美辛的最大问题是可使动脉导管狭窄或提前关闭,主要发生在 32 周以后,所以应限于应用在 32 周以前,同时加强超声多普勒检测。一旦出现动脉导管狭窄立即停药。

(4)病因治疗:若为妊娠糖尿病或糖尿病合并妊娠,需控制孕妇过高的血糖;母儿血型不合溶血,胎儿尚未成熟,而 B 超检查发现胎儿水肿,或脐血显示 Hb<60 g/L,应考虑胎儿宫内输血。

(5)分娩期处理:自然临产后,应尽早人工破膜,除前述注意事项外,还应注意防止脐带脱垂。若破膜后宫缩仍乏力,可给予低浓度缩宫素静脉滴注,增强宫缩,密切观察产程进展。胎儿娩出后应及时应用宫缩剂,预防产后出血。

二、羊水过少

妊娠晚期羊水量少于 300 mL 者称羊水过少,发生率为 0.5%～5.5%,较常见于足月妊娠。羊水过少出现越早,围产儿的预后越差,因其对围产儿预后有明显的不良影响,近年受到越来越多的重视。

(一)病因

羊水过少的病因目前尚未完全清楚。许多产科高危因素与羊水过少有关,可分为胎儿因素、胎盘因素、孕妇因素和药物因素四大类。另外,尚有许多羊水过少不能用以上的因素解释,称为特发性羊水过少。

1.胎儿缺氧

胎儿缺氧和酸中毒时,心率和心排血量下降,胎儿体内的血液重新分布,心、脑、肾上腺等重要脏器血管扩张,血流量增加;肾脏、四肢、皮肤等外周脏器的血管收缩,血流量减少,进一步导致尿量减少。妊娠晚期胎尿是羊水的主要来源,胎儿长期的慢性缺氧可导致羊水过少。所以羊水过少可以看作胎儿在宫内缺氧的早期表现。

2.孕妇血容量改变

现有研究发现羊水量与母体血浆量之间有很好的相关性,如母体低血容量则可出现羊水量过少,反之亦然。如孕妇脱水、血容量不足,血浆渗透压增高等,可使胎儿血浆渗透压相应增高,胎盘吸收羊水增加,同时胎儿肾小管重吸收水分增加,尿形成减少。

3.胎儿畸形及发育不全

在羊水过少中,合并胎儿先天性发育畸形的很多,但以先天性泌尿系统异常最常见。

(1)先天性泌尿系统异常:先天性肾缺如,又名 Potter 综合征,是以胎儿双侧肾缺如为主要特征的综合征,包括肺发育不良和特殊的 Potter 面容,发生率为 1:(2 500～3 000),原因至今不明。本病可在产前用 B 超诊断即未见肾形成。尿路梗阻亦可发生羊水过少,如输尿管梗阻、狭窄、尿道闭锁及先天性肾发育不全。肾小管发育不全(renal tubular dysgenesis,RTD),RTD 是一种以新生儿肾衰竭为特征的疾病,肾脏的大体外形正常,但其组织学检查可见近端肾小管缩短及发育不全。常发生于有先天性家族史、双胎输血综合征及目前摄入血管紧张素转换酶抑制剂者。这些疾病因胎儿无尿液生成或生成的尿液不能排入羊膜腔致妊娠中期后严重羊水过少。

(2)其他畸形:并腿畸形、梨状腹综合征(prune belly syndrome,PBS)、隐眼-并指(趾)综合征、泄殖腔不发育或发育不良、染色体异常等均可同时伴有羊水过少。

4.胎膜早破

羊水外漏速度大于再产生速度,常出现继发性羊水过少。

5.药物影响

吲哚美辛是一种前列腺素合成酶抑制剂,并有抗利尿作用,可以应用于治疗羊水过多,但使用时间过久,除可以发生动脉导管提前关闭外,还可以发生羊水过少。另外应用血管紧张素转换酶抑制剂也可导致胎儿低张力、无尿、羊水过少、生长受限、肺发育不良及肾小管发育不良等不良反应。

(二)对母儿的影响

1.对胎儿的影响

羊水过少是胎儿危险的重要信号,围产儿发病率和死亡率明显增高。与正常妊娠相比,轻度羊水过少围产儿死亡率增高 13 倍,而重度羊水过少围产儿死亡率增高 47 倍。主要死因是胎儿缺氧及畸形。妊娠中期重度羊水过少的胎儿畸形率很高,可达 50.7%。其中先天性肾缺如所致的羊水过少,可引起典型 Potter 综合征(胎肺发育不良、扁平鼻、耳大位置低、肾及输尿管不发育,以及铲形手、弓形腿等),死亡率极高。而妊娠晚期羊水过少,常为胎盘功能不良及慢性胎儿宫内缺氧所致。羊水过少又可引起脐带受压,加重胎儿缺氧。羊水过少中约 1/3 新生儿、1/4 胎儿发生酸中毒。

2.对孕妇的影响

手术产概率增加。

(三)诊断

1.临床表现

胎盘功能不良者常有胎动减少;胎膜早破者有阴道流液。腹部检查:宫高、腹围较小,尤以胎儿宫内生长受限者明显,有子宫紧裹胎儿感。临产后阴道检查时发现前羊水囊不明显,胎膜与胎儿先露部紧贴。人工破膜时发现羊水极少。

2.辅助检查

(1)B超检查:是羊水过少的主要辅助诊断方法。妊娠晚期最大羊水池深度≤2 cm,或羊水指数≤5 cm,可诊断羊水过少;羊水指数<8 cm 为可疑羊水过少。妊娠中期发现羊水过少时,应排除胎儿畸形。B超检查对先天性肾缺如、尿路梗阻、胎儿宫内生长受限有较高的诊断价值。

(2)羊水直接测量:破膜后,直接测量羊水,总羊水量<300 mL,可诊断为羊水过少。

(3)其他检查:妊娠晚期发现羊水过少,应结合胎儿生物物理评分、胎儿电子监护仪检查、尿雌三醇、胎盘生乳素检测等,了解胎盘功能及评价胎儿宫内安危,及早发现胎儿宫内缺氧。

(四)治疗

根据导致羊水过少的不同的病因结合孕周采取不同的治疗方案。

1.终止妊娠

对确诊胎儿畸形,或胎儿已成熟、胎盘功能严重不良者,应立即终止妊娠。对胎儿畸形者,常采用依沙吖啶羊膜腔内注射的方法引产;而妊娠足月合并严重胎盘功能不良或胎儿窘迫,估计短时间内不能经阴道分娩者,应行剖宫产术;对胎儿贮备力尚好,宫颈成熟者,可在密切监护下破膜后行缩宫素引产。产程中连续监测胎心变化,观察羊水性状。

2.补充羊水期待治疗

若胎肺不成熟,无明显胎儿畸形者,可行羊膜腔输液补充羊水,尽量延长孕周。

(1)经腹羊膜腔输液:常在中期妊娠羊水过少时采用。主要有两个目的:①帮助诊断,羊膜腔内输入少量生理盐水,使 B 超扫描清晰度大大提高,有利于胎儿畸形的诊断;②预防胎肺发育不良,羊水过少时,羊膜腔压力低下≤0.1 kPa(1 mmHg),肺泡与羊膜腔的压力梯度增加,导致肺内液大量外流,使肺发育受损。羊膜腔内输液,使其压力轻度增加,有利于胎肺发育。具体方法:常规消毒腹部皮肤,在 B 超引导下避开胎盘行羊膜穿刺,以 10 mL/min 速度输入37 ℃的 0.9% 氯化钠液 200 mL 左右,若未发现明显胎儿畸形,应用宫缩抑制剂预防流产或早产。

(2)经宫颈羊膜腔输液:常在产程中或胎膜早破时使用。适合于羊水过少伴频繁胎心变异减速或羊水Ⅲ度粪染者。主要目的是缓解脐带受压,提高阴道安全分娩的可能性,以及稀释粪染的羊水,减少胎粪吸入综合征的发生。具体方法:常规消毒外阴、阴道,经宫颈放置宫腔压力导管进羊膜腔,输入加温至 37 ℃的 0.9%氯化钠液 300 mL,输液速度为 10 mL/min。如羊水指数达

8 cm,并解除胎心变异减速,则停止输液,否则再输 250 mL。若输液后 AFI 已≥8 cm,但胎心减速不能改善亦应停止输液,按胎儿窘迫处理。输液过程中 B 超监测 AFI、间断测量宫内压,可同时胎心内监护,注意无菌操作。

(梁　霞)

第十二节　母儿血型不合

母儿血型不合以 Rh 血型不合和 ABO 血型不合最常见。

一、Rh 血型不合

Rh 阴性的频率在种族中有差别。我国汉族人群中则低于 0.5%,而我国有些少数民族如乌孜别克族、塔塔尔族等 Rh 阴性在人群中占 5%以上。

(一)发病机制

由于胎儿 Rh 血型(+)而母亲 Rh 血型为(一)时,胎儿红细胞所具有的抗原恰为母体所缺少,当胎儿红细胞通过胎盘进入母体循环,使母体产生相应的血型抗体,此抗体又经胎盘到胎儿循环作用于胎儿红细胞并导致溶血。Rh 血型不合时,胎儿红细胞经胎盘进入母体循环中,被母体脾脏的巨噬细胞所吞噬,需要经过相当长一段时间才能释放出足够量的 Rh 抗原,该抗原抵达脾脏淋巴细胞的相应抗原受体而产生 Rh 抗体,这种初发免疫反应发展缓慢,常历时 2 个月以上甚至长达 6 个月,故第 1 胎胎儿分娩时仅处于原发免疫反应的潜伏阶段。当发生原发免疫反应后再次怀孕,即使经胎盘失血的血量很少亦能很快地发生次发免疫,抗体迅速上升,通过胎盘与胎儿的红细胞结合导致溶血。有少数(约 1%)Rh 溶血病发生在第 1 胎,这是由于部分孕妇曾接受过 Rh 血型不合输血,或另有少数 Rh 阴性孕妇当其尚为胎儿时,由于母亲是 Rh 阳性,因此存在血型不合,若此时(孕妇)母亲有少量血经胎盘进入胎儿体内而使之发生初发免疫反应,这样当孕妇在第 1 次妊娠的胎儿是 Rh 阳性时,只要有少量胎儿血进入孕妇体内即可发生次发免疫反应,产生足够量的 IgG 抗体引起胎儿溶血病。

(二)临床表现

本病的临床症状主要由溶血所致,症状的轻重程度和母亲抗体的量、胎儿红细胞被致敏程度和胎儿代偿能力等因素有关。往往起病早、病情重、病程长,严重者甚至发生死胎或新生儿死亡。

1.胎儿水肿

胎儿水肿多见于病情重者,患儿全身水肿、苍白,皮肤瘀斑,胸腔积液,腹水,心音低,心率快,呼吸困难,肝脾大。水肿的发生与低血浆蛋白有关。这类患儿胎盘的重量与新生儿体重之比可高达 1:3~1:4。

2.贫血

程度不一,轻度溶血者脐带血血红蛋白>140 g/L;中度溶血者脐带血血红蛋白<140 g/L,重度溶血者脐带血血红蛋白<80 g/L,常伴有胎儿水肿。出生后溶血继续进行,贫血较刚出生时明显。部分 Rh 溶血病患儿在出生后 2~6 周发生明显贫血(血红蛋白<80 g/L),称为晚期贫血,这部分患儿早期症状并不严重,无须换血治疗,但 Rh 血型抗体却在体内持久(超过 1~2 个

月)存在,继续溶血而导致晚期贫血;早期因症状较重而做了交换输血的患儿中,仍有部分发生晚期贫血,因为交换输血只能换出部分血型抗体。

3.肝脾大

程度不一,轻症者无明显肿大,而重症水肿患儿肝脾大很明显,甚至因脾大而发生脾破裂,肝脾大与髓外造血有关。

4.黄疸

胎儿的胆红素主要通过母体代谢,故出生时常无明显黄疸,但在出生后 24 小时内(常在 4～5 小时)出现黄疸并迅速加深,于出生后第 3、4 天黄疸达高峰,超过 340 μmol/L(20 mg/dL)者不少见。黄疸出现早、上升快是 Rh 溶血病的特点。

5.出血倾向

出血倾向见于重症者,与血小板计数减少、毛细血管缺氧性损害有关,少数患儿发生 DIC。表现为皮肤瘀点、瘀斑、颅内出血、肺出血等。

(三)诊断

1.产前诊断

(1)血抗体测定:Rh 阴性孕妇应检查其丈夫的 Rh 血型,若不合,测产妇抗体,第 1 次测定一般在妊娠第 16 周进行,可作为抗体基础水平。然后于第 28～30 周再次测定,以后隔 2～4 周重复测定,抗体效价上升者提示胎儿可能受累,当抗体滴度达 1:16 或 1:32 时宜做羊水检查。

(2)羊水检查:重症溶血时羊水呈黄色。胎儿溶血程度愈重羊水胆红素就愈高,故羊水检查结果对进一步处理方法的决定有参考价值。450 nm 处的光密度与羊水中胆红素含量有关。妊娠不同时期羊水中胆红素含量不同。羊水中胆红素显著增高提示胎儿溶血病情严重。

(3)B 超检查:重度胎儿水肿并发腹水时 B 超可检出胎儿腹部有液性暗区,其中间可见漂动肠曲、肝等脏器;胎儿水肿时则胎儿周身皮肤包括头皮厚度增加,呈双线回声。

2.产后诊断

患儿常出现红细胞及血红蛋白下降,网织红细胞增高(正常新生儿出生后第 1 天网织红细胞可达 6%),有核红细胞增高(正常新生儿出生后 1～2 天周围血可以找到有核红细胞 2～10 个/100 个白细胞)等仅提示患儿可能存在溶血。出生后诊断主要依据血清特异性免疫抗体检查:①检查母、婴的 Rh 血型是否不合,偶有 Rh 阳性婴儿的红细胞被抗体"封闭"而呈假阴性,应注意鉴别;②检查婴儿红细胞是否被致敏,抗人球蛋白试验直接法阳性说明婴儿红细胞被血型抗体致敏。并可做释放试验以了解是哪种 Rh 血型抗体;③检查婴儿血清中有无血型抗体存在及其类型,将婴儿血清与各标准红细胞做抗人球蛋白间接试验,阳性结果表明有血型抗体存在,然后根据出现凝集或不凝集的标准红细胞,可推论出抗体类型;④检查母体血清中有无血型抗体存在,由于 Rh 血型抗体只能由人类红细胞引起,故母体内存在 Rh 血型抗体对新生儿 Rh 溶血病的诊断有一定参考意义,但要确诊,上述第②点检查应阳性,只有婴儿红细胞被致敏才发病。

(四)治疗

1.产妇分娩前治疗

(1)药物治疗:中药如黄疸茵陈冲剂对防止胎儿溶血所致流产、死胎、早产及减轻新生儿症状有一定疗效。在妊娠早、中、末期各进行 10 天化学药综合治疗,可减少死胎、流产、早产和减轻新生儿症状。包括 25% 葡萄糖 40 mL 加维生素 C 500 mg,每天静脉注射 1 次,维生素 E 100 mg,口服,每天 1 次,可补充铁剂、叶酸、其他维生素等,口服苯巴比妥 10～30 mg,每天 3 次,减少新生儿核黄疸的发生。必要时可以使用肾上腺皮质激素抑制孕妇的免疫反应,减少抗体的产生。

(2)血浆置换术:有过重症 Rh 溶血病分娩史的产妇,再次怀孕后要监测抗体效价,若抗人球蛋白法测定抗体效价高于 1:64,直接菠萝蛋白酶法高于 1:32,应考虑做血浆置换术。一般在妊娠 20 周后开始。孕妇的浓缩血细胞以生理盐水悬浮后当即输回,用新鲜冷冻血浆或清蛋白做置换剂。为保持抗体低于治疗前效价,常需做多次血浆置换。

(3)宫内输血:具有一定风险。输血或换血指征:胎儿水肿,胎儿未成熟出生后不能存活。胎儿宫内输血可通过胎儿腹腔内输血和脐静脉输血两种途径,目前多采用 B 超引导下行脐静脉穿刺,输入 Rh(-)O 型浓缩红细胞,该方法疗效明确,可延长胎儿宫内存活时间,但需要一定的操作技巧。

(4)提前分娩:妊娠越近足月,抗体产生越多,对胎儿影响越大,胎儿死亡机会越多。凡既往有过死胎或本胎 Rh 抗体效价由低升高到 1:32~1:64;或由高突然转低;胎心音出现杂音;孕末期腹围、体重过度增大;或自觉全身乏力,胃纳不佳;羊水胆红素升高;影像诊断有胎儿水肿、腹水、肝脾大等都应考虑提前分娩。一般在孕 35~38 周时引产,新生儿存活机会较多,胎儿娩出前可促胎肺成熟,力争卵磷脂/鞘磷脂(L/S)比值>2,可予地塞米松 10 mg,羊膜腔注射,促进胎肺成熟,可减少新生儿呼吸窘迫综合征。

用分光光度计测定羊水胆红素,当羊水胆红素<8.55 μmol/L 者,估计胎儿红细胞破坏不严重,可视为孕妇健康,可等待自然分娩;羊水胆红素>8.55 μmol/L 者,如 L/S 值>2.0 应考虑终止妊娠;如羊水胆红素>17.1 μmol/L 者,如 L/S 值>2.0 应立即终止妊娠。

胎儿娩出后尽快钳夹脐带,留长 7~10 cm,待换血时用。

2.新生儿治疗

(1)胎儿期重度溶血者出生时可有水肿、腹水、贫血、心肺功能不全,如不及时处理常在出生后不久死亡。应保持有效的通气、抽腹水,并尽快做交换输血。

(2)出生后一旦明确诊断为 Rh 血型不合溶血病可予静脉滴注 IgG,按 500 mg/kg,于 2 小时内滴完,可抑制溶血过程,使胆红素产生减少。

(3)对出生时一般情况尚正常,但出生后很快出现黄疸的患儿应采取措施,降低血清胆红素,以避免核黄疸的发生,可采用光照疗法、交换输血及药物治疗。

(4)早期重度贫血者往往血清胆红素很高,应交换输血,使贫血能得到部分纠正;晚期贫血若程度不严重者可观察,但当患儿因贫血出现心率加快、气急、体重不增等症状时,应适量输血,输入血的 Rh 血型最好没有引起患儿溶血的血型抗原。

(五)预防

通过给 Rh 阴性孕妇注射 Rh(D)IgG 来预防 Rh 溶血病已取得满意的效果。

为预防 Rh 阴性妇女发生致敏,在第 1 次 Rh 阳性血细胞进入 Rh 阴性母体后,即注射抗 D 球蛋白以中和进入母体的 D 抗原。适用于下列情况:①第 1 次分娩 Rh 阳性婴儿后,于 72 小时内应用;②若第 1 次预防成功,孕妇未产生抗体,则在下一次分娩 Rh 阳性婴儿时应再次预防;③流产(自然或人工流产)后;④在羊膜腔穿刺后;⑤产前出血、宫外孕、妊娠高血压综合征;⑥由于胎儿经胎盘失血至母体亦可发生在妊娠早、中、晚期,故有人主张对所有 Rh 阴性孕妇在产前预防;⑦输入 Rh 阳性血。

二、ABO 血型不合

胎儿溶血病中以 ABO 血型不合溶血最多见。ABO 血型不合溶血主要发生在孕妇血型为

O 型、胎儿血型为 A 型或 B 型的孕妇。孕妇 A 型,胎儿 B 或 AB 型或孕妇 B 型,胎儿 A 或 AB 型时,理论上亦同样可发病,但实际上很少见。

由于 O 型血妇女中的"天然"抗 A、抗 B 抗体为 IgG,它们能通过胎盘屏障,而 A 型或 B 型血孕妇的抗 B 或抗 A"天然"抗体为 IgM,不能通过胎盘屏障。我国统计 ABO 血型不合妊娠占总出生数的 27.7%,其中 20% 发病,有临床症状者占 5%。由本病所致死胎者占 0.3%,发生重度高胆红素血症者占 27.2%,在新生儿期死亡者中占 1.4%,发生胆红素脑病者占 5.9%。因为 O 型血妇女在孕前常已受其他原因的刺激(如肠道寄生虫感染,注射伤寒疫苗、破伤风或白喉类毒素,它们具有 A 和/或 B 血型物质,某些植物亦具有 A、B 血型物质)使机体产生抗 A、抗 B 抗体,怀孕后这类抗体通过胎盘进入胎儿体内可引起溶血,虽然母婴 ABO 血型不合很常见,但真正发生ABO 血型不合溶血病者较少。

(一)临床表现

本症在第 1 胎发病占 40%～50%。与 Rh 溶血病比较,本症临床症状较轻,以黄疸为主要症状,轻症易被忽略为"生理性黄疸"。黄疸出现得较早(<24 小时)并较快加深,血清胆红素可达 255 μmol/L(15 mg/mL),少数超过 340 μmol/L(20 mg/mL),如不及时处理亦可并发核黄疸。贫血、肝脾大程度均较轻。发生胎儿水肿者更为少见。

(二)实验室诊断

临床怀疑本症时应做血清学检查以确诊。先确定母婴 ABO 血型不合,然后做改良直接法抗人球蛋白试验、抗体释放试验及游离抗体测定 3 项试验,其中改良直接法抗人球蛋白试验和/或抗体释放试验阳性均表明患儿的红细胞已致敏,可以确诊,其中释放试验阳性率较高。若仅为游离抗体阳性,只能表明胎儿体内有抗体,并不一定致敏,故不能作为确诊依据。

(三)治疗

治疗原则同 Rh 溶血病,重点是降低血清胆红素,防止发生核黄疸。绝大多数患儿经光照疗法即能达到治疗目的,但少数黄疸出现早、胆红素上升快,血清胆红素>340 μmol/L 者,必要时仍需换血治疗。贫血明显者可酌情输血。

(刘淑燕)

第十三节 巨 大 胎 儿

巨大胎儿常见高危因素有糖尿病、母亲肥胖、母亲出生体重>4 000 g、经产妇、过期妊娠、高龄孕妇、男胎、上胎巨大胎儿等。

巨大胎儿孕妇产程异常、手术产、软产道裂伤、产后出血、感染增加;新生儿产伤增加,新生儿窒息、死亡率均增加;后代糖尿病、肥胖、代谢综合征、心血管疾病的概率增加。

有巨大胎儿高危因素的孕妇孕期给予营养指导、适当运动,控制血糖;根据孕妇骨盆情况、血糖、胎儿大小等综合考虑,决定分娩方式。

肩难产是产科急症,可以导致严重的母婴损伤,助产人员要加强培训演练,熟练掌握肩难产的相关知识和操作手法,尽量减少母婴并发症。

巨大胎儿是指胎儿生长超过了某一特定阈值,国内外尚无统一的阈值标准,在发达国家,最常用的阈值为 4 000 g、4 500 g 或 4 536 g(即 10 磅)。美国妇产科医师学会采用新生儿出生体重≥4 500 g 的标准,我国以≥4 000 g 为巨大胎儿。近些年,巨大胎儿的出生率呈现先增高、后逐渐下降的趋势。上海市普陀区 1989 年巨大胎儿的发生率为 5.05%,1999 年增加到 8.62%。由于糖尿病的筛查和治疗的规范化,孕前和孕期的营养指导,以及孕妇阴道分娩的意愿增强,复旦大学附属妇产科医院 2015 年巨大胎儿发生率为 5.15%。美国≥4 000 g 胎儿发生率从 1990 年的 10.9% 降至 2010 的 7.6%。巨大胎儿导致母亲产程异常、手术产、严重产道损伤、产后出血增加,新生儿肩难产、窒息、臂丛神经损伤、骨折增加。

一、高危因素

巨大胎儿是多种因素综合作用的结果,很难用单一的因素解释。临床资料表明仅有 40% 的巨大胎儿存在高危因素,其他 60% 的巨大胎儿并无明显的高危因素存在。巨大胎儿常见的因素有:糖尿病、父母肥胖(尤其是母亲肥胖)、母亲出生体重>4 000 g、经产妇、过期妊娠、高龄孕妇、男胎、上胎巨大胎儿、种族(西班牙裔和非裔美国人)、环境或基因异常等。不同因素的长期影响后果是不同的。

(一)孕妇糖尿病

孕妇糖尿病包括妊娠合并糖尿病和妊娠期糖尿病。如血糖未控制,巨大胎儿的发生率均明显升高。在胎盘功能正常的情况下,孕妇血糖升高,通过胎盘进入胎儿血液循环,使胎儿的血糖浓度升高,刺激胎儿胰岛 B 细胞增生,导致胎儿胰岛素分泌反应性升高、胎儿高血糖和高胰岛素血症,促进氨基酸的摄取、蛋白合成并抑制脂肪分解,使胎儿脂肪堆积,脏器增大,体重增加,导致巨大胎儿发生。胎盘转运及代谢功能改变也是造成巨大胎儿的可能原因,糖尿病孕妇可能通过胎儿胰岛素样生长因子-1 系统影响宫内胎儿生长代谢,导致巨大胎儿的发生。糖尿病孕妇如果血糖未很好控制,巨大胎儿的发病率可达 25%~40%,而正常孕妇中巨大胎儿的发生率仅为 5%。但是,当糖尿病 White 分级在 B 级以上时,由于胎盘血管的硬化,胎盘功能降低,反而使胎儿生长受限的发生率升高。此外,糖尿病孕妇过分控制饮食导致营养摄入不足,也可导致胎儿生长受限。

(二)孕前肥胖及孕期体重增加过快

当孕前体质指数>30 kg/m² 、孕期营养过剩、孕期体重增加过快时,巨大胎儿发生率均明显升高。Johnson 等对 588 例体重>113.4 kg(250 磅)及 588 例体重<90.7 kg(200 磅)妇女的妊娠并发症比较,发现前者的妊娠期糖尿病、巨大胎儿及肩难产的发病率分别为 10%、24% 和 5%,明显高于后者的 0.7%、7% 和 0.6%。当孕妇体重>136 kg(300 磅)时,巨大胎儿的发生率高达30%。可见孕妇肥胖与妊娠期糖尿病、巨大胎儿和肩难产等均有密切的相关性。这可能与能量摄入大于能量消耗导致孕妇和胎儿内分泌代谢平衡失调有关。母体肥胖对巨大胎儿发生率的影响可能高过母体糖尿病。

(三)经产妇

胎儿体重随分娩次数增加而增加,妊娠 5 次以上者胎儿平均体重比第一胎增加 80~120 g。

(四)过期妊娠

孕晚期是胎儿生长发育最快时期,过期妊娠而胎盘功能正常者,子宫胎盘血供良好,持续供给胎儿营养物质和氧气,胎儿不断生长,以致孕期越长,胎儿体重越大,过期妊娠巨大胎儿的发生率是足月儿的 3~7 倍,肩难产的发生率比足月儿增加 2 倍。

(五)孕妇年龄

高龄孕妇并发肥胖和糖尿病的机会增多,因此分娩巨大胎儿的可能性增大。

(六)巨大胎儿分娩史

曾经分娩过超过 4 000 g 新生儿的妇女与无此既往史的妇女相比,再次分娩巨大胎儿的概率增加 5~10 倍。

(七)遗传因素

遗传因素包括胎儿性别、种族及民族等。在所有有关巨大胎儿的资料中都有男性胎儿巨大胎儿发生率增加的报道,通常占 70%。在妊娠晚期,同一孕周男性胎儿的体重比相应的女性胎儿重 150 g。身材高大的父母其子女为巨大胎儿的发生率高。不同种族、不同民族巨大胎儿的发生率各不相同;Rodrigues 等报道排除其他因素的影响,原为加拿大民族的巨大胎儿发生率明显高于加拿大籍的其他民族人群的发生率。Stotland 等报道美国白种人巨大胎儿发生率为 16%,而非白种人(包括黑种人、西班牙裔和亚裔)为 11%。

(八)环境因素

高原地区由于空气中氧分压低,巨大胎儿的发生率较平原地区低。

(九)罕见综合征

当巨大胎儿合并结构异常时,如羊水过多、巨大胎盘、巨舌症等,应考虑胎儿是否存在与生长过快相关的某种罕见综合征,如 Pallister-Killian 综合征、Beckwith-Wiedemann 综合征、Sotos 综合征、Perlman 综合征、Simpson-Golabi-Behmel 综合征(SGBS)等。遗传学的相关检查有助于诊断。

二、对母儿的影响

(一)对母体的影响

Stotland 等报道新生儿体重>3 500 g 母体并发症开始增加,且随出生体重增加而增加,在新生儿体重 4 000 g 时肩难产和剖宫产率明显增加,4 500 g 时再次增加。其他并发症增加缓慢而平稳。

1.产程延长或停滞

由于巨大胎儿的胎头较大,头盆不称的发生率增加。临产后胎头始终不入盆,若胎头搁置在骨盆入口平面以上,称为跨耻征阳性,表现为第一产程延长。胎头即使入盆,亦可发生胎头下降受阻,导致活跃期延长、停滞或第二产程延长。产程延长易导致继发性宫缩乏力;同时巨大胎儿的子宫容积较大,子宫肌纤维的张力较高,肌纤维的过度牵拉,易发生原发性宫缩乏力;宫缩乏力反过来又导致胎位异常、产程延长。巨大胎儿双肩径大于双顶径,尤其是糖尿病孕妇的胎儿,若经阴道分娩,易发生肩难产。

2.手术产发生率增加

巨大胎儿头盆不称的发生率增加,容易产程异常,因此阴道助产、剖宫产均概率增加。

3.软产道损伤

由于胎儿大,胎儿通过软产道时可造成子宫颈、阴道、Ⅲ或Ⅳ度会阴裂伤,严重者可裂至阴道穹隆、子宫下段甚至盆壁,形成腹膜后血肿或阔韧带内血肿。如果梗阻性难产未及时发现和处理,可以导致子宫破裂。

4.产后出血和感染

巨大胎儿子宫肌纤维过度牵拉,易发生产后宫缩乏力,或因软产道损伤引起产后出血,甚至出血性休克。上述各种因素造成产褥感染率增加。

5.生殖道瘘

由于产程延长甚至停滞,胎头长时间压迫阴道壁、膀胱、尿道和直肠,导致局部组织缺血坏死形成尿瘘或粪瘘;或因阴道手术助产直接导致损伤。

6.盆腔器官脱垂

因分娩时盆底组织过度伸长或裂伤,产后可发生子宫脱垂或阴道前后壁膨出。

(二)对新生儿的影响

1.新生儿产伤

随着体重的增加,巨大胎儿肩难产发生率增高,新生儿产伤发生率增加。如臂丛神经损伤及麻痹、颅内出血、锁骨骨折、胸锁乳突肌血肿等。超过 10％的肩难产会发生永久性的臂丛神经损伤。

2.新生儿窘迫、新生儿窒息

胎头娩出后胎肩以下部分嵌顿在阴道内,脐带受压,导致胎儿窘迫、新生儿窒息。脑瘫,高胆红素血症、红细胞增多症、低血糖、新生儿死亡率均增加。

3.对后代的远期影响

后代发展为糖耐量受损、肥胖、血脂异常、代谢综合征、心血管疾病的概率增加。

三、诊断

目前尚无方法能准确预测胎儿体重,临床上通过病史、临床表现、超声检查等综合评估,作出初步判断,出生后才能确诊。

(一)病史

多存在高危因素,如孕妇糖尿病、肥胖、巨大胎儿分娩史、过期妊娠或产次较多的经产妇。

(二)临床表现

孕期体重增加过快,在妊娠后期出现呼吸困难,腹部沉重及两胁部胀痛等症状。腹部检查:视诊腹部明显膨隆,宫高>35 cm。触诊胎体大,先露部高浮,跨耻征阳性,听诊胎心正常但位置较高,当子宫高加腹围≥140 cm 时,巨大胎儿的可能性较大。

(三)B超检查

超声测量胎儿双顶径、头围、腹围、股骨长等各项指标,监测胎儿的生长发育情况,并将这些参数代入公式计算,估计胎儿体重(estimated fetal weight,EFW),但对于巨大胎儿的预测有一定难度。当胎头双顶径≥100 mm,股骨长≥75 mm,腹围≥350 mm,应考虑巨大胎儿的可能性。

四、处理

(一)妊娠期

检查发现胎儿大或既往分娩巨大胎儿者,应检查孕妇有无糖尿病。不管是否存在妊娠期糖尿病,有巨大胎儿高危因素的孕妇在孕早期进行营养咨询,合理调节膳食结构,同时适当的运动可以降低巨大胎儿的发生率。糖尿病孕妇应监测血糖,必要时予胰岛素控制血糖。

（二）分娩期

根据宫高、腹围、超声结果，预测胎儿体重，并结合孕妇的身高、骨盆情况决定分娩方式。

1.剖宫产

估计非糖尿病孕妇胎儿体重≥4 500 g，糖尿病孕妇胎儿体重≥4 000 g，即使骨盆正常，为防止母儿产时损伤应建议剖宫产终止妊娠。

2.阴道试产

不宜试产过久。若产程延长，估计胎儿体重＞4 000 g，胎头下降停滞也应剖宫产。若胎头双顶径已达坐骨棘下 3 cm，宫口已开全者，做好产钳助产准备，同时做好处理肩难产的准备工作。分娩后应行子宫颈及阴道检查，了解有无软产道损伤，并预防产后出血和感染。

3.是否预防性引产

非糖尿病孕妇，预防性引产并没有降低剖宫产率、肩难产的发生率，也没有改善新生儿的预后，而引产失败反而增加了剖宫产率。因此，不建议在产程自然发动前进行干预引产。糖尿病孕妇，如血糖控制好者，妊娠 40 周前，引产或剖宫产；血糖控制不佳者，妊娠 38 周终止妊娠。但也有文献报道：无论是否妊娠期糖尿病，估计体重大于相应胎龄的第 95 百分位数的胎儿，在孕37～38^{+6}周引产，肩难产及其相关的并发症明显降低（RR：0.32）。

4.新生儿处理

新生儿应预防低血糖发生，出生后 30 分钟监测血糖，出生后 1～2 小时开始喂糖水，及早开奶，必要时静脉输入葡萄糖。积极治疗高胆红素血症，多选用蓝光治疗。新生儿易发生低钙血症，用 10％葡萄糖酸钙 1 mL/kg 加入葡萄糖液中静脉滴注补充钙剂。

五、病因

（一）巨大胎儿

肩难产的发生率随胎儿体重的增加而逐渐上升，尤其是糖尿病孕妇和高龄孕妇的巨大胎儿。糖尿病孕妇的胎儿的脂肪大量堆积于肩部和躯干，使得胎儿胸/头和肩/头径线比增加，这些胎儿更易发生肩难产，其发生率是非糖尿病孕妇巨大胎儿的 2～4 倍。约 50％的肩难产发生于出生体重低于 4 000 g 的婴儿。当出生体重≥4 500 g 时，肩难产的并发症和死亡率显著增加。

（二）B 超测定

当胎儿胸径－双顶径≥1.4cm、胸围－头围≥6 cm、肩围－头围≥4.8 cm、或腹径－双顶径≥2.6 cm时，约 30％发生肩难产。

（三）胎儿畸形

联体双胎、胎儿颈部肿瘤、胎儿水肿。

（四）骨盆异常

扁平骨盆、骨盆倾斜度过大、耻骨弓位置过低。此时，体重＜3 000 g 的胎儿，也有可能发生肩难产。

（五）既往有肩难产病史

文献报道，肩难产在随后妊娠中的复发率为 1％～25％，是无肩难产病史孕妇的 10 倍。但许多既往发生过肩难产的孕妇再次妊娠时选择了剖宫产终止妊娠，因此，真实的复发风险可能比文献报道要高。

(六)过期妊娠

可能与出生体重随着孕龄的延长而增加有关。

(七)产程异常

产程的延长或停滞与胎儿偏大、头盆不称有关。急产往往由于胎头下降过快,胎肩来不及缩拢而直接嵌顿于耻骨联合上方导致肩难产。

六、对母儿的影响

肩难产发生时,胎儿前肩嵌顿,血流受阻,此时胎头虽已娩出,但因胎儿胸廓受产道挤压,不能建立呼吸,导致胎儿宫内缺氧;若助产失败,胎肩不能及时娩出,易导致母儿严重损伤。肩难产对胎儿的危害超过对母亲的危害。

(一)对母体的影响

产妇因宫缩乏力、产道严重损伤导致产后出血、产褥感染。严重软产道损伤包括会阴Ⅲ度和Ⅳ度裂伤、子宫颈裂伤,甚至子宫破裂。产程时间过长还可导致膀胱麻痹、尿潴留、尿瘘、粪瘘等严重并发症。

(二)对胎儿及新生儿的影响

约 11% 的肩难产并发严重的胎儿损伤。肩难产处理不及时或失败,可造成胎儿窘迫、新生儿窒息、臂丛神经损伤、肱骨骨折、锁骨骨折、颅内出血、缺血缺氧性脑病、肺炎、神经系统异常,甚至死亡。臂丛神经损伤(通常称为 Erb 麻痹)是最严重的新生儿并发症之一,在肩难产中的发生率为 2%～16%,大多数病例可以恢复,但仍有约 10% 将发生永久性神经损伤。值得注意的是,有极少部分的臂丛神经损伤没有高危因素,可发生在没有并发症的剖宫产术中。

七、诊断

巨大胎儿如有第二产程延长,肩难产的发生率明显上升,可作为肩难产的预示信号。

当较大胎头娩出后,不能顺利完成复位、外旋转,胎颈回缩,胎儿面部和颏部娩出困难,胎儿颏部紧压会阴(通常称为"乌龟征"),胎肩娩出受阻,排除胎儿畸形,即可考虑肩难产。

八、处理

所有助产人员都必须平时进行培训和演练,一旦发生肩难产,能迅速识别、熟练掌握肩难产的抢救步骤和人员的配合。肩难产发生时多无思想准备,必须镇定,一方面,要尽量缩短胎头娩出到胎肩娩出的时间,如在 5 分钟内解除肩难产,胎儿缺血缺氧性损伤的发生率低;另一方面,要减少因粗暴操作而引起的母亲和胎儿的损伤。常采取以下步骤。

(一)一般处理

一旦发生肩难产,应立即发出紧急求援信号,请上级医师、麻醉医师、新生儿科医师到场协助抢救,迅速处置,以减少新生儿窒息和产伤。鼓励产妇深呼吸,停止腹压和按压子宫,腹部的压力使胎儿前肩不断撞击坚硬的耻骨,导致胎儿和产妇的损伤风险增大。牵引时,忌用暴力。若膀胱充盈,立刻导尿。双侧阴部充分的神经阻滞麻醉,行较大的会阴侧切术;但也有文献报道,较大的会阴切开术并没有减少胎儿臂丛神经的损伤。

(二)屈大腿法

两名救助者分别站在孕妇的两侧,协助孕妇双腿极度屈曲,贴近腹部,头部抬高,下颌贴近胸部，双手抱膝减少骨盆倾斜度，使腰骶部前凸变直，骶骨位置相对后移，骶尾关节增宽，嵌顿耻骨联合上方的前肩自然松解，同时适当力量向下牵引胎头而娩出胎儿前肩。这是处理肩难产的首选方法，也是唯一必须实施的处理方法。

(三)压前肩法

在屈大腿的基础上，助手在产妇耻骨联合上方触到胎儿前肩部位并向后下加压，使胎儿双肩周径轻度缩小；同时助产者向下牵引胎头，两者相互配合持续加压与牵引，有助于嵌顿的前肩娩出。注意不要用暴力，操作时间 30～60 秒。屈大腿法和压前肩法联合使用，可以增加肩难产处置的成功率，有效率达 90%。

(四)旋肩法(Wood 法)

当后肩入盆时助产者以示指和中指伸入阴道，紧贴胎儿后肩的胸侧，将后肩向侧上方旋转，助手协助将胎头同向旋转，当后肩旋转至前肩的位置时娩出。操作时，胎背在母体右侧用右手，胎背在母体左侧用左手。但该方法使肩关节外展，肩径增加。Rubin 等建议在旋肩时将手指放在后肩的背侧或前肩的背侧这样可使肩径缩小，该方法称为 Rubin 手法，或反 Wood 手法，临床上常选择后者。

(五)牵引后臂娩后肩法

助产者的手顺着骶骨进入阴道，明确胎背朝向，胎背在母体右侧用右手，胎背在母体左侧用左手，握住胎儿后上肢，保持胎儿肘部屈曲的同时，上抬肘关节，沿胎儿胸前轻轻滑过，然后抓住胎儿手，以洗脸样动作沿面部侧面滑过，伸展后臂，娩出胎儿的后肩及后上肢。再将胎肩旋至骨盆斜径上，牵引胎头，使前肩入盆后即可娩出胎儿。当阴道过紧手无法进入或者胎儿手臂伸直无法触及胎儿肘关节和胎手，此操作较为困难。当上肢嵌顿于骨盆时，从阴道内牵引较困难，可造成肱骨骨折。因此，动作一定要轻柔忌用暴力，并注意保护会阴，防止撕裂。

(六)四肢着地法

1976 年 Gaskin 首先介绍该方法。改变产妇的体位，帮助产妇的双手和双膝着地(不同于胸膝位)，胎儿重力的作用使胎儿的前肩解除嵌顿；改变孕妇体位的过程中，胎儿的体位亦发生改变，相当于内倒转；手膝体位扩大了骨盆的径线。当 McRobert、压前肩法和 Wood 法均失败后可考虑选择该法，在此四肢着地体位的基础上可以进行上述的各种阴道内操作。

(七)断锁骨法

以上手法均失败后，方可考虑剪断或用指头勾断胎儿锁骨，断端远离肺尖，防损伤胎肺，娩出胎儿后缝合软组织，锁骨固定后能自愈。该法臂丛神经损伤的风险明显增加。

(八)Zavanelli 方法

该方法由 Zavanelli 提出，1985 年 Sandberg 重做介绍，但学者们对此评价不一。将胎头回复成枕前位或枕后位，然后缓缓纳入阴道，并行剖宫产。在回纳的过程中需要应用宫缩抑制剂、吸氧。此时产妇子宫破裂、阴道严重裂伤、胎儿窘迫甚至死亡的风险明显增加，臂丛神经的损伤风险并没有降低。

(九)耻骨联合切开术

在上述方法都失败的情况下，为了抢救胎儿的生命选择耻骨联合切开术，解除胎儿前肩嵌顿，胎肩进入骨盆并经阴道娩出。该法对母体的损伤极大，国内未有报道应用。

(十)产后处理

积极处理产后出血和严重的软产道裂伤，预防感染。新生儿复苏后，认真进行新生儿检查，及时识别臂丛神经损伤、锁骨骨折、肱骨骨折、气胸、缺血缺氧性脑损伤，及早治疗。加强与产妇及其家属的沟通，告知母婴的近期和远期并发症。详细记录肩难产发生时间、处置的步骤和时间，面对可能发生的医疗诉讼。

九、预测和预防

由于肩难产对母婴危害大，故预测和预防极为重要。肩难产的高危因素明确，但肩难产预测仍是比较困难，绝大部分的肩难产不能被预测和阻止。尽管如此，临床上仍应重视下述情况。

(1)降低巨大胎儿发生率：对于有高危因素的孕妇，孕前或者孕早期开始营养指导，减少孕妇肥胖和体重过度增加；高危孕妇尽早 OGTT 检查，加强孕期血糖监测，及早发现糖尿病合并妊娠或妊娠期糖尿病，通过合理饮食、运动、必要时加用胰岛素，使孕期血糖控制在正常范围，降低巨大胎儿发生率。

(2)临产前应根据宫高、腹围、先露高低、腹壁脂肪厚薄、超声等尽可能准确推算胎儿体重。估计非糖尿病孕妇胎儿体重≥4 500 g，糖尿病孕妇胎儿体重≥4 000 g，骨盆测量为中等大小，发生肩难产的可能性大，应建议行剖宫产结束分娩。对于非糖尿病孕妇，不推荐选择性的引产或提前剖宫产终止妊娠。糖尿病孕妇，在近预产期引产或选择性剖宫产可以降低肩难产的发生率。

(3)对于既往发生过肩难产的孕妇，如果没有严重的母婴损伤，胎儿体重适中、无明显相对头盆不称、有再次分娩意愿，在经过充分评估后，可阴道试产。

(4)B超准确测量胎头双顶径、胸径及双肩径。胎儿胸径-双顶径>1.4 cm 者有发生肩难产的可能。B超检查还应注意胎儿有无畸形，如联体双胎，胎儿颈部有无肿瘤、胎儿水肿等。

(5)凡产程延长，尤其是活跃期及第二产程延长者，应重新估计胎儿体重，警惕发生肩难产，必要时行剖宫产。

(6)骨盆狭窄、扁平骨盆应警惕肩难产的发生，适时剖宫产终止妊娠。骨盆倾斜度过大及耻骨弓过低的高危产妇，分娩时应让其采用屈曲大腿或垫高臀部的姿势，以预防肩难产的发生。

(7)常规助产时胎头娩出后，切勿急于协助进行复位和外旋转，应让胎头自然复位及外旋转，防止人工干预转错方向。并继续指导产妇屏气，使胎肩同时自然下降。当胎头完成外旋转后，胎儿双肩径应与骨盆出口前后径相一致，等待下一次宫缩，轻轻按压胎头协助胎儿前肩娩出，后肩进入骶凹处，顺利娩出双肩。

十、临床特殊情况的思考和建议

孕期准确估计胎儿体重，对孕妇营养指导，预防巨大胎儿和肩难产，非常重要。产前预测胎儿体重，筛选巨大胎儿特别是≥4 500 g 胎儿，对选择分娩方式和指导产程处理至关重要。但迄今为止，尚无在宫内准确估计胎儿体重的方法。大多数巨大胎儿在出生后诊断。常用的预测胎儿体重的方法为临床评估和超声测量。

(一)临床评估

临床上可通过四步触诊手法触诊胎儿、测量宫底高度(从耻骨联合上方至子宫底最高点的距离)估计胎儿体重。影响评估准确性的因素包括孕妇体型、腹壁脂肪的厚度、胎位、羊水量，最重要的是检查者的经验。该方法对预测巨大胎儿的敏感性和阳性预测值均较低。但对过期妊娠和糖尿病妊娠等巨大胎儿高发人群，临床评估准确率较高。

(二)超声测量

超声检查并非高度准确,但仍是最有价值的预测方法,前提是各项生物指标要测量准确。文献报道的超声预测胎儿体重的生物指标很多,比较常用的径线为胎儿双顶径(biparietal diameter,BPD)、头围(head circumference,HC)、腹围(abdominal circumference,AC)和股骨长(femur length,FL)等。

(1)单项参数估计体重:多数学者认为,在单项参数中以腹围(abdominal circumference,AC)诊断巨大胎儿的准确性最高。因为肝脏的大小可以反映胎儿生长发育的情况,腹围是在经肝脏的平面上测量的。预测巨大胎儿常用的阈值为 AC 35~38 cm。在孕晚期由于 BPD 增长缓慢,且受胎头变形影响,个体差异较大,误差可达 1 000 g,结果很不可靠。

(2)多项生物学参数联合估计体重:更为准确。最常组合应用的参数是双顶径、头围、腹围和股骨长。最常用的计算公式如下。

Hadlock 等用多项参数得出的公式,对胎儿体重的评估精确性较好,许多超声仪器中都包含了该公式(BPD、HC、AC、FL 的单位为厘米):

Log_{10} 出生体重(g) $=1.478\,7+0.001\,837(BPD)^2+0.045\,8(AC)+0.158(FL)-0.003\,343(AC \times FL)$

Shephard 等用 BPD 和 AC 预测新生儿出生体重公式:

Log_{10} 出生体重(g) $=-1.749\,2+0.166 \times BPD+0.046 \times AC-2.646 \times AC \times BPD/1\,000$

该方法预测精度较差。

(3)其他超声指标:胎儿皮下脂肪的厚度对胎儿体重变化的影响是显著的,占出生体重变异量的 46%。当胎儿生长加速或减慢时,脂肪组织易发生变化,此时,即使生物学指标相似的胎儿,出生体重的差异也可能非常明显。比如,血糖控制不佳的糖尿病孕妇,胎儿皮下贮存大量脂肪,巨大胎儿的概率增高。超声已开始评估胎儿皮下脂肪,以更好地评估正常和异常胎儿生长情况。

(4)查阅有关参考书的体重估计表:临床预测巨大胎儿要根据临床病史、腹部检查、宫底高度、腹围和超声测量的胎儿径线,综合分析,结合临床经验诊断巨大胎儿。相对于仅用任意单一方法,将上述方法联合应用,可能更有助于预测巨大胎儿。还应加强对产科工作者预测能力的培训,预测肩难产风险,不断总结经验,减少估计误差,以提高诊断符合率。

(孙红霞)

第十四节　死　　胎

妊娠 20 周后胎儿在子宫内死亡者,称死胎,胎儿在分娩过程中死亡,称死产,亦是死胎的一种。

一、诊断

(一)临床表现

胎儿死亡后孕妇最常见的主诉有:胎动消失;体重不增或减轻;乳房退缩;感觉不适,有血性或水样阴道分泌物等。

(二)体征

定期随访检查,发现子宫不随孕周增加而增大;胎心未闻及;胎动未扪及;腹部触诊未扪及有弹性的、坚固的胎体部分。

(三)超声检查

死亡时间较短者,仅见胎动和胎心搏动消失,体内各器官血流,脐带血流停止,身体张力及骨骼、皮下组织回声正常,羊水回声区无异常改变。若胎儿死亡过久,可显示颅骨重叠,颅板塌陷、颅内结构不清,胎儿轮廓不清、胎盘肿胀。

二、病因

引起死胎的原因可归于胎儿因素,脐带和胎盘因素,母体因素。

(一)胎儿因素

(1)染色体异常:20周以后发生的死胎中胎儿染色体病的发生率为6%。

(2)先天畸形:先天性心脏病、神经管缺陷、脐膨出、腹裂、脑积水等均可导致胎儿死亡。其中最常见的是严重的心血管系统功能障碍或畸形,导致胎儿缺氧、死亡。

(3)胎儿水肿:胎儿水肿可分为免疫性和非免疫性。免疫性水肿多继发于溶血性疾病。非免疫性水肿除了与染色体异常有关外,还与宫内感染,先天器官发育不良、代谢性疾病及孕妇全身性疾病有关。

(4)胎儿感染:常见的可引起胎儿死亡的病原体感染包括弓形虫、巨细胞病毒、风疹病毒、单纯疱疹病毒、B族链球菌、细小病毒B19、梅毒等。

(5)胎儿产时窒息。

(二)脐带和胎盘因素

脐带是母体与胎儿进行气体交换、营养物交换的重要通道。脐带发育异常如单脐动脉等可导致胎儿死亡。若脐带受压包括脐带绕颈、缠身、扭转、打结、脱垂、水肿淤血等引起脐带血供受阻,可使胎儿缺氧死亡。常于分娩后方能明确诊断。如果脐血管栓塞、破裂或与脐带平行(即无盘绕脐血管)、附着异常(如脐血管前置)等,容易发生胎儿死亡。

胎盘功能异常和胎盘结构异常可导致胎儿宫内缺氧、死亡。胎盘功能异常一般发生于某些高危妊娠,如子痫前期、母亲贫血等。过期妊娠时,胎盘老化,功能减退,对胎儿缺氧及营养供应缺乏,并且过度成熟胎儿对缺氧的耐受能力差,因此易发生胎儿宫内窘迫及宫内死亡。前置胎盘往往会出现孕妇失血过多、早产、宫内生长受限等异常,从而增加胎儿死亡风险。轮状胎盘、膜状胎盘可使母体胎儿营养交换面积减少。胎盘早剥时形成胎盘血肿,当剥离面积达1/2时可致胎儿死亡。胎盘感染时由于炎性渗出增多、水肿,减少了母体胎儿间的营养交换,可造成宫内死亡。其他引起胎儿死亡的胎盘异常包括胎盘梗死、胎儿-母体(经胎盘)输血等。

(三)母体因素

死胎中1/3是由于母体因素造成的。

(1)孕妇患有肺炎或哮喘等呼吸系统疾病,或患有妊娠期肝内胆汁淤积症、病毒性肝炎、急性脂肪肝、急性胰腺炎等消化系统疾病,或患有肾小球肾炎、急性尿路感染、肾病综合征等泌尿系统疾病时,均会增加胎儿死亡风险。患有癫痫的孕妇,或者急性阑尾炎孕妇穿孔后伴有腹膜炎时,死胎发生率明显增加。另外妊娠合并甲状腺功能异常、系统性红斑狼疮、抗磷脂综合征等疾病亦会威胁胎儿生存。

(2)各种原因导致的母亲贫血、心脏功能障碍、高血压等都会影响到胎儿供氧,不利胎儿存活。特别是妊娠合并高血压的孕妇,因绒毛浅着床及血管痉挛而致胎盘灌注量下降、胎盘发生不同程度的梗死、胎盘血管破裂而致胎盘早剥等,导致胎儿生长受限、胎儿窘迫甚至死胎。

(3)妊娠合并糖尿病时,孕妇高血糖持续经胎盘到达胎儿体内,刺激胎儿胰岛 β 细胞增生、肥大,胰岛素分泌增高,促进胎儿肝脏的糖原合成、脂肪合成和蛋白质合成,胎儿生长加速,肌体耗氧加大,导致胎儿宫内慢性缺氧、死亡。

(4)多胎妊娠围产儿死亡率较单胎妊娠高出 4~6 倍。死亡的原因:1/3 为围产期死亡,2/3 死于早产的并发症。单卵双胎的围产期死亡率大约是双卵双胎的三倍。特别是双胎输血综合征,会严重影响胎儿存活。

(5)子宫畸形、孕妇腹部外伤及烧伤、孕妇有特殊致畸因子(如大剂量化学毒剂、辐射)接触史者,等均会增加胎儿死亡风险。

三、病理变化

(一)浸软胎

胎儿皮肤色素沉淀呈暗红色,并且非常软、触之脱皮。头盖骨的结缔组织失去弹性而重叠,内脏器官软而脆。

(二)压扁胎

胎儿死亡后,羊水被吸收,同时胎盘循环消失而发生退化,身体构造互相压迫,形成枯干形象。

(三)纸样胎

双胎妊娠一个胎儿死亡,另一个继续妊娠,已死亡的胎儿枯干似纸质。纸样胎是压扁胎的进一步变化。

(四)凝血功能障碍

胎儿死亡 3 周以上仍未排出,退行性变的胎盘组织释放促凝物质进入母体血内,激活母体凝血系统而引起弥散性血管内凝血,致血中的纤维蛋白原和血小板降低,最终导致难以控制的大量出血。

四、胎儿死亡后的常规检查

红细胞外周涂片检查、子宫颈分泌物培养、尿液病毒分离/培养、母血病毒分离、弓形虫检测等、间接抗球蛋白试验、空腹血糖或糖基血红蛋白、抗心磷脂抗体、血常规、纤维蛋白原及血小板测定。有技术条件者羊水穿刺。行染色体核型分析及病毒检测。需氧、厌氧培养。

分娩后所需检测:母亲凝血功能、胎盘细菌培养、胎盘组织病理学检查、脐血培养、胎儿咽喉部、外耳部和肛门细菌培养,尸解等。

五、产科处理

凡确诊死胎尚未排出者,无论胎儿死亡时间长短均应积极处理。

术前详细询问病史,判断是否合并肝炎、血液系统疾病等,及时给予治疗。引产前,可口服己烯雌酚 5 mg,每天 3 次,连用 5 天,或口服苯甲雌二醇 4 mg,每天 2 次,肌内注射,连续 3 天。以提高子宫肌层对缩宫素的敏感性。缩宫素的给药方法包括持续低浓度静脉滴注(缩宫素 2.5 U

加入 5％葡萄糖溶液 500 mL)或脉冲式静脉滴注(浓度同前)。缩宫素的引产机制是使子宫平滑肌收缩,对子宫颈软化作用不强。因此缩宫素主要用于子宫颈较成熟者。

对于子宫颈未成熟者,宜用依沙吖啶、前列腺素 E$_2$、米索前列醇等具有促子宫颈成熟的药物。①羊膜腔内注射或宫腔内羊膜腔外注射依沙吖啶。总量不超过 100 mg。肝肾功能不全者禁用;②前列腺素 E$_2$ 的引产方法包括子宫颈管内给药(PGE$_2$ 凝胶 2.5 mL)或阴道内给药(普贝生 10 mg);③米索前列醇阴道后穹隆内放置,每 3～6 小时 25～50 μg;④米非司酮配伍米索前列醇引产。米非司酮口服 50 mg,每天两次,连用两天。再阴道后穹隆内放置米索前列醇 25 μg。

若死胎已近足月,宫口开大后给予毁胎,以保护母体免受损伤。在引产过程中若出现先兆子宫破裂需行剖腹探查术。胎盘娩出后应详细检查胎盘、脐带,以明确死亡原因。产妇应给予回奶治疗,产后注意子宫收缩,严密观察产后出血,应用抗生素预防感染。

在多胎妊娠中,由于一胎死亡,存活胎儿的风险也往往增加。新生儿的存活取决于孕周和胎儿的体重,在 28 周之后分娩,若产前用类固醇激素,产后用肺表面活性剂等,新生儿预后较好。如果不足 28 孕周,新生儿预后较差。应根据胎儿体重、肺成熟度、存活概率、孕妇及家属的态度等综合考虑再做决定。

六、胎死宫内的预防

近年来围产医学不断发展,产科质量迅速提高,围产儿死亡率逐步下降,但死胎的发生率并无明显下降。因此有必要进一步改善干预效果。应加强对孕产妇的宣教,使孕妇了解孕期保健及自我监护的重要性;加强围产保健,特别是流动人口的围产保健管理,加强及完善产前检查、产前宣教。对高危孕妇,如双胎妊娠、急性肾衰竭、羊水过少、妊娠期糖尿病、败血症等严重妊娠合并症及并发症孕妇要实行严密监护,适时分娩,尽量避免或减少胎儿宫内死亡的严重后果。脐带因素虽不能防止,但可通过孕期的自我监护、胎心监护、胎儿脐动脉血流监测等预测和诊断,及时处理,降低围产儿死亡率。若胎动异常或发现胎心异常,如发现严重变异性减速或变异性减速混合晚期减速,经改变体位、给氧等处理不见好转,提示脐带受压和严重缺氧,在胎儿成熟情况下,应尽早结束分娩。

七、临床特殊情况的思考和建议

(一)胎儿尸检的病因分析

尸体解剖是查找死亡原因的最有价值的方法。它不仅能发现胎儿内部的结构和代谢异常,还可提供一些缺氧和感染的证据。文献报道:胎儿尸解可为 26％～51％的患者提供影响咨询和复发的新信息。另外也应视具体情况选择性进行胎盘检查、X 线检查、磁共振检查等。所有的死胎都有必要进行染色体检查。尽管经仔细临床观察和详尽检查仍可有 9％～30％的死胎无确切原因,但还是应努力探寻死胎原因。

运用分子生物学进行尸检日益普及。在很多情况下,尸检要在胎儿死亡或分娩后数小时或几天才能进行。由于死后 24～36 小时的肝,死后 5 天的脾、肾和胸腺组织或死后 3 周的脑组织内在 DNA 仍可以稳定存在,胎儿组织 DNA 的检测可以在胎儿死亡后间隔一段时间进行。石蜡包被储存在中性福尔马林缓冲液中的组织有助于保存组织 DNA。胎儿死亡后组织细胞会发生自溶,因此 DNA 的检测只能用于定性分析,不能定量分析。PCR 方法可检测死胎组织的感染病毒或细菌。新鲜、冷冻组织或福尔马林固定与石蜡包埋的组织细胞均可进行 PCR 分析。传统的染色体核型分析技术需细胞培养,死亡后浸软的胎儿组织中的细胞很难培养。荧光原位杂交技术(FISH)不需经细胞培养,可直接检测新鲜组织细胞或福尔马林固定及石蜡包埋的组织细胞的染色体。不过 FISH 技术不能确认染色体结构性异常,如易位、倒位、环状染色体等,只能检测特定染色体的数目异常。与胎儿组织不同,胎盘组织常可发生染色体嵌合现象(即两种以上不同染色体核型的细胞克隆),称为局限性胎盘染色体嵌合体(confined placental mosaicism CPM)。CPM 中最常见的染色体核型异常位于 16 号染色体上,其他染色体如 2、3、7、9、12、13、15 及 18 号染色体也可发生。FISH 检测需运用特定染色体探针,CPM 发生时异常染色体的多样性导致 FISH 法很难准确、有效和全面地检测胎盘组织细胞相关染色体数目异常。

(二)多胎妊娠中一胎死亡的预后

双胎妊娠时,过去多主张及时终止妊娠。主要依据:①死胎发生时,组织凝血活酶释放导致弥散性血管内凝血危及另一胎儿和母体;②存活胎儿的多个器官因血栓形成或低灌位置增加死亡风险。不过,近年研究显示,双胎之一死亡后很少影响母体的凝血功能,因为胎儿死后胎盘血管闭塞,胎盘表面大量纤维素沉积,可阻止凝血活酶释放。如果死亡胎儿的原因在活胎儿上不存在时,孕周尚小、不成熟的胎儿是可以期待治疗的。通过严密监测母亲凝血功能,全面系统评价胎儿状况,经促胎儿肺成熟治疗后,适时终止妊娠。期待治疗可降低存活胎的死亡与病残率。患肝内胆汁淤积症(ICP)的孕妇双胎中一胎死亡后,应立即终止妊娠,且宜急诊剖宫产处理,这是因为 ICP 孕妇发生连续性胎儿猝死的概率较高。双胎妊娠中一胎死亡,对存活胎的影响还与是单卵双胎还是双卵双胎有关。单卵双胎一胎死亡后存活胎随之死亡的发生率高于双卵双胎。一般而言,双胎中一胎死亡后,存活胎的早产率、发病率和新生儿死亡率均会上升。特别是单卵双胎一胎死亡后,存活胎可能会发生双侧肾脏皮质坏死、多囊脑软化、胃肠道畸形等严重疾病。因此双胎中一胎死亡后需严密观察孕妇和胎儿情况,综合考虑单卵或双卵、胎儿体重、肺成熟度、预后、孕妇及家属的态度等再做处理。

(孙红霞)

第十五节　胎儿生长受限

胎儿生长受限(FGR)是指胎儿体重低于同胎龄应有胎儿体重第 10 百分位数以下,未达到其应有的生长潜力的胎儿。管理 FGR,关键在于区分出病理性生长受限的患者,给予干预,降低发病率和死亡率。

FGR 的病因包括母体、胎儿和胎盘三方面,应积极寻找病因并对因治疗。

FGR 胎儿主要的监测手段是超声检查,包括生长超声测量(胎儿腹围、双顶径、头围、股骨)、羊水量及多普勒血流检测(脐动脉、大脑中动脉、静脉导管和脐静脉)。

FGR 终止妊娠的时机需遵循个体化原则,综合考虑母体因素及胎儿因素(孕周、羊水量、生物物理评分/NST 和多普勒血流监测)。FGR 不是剖宫产的指征,但可适当放宽剖宫产指征。

小于胎龄儿(small for gestational age,SGA)指超声检查估计体重低于同胎龄应有体重第 10 百分位数以下。这个定义仅仅描述体重位于正常低限,但不指示病理性生长异常。胎儿生长受限(fetal growth restriction,FGR)是指受某些病理过程的影响,超声估重低于同胎龄应有体重第 10 百分位数以下,未达到其应有的生长潜力的胎儿。

并不是出生体重低于第 10 百分位数的婴儿都是病理性生长受限,有些偏小是因为体质因素,仅仅是小个子。多达 70% 诊断为小于胎龄儿的婴儿,如果排除如母体的种族、孕产次及身高等影响出生体重的因素,这些婴儿实际上是适于胎龄儿,他们围产期发生并发症和死亡的风险不高。在不同国家出生的胎儿存在不同程度的生长受限,其中发达国家占 4%～7%,发展中国家占 6%～30%。严重的 FGR 被定义为胎儿估计体重小于第 3 百分位数,同时伴有多普勒血流的异常(定义为脐动脉搏动指数大于第 95 百分位数,舒张末期血流缺失或反流),这些胎儿的围产期并发症和死亡率明显增加,是不良结局的一个较强且一致的预测因素。

一、病因

胎儿生长受限的病因迄今尚未完全阐明。约有 40% 发生于正常妊娠,30%～40% 发生于母体有各种妊娠并发症或合并症者,10% 由于多胎妊娠,10% 由于胎儿感染或畸形。下列各因素可能与胎儿生长受限的发生有关。

(一)母体因素

1.妊娠并发症和合并症

妊娠合并高血压、慢性肾炎、糖尿病血管病变的孕妇由于子宫胎盘灌注不够易引起胎儿生长受限。自身免疫性疾病、发绀型心脏病、严重遗传型贫血、严重肺部疾病等均引起 FGR。

2.遗传因素

胎儿出生体重差异,40% 来自父母的遗传基因,又以母亲的影响较大,如孕妇身高、孕前体重、妊娠时年龄及孕产次等。

3.营养不良

孕妇偏食、妊娠剧吐,以及摄入蛋白质、维生素、微量元素和热量不足的,容易产生小样儿,胎儿出生体重与母体血糖水平呈正相关。

4.药物暴露和滥用

苯妥英钠、丙戊酸、华法林、吸烟、酒精、可卡因、毒品等均与 FGR 相关。某些降压药由于降低动脉压,降低子宫胎盘的血流量,也影响胎儿宫内生长。

5.母体低氧血症

如长期处于高海拔地区。

(二)胎儿因素

1.染色体异常

21-三体综合征、18-三体综合征或 13-三体综合征、Turner 综合征、猫叫综合征、染色体缺失、单亲二倍体等常伴发 FGR。超声没有发现明显畸形的 FGR 胎儿中,近 20% 可发现核型异常,当生长受限和胎儿畸形同时存在时,染色体异常的概率明显增加。21-三体综合征胎儿生长受限一般是轻度的,18-三体综合征胎儿常有明显的生长受限。

2.胎儿结构畸形

如先天性成骨不全和各类软骨营养障碍、无脑儿、脐膨出、腹裂、膈疝、肾发育不良、心脏畸形等可伴发 FGR,严重结构畸形的婴儿有 1/4 伴随生长受限,畸形越严重,婴儿越可能是小于胎龄儿。许多遗传性综合征也与 FGR 有关。

3.胎儿感染

在胎儿生长受限病例中,多达 10％的人发生病毒、细菌、原虫和螺旋体感染。常见宫内感染包括风疹病毒、单纯疱疹病毒、巨细胞病毒、弓形虫、梅毒螺旋体及艾滋病病毒。

4.多胎妊娠

与正常单胎相比,双胎或多胎妊娠更容易发生其中一个或多个胎儿生长受限。

(三)胎盘脐带因素

单脐动脉、帆状胎盘、轮廓状胎盘、副叶胎盘、小胎盘、胎盘嵌合体等是 FGR 的高危因素。此外,慢性部分胎盘早剥、广泛性梗死或绒毛膜血管瘤均可造成胎儿生长受限。

二、临床表现及分类

(一)正常的胎儿生长

正常的胎儿生长反映了胎儿遗传生长潜能与胎儿、胎盘和母体健康调节的相互作用。胎儿生长过程包含 3 个连续且有些许重叠的阶段。第 1 个阶段是细胞增生阶段,包括了妊娠的前 16 周。第 2 个阶段被认为是细胞增生和增大并存的阶段,发生在妊娠第 16～32 周,涉及细胞大小和数量的增加。第 3 个也是最后一个阶段,被称为细胞增大阶段,发生在妊娠第 32 周至足月期间,且特征为细胞大小迅速增加。

(二)异常的胎儿生长

上述的正常生长模式形成 FGR 临床分类的基础。

(1)均称型 FGR 占生长受限胎儿的 20％～30％,是指由于早期胎儿细胞增生的总体受损而导致所有胎儿器官成比例减小的一种生长模式。

(2)非均称型 FGR 特征是腹部尺寸(例如,肝脏体积和皮下脂肪组织)比头围减小得相对较多,占 FGR 人群剩余的 70％～80％。认为非均称型胎儿生长是由胎儿适应有害环境的能力所致,即减少非重要胎儿器官(例如,腹部脏器、肺、皮肤和肾脏)血供为代价重新分配血流优先供应重要的器官(例如,脑、心脏、胎盘)。

在美国妇产科学会(ACOG)2012 年修订的关于 FGR 的指南中,没有进行匀称型 FGR 和非匀称型 FGR 的比较,因为这两者的差别对于病因和预后的重要性还不清楚。

三、诊断及孕期监测

(一)病史

(1)准确判断孕龄:尽管早孕期和中孕期超声推算孕龄的准确性相似,但还是推荐使用早孕期 B 超来推算预产期。除了早孕期 B 超,推荐联合使用多种方法优于单一方法来推算孕龄。如果是 IVF 导致的双胎,应根据胚胎种植时间来准确推算孕龄。

(2)详细询问病史,分析寻找本次妊娠过程中是否存在导致 FGR 的高危因素,如母体有无慢性高血压、慢性肾病、自身免疫性疾病、严重贫血等疾病史;有无接触有毒有害物质、滥用药品或毒品;有无吸烟、酗酒等。

(二)体征

根据宫高推测胎儿的大小和增长速度,确定末次月经和孕周后,产前检查测量子宫底高度,在孕 28 周后如连续 2 次宫底高度小于正常的第 10 百分位数时,则有 FGR 的可能。宫底高度是最常用的筛查胎儿大小的参数,但有 1/3 的漏诊率和大约 1/2 的误诊率,因此对于诊断 FGR 的价值有限。

(三)超声检查

1.B超检查

B超检查是诊断FGR的关键手段,最常用的几个参数为胎儿腹围、头围、双顶径、股骨和羊水量。测量胎儿腹围,或腹围联合头部尺寸(双顶径或头围)和/或股骨长,可以较好地估算胎儿体重。

(1)双顶径(BPD):对疑有FGR者,应动态监测胎头双顶径的生长速度,来评估胎儿的发育状况。一般来说,胎儿双顶径每周增长<2.0 mm,或每3周增长<4.0 mm,或每4周增长<6.0 mm,或妊娠晚期每周增长<1.7 mm,则应考虑有FGR的可能。

(2)腹围(AC):胎儿腹围的测量是估计胎儿大小最可靠的指标。有学者认为腹围百分位数是筛查FGR最敏感的独立指标,如果胎儿腹围在正常范围内,就可以排除FGR,其假阴性率<10%。如果腹围或胎儿估计体重在相应孕龄的第10百分位数以下,可以诊断FGR。

(3)股骨(FL):有报道股骨长度低值仅能评价是否存在匀称型FGR。

(4)羊水量:是FGR胎儿重要的诊断和评估预后的指标。当胎儿血流重分布以保障重要脏器血液灌注时,肾脏血流量不足,胎儿尿液产生减少导致羊水量减少。77%~83%的FGR合并有超声诊断的羊水过少。但是羊水过少难以准确评估,且通常伴发FGR以外的妊娠并发症。此外,一些明显发育受限的病例羊水量反而正常。因此,没有羊水过少也不能排除FGR的诊断。

2.多普勒超声

一旦确诊FGR,应开始严密监测。每两周进行超声下胎儿估重,同时进行多普勒超声检测脐动脉血流。如条件允许,进一步检查大脑中动脉血流,静脉导管血流及脐静脉的多普勒血流征象。并依据病情需要增加监测频率。脐动脉血流多普勒检测可以有效帮助决定产科干预方法,从而降低新生儿围产期死亡率、严重疾病的发病率及对未足月生长受限胎儿的不必要引产。

(1)脐动脉:缺氧时,反映在血管多普勒超声上,最明显也是最早发生变化的是脐动脉阻力升高。脐动脉首先出现舒张末期血流降低,搏动指数(pulsatility index,PI)升高。但是,脐动脉有时太敏感,外界环境变化都可能影响其测值。因此,一次超声检测脐动脉PI值略微升高不一定表示胎儿存在缺氧,需复查与随访。严重缺氧时,出现脐动脉舒张末期血流缺失(absent end-diastolic velocity,AEDV),甚至出现反流(reversed end-diastolic velocity,REDV),REDV是胎儿状况不佳的证据。

(2)大脑中动脉:大脑中动脉阻力降低,舒张期血流量增加,反映了继发于胎儿缺氧的代偿性"脑保护效应",多普勒血流检测表现为大脑中动脉PI降低。大脑中动脉与脐动脉的PI比值<1.0,提示胎儿缺氧可能性大。大脑中动脉不如脐动脉那么过分敏感,如果测得阻力降低,很有可能是处于缺氧状态下血流重新分配的结果。

(3)静脉导管及脐静脉:随着脐动脉阻力的进行性增加,胎儿心功能受损且中心静脉压升高,从而导致静脉导管及其他大静脉中的舒张期血流减少。静脉导管a波缺失或反向或脐静脉出现搏动提示心血管系统不稳定,且是即将发生胎儿酸中毒和死亡的征象。

四、孕期处理

(一)积极寻找并尽快解除可能的病因

1.母体

(1)病史采集和体格检查:寻找与FGR相关的母体疾病,如吸烟或饮酒、母体血管疾病、抗磷脂综合征等。

(2)感染:建议行 TORCH 筛查,必要时可行特定的羊水病毒 DNA 检测。病毒感染的超声影像标志通常没有特异性,但包括脑部和/或肝脏的强回声和钙化,以及积水。

2.胎儿

(1)结构检查:因为重大先天性异常通常都与无法维持胎儿正常生长相关,所以推荐对所有病例进行详细的胎儿解剖结构检查。

(2)染色体检查:当 FGR 为早发均称型(中期妊娠)、较严重(胎儿体重<第 3 百分位数)、或伴随有羊水过多(提示 18-三体)或结构异常时,建议进行胎儿染色体核型分析。

(二)动态监测胎儿宫内状况

脐动脉多普勒血流检测联合标准胎儿监护,比如 NST,或生物物理评分,或两者联合监测,与改善 FGR 胎儿预后有关。

(三)宫内治疗

1.卧床休息

没有证据表明卧床休息能够真正加速胎儿生长或改善生长受限胎儿的预后,却引起孕妇高凝状态导致相应并发症增加,以及孕妇过分紧张和产后恢复较慢。

2.吸氧

孕妇吸氧不能改善围产儿预后,一旦吸氧停止,胎儿氧化能力进一步恶化,长期高氧状态导致胎儿的肺功能障碍。

3.补充营养物质

营养和饮食补充策略对于预防 FGR 的发生无效,所以不推荐。

4.类固醇

如估计在 34 周前分娩 FGR 胎儿,产前需应用糖皮质激素,因为与改善早产儿的预后有关。

5.硫酸镁

如 32 周前可能分娩,硫酸镁的使用可以保护胎儿和围产儿脑神经。

6.改善胎盘血流灌注

没有证据明确药物干预有效,但从几项试验及 Meta 分析的累积数据来看,低剂量阿司匹林可以起到作用。相比之下,尚无证据支持注射用抗凝药物肝素的防治 FGR 的作用。

(四)适时终止妊娠

1.终止妊娠时机

胎儿确定为 FGR 后,决定分娩时间较困难,必须在胎儿死亡的危险和早产的危害之间权衡利弊。

(1)孕 34 周后:如果羊水量、BPP 及多普勒血流检测均正常,每周监测直至 37 周后,并在 40 周前考虑分娩。如果羊水量异常(羊水指数 AFI<5 cm 或最大羊水深度 DVP<2 cm),BPP 和/或多普勒表现异常,考虑结束妊娠。

(2)孕 34 周前:如果胎儿监测结果保持良好,对于有脐动脉舒张末期血流缺失者应期待妊娠至 34 周分娩;脐动脉舒张末期血流反流者,建议在妊娠 32 周时分娩;脐动脉舒张末期血流降低但没有缺失或反流时,妊娠可被延迟直至 37 周以后。

2.终止妊娠方式

FGR 不是剖宫产手术指征。选择分娩方式应从胎儿宫内状况和子宫颈成熟度两方面考虑。

如果胎儿宫内情况良好、胎儿成熟、Bishop 子宫颈成熟度评分≥7 分,无产科禁忌证者可以经阴道分娩,但要加强产时胎心监测;如果羊水过少、胎儿窘迫、胎儿停止发育及合并其他产科指征时,应考虑剖宫产。

3.新生儿处理

FGR 儿存在缺氧容易发生胎粪吸入,故应即时处理新生儿,清理声带下的呼吸道吸出胎粪,并做好新生儿复苏抢救。及早喂养糖水以防止低血糖,并注意低血钙、防止感染及纠正红细胞增多症等并发症。

五、预后

如果胎儿是小于胎龄儿(SGA),但解剖结构正常且羊水量及生长速率适当,则其结局通常将是正常的体质性小新生儿。相比之下,真正的 FGR 儿围产期死亡率和并发症发病率会增加,且会对生长、发育及心血管健康产生长期影响。这些病例的并发症、发病率和死亡率受 FGR 病因、生长延迟发生、早产时的胎龄小,以及生长受限严重程度的影响。

(一)死亡率

对于估算胎儿体重小于同胎龄体重第 10 百分位数的胎儿,胎儿死亡的总体风险为 1.5%,而小于第 5 百分位数的胎儿其总体风险为 2.5%。

(二)并发症

短期并发症与低出生体重和早产有关,这些并发症包括体温调节受损、低血糖、红细胞增多症/高黏滞血症、低钙血症、高胆红素血症、感染及免疫功能受损。也有关于酸血症、呼吸暂停、呼吸窘迫、脑室内出血及坏死性小肠结肠炎的风险增加的报道。影响 FGR 胎儿出生后远期结局的主要因素有病因和畸形。Low 等随访 FGR 儿至 9~11 岁的研究发现,FGR 胎儿出生后的远期不良结局主要包括认知功能较差、神经系统发育不良、粗大肌肉运动功能较弱、低智商且书写能力差。此外,FGR 儿成年后高血压、糖尿病和冠心病等心血管和代谢性疾病发病率较高。

(三)复发风险

生育过 SGA 的女性在下次妊娠时有再次分娩 SGA 的倾向。来自荷兰的一项前瞻性全国性队列研究发现,对于第 1 次妊娠时分娩了 SGA 的女性和分娩了非 SGA 的女性,第 2 次妊娠时分娩非异常 SGA(<第 5 百分位数)的风险分别为 23% 和 3%。

六、临床特殊情况的思考和建议

FGR 的孕期监测和处理对于改善围产儿预后非常重要,但目前国内的临床处理仍存在许多经验治疗,缺乏循证医学证据,根据 2013 年 ACOG 关于 FGR 的指南,以下为 A 级证据。

(1)脐动脉多普勒血流联合标准胎儿监护,比如 NST,或生物物理评分,或两者联合监测,与改善 FGR 胎儿预后有关。

(2)如估计在 34 周前分娩 FGR 胎儿,产前需应用糖皮质激素,因为与改善早产儿的预后有关。

(3)如 32 周前可能分娩,硫酸镁的使用可以对胎儿和围产儿脑保护。

(4)营养和饮食补充策略对于预防 FGR 的发生无效,并且不被推荐。

(吴丽燕)

第十六节 胎 儿 畸 形

胎儿畸形可能由遗传因素、环境因素或综合因素等多种原因造成。据全国妇幼卫生监测办公室和中国出生缺陷监测中心调查,我国主要出生缺陷 2007 年排前五位的是先天性心脏病、多指(趾)、总唇裂、神经管缺陷和脑积水。

胎儿畸形的产前诊断手段主要包括超声检查、磁共振检查、母体血清学检查及侵入性产前诊断。

胎儿畸形分为致死性和非致死性两大类。对于致死性畸形应尽快终止妊娠,非致死性畸形的处理需结合发现的孕周、畸形的严重程度、预后情况、有无合并的其他结构异常和染色体异常,以及孕妇和家属的意愿综合决定。

广义的胎儿畸形,指胎儿先天异常,包括胎儿各种结构畸形、功能缺陷、代谢及行为发育的异常。又细分为代谢障碍异常、组织发生障碍异常、先天畸形和先天变形。狭义的胎儿畸形,是指由于内在的异常发育而引起的器官或身体某部位的形态学缺陷,又称为出生缺陷。

据美国 2006 年全球出生缺陷报告,全球每年大约有 790 万的出生缺陷儿出生,约占出生总人口的 6%。已被确认的出生缺陷有 7 000 多种,其中全球前五位的常见严重出生缺陷占所有出生缺陷的 25%,依次为先天性心脏病(congenital heart disease,CHD)、神经管缺陷(neural tube defects,NTD)、血红蛋白病(地中海贫血)、唐氏综合征(Down's syndrome,DS)和红细胞 6-磷酸葡萄糖脱氢酶(G-6-PD)缺陷症(俗称"蚕豆病")。我国每年有 20 万~30 万肉眼可见的先天畸形儿出生,加上出生后数月和数年才显现的缺陷,先天残疾儿童总数高达 80 万~120 万,占每年出生人口总数的 4%~6%。

一、病因

导致胎儿畸形的因素目前认为主要由遗传、环境因素,以及遗传和环境因素共同作用所致。遗传原因(包括染色体异常和基因遗传病)占 25%;环境因素(包括放射、感染、母体代谢失调、药物及环境化学物质等)占 10%;两种原因相互作用及原因不明占 65%。

(一)遗传因素

目前已经发现有 5 000 多种遗传病,究其病因,主要分为单基因遗传病、多基因遗传病和染色体病。

1.单基因遗传病

单基因遗传病是由于一个或一对基因异常引起,可表现为单个畸形或多个畸形。按遗传方式分为常见常染色体显性遗传病[多指(趾)、并指(趾)、珠蛋白生成障碍性贫血、多发性家族性结肠息肉、多囊肾、先天性软骨发育不全、先天性成骨发育不全、视网膜母细胞瘤等]、常染色体隐性遗传病(白化病、苯丙酮尿症、半乳糖血症、黏多糖病、先天性肾上腺皮质增生症等)、X 连锁显性遗传病(抗维生素 D 佝偻病、家族性遗传性肾炎等)和 X 连锁隐性遗传病(血友病、色盲、进行性肌营养不良等)。

2.多基因遗传病

多基因遗传病是由于两对以上基因变化引起,通常仅表现为单个畸形。多基因遗传病的特点是基因之间没有显性、隐性的区别,而是共显性,每个基因对表型的影响很小,称为微效基因,微效基因具有累加效应,常常是遗传因素与环境因素共同作用。常见多基因遗传病有先天性心脏病、小儿精神分裂症、家族性智力低下、脊柱裂、无脑儿、少年型糖尿病、先天性肥大性幽门狭窄、重度肌无力、先天性巨结肠、气管食管瘘、先天性腭裂、先天性髋脱位、先天性食管闭锁、马蹄内翻足、原发性癫痫、躁狂抑郁精神病、尿道下裂、先天性哮喘、睾丸下降不全、脑积水等。

3.染色体病

染色体病指染色体数目或结构异常,包括常染色体和性染色体,均可导致胎儿畸形,如21-三体综合征、18-三体综合征、13-三体综合征、Tuner综合征等。

(二)环境因素

环境因素包括放射、感染、母体代谢失调、药物及环境化学物质、毒品等环境中可接触的物质。环境因素致畸与其剂量-效应、临界作用,以及个体敏感性吸收、代谢、胎盘转运、接触程度等有关。20世纪40年代广岛长崎上空爆炸原子弹诱发胎儿畸形,20世纪50年代甲基汞污染水体引起先天性水俣病,以及20世纪60年代反应停在短期内诱发近万例海豹畸形以来,环境因素引起先天性发育缺陷受到了医学界的高度重视。风疹病毒可引起胎儿先天性白内障、心脏异常,梅毒也可引起胎儿畸形。另外,环境因素常常参与多基因遗传病的发生。

(三)综合因素

多基因遗传价值环境因素常可导致先天性心脏病、神经管缺陷、唇裂、腭裂及幽门梗阻等胎儿畸形。

二、胎儿畸形的发生易感期

在卵子受精后2周,孕卵着床前后,药物及周围环境毒物对胎儿的影响表现为"全"或"无"效应。"全"表示胚胎受损严重而死亡,最终流产;"无"指无影响或影响很小,可以经其他早期的胚胎细胞的完全分裂代偿受损细胞,胚胎继续发育,不出现异常。"致畸高度敏感期"在受精后3～8周,亦即停经后的5～10周,胎儿各部开始定向发育,主要器官均在此时期内初步形成。如神经在受精后15～25天初步形成,心脏在20～40天,肢体在24～26天。该段时间内受到环境因素影响,特别是感染或药物影响,可能对将发育成特定器官的细胞发生伤害,胚胎停育或畸变。8周后进入胎儿阶段,致畸因素作用后仅表现为细胞生长异常或死亡,极少导致胎儿结构畸形。

三、常见胎儿畸形

(一)先天性心脏病

由多基因遗传及环境因素综合致病。发病率为8‰左右,妊娠期糖尿病孕妇胎儿患先天性心脏病的概率升高,为4‰左右。环境因素中妊娠早期感染,特别是风疹病毒感染容易引起发病。

先天性心脏病种类繁多,有Fallot四联症、室间隔缺损、左心室发育不良、大血管转位、心内膜垫缺损、Ebstein畸形、心律失常等。由于医学超声技术水平的提高,绝大多数先天性心脏病可以在妊娠中期发现。

1.Fallot 四联症

Fallot 四联症占胎儿心脏畸形的 6%～8%,指胎儿心脏同时出现以下四种发育异常:室间隔缺损、右心室肥大、主动脉骑跨和肺动脉狭窄。

2.室间隔缺损

室间隔缺损是最常见的先天性心脏病。占 20%～30%。可分为三种类型。①漏斗部:又称圆锥间隔,约占室间隔的 1/3;②膜部室间隔:面积甚小,直径不足 1.0 cm;③肌部间隔:面积约占 2/3。膜部间隔为缺损好发部位,肌部间隔缺损最少见。

各部分缺损又分若干亚型:①漏斗部缺损分干下型(缺损位于肺动脉瓣环下,主动脉右与左冠状瓣交界处之前),嵴上(内)型缺损(位于室上嵴之内或左上方);②膜部缺损分嵴下型(位于室上嵴右下方),单纯膜部缺损,隔瓣下缺损(位于三尖瓣隔叶左下方);③肌部缺损可发生在任何部位,可单发或多发。大部分室间隔缺损出生后需要手术修补。

3.左心室发育不良

左心室发育不良占胎儿心脏畸形的 2%～3%,左心室狭小,常合并有二尖瓣狭窄或闭锁、主动脉发育不良。预后不良。

4.大血管转位

大血管转位占胎儿心脏畸形的 4%～6%,发生于孕 4～5 周,表现为主动脉从右心室发出,肺动脉从左心室发出,属复杂先天畸形。出生后需要手术治疗。首选手术方式是动脉调转术,但因需冠状动脉移植、肺动脉瓣重建为主动脉瓣、血管转位时远段肺动脉扭曲、使用停循环技术等,术后随访发现患儿存在冠状动脉病变、主动脉瓣反流、神经发育缺陷、肺动脉狭窄等并发症。

5.心内膜垫缺损

心内膜垫缺损占胎儿心脏畸形的 5%左右,其中 60%合并有其他染色体异常。心内膜垫是胚胎的结缔组织,参与形成心房间隔、心室间隔的膜部,以及二尖瓣和三尖瓣的瓣叶和腱索。心内膜垫缺损又称房室管畸形,主要病变是房室环上、下方心房和心室间隔组织部分缺失,且可伴有不同程度的房室瓣畸形。出生后需手术治疗,合并染色体异常时,预后不良。

6.Ebstein 畸形

Ebstein 畸形占胎儿心脏畸形的 0.3%左右,属致死性心脏畸形。1866 年 Ebstein 首次报道,又名三尖瓣下移畸形。三尖瓣隔瓣和/或后瓣偶尔连同前瓣下移附着于近心尖的右心室壁上,将右心室分为房化右心室和功能右心室,异位的瓣膜绝大多数关闭不全,也可有狭窄。巨大的房化右心室和严重的三尖瓣关闭不全影响患者心功能,有报道 48%胎死宫内,35%出生后虽经及时治疗仍死亡。

7.胎儿心律失常

胎儿心律失常占胎儿的 10%～20%,主要表现为期外收缩(70%～88%),心动过速(10%～15%)和心动过缓(8%～12%)。胎儿超声心动图是产前检查胎儿心律失常的可靠的无创性影像技术,其应用有助于早期检出并指导心律失常胎儿的处理。大多数心律失常的胎儿预后良好,不需要特殊治疗,少部分合并胎儿畸形或出现胎儿水肿,则预后不良,可采用宫内药物(如地高辛)治疗改善预后。

除上述胎儿心脏畸形外,还有永存动脉干、心室双流出道、心肌病、心脏肿瘤等。必须提出的是,心脏畸形常常不是单独存在,有的是某种遗传病的一种表现,需要排查。

(二)多指(趾

临床分为三种类型：①单纯多余的软组织块或称浮指；②具有骨和关节正常成分的部分多指；③具有完全的多指。超过100多种异常或遗传综合征合并有多指(趾)表现，预后也与是否合并有其他异常或遗传综合征有关。单纯多指(趾)具有家族遗传性，手术效果良好。

(三)总唇裂

总唇裂包括唇裂和腭裂。发病率为1‰，再发危险为4%。父为患者，后代发生率3%；母为患者，后代发生率14%。单纯小唇裂出生后手术修补效果良好，但严重唇裂同时合并有腭裂时，影响哺乳。B超妊娠中期筛查有助诊断，但可能漏诊部分腭裂，新生儿预后与唇腭裂种类、部位、程度，以及是否合并有其他畸形或染色体异常有关。孕前3个月开始补充含有一定叶酸的多种维生素可减少唇腭裂的发生。

(四)神经管缺陷

神经管在胚胎发育的4周前闭合。孕早期叶酸缺乏可引起神经管关闭缺陷。神经管缺陷包括无脑儿、枕骨裂、露脑与脊椎裂。各地区的发病率差异较大，我国北方地区高达6‰～7‰，占胎儿畸形总数的40%～50%，而南方地区的发病率仅为1‰左右。

1.无脑儿

颅骨与脑组织缺失，偶见脑组织残基，常伴肾上腺发育不良及羊水过多。孕妇血清甲胎蛋白(AFP)异常升高，B超检查可以确诊，表现为颅骨不显像，双顶径无法测量。属致死性胎儿畸形，无论在妊娠的哪个时期，一旦确诊，应尽早引产。即使妊娠足月，约75%在产程中死亡，其他则于产后数小时或数天死亡。无脑儿外观颅骨缺失、双眼暴突、颈短。

2.脊柱裂

脊柱裂是指由于先天性的椎管闭合不全，在脊柱的背或腹侧形成裂口，可伴或不伴有脊膜、神经成分突出的畸形。可分为囊性脊柱裂和隐性脊柱裂，前者根据膨出物与神经、脊髓组织的病理关系分为脊膜膨出、脊髓脊膜膨出和脊髓裂。囊性脊柱裂的患儿于出生后即见在脊椎后纵轴线上有囊性包块突起，呈圆形或椭圆形，大小不等，有的有细颈或蒂，有的基底部较大无颈。脊髓脊膜膨出均有不同程度神经系统症状和体征，患儿下肢无力或足畸形，大小便失禁或双下肢呈完全弛缓性瘫痪。脊髓裂在出生后即可看到脊髓外露，局部无包块，有脑脊液漏出，常并有严重神经功能障碍，不能存活。囊性脊柱裂几乎均须手术治疗。隐性脊柱裂为单纯骨性裂隙，常见于腰骶部第五腰椎和第一骶椎。病变区域皮肤大多正常，少数显示色素沉着、毛细血管扩张、皮肤凹陷、局部多毛现象。在婴幼儿无明显症状，长大以后可出现腰腿痛或排尿排便困难。

孕期孕妇血清甲胎蛋白(AFP)异常升高，B超排畸筛查可发现部分脊柱排列不规则或有不规则囊性物膨出，常伴有Lemon征(双顶径测定断面颅骨轮廓呈柠檬状)和Banana征(小脑测定断面小脑呈香蕉状)。孕前3个月起至孕后3个月补充叶酸，可有效预防脊柱裂发生。脊柱裂的预后变化很大，应根据发现孕周、严重程度、孕妇和家属的意愿决定是否继续妊娠。严重者建议终止妊娠。

(五)脑积水

与胎儿畸形、感染、遗传综合征、脑肿瘤等有关。最初表现为轻度脑室扩张，处于动态变化过程。单纯轻度脑室扩张无严重后果，但当脑脊液大量蓄积，引起颅压升高、脑室扩张、脑组织受压，颅腔体积增大、颅缝变宽、囟门增大时，则会引起胎儿神经系统后遗症，特别是合并其他畸形或遗传综合征时，则预后不良。孕期动态B超检查有助于诊断。对于严重脑室扩张伴有头围增大时,或合并有 Dandy-Walker 综合征等其他异常时,建议终止妊娠。

(六)唐氏综合征

又称 21-三体综合征或先天愚型,是最常见的染色体异常。发病率为 1/800。根据染色体核型的不同,唐氏综合征分为三种类型,即单纯 21-三体型、嵌合型和易位型。唐氏综合征的发生起源于卵子或精子发生的减数分裂过程中随机发生的染色体的不分离现象,导致 21 号染色体多了一条,破坏了正常基因组遗传物质间的平衡,造成患儿智力低下,颅面部畸形及特殊面容,肌张力低下,多并发先天性心脏病,患者白血病的发病率增高,为普通人群的 10～20 倍。生活难以自理,患者预后一般较差,50% 左右于 5 岁前死亡。目前对唐氏综合征缺乏有效的治疗方法。

通过妊娠早、中期唐氏综合征母体血清学检测(早期 PAPP-A、游离 β-HCG,中期 AFP、β-HCG 和 uE$_3$ 等),结合 B 超检查,可检测 90% 以上的唐氏综合征。对高风险胎儿,通过绒毛活检或羊水穿刺或脐血穿刺等技术做染色体核型分析可以确诊。一旦确诊,建议终止妊娠。

四、辅助检查

随着产前诊断水平的提高,很多胎儿畸形可以在产前发现或干预。采用的手段有以下几方面。

(一)影像学检查

1.超声检查

超声检查是检查胎儿畸形的主要方法。早期妊娠和中期妊娠遗传学超声筛查,可以发现 70% 以上的胎儿畸形。

2.磁共振成像(MRI)检查

对于中枢神经系统病变的诊断价值优于超声检查。但由于价格昂贵,不易临床推广,可作为超声检查发现胎儿异常的重要验证和补充诊断手段。

(二)生化检查

1.母体血清学筛查

早孕期检测 PAPPA 和 β-HCG,中孕期检测 AFP、β-HCG 和 uE$_3$,除了可用于胎儿染色体病特别是唐氏综合征的筛查外,还可以帮助判断是否存在胎儿神经管缺陷。优点是无创伤性,缺点是只能提供风险率,不能确诊。

2.TORCH 检测

有助于了解胎儿畸形的风险与病因。

(三)染色体核型分析或基因检测

1.侵入性检查

孕早期绒毛活检术,孕中期羊膜腔穿刺术和孕中晚期脐静脉穿刺术可以直接取样,获取胎儿组织细胞进行染色体核型分析或基因检测。

2.无创 DNA 检查

通过采取孕妇外周血中胎儿游离 DNA,可用于胎儿 13、18、21、性染色体等染色体非整倍体的检测,近年来已成为热点。

(四)胎儿镜

属于有创性诊断技术,但能更直观、准确地观察胎儿情况,且可进行组织取样诊断,甚至可进行宫内治疗。

五、预防和治疗

预防出生缺陷应实施三级预防。一级预防是通过健康教育、选择最佳生育时机、遗传咨询、孕前保健、合理营养、避免接触放射线和有毒有害物质、预防感染、谨慎用药、戒烟戒酒等孕前阶段综合干预,减少出生缺陷的发生。二级预防是通过孕期筛查和产前诊断识别胎儿严重先天缺陷,早期发现,早期干预,减少缺陷儿的出生。三级预防是指对新生儿疾病的早期筛查、早期诊断、及时治疗,避免或减轻致残,提高患儿生活质量和生存概率。

建立、健全围产期保健网,向社会广泛宣传优生知识,避免近亲婚配或严重的遗传病患者婚配,同时提倡适龄生育,加强遗传咨询和产前诊断,注意环境保护,减少各种环境致畸因素的危害,可有效地降低各种先天畸形儿的出生率。对于无存活可能的先天畸形,如无脑儿、严重脑积水等,一经确诊应行引产术终止妊娠;对于有存活机会且能通过手术矫正的先天畸形,分娩后转有条件的儿科医院进一步诊治。

六、临床特殊情况的思考和建议

胎儿医学的飞速发展正是始于"出生缺陷"的产前筛查与产前诊断。对于非致死性胎儿畸形的治疗,应根据胎儿畸形的诊断孕周、严重程度、治疗方案、效果及围产儿的远期预后,有无合并的其他结构异常和染色体异常,与孕妇和家属充分沟通交流后,决定是否放弃胎儿还是进行宫内治疗。宫内治疗需遵循多学科联合诊治的原则,将产科学、儿科学、外科学、影像学、遗传学、生物学、生物化学、伦理学等众多不同领域的学科有机结合在一起。临床上以母体医学为基础,将胎儿视为完整个体,从而给予全面的监测与管理。

(刘淑燕)

第十二章

异常分娩

第一节 胎位异常

胎位异常是造成难产的常见因素之一。分娩时枕前位约占90%,而胎位异常约占10%。其中胎头位置异常居多。有因胎头在骨盆内旋转受阻的持续性枕横位、持续性枕后位。有因胎头俯屈不良呈不同程度仰伸的面先露、额先露,还有高直位、前不均倾位等。总计占6%～7%,胎产式异常的臀先露占3%～4%,肩先露极少见。此外还有复合先露。

一、持续性枕横位

在分娩过程中,胎头以枕后位或枕横位衔接,在下降过程中,强有力的宫缩多能使胎头向前转135°或90°,转成枕前位而自然分娩。如胎头持续不能转向前方,直至分娩后期,仍然位于母体骨盆的后方或侧方,致使发生难产者,称为持续性枕后位(图 12-1)或持续性枕横位(persistent occipito transverse position,POTP),持续性枕后位(persistent occipito posterior position,POPP)。

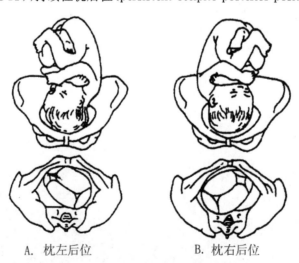

A. 枕左后位   B. 枕右后位

图 12-1　持续性枕后位

（一）原因

1.骨盆狭窄

男人型骨盆或类人猿型骨盆，其特点是入口平面前半部较狭窄，后半部较宽大，胎头较容易以枕后位或枕横位衔接，又常伴中骨盆狭窄，影响胎头在中骨盆平面向前旋转，致使成为持续性枕后位或持续性枕横位。

2.胎头俯屈不良

如胎头以枕后位衔接，胎儿脊柱与母体脊柱接近，不利于胎头俯屈，胎头前囟成为胎头下降的最低部位，而最低点又常转向骨盆前方，当前囟转至前方或侧方时，胎头枕部转至后方或侧方，形成持续性枕后位或持续性枕横位。

（二）诊断

1.临床表现

临产后，胎头衔接较晚或俯屈不良，由于枕后位的胎先露部不易紧贴宫颈和子宫下段，常导致宫缩乏力及宫颈扩张较慢；因枕骨持续位于骨盆后方压迫直肠，产妇自觉肛门坠胀及排便感，致使宫口尚未开全时，过早使用腹压，容易导致宫颈前唇水肿和产妇疲劳，影响产程进展，常导致第二产程延长。

2.腹部检查

头位胎背偏向母体的后方或侧方，母体腹部的 2/3 被胎体占有，而肢体占 1/3 者为枕前位，胎体占1/3而肢体占2/3为枕后位。

3.阴道（肛门）检查

宫颈部分扩张或开全时，感到盆腔后部空虚，胎头矢状缝位于骨盆斜径上，前囟在骨盆右前方，后囟（枕部）在骨盆左后方为枕左后位，反之为枕右后位；当发现产瘤（胎头水肿）、颅骨重叠，囟门触不清时，需借助胎儿耳郭及耳屏位置及方向判定胎位。如耳郭朝向骨盆后方，则可诊断为枕后位；如耳郭朝向骨盆侧方，则为枕横位。

4.B超检查

根据胎头颜面及枕部的位置，可以准确探清胎头位置以明确诊断。

（三）分娩机制

胎头多以枕横位或枕后位衔接。如在分娩过程中，不能转成枕前位时，可有以下两种分娩机制。

1.枕左后（枕右后）

胎头枕部到达中骨盆向后行 45°内旋转，使矢状缝与骨盆前后径一致，胎儿枕部朝向骶骨成枕后位。其分娩方式有两种。

（1）胎头俯屈较好：当胎头继续下降至前囟抵达耻骨弓下时，以前囟为支点，胎头俯屈，使顶部和枕部自会阴前缘娩出，继之胎头仰伸，相继由耻骨联合下娩出额、鼻、口、颏。此种分娩方式为枕后位经阴道分娩最常见的方式（图 12-2A）。

（2）胎头俯屈不良：当鼻根出现在耻骨联合下缘时，以鼻根为支点，胎头先俯屈，从会阴前缘娩出前囟、顶及枕部，然后胎头仰伸，使鼻、口、颏部相继由耻骨联合下娩出（图 12-2B）。因胎头以较大的枕额周径旋转，胎儿娩出困难，多需手术助产。

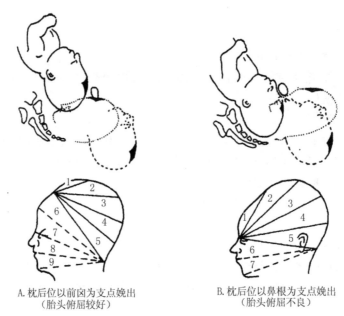

A. 枕后位以前囟为支点娩出
（胎头俯屈较好）

B. 枕后位以鼻根为支点娩出
（胎头俯屈不良）

图 12-2　枕后位分娩机制

2.枕横位

部分枕横位于下降过程中无内旋转动作,或枕后位的胎头枕部仅向前旋转 45°成为持续性枕横位,多数需徒手将胎头转成枕前位后自然或助产娩出。

(四)对母儿的影响

1.对产妇的影响

常导致继发宫缩乏力,产程延长,常需手术助产;且容易发生软产道损伤,增加产后出血及感染的机会;如胎头长时间压迫软产道,可发生缺血、坏死、脱落,形成生殖道瘘。

2.对胎儿的影响

由于第二产程延长和手术助产机会增多,常引起胎儿窘迫和新生儿窒息,使围产儿发病率和死亡率增高。

(五)治疗

1.第一产程

严密观察产程,让产妇朝向胎背侧方向侧卧,以利胎头枕部转向前方。如宫缩欠佳,可静脉滴注缩宫素。宫口开全之前,嘱产妇不要过早屏气用力,以免引起宫颈水肿而阻碍产程进展。如果产程无明显进展,或出现胎儿窘迫,需行剖宫产术。

2.第二产程

如初产妇已近 2 小时,经产妇已近 1 小时,应行阴道检查,再次判断头盆关系,决定分娩方式。当胎头双顶径已达坐骨棘水平面或更低时,可先行徒手转儿头,待枕后位或枕横位转成枕前位,使矢状缝与骨盆出口前后径一致,可自然分娩,或阴道手术助产(低位产钳或胎头吸引器);如转成枕前位有困难时,也可向后转成正枕后位,再以低产钳助产,但以枕后位娩出时,需行较大侧切,以免造成会阴裂伤。如胎头位置较高,或疑头盆不称,均需行剖宫产术,中位产钳禁止使用。

3.第三产程

因产程延长,易发生宫缩乏力,故胎盘娩出后立即肌内注射宫缩剂,防止产后出血;有软产道损伤者,应及时修补。新生儿重点监护。手术助产及有软产道裂伤者,产后给予抗生素预防感染。

二、高直位

胎头以不屈不仰姿势衔接于骨盆入口,其矢状缝与骨盆入口前后径一致,称为高直位。这是一种特殊的胎头位置异常:胎头的枕骨在母体耻骨联合的后方,称高直前位,又称枕耻位(图 12-3);胎头枕骨位于母体骨盆骶岬前,称高直后位,又称枕骶位(图 12-4)。

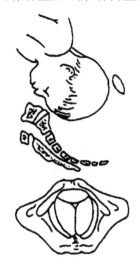 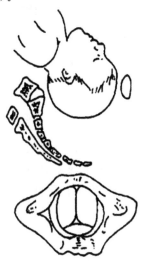

图 12-3　高直前位(枕耻位)　　　　　　图 12-4　高直后位(枕骶位)

(一)诊断

1.临床表现

临产后胎头不俯屈,胎头进入骨盆入口的径线增大,胎头迟迟不能衔接,胎头下降缓慢或停滞,宫颈扩张也缓慢,致使产程延长。

2.腹部检查

枕耻位时,胎背靠近腹前壁,不易触及胎儿肢体,胎心位置稍高在腹中部听得较清楚;枕骶位时,胎儿小肢体靠近腹前壁,有时在耻骨联合上方,可清楚地触及胎儿下颏。

3.阴道检查

阴道检查发现胎头矢状缝与骨盆前后径一致,前囟在耻骨联合后,后囟在骶骨前,为枕骶位,反之为枕耻位。由于胎头紧嵌于骨盆入口处,妨碍胎头与宫颈的血液循环,阴道检查时常可发现产瘤,其范围与宫颈扩张程度相符合。一般直径为 3～5 cm,产瘤一般在两顶骨之间,因胎头有不同程度的仰伸所致。

(二)分娩机制

1.枕耻位

如胎儿较小,宫缩强,可使胎头俯屈、下降,双顶径达坐骨棘平面以下时,可能经阴道分娩;但胎头俯屈不良而无法入盆时,需行剖宫产。

2.枕骶位

胎背与母体腰骶部贴近,妨碍胎头俯屈及下降,使胎头处于高浮状态,迟迟不能入盆。

(三)治疗

1.枕耻位

可给予试产,加速宫缩,促使胎头俯屈,有望阴道分娩或手术助产,如试产失败,应行剖宫产。

2.枕骶位

一经确诊,应行剖宫产。

三、枕横位中的前不均倾位

头位分娩中,胎头不论采取枕横位、枕后位或枕前位通过产道,均可发生不均倾势(胎头侧屈),枕横位时较多见,枕前位与枕后位时较罕见。而枕横位的胎头(矢状缝与骨盆入口横径一致)如以前顶骨先入盆则称为前不均倾。

(一)诊断

1.临床表现

因胎头迟迟不能入盆,宫颈扩张缓慢或停滞,使产程延长,前顶骨紧嵌于耻骨联合后方压迫尿道和宫颈前唇,导致尿潴留,宫颈前唇水肿及胎膜早破。胎头受压过久,可出现胎头水肿,又称产瘤。左枕横时产瘤于右顶骨上;右枕横时产瘤于左顶骨上。

2.腹部检查

前不均倾时胎头不易入盆(图 12-5)。临产早期,于耻骨联合上方可扪到前顶部,随产程进展,胎头继续侧屈使胎头与胎肩折叠于骨盆入口处,因胎头折叠于胎肩之后,使胎肩高于耻骨联合平面,于耻骨联合上方只能触到一侧胎肩而触不到胎头。

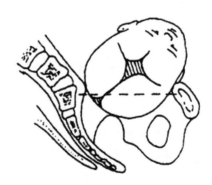

图 12-5　前不均倾位

3.阴道检查

胎头矢状缝在骨盆入口横径上,向后移靠近骶岬,同时前后囟一起后移,前顶骨紧紧嵌于耻骨联合后方,致使盆腔后半部空虚,而后顶骨大部分嵌在骶岬之上。

(二)分娩机制

以枕横位入盆的胎头侧屈,多数以后顶骨先入盆,滑入骶岬下骶骨凹陷区,前顶骨再滑下去,至耻骨联合成为均倾姿势;少数以前顶骨先入盆,由于耻骨联合后面平直,前顶骨受阻,嵌顿于耻骨联合后面,而后顶骨架在骶岬之上,无法下降入盆。

(三)治疗

一经确诊为前不均倾位,应尽快行剖宫产术。

四、面先露

面先露多于临产后发现。系因胎头极度仰伸,使胎儿枕部与胎背接触。面先露以颏为指示点,有颏左前、颏左横、颏左后、颏右前、颏右横和颏右后六种胎位。以颏左前和颏右后多见,经产妇多于初产妇。

(一)诊断

1.腹部检查

因胎头极度仰伸入盆受阻,胎体伸直,宫底位置较高。颏左前时,在母体腹前壁容易扪及胎儿肢体,胎心由胸部传出,故在胎儿肢体侧的下腹部听得清楚。颏右后时,于耻骨联合上方可触及胎儿枕骨隆突与胎背之间有明显的凹陷,胎心遥远而弱。

2.阴道(肛门)检查

阴道检查可触到高低不平、软硬不均的颜面部,如宫口开大时,可触及胎儿的口、鼻、颧骨及眼眶,并根据颏部所在位置确定其胎位。

(二)分娩机制

1.颏左前

胎头以仰伸姿势入盆、下降,胎儿面部达骨盆底时,胎头极度仰伸,颏部为最低点,故转向前方。胎头继续下降并极度仰伸,当颏部自耻骨弓下娩出后,极度仰伸的胎颈前面处于产道的小弯(耻骨联合),胎头俯屈时,胎头后部能够适应产道的大弯(骶骨凹),使口、鼻、眼、额、前囟及枕部自会阴前缘相继娩出(图 12-6),但产程明显延长。

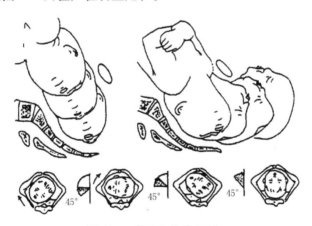

图 12-6 颜面位分娩机制

2.颏右后

胎儿面部达骨盆底后,有可能经内旋转 135°以颏左前娩出(图 12-7A)。如因内旋转受阻,成为持续性颏右后,胎颈极度伸展,不能适应产道的大弯,足月活胎不能经阴道娩出(图 12-7B)。

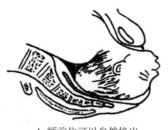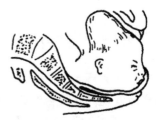

A.颏前位可以自然娩出　　　　　　　B.持续性颏后位不能自然娩出

图 12-7　颏前位及颏后位分娩示意图

(三)对母儿的影响

1.对产妇的影响

颏左前时因胎儿面部不能紧贴子宫下段及宫颈,常引起宫缩乏力,致使产程延长,颜面部骨质不能变形,易发生会阴裂伤。颏右后可发生梗阻性难产,如不及时发现,准确处理,可导致子宫破裂,危及产妇生命。

2.对胎儿和新生儿的影响

胎儿面部受压变形,颜面皮肤青紫、肿胀,尤以口唇为著,影响吸吮,严重时会发生会厌水肿影响呼吸和吞咽。新生儿常于出生后保持仰伸姿势达数天之久。

(四)治疗

1.颏左前

如无头盆不称,产力良好,经产妇有可能自然分娩或行产钳助娩;初产妇有头盆不称或出现胎儿窘迫征象时,应行剖宫产。

2.颏右后

应行剖宫产术。如胎儿畸形,无论颏左前或颏右后,均应在宫口开全后,全麻下行穿颅术结束分娩,术后常规检查软产道,如有裂伤,应及时缝合。

五、臀先露

臀先露是最常见的异常胎位,占妊娠足月分娩的 $3\%\sim4\%$ 。因胎头比胎臀大,且分娩时后出胎头无法变形,往往娩出困难;加之脐带脱垂较常见,使围产儿死亡率增高,为枕先露的 $3\sim8$ 倍。臀先露以骶骨为指示点,有骶左前、骶左横、骶左后、骶右前、骶右横和骶右后 6 种胎位。

(一)原因

妊娠 30 周以前,臀先露较多见,妊娠 30 周以后,多能自然转成头先露。持续为臀先露原因尚不十分明确,可能的因素有以下几种。

1.胎儿在宫腔内活动范围过大

羊水过多,经产妇腹壁松弛以及早产儿羊水相对偏多,胎儿在宫腔内自由活动形成臀先露。

2.胎儿在宫腔内活动范围受限

子宫畸形(如单角子宫、双角子宫等)、胎儿畸形(如脑积水等)、双胎、羊水过少、脐带缠绕致脐带相对过短等均易发生臀先露。

3.胎头衔接受阻

狭窄骨盆、前置胎盘、肿瘤阻塞盆腔等,也易发生臀先露。

（二）临床分类

根据胎儿两下肢的姿势分为以下几种。

1.单臀先露或腿直臀先露

胎儿双髋关节屈曲，双膝关节直伸。以臀部为先露，最多见。

2.完全臀先露或混合臀先露

胎儿双髋关节及膝关节均屈曲，有如盘膝坐，以臀部和双足为先露，较多见。

3.不完全臀先露

胎儿以一足或双足、一膝或双膝或一足一膝为先露，膝先露是暂时的，随产程进展或破水后发展为足先露，较少见。

（三）诊断

1.临床表现

孕妇常感肋下有圆而硬的胎头，由于胎臀不能紧贴子宫下段及宫颈，常导致宫缩乏力，宫颈扩张缓慢，致使产程延长。

2.腹部检查

子宫呈纵椭圆形，胎体纵轴与母体纵轴一致，在宫底部可触到圆而硬、按压有浮球感的胎头；而在耻骨联合上方可触到不规则、软且宽的胎臀，胎心在脐左（或右）上方听得最清楚。

3.阴道（肛门）检查

在肛查不满意时，阴道检查可扪及软而不规则的胎臀或触到胎足、胎膝，同时了解宫颈扩张程度及有无脐带脱垂发生。如胎膜已破，可直接触到胎臀，外生殖器及肛门，如触到胎足时，应与胎手相鉴别（图 12-8）。

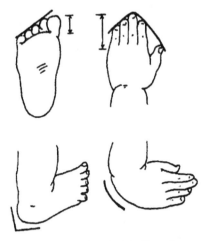

图 12-8　胎手与胎足的区别

4.B 型超声检查

B 超能准确探清臀先露类型与胎儿大小，胎头姿势等。

（四）分娩机制

在胎体各部中，胎头最大，胎肩小于胎头，胎臀最小。头先露时，胎头一经娩出，身体其他部分随即娩出，而臀先露时则不同，较小而软的胎臀先娩出，最大的胎头则最后娩出。为适合产道的条件，胎臀、胎肩、胎头需按一定机制适应产道条件方能娩出，故需要掌握胎臀、胎肩及胎头三部分的分娩机制,以骶右前为例加以阐述。

1.胎臀娩出

临产后,胎臀以粗隆间径衔接于骨盆入口右斜径上,骶骨位于右前方,胎臀继续下降,前髋下降稍快,故位置较低,抵达骨盆底遭到阻力后,前髋向母体右侧行 45°内旋转,使前髋位于耻骨联合后方,此时粗隆间径与母体骨盆出口前后径一致。胎臀继续下降,胎体侧屈以适应产道弯曲度,后髋先从会阴前缘娩出,随即胎体稍伸直,使前髋从耻骨弓下娩出,继之,双腿双足娩出,当胎臀及两下肢娩出后,胎体行外旋转,使胎背转向前方或右前方。

2.胎肩娩出

当胎体行外旋转的同时,胎儿双肩径衔接于骨盆入口右斜径或横径上,并沿此径线逐渐下降,当双肩达骨盆底时,前肩向右旋转 45°转至耻骨弓下,使双肩径与骨盆中、出口前后径一致。同时胎体侧屈使后肩及后上肢从会阴前缘娩出。继之,前肩及前上肢从耻骨弓下娩出。

3.胎头娩出

当胎肩通过会阴时,胎头矢状缝衔接于骨盆入口左斜径或横径上,并沿此径线逐渐下降,同时胎头俯屈,当枕骨达骨盆底时,胎头向母体左前方旋转 45°,使枕骨朝向耻骨联合。胎头继续下降。当枕骨下凹到达耻骨弓下缘时,以此处为支点,胎头继续俯屈,使颏、面及额部相继自会阴前缘娩出,随后枕部自耻骨弓下娩出。

(五)对母儿的影响

1.对产妇的影响

胎臀不规则,不能紧贴子宫下段及宫颈,容易发生胎膜早破或继发性宫缩乏力,增加产褥感染与产后出血的风险,如宫口未开全强行牵拉,容易造成宫颈撕裂,甚至延及子宫下段。

2.对胎儿和新生儿的影响

胎臀高低不平,对前羊膜囊压力不均匀,常致胎膜早破,脐带脱垂,造成胎儿窘迫甚至胎死宫内。由于娩出胎头困难,可发生新生儿窒息、臂丛神经损伤及颅内出血等。

(六)治疗

1.妊娠期

妊娠 30 周前,臀先露多能自行转成头位,如妊娠 30 周后仍为臀先露应注意寻找形成臀位原因。

2.分娩期

分娩期应根据产妇年龄、胎次、骨盆大小、胎儿大小、臀先露类型以及有无并发症,于临产初期做出正确判断,决定分娩方式。

(1)择期剖宫产的指征:狭窄骨盆、软产道异常、胎儿体重大于 3 500 g、儿头仰伸、胎儿窘迫、高龄初产、有难产史、不完全臀先露等。

(2)决定阴道分娩的处理:可根据不同的产程分别处理。

第一产程:产妇应侧卧,不宜过多走动,少做肛查,不灌肠,尽量避免胎膜破裂。一旦破裂,立即听胎心。如胎心变慢或变快,立即肛查,必要时阴道检查,了解有无脐带脱垂。如脐带脱垂,胎心好,宫口未开全,为抢救胎儿,需立即行剖宫产术。如无脐带脱垂,可严密观察胎心及产程进展。如出现宫缩乏力,应设法加强宫缩,当宫口开大 4~5 cm 时胎足即可经宫口娩入阴道。为了使宫颈和阴道充分扩张,消毒外阴之后,使用"堵"外阴方法。当宫缩时,用消毒巾以手掌堵住阴道口让胎臀下降,避免胎足先下降。待宫口及阴道充分扩张后才让胎臀娩出。此法有利于后出胎头的顺利娩出。在堵的过程中,应每隔 10～15 分钟听胎心 1 次,并注意宫口是否开全。宫口已开全再堵易引起胎儿窘迫或子宫破裂。宫口近开全时,要做好接生和抢救新生儿窒息的准备。

第二产程:接生前,应导尿,排空膀胱。初产妇应做会阴侧切术。可有 3 种分娩方式。①自然分娩:胎儿自然娩出,不做任何牵拉,极少见,仅见于经产妇、胎儿小、产力好、产道正常者;②臀助产术:当胎臀自然娩出至脐部后,胎肩及后出胎头由接生者协助娩出。脐部娩出后,胎头娩出最长不能超过 8 分钟;③臀牵引术:胎儿全部由接生者牵引娩出。此种手术对胎儿损伤大,不宜采用。

第三产程:产程延长,易并发子宫乏力性出血。胎盘娩出后,应静脉推注或肌内注射缩宫素防止产后出血。手术助产分娩于产后常规检查软产道,如有损伤,应及时缝合,并给抗生素预防感染。

六、肩先露

胎体纵轴和母体纵轴相垂直为横产式,胎体横卧于骨盆入口之上,先露部为肩,称为肩先露。肩先露占妊娠足月分娩总数的 0.1%～0.25%,是对母儿最不利的胎位。除死胎和早产儿肢体可折叠娩出外,足月活胎不可能经阴道娩出。如不及时处理,容易造成子宫破裂,威胁母儿生命。根据胎头在母体左(右)侧和胎儿肩胛朝向母体前(后)方,分为肩左前、肩右前、肩左后和肩右后四种胎位。

(一)原因

与臀先露发生原因类似,初产妇肩先露首先必须排除狭窄骨盆和头盆不称。

(二)诊断

1.临床表现

先露部胎肩不能紧贴子宫下段及宫颈,缺乏直接刺激,容易发生宫缩乏力,胎肩对宫颈压力不均匀,容易发生胎膜早破,破膜后羊水迅速外流,胎儿上肢或脐带容易脱出,导致胎儿窘迫,甚至胎死宫内。随着宫缩不断加强,胎肩及胸廓一部分被挤入盆腔内,胎体折叠弯曲,胎颈被拉长,上肢脱出于阴道口外,胎头和胎臀仍被阻于骨盆入口上方,形成嵌顿性或忽略性肩先露(图 12-9)。

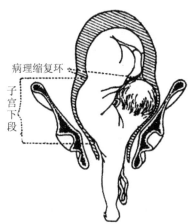

图 12-9　忽略性肩先露

宫缩继续加强,子宫上段越来越厚,子宫下段被动扩张越来越薄,由于子宫上下段肌壁厚薄相差悬殊,形成环状凹陷,并随宫缩逐渐升高,甚至可达脐上,形成病理缩复环,是子宫破裂的先兆。如不及时处理,将发生子宫破裂。

2.腹部检查

子宫呈横椭圆形,子宫底高度低于妊娠周数,子宫横径宽,宫底部及耻骨联合上方较空虚,在母体腹部一侧可触到胎头,另侧可触到胎臀。肩左前时,胎背朝向母体腹壁,触之宽大平坦。胎心于脐周两侧听得最清楚。根据腹部检查多可确定胎位。

3.阴道(肛门)检查

胎膜未破者,因胎先露部浮动于骨盆入口上方,肛查不易触及胎先露部;如胎膜已破,宫口已扩张者,阴道检查可触到肩胛骨或肩峰、肋骨及腋窝。腋窝尖端示胎儿头端,据此可决定胎头在母体左(右)侧,肩胛骨朝向母体前(后)方,可决定肩前(后)位。例如胎头于母体右侧,肩胛骨朝向后方,则为肩右后位。胎手若已脱出阴道口外,可用握手法鉴别是胎儿左手或右手,因检查者只能与胎儿同侧手相握,例如肩右前位时左手脱出,检查者用左手与胎儿左手相握。余类推。

4.B超检查

B超检查能准确探清肩先露,并能确定具体胎位。

(三)治疗

1.妊娠期

妊娠后期发现肩先露应及时矫正。可采用胸膝卧位或试行外倒转术转成纵产式(头先露或臀先露)并包扎腹部以固定产式。如矫正失败,应提前入院决定分娩方式。

2.分娩期

根据胎产式、胎儿大小、胎儿是否存活、宫颈扩张程度、胎膜是否破裂、有无并发症等决定分娩方式。

(1)足月,活胎,未临产,择期剖宫产术。

(2)足月,活胎,已临产,无论破膜与否,均应行剖宫产术。

(3)已出现先兆子宫破裂或子宫破裂征象,无论胎儿存活,均应立即剖宫产,术中如发现宫腔感染严重,应将子宫一并切除(子宫次全切除术或子宫全切术)。

(4)胎儿已死,无先兆子宫破裂征象,如宫口已开全,可在全麻下行断头术或毁胎术。术后应常规检查子宫下段、宫颈及阴道有无裂伤。如有裂伤应及时缝合。注意预防产后出血,并需应用抗生素预防感染。

七、复合先露

胎先露部(胎头或胎臀)伴有肢体(上肢或下肢)同时进入骨盆入口,称为复合先露。临床以头与手的复合先露最常见,多发生于早产者,发生率为 $1.43‰ \sim 1.60‰$。

(一)诊断

当产程进展缓慢时,做阴道检查发现胎先露旁有肢体而明确诊断。常见胎头与胎手同时入盆。应注意与臀先露和肩先露相鉴别。

(二)治疗

(1)无头盆不称,让产妇向脱出的肢体对侧侧卧,肢体常可自然缩回。脱出的肢体与胎头已入盆,待宫口开全后于全麻下上推肢体,将其回纳,然后经腹压胎头下降,以低位产钳助娩,或行内倒转术助胎儿娩出。

(2)头盆不称或伴有胎儿窘迫征象,应行剖宫产术。

(尹 燕)

第二节 产 道 异 常

产道包括骨产道(骨盆腔)与软产道(子宫下段、宫颈、阴道、外阴),是胎儿经阴道娩出的通道。产道异常可使胎儿娩出受阻,临床上以骨产道异常多见。

一、骨产道异常

骨盆径线过短或形态异常,致使骨盆腔小于胎先露部可通过的限度,阻碍胎先露部下降,称骨盆狭窄。狭窄骨盆可以为一个径线过短或多个径线同时过短,也可为一个平面狭窄或多个平面同时狭窄。当一个径线狭窄时要观察同一个平面其他径线的大小,再结合整个骨盆腔大小与形态进行综合分析,做出正确判断。

(一)分类

1.骨盆入口平面狭窄

骨盆入口平面狭窄以扁平骨盆为代表,主要为入口平面前后径过短。狭窄分3级:①Ⅰ级(临界性),绝大多数可以自然分娩,骶耻外径18 cm,真结合径10 cm;②Ⅱ级(相对性),经试产来决定可否经阴道分娩,骶耻外径16.5~17.5 cm,真结合径8.5~9.5 cm;③Ⅲ级(绝对性),骶耻外径≤16.0 cm,真结合径≤8.0 cm,足月胎儿不能经过产道,必须行剖宫产终止妊娠。在临床中常遇到的是前两种,我国妇女常见以下两种类型。

(1)单纯扁平骨盆:骨盆入口前后径缩短而横径正常。骨盆入口呈横扁圆形,骶岬向前下突。

(2)佝偻病性扁平骨盆:骨盆入口呈肾形,前后径明显缩短,骨盆出口横径变宽,骶岬前突,骶骨下段变直向后翘,尾骨呈钩状突向骨盆出口平面。髂骨外展,髂棘间径≥髂嵴间径,耻骨弓角度增大(图12-10)。

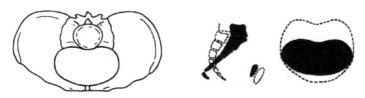

图 12-10 佝偻病性扁平骨盆

2.中骨盆及骨盆出口平面狭窄

狭窄分3级:①Ⅰ级(临界性),坐骨棘间径10 cm,坐骨结节间径7.5 cm;②Ⅱ级(相对性),坐骨棘间径8.5~9.5 cm,坐骨结节间径6.0~7.0 cm;③Ⅲ级(绝对性),坐骨棘间径≤8.0 cm,坐骨结节间径≤5.5 cm。我国妇女常见以下两种类型。

(1)漏斗骨盆:骨盆入口各径线值均正常,两侧骨盆壁向内倾斜似漏斗得名。其特点是中骨盆及骨盆出口平面均明显狭窄,使坐骨棘间径、坐骨结节间径均缩短,耻骨弓角度<90°。坐骨结节间径与出口后矢状径之和<15 cm。

(2)横径狭窄骨盆:骨盆各横径径线均缩短,各平面前后径稍长,坐骨切迹宽,测量骶耻外径值正常,但髂棘间径及髂嵴间径均缩短。中骨盆及骨盆出口平面狭窄,产程早期无头盆不称征象,当胎头下降至中骨盆或骨盆出口时,常不能顺利地转成枕前位,形成持续性枕横位或枕后位造成难产。

3.均小骨盆

骨盆外形属女型骨盆,但骨盆各平面均狭窄,每个平面径线较正常值小 2 cm 或更多,称均小骨盆。多见于身材矮小、体形匀称的妇女。

4.畸形骨盆

骨盆失去正常形态称畸形骨盆。

(1)骨软化症骨盆:现已罕见。系因缺钙、磷、维生素 D 以及紫外线照射不足使成人期骨质矿化障碍,被类骨质组织所代替,骨质脱钙、疏松、软化。由于受躯干重力及两股骨向内上方挤压,使骶岬向前,耻骨联合前突,坐骨结节间径明显缩短,骨盆入口平面呈凹三角形(图 12-11)。严重者阴道不能容两指,一般不能经阴道分娩。

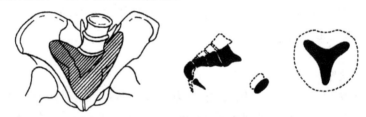

图 12-11　骨软化症骨盆

(2)偏斜型骨盆:系骨盆一侧斜径缩短,一侧髂骨翼与髋骨发育不良所致骶髂关节固定,以及下肢及髋关节疾病(图 12-12)。

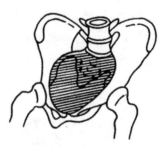

图 12-12　偏斜型骨盆

(二)临床表现

1.骨盆入口平面狭窄的临床表现

(1)胎头衔接受阻:一般情况下初产妇在妊娠末期,即预产期前 1~2 周或临产前胎头已衔接,即胎头双顶径进入骨盆入口平面,颅骨最低点达坐骨棘水平。若入口狭窄,即使已经临产,胎头仍未入盆,经检查胎头跨耻征阳性。胎位异常,如臀先露、面先露或肩先露的发生率是正常骨盆的 3 倍。

(2)若已临产,根据骨盆狭窄程度、产力强弱、胎儿大小及胎位情况不同,临床表现也不一样。

①骨盆临界性狭窄:若胎位、胎儿大小及产力正常,胎头常以矢状缝在骨盆入口横径衔接,多取后不均倾势,即后顶骨先入盆,后顶骨逐渐进入骶凹处,再使前顶骨入盆,则于骨盆入口横径上成头盆均倾势。临床表现为潜伏期活跃早期延长,活跃后期产程进展顺利。若胎头迟迟不入盆,此时常出现胎膜早破,其发生率为正常骨盆的4～6倍。由于胎膜早破母儿可发生感染。胎头不能紧贴宫颈内口诱发宫缩,常出现继发性宫缩乏力。②骨盆绝对性狭窄:若产力、胎儿大小及胎位均正常,但胎头仍不能入盆,常发生梗阻性难产,这种情况可出现病理性缩复环,甚至子宫破裂。如胎先露部嵌入骨盆入口时间长,血液循环障碍,组织坏死,可形成泌尿生殖道瘘。在强大的宫缩压力下,胎头颅骨重叠,可出现颅骨骨折及颅内出血。

2.中骨盆平面狭窄的临床表现

(1)胎头能正常衔接:潜伏期及活跃早期进展顺利,当胎头下降达中骨盆时,由于内旋转受阻,胎头双顶径被阻于中骨盆狭窄部位之上,常出现持续性枕横位或枕后位,同时出现继发性宫缩乏力,活跃后期及第二产程延长甚至第二产程停滞。

(2)胎头受阻于中骨盆:有一定可塑性的胎头开始变形,颅骨重叠,胎头受压,异常分娩使软组织水肿,产瘤较大,严重时可发生脑组织损伤、颅内出血、胎儿窘迫。若中骨盆狭窄程度严重,宫缩又较强,可发生先兆子宫破裂及子宫破裂。强行阴道助产可导致严重软产道裂伤及新生儿产伤。

(3)骨盆出口平面狭窄的临床表现:骨盆出口平面狭窄与中骨盆平面狭窄常同时存在。若单纯骨盆出口平面狭窄,第一产程进展顺利,胎头达盆底受阻,第二产程停滞,继发性宫缩乏力,胎头双顶径不能通过出口横径,强行阴道助产可导致软产道、骨盆底肌肉及会阴严重损伤,胎儿严重产伤,对母儿危害极大。

(三)诊断

在分娩过程中,骨盆是个不变因素,也是估计分娩难易的一个重要因素。狭窄骨盆影响胎位和胎先露部的下降及内旋转,也影响宫缩。在估计分娩难易时,骨盆是首先考虑的一个重要因素。应根据胎儿的大小及骨盆情况尽早做出有无头盆不称的诊断,以决定适当的分娩方式。

1.病史

询问有无佝偻病、脊髓灰质炎、脊柱和髋关节结核以及骨盆外伤等病史。对经产妇应详细询问既往分娩史,如有无难产史或新生儿产伤史等。

2.一般检查

测量身高,孕妇身高<145 cm时应警惕均小骨盆。观察孕妇体型、步态,有无下肢残疾,有无脊柱及髋关节畸形,米氏菱形窝是否对称。

3.腹部检查

观察腹型,检查有无尖腹及悬垂腹,有无胎位异常等。骨盆入口异常,因头盆不称、胎头不易入盆常导致胎位异常,如臀先露、肩先露。中骨盆狭窄则影响胎先露内旋转而导致持续性枕横位、枕后位等。部分初产妇在预产期前2周左右,经产妇于临产后胎头均应入盆。若已临产胎头仍未入盆,应警惕是否存在头盆不称。检查头盆是否相称具体方法:孕妇排空膀胱后,取仰卧,两腿伸直。检查者用手放在耻骨联合上方,将浮动的胎头向骨盆腔方向推压。若胎头低于耻骨联合,表示胎头可入盆(头盆相称),称胎头跨耻征阴性;若胎头与耻骨联合在同一平面,表示可疑头盆不称,称胎头跨耻征可疑阳性;若胎头高于耻骨联合,表示头盆明显不称,称胎头跨耻征阳性。对出现此类症状的孕妇,应让其取半卧位两腿屈曲,再次检查胎头跨耻征,若转为阴性,提示为骨盆倾斜度异常,而不是头盆不称。

4.骨盆测量

(1)骨盆外测量:骶耻外径<18 cm为扁平骨盆。坐骨结节间径<8 cm,耻骨弓角度<90°为漏斗骨盆。各径线均小于正常值2 cm或以上为均小骨盆。骨盆两侧斜径(以一侧髂前上棘至对侧髂后上棘间的距离)及同侧直径(从髂前上棘至同侧髂后上棘间的距离)相差>1 cm为偏斜骨盆。

(2)骨盆内测量:对角径<11.5 cm,骶骨岬突出为入口平面狭窄,属扁平骨盆。应检查骶骨前面弧度。坐骨棘间径<10 cm,坐骨切迹宽度<2横指,为中骨盆平面狭窄。如坐骨结节间径<8 cm,则应测量出口后矢状径及检查骶尾关节活动度,如坐骨结节间径与出口后矢状径之和<15 cm,为骨盆出口平面狭窄。

(四)对母儿影响

1.对产妇的影响

骨盆狭窄影响胎头衔接及内旋转,容易发生胎位异常、胎膜早破、宫缩乏力,导致产程延长或停滞。胎先露压迫软组织过久导致组织水肿、坏死形成生殖道瘘。胎膜早破、肛查或阴道检查次数增多及手术助产增加产褥感染机会。剖宫产及产后出血者增多,严重梗阻性难产若不及时处理,可导致子宫破裂。

2.对胎儿及新生儿的影响

头盆不称易发生胎膜早破、脐带脱垂,脐带脱垂可导致胎儿窘迫甚至胎儿死亡。产程延长、胎儿窘迫使新生儿容易发生颅内出血、新生儿窒息等并发症。阴道助产机会增多,易发生新生儿产伤及感染。

(五)分娩时处理

处理原则:根据狭窄骨盆类别和程度、胎儿大小胎心率、宫缩强弱、宫口扩张程度、胎先露下降情况、破膜与否,结合既往分娩史、年龄、产次有无妊娠合并症及并发症决定分娩方式。

1.一般处理

在分娩过程中,应使产妇树立信心,消除紧张情绪和恐惧心理。保证能量及水分的摄入,必要时补液。注意产妇休息,监测宫缩、胎心,观察产程进展。

2.骨盆入口平面狭窄的处理

(1)明显头盆不称(绝对性骨盆狭窄):胎头跨耻征阳性者,足月胎儿不能经阴道分娩。应在临产后行剖宫产术结束分娩。

(2)轻度头盆不称(相对性骨盆狭窄):胎头跨耻征可疑阳性,足月活胎估计体重<3 000 g,胎心正常及产力良好,可在严密监护下试产。胎膜未破者可在宫口扩张3 cm时行人工破膜,若破膜后宫缩较强,产程进展顺利,多数能经阴道分娩。试产过程中若出现宫缩乏力,可用缩宫素静脉滴注加强宫缩。试产2～4小时胎头仍迟迟不能入盆,宫口扩张缓慢,或伴有胎儿窘迫征象,应及时行剖宫产术结束分娩。若胎膜已破,为了减少感染,应适当缩短试产时间。

(3)骨盆入口平面狭窄的试产:必须以宫口开大3～4 cm,胎膜已破为试产开始。胎膜未破者在宫口扩张3 cm时可行人工破膜。宫缩较强,多数能经阴道分娩。试产过程中如果出现宫缩乏力,可用缩宫素静脉滴注加强宫缩。若试产2～4小时,胎头不能入盆,产程进展缓慢,或伴有胎儿窘迫征象,应及时行剖宫产术。如胎膜已破,应适当缩短试产时间。骨盆入口平面狭窄,主要为扁平骨盆的妇女,妊娠末期或临产后,胎头矢状缝只能衔接于骨盆入口横径上。胎头侧屈使其两顶骨先后依次入盆,呈不均倾势嵌入骨盆入口,称为头盆均倾不均。前不均倾为前顶骨先嵌入,矢状缝偏后。后不均倾为后顶骨先嵌入,矢状缝偏前(图12-13)。当胎头双顶骨均通过骨盆入口平面时,即可顺利地经阴道分娩。

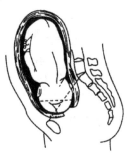

图 12-13　胎头嵌入骨盆姿势——后不均倾

3.中骨盆平面狭窄的处理

在分娩过程中,胎儿在中骨盆平面完成俯屈及内旋转动作。若中骨盆平面狭窄,则胎头俯屈及内旋转受阻,易发生持续性枕横位或持续性枕后位,产妇多表现为活跃期或第二产程延长及停滞、继发性宫缩乏力等。若宫口开全,胎头双顶径达坐骨棘平面或更低,可经阴道徒手旋转胎头为枕前位,待其自然分娩。宫口开全,胎心正常者可经阴道助产分娩。胎头双顶径在坐骨棘水平以上,或出现胎儿窘迫征象,应行剖宫产术。

4.骨盆出口平面狭窄的处理

骨盆出口平面是产道的最低部位,应于临产前对胎儿大小、头盆关系做出充分估计,决定能否经阴道分娩,诊断为骨盆出口平面狭窄者,不能进行试产。若发现出口横径狭窄,耻骨弓角度变锐,耻骨弓下三角空隙不能利用,胎先露部后移,利用出口后三角空隙娩出。临床上常用出口横径与出口后矢状径之和来估计出口大小。出口横径与出口后矢状径之和>15 cm 时,多数可经阴道分娩,有时需阴道助产,应做较大的会阴切开。若两者之和<15 cm 时,不应经阴道试产,应行剖宫产术终止妊娠。

5.均小骨盆的处理

胎儿估计不大,胎位正常,头盆相称,宫缩好,可以试产,通常可通过胎头变形和极度俯屈,以胎头最小径线通过骨盆腔,可能经阴道分娩。若有明显头盆不称,应尽早行剖宫产术。

6.畸形骨盆的处理

根据畸形骨盆种类、狭窄程度、胎儿大小、产力等综合判断。如果畸形严重、明显头盆不称者,应及早行剖宫产术。

二、软产道异常

软产道包括子宫下段、宫颈、阴道及骨盆底软组织构成的弯曲管道。软产道异常所致的难产较少见,临床上容易被忽视。在妊娠前或妊娠早期应常规行双合诊检查,了解软产道情况。

(一)外阴异常

1.外阴白色病变

皮肤黏膜慢性营养不良,组织弹性差,分娩时易发生会阴撕裂伤,宜做会阴后一侧切开术。

2.外阴水肿

某些疾病如重度子痫前期、重度贫血、心脏病及慢性肾炎孕妇若有全身水肿,可同时伴有重度外阴水肿,分娩时可妨碍胎先露部下降,导致组织损伤、感染和愈合不良等情况。临产前可用50％硫酸镁液湿热敷会阴,临产后仍有严重水肿者,在外阴严格消毒下进行多点针刺皮肤放液;分娩时行会阴后一侧切开;产后加强会阴局部护理,预防感染,可用50％硫酸镁液湿热敷,配合远红外线照射。

3.会阴坚韧

会阴坚韧尤其多见于 35 岁以上高龄初产妇。在第二产程可阻碍胎先露部下降,宜做会阴后一侧切开,以免胎头娩出时造成会阴严重裂伤。

4.外阴瘢痕

瘢痕挛缩使外阴及阴道口狭小,且组织弹性差,影响胎先露部下降。如瘢痕的范围不大,可经阴道分娩,分娩时应做会阴后一侧切开。如瘢痕过大,应行剖宫产术。

(二)阴道异常

1.阴道横隔

阴道横隔多位于阴道上段或中段,较坚韧,常影响胎先露部下降。因在横隔中央或稍偏一侧常有一小孔,常被误认为宫颈外口。在分娩时应仔细检查。

(1)阴道分娩:横隔被撑薄,可在直视下自小孔处将横隔做"X"形切开。横隔被切开后因胎先露部下降压迫,通常无明显出血,待分娩结束再切除剩余的隔,用可吸收线将残端做间断或连续锁边缝合。

(2)剖宫产:如横隔较高且组织坚厚,阻碍先露部下降,需行剖宫产术结束分娩。

2.阴道纵隔

(1)伴有双子宫、双宫颈时,当一侧子宫内的胎儿下降,纵隔被推向对侧,阴道分娩多无阻碍。

(2)当发生于单宫颈时,有时胎先露部的前方可见纵隔,可自行断裂,阴道分娩无阻碍。纵隔厚时应于纵隔中间剪断,用可吸收线将残端缝合。

3.阴道狭窄

产伤、药物腐蚀、手术感染可导致阴道瘢痕形成。若阴道狭窄部位位置低、狭窄程度轻,可经阴道分娩。狭窄位置高、狭窄程度重时宜行剖宫产术。

4.阴道尖锐湿疣

分娩时,为预防新生儿患喉乳头瘤,应行剖宫产术。病灶巨大时可能造成软产道狭窄,影响胎先露下降时,也宜行剖宫产术。

5.阴道壁囊肿和肿瘤

(1)阴道壁囊肿较大时,会阻碍胎先露部下降,可行囊肿穿刺,抽出其内容物,待分娩后再选择时机进行处理。

(2)阴道内肿瘤大妨碍分娩,且肿瘤不能经阴道切除时,应行剖宫产术,阴道内肿瘤待产后再行处理。

(三)宫颈异常

1.宫颈外口黏合

宫颈外口黏合多在分娩受阻时发现。宫口为很小的孔,当宫颈管已消失而宫口却不扩张,一般用手指稍加压力分离,黏合的小孔可扩张,宫口即可在短时间内开全。但有时需行宫颈切开术,使宫口开大。

2.宫颈瘢痕

因孕前曾行宫颈深部电灼术或微波术、宫颈锥形切除术、宫颈裂伤修补术等所致。虽可于妊娠后软化,但宫缩很强时宫口仍不扩张,应行剖宫产。

3.宫颈坚韧

宫颈组织缺乏弹性,或精神过度紧张使宫颈挛缩,宫颈不易扩张,多见于高龄初产妇,可于宫颈两侧各注射0.5%利多卡因5~10 mL,也可静脉推注地西泮10 mg。如宫颈仍不扩张,应行剖宫产术。

4.宫颈水肿

宫颈水肿多见于扁平骨盆、持续性枕后位或滞产,宫口没有开全而过早使用腹压,致使宫颈前唇长时间被压于胎头与耻骨联合之间,血液回流受阻引起水肿,影响宫颈扩张。多见于胎位异常或滞产。

(1)轻度宫颈水肿:①可以抬高产妇臀部。②同宫颈坚韧处理。③宫口近开全时,可用手轻轻上托水肿的宫颈前唇,使宫颈越过胎头,能够经阴道分娩。

(2)严重宫颈水肿:经上述处理无明显效果,宫口扩张<3 cm,伴有胎儿窘迫,应行剖宫产术。

5.宫颈癌

宫颈硬而脆,缺乏伸展性,临产后影响宫口扩张,若经阴道分娩,有发生大出血、裂伤、感染及肿瘤扩散等危险,不应经阴道分娩,应考虑行剖宫产术,术后手术或放疗。

6.子宫肌瘤

较小的肌瘤没有阻塞产道可经阴道分娩,肌瘤待分娩后再行处理。子宫下段及宫颈部位的较大肌瘤可占据盆腔或阻塞于骨盆入口,阻碍胎先露部下降,宜行剖宫产术。

(牛明明)

第三节 产力异常

产力包括子宫收缩力、腹肌和膈肌收缩力以及肛提肌收缩力,其中以宫缩力为主。在分娩过程中,子宫收缩(简称宫缩)的节律性、对称性及极性不正常或强度、频率有改变时,称为子宫收缩力异常。临床上多因产道或胎儿因素异常造成梗阻性难产,使胎儿通过产道阻力增加,导致继发性产力异常。产力异常分为子宫收缩乏力和子宫收缩过强两类。每类又分协调性宫缩和不协调性宫缩(图12-14)。

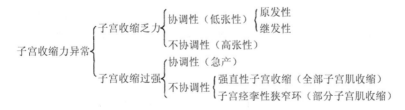

图 12-14 子宫收缩力异常的分类

一、子宫收缩乏力

(一)原因
子宫收缩乏力多由几个因素综合引起。

1.头盆不称或胎位异常

胎先露部下降受阻,不能紧贴子宫下段及宫颈,因此不能引起反射性宫缩,导致继发性子宫收缩乏力。

2.子宫因素

子宫发育不良,子宫畸形(如双角子宫)、子宫壁过度膨胀(如双胎、巨大胎儿、羊水过多等)、经产妇的子宫肌纤维变性或子宫肌瘤等。

3.精神因素

初产妇尤其是高龄初产妇,精神过度紧张、疲劳均可使大脑皮质功能紊乱,导致子宫收缩乏力。

4.内分泌失调

临产后,产妇体内的雌激素、缩宫素、前列腺素的敏感性降低,影响子宫肌兴奋阈,致使子宫收缩乏力。

5.药物影响

产前较长时间应用硫酸镁,临产后不适当地使用吗啡、哌替啶、巴比妥类等镇静剂与镇痛剂;产程中不适当应用麻醉镇痛等均可使宫缩受到抑制。

(二)临床表现
根据发生时期可分为原发性和继发性两种。原发性宫缩乏力是指产程开始即宫缩乏力,宫口不能如期扩张,胎先露部不能如期下降,产程延长;继发性宫缩乏力是指活跃期即宫口开大3 cm及以后出现宫缩乏力,产程进展缓慢,甚至停滞。子宫收缩乏力有两种类型,临床表现不同。

1.协调性子宫收缩乏力(低张性子宫收缩乏力)

宫缩具有正常的节律性、对称性和极性,但收缩力弱,宫腔压力低(<2.0 kPa),持续时间短,间歇期长且不规律,当宫缩达极期时,子宫体不隆起和变硬,用手指压宫底部肌壁仍可出现凹陷,产程延长或停滞。由于宫腔内压力低,对胎儿影响不大。

2.不协调性子宫收缩乏力(高张性子宫收缩乏力)

宫缩的极性倒置,宫缩不是起自两侧宫角。宫缩的兴奋点来自子宫的一处或多处,节律不协调,宫缩时宫底部不强,而是体部和下段强。宫缩间歇期子宫壁不能完全松弛,表现为不协调性子宫收缩乏力。这种宫缩不能使宫口扩张和胎先露部下降,属无效宫缩。产妇自觉下腹部持续疼痛,拒按,烦躁不安,产程长,可导致肠胀气,排尿困难,胎儿胎盘循环障碍,常出现胎儿窘迫。检查时,下腹部常有压痛,胎位触不清,胎心不规律,宫口扩张缓慢,胎先露部下降缓慢或停滞。

3.产程曲线异常

子宫收缩乏力可导致产程曲线异常(图12-15)。常见以下4种。

(1)潜伏期延长:从临产规律宫缩开始至宫口扩张3 cm称为潜伏期,初产妇潜伏期约需8小时,最大时限为16小时。超过16小时称为潜伏期延长。

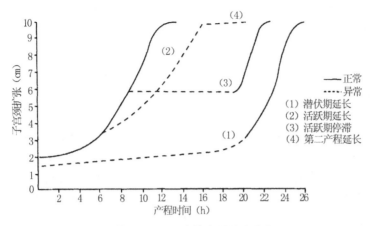

图 12-15 **异常的宫颈扩张曲线**

(2)活跃期延长:从宫口扩张 3 cm 至宫口开全为活跃期。初产妇活跃期正常约需 4 小时,最大时限 8 小时,超过 8 小时为活跃期延长。

(3)活跃期停滞:进入活跃期后,宫颈口不再扩张达 2 小时,称为活跃期停滞,根据产程中定期阴道(肛门)检查诊断。

(4)第二产程延长:第二产程初产妇超过 2 小时,经产妇超过 1 小时尚未分娩,称为第二产程延长。

以上 4 种异常产程曲线,可以单独存在,也可以合并存在。当总产程超过 24 小时称为滞产。

(三)对母儿影响

1.对产妇的影响

产程延长,产妇休息不好,精神疲惫与体力消耗,可出现疲乏无力、肠胀气、排尿困难等,还可影响宫缩,严重时还引起脱水、酸中毒。又由于产程延长,膀胱受压在胎头与耻骨联合之间,导致组织缺血、水肿、坏死,形成瘘,如膀胱阴道瘘或尿道阴道瘘。另外,胎膜早破以及产程中多次阴道(肛门)检查均可增加感染机会;产后宫缩乏力,易引起产后出血。

2.对胎儿的影响

宫缩乏力影响胎头内旋转,增加手术机会。不协调子宫收缩乏力不能使子宫壁完全放松,影响子宫胎盘循环。胎儿在宫内缺氧,胎膜早破,还易造成脐带受压或脱垂,造成胎儿窘迫,甚至胎死宫内。

(四)治疗

1.协调性宫缩乏力

无论是原发性或继发性,一旦出现,首先寻找原因,如判断无头盆不称和胎位异常,估计能经阴道分娩者,考虑采取加强宫缩的措施。

(1)第一产程:消除精神紧张,产妇过度疲劳,可给予地西泮(安定)10 mg 缓慢静脉注射或哌替啶100 mg 肌内注射或静脉注射,经过一段时间,可使宫缩力转强;对不能进食者,可经静脉输液,10%葡萄糖液 500～1 000 mL 内加维生素 C 2 g,伴有酸中毒时可补充 5%碳酸氢钠。经过处理,宫缩力仍弱,可选用下列方法加强宫缩。

人工破膜:宫颈口开大 3 cm 以上,无头盆不称,胎头已衔接者,可行人工破膜。破膜后,胎头紧贴子宫下段及宫颈,引起反射性宫缩,加速产程进展。Bishop 提出用宫颈成熟度评分法估计加强宫缩措施的效果。如产妇得分在≤3分,加强宫缩均失败,应改用其他方法。4~6分成功率为50%,7~9分的成功率约为80%,≥9分均成功。

缩宫素静脉滴注:适用于宫缩乏力、胎心正常、胎位正常、头盆相称者。将缩宫素1 U加入5%葡萄糖液200 mL内,以8滴/分,即2.5 mU/min开始,根据宫缩强度调整滴速,维持宫缩强度每间隔2~3分钟,持续30~40秒。缩宫素静脉滴注过程应有专人看守,观察宫缩,根据情况及时调整滴速。经过上述处理,如产程仍无进展或出现胎儿窘迫征象,应及时行剖宫产术。

(2)第二产程:第二产程如无头盆不称,出现宫缩乏力时也可加强宫缩,给予缩宫素静脉滴注,促进产程进展。如胎头双顶径已通过坐骨棘平面,可等待自然娩出,或行会阴侧切后行胎头吸引器或低位产钳助产;如胎头尚未衔接或伴有胎儿窘迫征象,均应立即行剖宫产术结束分娩。

(3)第三产程:为预防产后出血,当胎儿前肩露出于阴道口时,可给予缩宫素10 U静脉注射,使宫缩增强,促使胎盘剥离与娩出及子宫血窦关闭。如产程长,破膜时间长,应给予抗生素预防感染。

2.不协调宫缩乏力

处理原则是镇静,调节宫缩,恢复宫缩极性。给予强镇静剂哌替啶100 mg肌内注射,使产妇充分休息,醒后多能恢复为协调宫缩。如未能纠正,或已有胎儿窘迫征象,立即行剖宫产术结束分娩。

(五)预防

(1)应对孕妇进行产前教育,解除孕妇思想顾虑和恐惧心理,使孕妇了解妊娠和分娩均为生理过程,分娩过程中医护人员热情耐心,家属陪产均有助于消除产妇的紧张情绪,增强信心,预防精神紧张所致的子宫收缩乏力。

(2)分娩时鼓励及时进食,必要时静脉补充营养。

(3)避免过多使用镇静药物,产程中使用麻醉镇痛应在宫口开全前停止给药,注意及时排空直肠和膀胱。

二、子宫收缩过强

(一)协调性子宫收缩过强

宫缩的节律性、对称性和极性均正常,仅宫缩过强、过频,如产道无阻力,宫颈可在短时间内迅速开全,分娩在短时间内结束,总产程不足3小时,称为急产,经产妇多见。

1.对母儿影响

(1)对产妇的影响:宫缩过强过频,产程过快,可致宫颈、阴道以及会阴撕裂伤。接生时来不及消毒,可致产褥感染。产后子宫肌纤维缩复不良易发生胎盘滞留或产后出血。

(2)对胎儿和新生儿的影响:宫缩过强影响子宫胎盘的血液循环,易发生胎儿窘迫、新生儿窒息甚或死亡;胎儿娩出过快,胎头在产道内受到的压力突然解除,可致新生儿颅内出血;来不及消毒接生,易致新生儿感染;如坠地可致骨折,外伤。

2.处理

(1)有急产史的产妇:在预产期前1~2周不宜外出远走,以免发生意外,有条件应提前住院待产。

(2)临产后不宜灌肠,提前做好接生和抢救新生儿窒息的准备。胎儿娩出时勿使产妇向下屏气。

(3)产后仔细检查软产道,包括宫颈、阴道、外阴,如有撕裂,及时缝合。

(4)新生儿处理:肌内注射维生素 K_1 每天 2 mg,共 3 天,以预防新生儿颅内出血。

(5)如属未消毒接生,母儿均给予抗生素预防感染,酌情接种破伤风免疫球蛋白。

(二)不协调性子宫收缩过强

1.强直性宫缩

强直性宫缩多因外界因素造成,如临产后分娩受阻或不适当应用缩宫素,或胎盘早剥血液浸润子宫肌层,均可引起宫颈内口以上部分子宫肌层出现强直性痉挛性宫缩。

(1)临床表现:产妇烦躁不安,持续性腹痛,拒按,胎位触不清,胎心听不清,有时还可出现病理缩复环、血尿等先兆子宫破裂征象。

(2)处理:一旦确诊为强直性宫缩,应及时给予宫缩抑制剂,如 25％硫酸镁液 20 mL 加入 5％葡萄糖液 20 mL 缓慢静脉推注。如属梗阻原因,应立即行剖宫产术结束分娩。

2.子宫痉挛性狭窄环

子宫壁某部肌肉呈痉挛性不协调性收缩所形成的环状狭窄,持续不放松,称为子宫痉挛性狭窄环。多在子宫上下段交界处,也可在胎体某一狭窄部,以胎颈、胎腰处常见(图 12-16)。

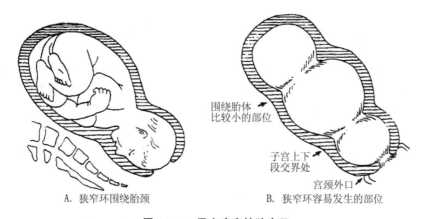

A. 狭窄环围绕胎颈　　　　　　B. 狭窄环容易发生的部位

图 12-16　子宫痉挛性狭窄环

(1)原因:多因精神紧张、过度疲劳以及不适当地应用宫缩剂或粗暴地进行产科处理所致。

(2)临床表现:产妇出现持续性腹痛,烦躁不安,宫颈扩张缓慢,胎先露下降停滞。胎心时快时慢,阴道检查可触及狭窄环。子宫痉挛性狭窄环特点是此环不随宫缩上升。

(3)处理:认真寻找原因,及时纠正。禁止阴道内操作,停用缩宫素。如无胎儿窘迫征象,可给予哌替啶 100 mg 肌内注射,一般可消除异常宫缩。当宫缩恢复正常,可行阴道手术助产或等待自然分娩。如经上述处理,狭窄环不缓解,宫口未开全,胎先露部高,或已伴有胎儿窘迫,应立即行剖宫产术。如胎儿已死亡,宫口开全,则可在全麻下经阴道分娩。

（尹　燕）

第十三章

妊娠合并症

第一节　妊娠合并心肌病

一、肥厚性心肌病和妊娠

肥厚性心肌病（HCM）是一个以心室肌呈非对称性肥厚，心室内腔变小为特征，以心肌细胞和心肌纤维排列紊乱为基本改变的心肌疾病。肥厚性心肌病与遗传的因素相关。成人中发病的比例约为 1/500。发病原因主要是心肌的肌小节蛋白质编码的 10 个基因中至少一个发生错义突变。

过去认为，肥厚性心肌病是罕见的病例且伴恶性的预后。新近来自非相关多中心的研究显示，肥厚性心肌病并非不常见，大量的患者的总预后相对良性。然而，有一些亚型的患者，有较高的猝死或心力衰竭的风险，需要做进一步的危险分层。虽然肥厚性心肌病的大多数患者能够安全地经历妊娠，但重要的是，当我们处理这些患者的时候要了解 HCM 这个疾病并能确定妊娠过程中出现的风险。

(一)解剖和病理生理

肥厚性心肌病必须具备的条件是排除了继发性因素如高血压，浸润性或糖原积累异常的心肌肥厚。虽然，早年认为心肌肥厚多开始于室间隔。然而肥厚的心肌也可以位于室间隔的基底部、游离壁或心室的心尖部。在肥厚性心肌病中，中央型的肥厚可影响所有的心室壁。目前有证据表明伴家族性肥厚性心肌病的某些患者中可有基因的突变，为不完全性的外显率，在初期筛查的患者中不一定具有肥厚的表现。肥厚可以为后期疾病的表现，可能在生命的最后十年才具有临床表现。

虽然大部分患者无症状，但仍有一部分患者因为肥厚性心肌病而有显著的症状，左心室流出道梗阻的患者运动后可出现胸痛、气促、疲倦、心悸和昏厥。猝死可以是患者疾病的首次表现。病理生理主要由流出道梗阻造成血流动力学改变的联合作用所构成。包括舒张功能不全、心肌缺血、二尖瓣反流和心律失常。舒张功能不全是由于心室的松弛减慢和心室顺应性减低的结果。由于氧供需失衡，动脉血管床内的管腔增厚，冠状动脉血流储备减少而造成心肌缺血，可产生缺血性的症状。

左心室流出道梗阻是由于基底间隔部的心肌严重肥厚并突向左心室流出道,二尖瓣于收缩期相继产生前向运动而形成。二尖瓣异常运动的产生一方面是由于流出道血流速度加快吸引二尖瓣叶移向流出道的流速效应或由于牵引力的作用推动冗余的二尖瓣叶移向流出道。二尖瓣关闭不全可继发于二尖瓣附属结构的异常。如乳头肌前移进一步加重流出道的梗阻。重度流出道梗阻的患者妊娠期间可由于血流动力学的后果而处于极高的风险。

(二)孕龄妇女肥厚性心肌病的诊断

肥厚性心肌病的临床诊断依据显著非对称性左心室肥厚的二维超声心动图表现,以排除其他疾病继发的心肌肥厚。

肥厚性心肌病的年轻患者通常无症状,患者主要通过家族的筛查或听诊发现心脏杂音或异常心电图表现并通过常规医学检查而做出初步的诊断。肥厚性心肌病患者有时在妊娠期间可因收缩期杂音而受到关注。左心室流出道梗阻的杂音可有变化,应建议患者分别做下蹲、站立的姿势。患者采用站立位时,收缩后期喷射性杂音的持续时间和响度都可显著增加。

肥厚性心肌病患者通常的心电图特征是:心房扩大,心室肥厚,心电图改变伴继发性的 ST 和 T 波异常。具异常心电图的患者应给予超声心动图检查,以了解左心室壁增厚的情况。超声心动图被认为是肥厚性心肌病诊断的"金标准"。如果心电图的异常表现不能够被通常的诊断方法所解析,应采用对比剂增强超声心动图和磁共振成像(MRI)检查协助诊断。

二尖瓣收缩期前向运动伴左心室流出道多普勒信号峰值延迟、速率增高是诊断动力性左心室流出道梗阻的诊断标准。梗阻的程度可通过多普勒速率峰值确定,并应在休息和激发状态下分别进行测量(一个室性期前收缩后,Valsava 的紧张期或在吸入亚硝酸异戊酯期间)。

(三)遗传学和家族的筛查

肥厚性心肌病通常是肌节蛋白基因错义突变的结果,并以常染色体显性遗传的方式传递。目前已确定 10 个不同的肌节蛋白基因有超过 200 个错义突变。一旦诊断肥厚性心肌病,即使完全无症状,所有的患者都应进行遗传咨询和家族筛查。最先被诊断的先证者第一级亲属应给予体格检查,心电图和超声心动图的筛查。青少年应在生长发育的全过程每年筛查 1 次。成年人应每 5 年筛查 1 次,因为有些基因突变致心肌肥厚的表现会出现较晚。将来对已证实肥厚性心肌病患者一级亲属的筛查应增加遗传学的分析以进一步筛查肥厚性心肌病的存在或缺如。

准备妊娠的患者必须进行遗传咨询。因为其后代获得肥厚性心肌病的机会是 50%。如果肥厚性心肌病的表现在非常早的儿童期出现,患者的病情严重,预后不良。围产期超声筛查的应用价值仍有争论。将来,分子学的诊断将会在围产期的筛查中应用。

(四)妊娠的风险

妊娠的风险与血流动力学的恶化、心律失常和猝死相关。大多数肥厚性心肌病的年轻女性,能顺利经历妊娠。妊娠期血容量和射血容积的增加均有利于改善动力性左心室流出道梗阻。大多数妊娠前无症状或只有轻微症状的女性患者在妊娠期症状不会加重。有些患者可因血容量的增加而气促加重,但症状可经使用低剂量的利尿剂而改善。

妊娠前已有中至重度症状的患者有 10%~30% 的症状会加重,特别是已存在左心室流出道梗阻的患者。左心室流出道压力梯度越高,症状越有恶化的可能。重度左心室流出道梗阻的患者[(压力梯度>13.3 kPa(100 mmHg)]在妊娠和分娩期间血流动力学恶化的风险最高。

妊娠期间,肥厚性心肌病患者发生猝死和心室颤动心肺复苏的情况不常见,但也可见于报道。

（五）妊娠的处理

虽然妊娠的结果通常良好，但有些患者在妊娠期间可首次出现症状或原已存在的症状会加重。当症状出现后，β受体阻滞剂应开始应用。β受体阻滞剂的剂量应调整到心率<70次/分。β受体阻滞剂具有潜在致胎儿发育迟缓，Apgar新生儿评分降低，或新生儿低血糖的可能，但都非常罕见。母乳喂养无禁忌证，但atenolol、nadolol和sotalol经乳汁分泌的量要大于其他的β受体阻滞剂。如果β受体阻滞剂不能耐受，维拉帕米在妊娠中使用也是安全的，但如果用于重度左心室流出道梗阻的患者，可能会引起血流动力学的恶化和猝死，患者应住院并给予密切监护。

妊娠期间由于容量超负荷而发生肺动脉充血症状时可使用低剂量的利尿剂。然而，应注意不要导致前负荷过低而加重左心室流出道的梗阻，所有肥厚性心肌病的妊娠患者，即使症状很轻也应建议患者卧床休息时周期性地保持左侧卧位。

伴严重症状和重度流出道梗阻的患者，在计划妊娠前应建议行室间隔肥厚心肌减缓性治疗。妊娠期间施行外科部分心肌切除术较罕见，只限于症状严重、难治性的压力梯度显著增高的患者（表13-1）。

表13-1　妊娠期间肥厚性心肌病的治疗建议

确定左心室流出道梗阻的程度和危险分层

猝死的危险分层

有症状者要使用β受体阻滞剂

避免减少前负荷（脱水，多度利尿）

避免使用正性收缩性药物（多巴胺或多巴酚丁胺）和血管扩张药（硝苯地平）

低血压的患者，保持体液平衡和使用血管收缩性药物

室间隔的射频治疗已被考虑用于替代肥厚性心肌病伴左心室流出道梗阻患者室间隔心肌成形切除术。重症患者也可考虑植入双腔DDD型起搏器。

妊娠的肥厚性心肌病患者如常发生心房颤动或心房扑动伴快速心室率，应考虑心脏复律。β受体阻滞剂常用于预防进一步的心脏事件。如果反复发生恶性心律失常事件，应考虑使用低剂量的胺碘酮。妊娠期间使用胺碘酮通常是安全的，新生儿甲状腺功能低下偶可发生。因此，分娩后应给予新生儿甲状腺功能评估。目前没有先天性致畸的报道。

所有肥厚性心肌病的患者都应进行猝死风险的危险分层，预测猝死等主要危险因素包括，既往有院外心搏骤停发生的历史或已被证实有持续性的室性心动过速的发生，有强烈的肥厚性心肌病猝死的家族史。其他轻微的致猝死的危险因素包括重度的肥厚（心室厚度>3 cm），在24小时动态心电图无持续性室速的发生，运动后血压下降，MRI心肌灌注缺损。如果存在多个危险因子，应推荐患者接受植入自动除颤器。

（六）分娩

分娩应在有经验的高危妊娠产妇中心进行，并给予持续的心电和血压的监测。有动力学流出道梗阻表现的患者必须给予持续的β受体阻滞剂和补充液体。常规阴道分娩是安全的。剖宫产通常只适用于产科的目的。因为前列腺素有扩张血管的作用，故不推荐用于分娩的诱导，但能较好耐受催产性药物。应避免应用硬膜外麻醉，因可产生低血压。如丢失血液，应迅速补充。完成第三产程后，患者应保持坐立的位置，以避免肺动脉充血或可能需要静脉内应用呋塞米（表13-2）。

表 13-2　肥厚性心肌病患者分娩的处理

分娩过程必须在医院给予心电和血压的检测

常规可经阴道分娩

不能使用前列腺素引产

迅速补充丢失的血液

第三产程结束后应保持坐位姿势

预防性使用抗生素

分娩后如果有左心室流出道梗阻伴血流动力学恶化的证据,应推荐使用补液和血管收缩性药物——脱羟肾上腺素。应避免使用β-肾上腺素,例如,多巴胺或多巴酚丁胺以避免增强心脏收缩力,加重流出道的压力梯度,加重低血压。对某些合适的患者需要给予右心导管的持续监测和经食管超声心动图做血流动力学的评价。妊娠期间如需要做牙科的处理或行外科分娩,应给予预防性使用抗生素。

二、克山病

克山病是在中国发现的一种原因不明的心脏病,1935 年在黑龙江省克山县发现此病而命名为克山病。本病发病范围较广,涉及我国黑、吉、辽、蒙、晋、鲁、豫、陕、甘、川、滇、藏、黔、鄂 15 个省和自治区,好发于山区及丘陵地带的农业区。以农业人口为主,有家庭发病趋势,多见于妊娠及哺乳期妇女及学龄前儿童。20 世纪 70 年代后发病率和病死率已明显下降。急重型发病率大幅下降。2007 年全国克山病情监测汇总分析,全国 15 个病区省(区、市)24 个监测点居民潜在型、慢型克山病检出率分别为 2.4%(465/19 280),0.6%(119/19 280)。按检出率区间估计,全国病区有 235 万例(216 万~254 万例)克山病患者,其中慢型(48 万例)(39 万~57 万例),2007 年监测新检出潜在型克山病 85 例,慢型克山病 9 例。2006 年四川省报道检出 6 例亚急型克山病。6 例患者最小的 4 岁,最大的 18 岁,3 男 3 女,无性别差异。1990-2007 年的年度检测报道,全国无急型克山病的检出报道。

病因迄今尚未明确,其中硒缺乏是克山病发病的重要因素,但不是唯一因素,可能与蛋白质及其他营养要素缺乏有关。在克山病死亡病例的尸检心肌标本及患者心肌活检标本中,经病毒分离或病毒核酸监测多发现与肠道病毒感染有关。

病理变化以心肌实质细胞变性、坏死和瘢痕形成相互交织存在。心肌均有不同程度扩张,心肌变薄。

根据起病急缓和心功能可分为四型,分别为急型、亚急型、慢型和潜在型。①急型克山病:起病急骤,以心源性休克为主要表现,患者突感头晕、心悸、胸闷乏力,且伴有恶心、呕吐。呈急性肺水肿表现者,可出现咳嗽、气促。患者可伴有严重心律失常,或心脑缺血综合征。体格检查,患者焦虑不安,发绀,四肢湿冷,心尖区第一心音减弱。或舒张期奔马律及心律失常,心脏扩大或扩大不显著,双肺可闻及干湿啰音,病情进展迅速。②亚急型克山病:起病及进展较急型缓和,多发于断奶后及学龄前儿童。常在 1 周内发展为急性心力衰竭。③慢型克山病:部分由急型或亚急性迁延转化为慢型,病程多超过 3 个月,以慢性充血性心力衰竭为主要表现,但常伴有急性发作。④潜在型克山病:呈隐匿性发展,无明确起病时间,心肌病变较轻,心功能代偿较好,可无自觉症状。半数以上患者是流行地区普查中检出的。

克山病的检出和诊断依据临床表现、X 线、心电图、超声心动图的检查和流行病学的情况。

在克山病病区还应长期坚持对机体内、外环境硒水平进行监测,对低硒地区人样采取补硒措施,预防和控制亚急型病例的发生。

目前治疗的对象主要为慢型克山病患者。治疗原则是去除诱发因素,控制心力衰竭,纠正心律失常,改善心肌代谢。克山病有心力衰竭的患者治疗可应用利尿剂,正性肌力药物,血管紧张素转换酶抑制药(ACEI),血管紧张素 II 受体阻滞剂(ARB)、β 受体阻滞剂、血管扩张药、心肌能量及抗心律失常药物。克山病患者,妊娠期心力衰竭的治疗应参照妊娠期扩张型心肌病治疗用药的原则。血管紧张素转换酶抑制药和血管紧张素 II 受体阻滞剂在整个妊娠期间都是禁用的。

妊娠和分娩:慢型患者一般不应怀孕,如果已经怀孕,小月份应终止妊娠,大月份要严密观察病情变化,在心脏监护下分娩。

三、围产期心肌病

围产期心肌病是指原无器质性心脏病的孕产妇于妊娠最后 3 个月或产后 6 个月内首次发生以气急、心悸、咳嗽、心前区不适、心脏增大、肝大、下肢水肿等一系列原因不明的以扩张型心肌病为主要表现的心力衰竭症状。发病率在不同国家存在巨大差异,占活产婴儿孕产妇的 0.01%~0.3%,死亡率在 18.0%~56.0%,可见本病是产科和内科领域里的重要问题,不可忽视。

围产期的心肌病病因、发病机制尚不明,诊断仍是以排除为方法,治疗方面采用纠正心力衰竭的方法,用血管扩张药、抗凝治疗。

(一)病因和发病机制

围产期心肌病的病因和发病机制迄今未明,可能是下面多种因素作用的结果。

1.感染

(1)病毒及原虫的感染,Silwa 等在对围产期心肌病者的众多研究中检测出其血液中的炎性细胞肿瘤坏死因子-α(TNF-α)、C 炎性细胞因子、C 反应蛋白(CRP)、白细胞介素-6(IL-6)和表面 Fas/APO-1(抗细胞凋亡标志物)的浓度不断升高,C 反应蛋白的浓度与左心室舒张末期和收缩末期的直径成正比和左心室的射血分数成反比,C 反应蛋白的浓度在不同种族间差异大,高达 40%的变异是由遗传因素决定的。白细胞介素-6,表面 Fas/APO-1 柯萨奇病毒 B 在 Bultman 及 Kuhl 研究组的围产期心肌患者心内膜心肌活检组织中测出病毒遗传物质,诸俊仁等认为心肌炎亦可能同原虫的感染有关,非洲冈比亚 29 例围产期心肌病统计中 100%孕妇有感染疟疾史,疟原虫寄生在红细胞内,大量红细胞被破坏引起进行性贫血及缺氧,疟原虫的裂殖体增殖在内脏的血管进行,使内皮增厚可致栓塞,疟原虫可能导致心肌炎的一系列改变。故可假想炎症反应强度的增加是诱发围产期心肌病的众多因素之一。

(2)与持久性肺衣原体感染可能有关。

2.心肌细胞的凋亡

新近研究围产期心肌病的血浆细胞凋亡标志物 Fas/APO-1 的浓度不断升高,显著高于健康对照组也是死亡率的一个预测指标。已有报道,去除心脏的特异性信号传导和转录激活因子 3(STAT3)可致小鼠产后的高死亡率,死亡前雌性突变性小鼠表现出心力衰竭,心功能障碍与细胞凋亡的症状相似,心肌细胞的凋亡对围产期心肌病有致病作用,以半胱天冬酶抑制药为代表的细胞凋亡抑制药可能为本病提供新的治疗方案。

3.与不同地区、黑种人、生活习惯、社会经济、营养因素可能有关

非洲冈比亚、尼日利亚、塞内加尔国家的妇女有大量摄盐的习惯,以玉蜀黍为主粮或吃干的湖盐和胡椒制成的麦片粥均可增加血容量,增加心脏负荷,当地产妇尚有每天用热水沐浴后睡在炕上,炕下烧火使热气保持数小时的习惯,非洲天气本酷热,室温常超过 40 ℃,大量热负荷加重心脏的负担,而且当地妇女劳动强度大,既要带小孩,又要种地。

4.自身免疫因素

Warraich 及其同事将来自南非、莫桑比克和海地的 47 例围产期心肌病患者作为调查对象,主要研究围产期心肌病对体液免疫的影响并评价心肌球蛋白(G 类和子类的 G_1、G_2、G_3),对免疫球蛋白的临床意义,这三个地区免疫球蛋白相似,并呈明显的非选择性存在。

5.其他因素

(1)硒缺乏症:围产期心肌病的患者硒浓度显著低,缺硒可能易致病毒感染。冠心病、扩张型心肌病与缺硒同样有关。

(2)激素:仍有争议,有认为卵巢激素可能会引起心脏过度扩张,亦有报道不支持任何激素、孕激素、催乳素在围产期心肌的病因作用。

上述众多因素中尚没有任何明确病因,可能由于疾病的病因是多因素的,虽然发达国家拥有更充足的研究资金,但这一疾病在发达国家比较罕见也直接阻碍了对其病因的探索。

(二)病理

围产期心肌病的病理变化与扩张型心肌病相似,心脏扩大呈灰白色,心脏内常有附壁血栓形成,心内膜增厚可见灰色斑块,镜检示间质性水肿,散在性的单核或淋巴细胞的浸润,弥散性灶性心肌病变和纤维化、组织化学检查有线粒体损害,氧化不足和脂质积累,冠状动脉、心瓣膜无病变,心包积液亦罕见。

(三)临床表现

围产期心肌病的临床表现最常见的是心脏收缩功能衰竭,妊娠可能会掩盖心力衰竭的早期症状,患者往往认为是妊娠的正常表现,患者逐渐出现气急、高血压、乏力、心悸、咳嗽、夜间阵发性呼吸困难或端坐呼吸偶有急性肺水肿,以后发展成右心衰竭而有颈静脉曲张,肝大,下肢水肿,也可同时出现左右心衰竭。可有胸闷,非典型的心绞痛,有心尖奔马样杂音、功能性二尖瓣关闭不全杂音,心律失常与栓塞并发症并不少见,发病距分娩越近患者临床表现越急剧,心电图常显示心动过速,心传导阻滞,房性或室性心律失常,左心室肥厚,非特异性 ST-T 改变。X 线检查示心影弥散性增大,以左右心室为主,心脏搏动较弱,超声心动图示心腔扩大,心脏附壁血栓,心室有血栓形成,继而可能在身体任何部位发生,如下肢动脉栓塞、脑栓塞、肠系膜动脉栓塞、冠状动脉栓塞继发急性心肌梗死,肺动脉栓塞。亦可出现急性肝功能衰竭及多功能衰竭致病情恶化。本病患者临床表现差异很大。

心内膜-心肌活检:镜检见心肌细胞肥大,肌核增大深染,心肌间质水肿,心肌细胞中均可见到结构均匀、染色弥漫,呈颗粒状散在性单核细胞浸润,是围产期心肌病患者所特有的体征。

据 Veille 综合 21 篇文献报道,90% 以上的患者有呼吸困难,63% 出现端坐呼吸,65% 出现咳嗽,50% 感心悸,1/3 的患者有咯血、腹痛、胸痛及肺栓塞等症状。

(四)诊断

围产期心肌病起病常在妊娠最后 3 个月或产后 6 个月内并有感染、高龄、多胎、多次妊娠、营养不良、贫血、地区、有色人种、生活习惯等因素。结合 X 线片,超声心动图、心电图,而且病者既往无器质性心脏病,如高血压病、子痫前期及其他原因引起的心力衰竭,临床表现可诊断本病。

(五)鉴别诊断

急进型高血压、先兆子痫、克山病、肺栓塞、贫血、甲状腺功能亢进、慢性肾炎等疾病。

围产期心肌病同特发性扩张型心肌病不同之处是前者多发生于妊娠末期及产后 6 个月内,经积极治疗后心脏大小可能会恢复正常。

(六)治疗

治疗方法基本与其他心力衰竭治疗相似,目的在于减轻心脏的前后负荷,增加心脏收缩力,除严格卧床休息外,需低盐饮食,吸氧,控制输入量,待心力衰竭症状好转可适当活动以减少下肢深静脉血栓形成及肺栓塞。

1.地高辛和利尿剂

治疗是安全的,地高辛有增加心脏收缩力和减慢心率的作用,利尿剂可减轻心脏前负荷。

2.血管扩张药

如硝酸甘油、酚妥拉明、硝普钠等配合正性肌力药物,多巴胺在围产期心肌病治疗中有显著疗效。

3.血管紧张素转换酶抑制药或血管紧张素 Ⅱ 受体阻滞剂

能改善心室重构,降低血压、降低死亡率,但本类药物仅用于妊娠后期或产后不哺乳的患者,因本类药物有致畸作用及可从母乳中排出。

4.β 受体阻滞剂

多个报道证实本类药物对孕妇无禁忌证,可安全使用,有利于控制心脏收缩和心率,目前使用较广泛的是选择性 β_1 受体阻滞剂,对胎儿无明显的不良反应,拉贝洛尔除阻滞 β_1、β_2 受体外,还可拮抗 α 受体并有促胎成熟的作用,妊娠晚期应用较理想,但必须注意 β 受体阻滞剂有减少脐带血流,引起胎儿生长受限的不良反应,于妊娠晚期应用较好,并尽可能以小剂量为宜。

5.抗凝治疗

对于左心室射血分数低于 35% 的病者,心房颤动、心脏血栓、肥胖和既往有栓塞的病者及长期卧床的患者,可根据不同情况选用华法林、肝素、低分子肝素,目前本疗法尚有争议。若使用此类药物应注意出血倾向,密切监测凝血指标。

6.抗心律失常药物

β 受体阻滞剂可用于室上性心律失常,地高辛可用于非洋地黄中毒引起室上性心律失常,肌苷类药物紧急情况下可应用。缓慢性心律失常、难治性心律失常可安装心脏起搏器,对危及生命的心律失常可除颤。

7.免疫抑制剂的治疗

对硫唑嘌呤和类固醇的研究较少,对这些药物的使用还待进一步评估,若心肌活检证实急性心肌炎的病者可试用免疫抑制剂的治疗。

8.免疫调节剂

已知免疫调制剂己酮可可碱可减少肿瘤坏死因子-α、C 反应蛋白和表面 Fas/Apo-1 的产生,亦被证实可改善心功能分级。

此外结合临床患者的病情,可应用主动脉内囊反搏或心肺辅助装置。

对重症患者积极控制心力衰竭后考虑终止妊娠,产后不宜哺乳。

大多数学者认为对围产期心肌病的治疗应持续 1 年以上。

（七）预后

就围产期心肌病长期存活与康复效果研究，多数患者治疗后可以恢复，个别疗效不佳而死于心力衰竭或栓塞，部分患者治疗后心脏大小可能恢复。血压持续增高，这些患者再次妊娠可使病情恶化，起病后4个月心脏持续增大，预后不佳，6年内约半数死亡。

（张　琳）

第二节　妊娠合并心律失常

妇女怀孕以后，随着胎儿的发育心血管系统可发生相应的变化。在妊娠中晚期心功能不同程度受到影响，如活动后出现心悸、气短、心率增快，容易疲倦甚至发生昏厥等症状。一些妊娠妇女心电图可能出现各种期前收缩、心动过速，严重者或原有心脏病者可出现心房颤动、心房扑动甚至心室颤动等心律失常。

由于绝大多数生育年龄的妇女并不存在心血管系统的疾病，故这些心律失常多数是短暂的变化，且程度较轻，对整个妊娠和分娩过程不构成危害，多不需要特殊治疗。妊娠本身可以诱发并加重心律失常，有较严重的心血管系统疾病的妇女不宜妊娠，所以在临床上真正较严重的心律失常并不多见。

一、房性期前收缩

（一）临床表现

房性期前收缩是一种常见现象，可没有不适感觉，部分患者可感到心悸，在疲劳、精神紧张或是在饮酒、吸烟、喝浓茶及咖啡时症状明显。

（二）治疗

对于没有症状，没有器质性心脏病的患者，多不需要药物治疗，通过病情解释，消除患者的紧张情绪，保持良好的生活方式，不要饮酒/吸烟，不饮用含有咖啡因的饮料，预防和减少房性期前收缩的发生。有明显症状或是有器质性心脏病的患者需要药物治疗。

（三）注意事项

（1）在分娩以前要对患者进行详细检查，仔细追问病史，了解患者是否有器质性心脏病。

（2）对于无症状，无器质性心脏病的患者，多不需要药物治疗；而有症状，有器质性心脏病的患者，应于分娩前行药物治疗，控制病情。分娩后应注意患者的心率变化，尽量减少可能诱发期前收缩的诱因。

二、阵发性室上性心动过速

简称室上速。

（一）临床表现

阵发性室上性心动过速可表现突然发作的心悸、焦虑、气短、乏力，多在情绪激动、疲劳、剧烈运动时出现，症状严重者可出现明显的心肌缺血症状，如心绞痛、昏厥、气短等症状。

(二)治疗

对有些患者来讲,镇静和休息就可以帮助恢复正常节律,但是多数患者需要通过减慢房室传导来达到目的。

1.非药物疗法

通过各种方式刺激兴奋迷走神经,如屏气、压迫眼球、按压颈动脉窦,刺激咽喉部诱发恶心呕吐等方法。通过此类方法可以使 75% 的阵发性室上性心动过速患者恢复正常心律或是心室率明显下降。

2.药物疗法

(1)维拉帕米:5～10 mg 稀释于 20 mL 5% 葡萄糖溶液中缓慢静脉注射,在 2～5 分钟静脉注射,约 90% 的患者可恢复正常心律,之后口服维拉帕米 40～80 mg,每天 3 次维持。

(2)普罗帕酮:70 mg,在 5 分钟静脉注射,如果无效 20 分钟后可重复使用。一天内应用总量不可超过 350 mg。心律恢复正常以后,可口服 100～150 mg,每天 3 次维持。

(3)反复发作的患者可应用洋地黄类药物和普萘洛尔,具体用法如下。①地高辛:0.5～1.0 mg 稀释于 20 mL 5% 葡萄糖溶液中静脉注射,在 15 分钟内静脉注射,以后每 2～4 小时静脉注射 0.25 mg,24 小时总量不超过 1.5 mg。②普萘洛尔:可先试用 0.5 mg 静脉注射,然后 1 mg/3 min 静脉注射,总剂量不超过 3.0 mg。

3.直流电复律

在心功能较差、血液动力发生较严重改变时可使用直流电回复心律,10～50 J 的能量就可以使心律恢复正常。孕期使用直流电复律是安全的,不对母儿构成威胁。

(三)注意事项

在孕期,阵发性室上性心动过速的发生率要高于非孕期,它一般不增加围产儿病死率。但是如果患者有器质性心脏病,且心动过速持续时间较长,程度较严重而引起心力衰竭时,就会造成胎儿宫内缺血缺氧。所以在孕期应及时发现并治疗阵发性室上心动过速,对于反复发作,特别是有器质性心脏病的患者,在控制症状以后还应该口服药物,以防止阵发性室上心动过速的再次发生。

三、心房颤动

(一)临床表现

心房颤动的主要临床症状是心悸和焦虑。由于心房不能起到有效的收缩作用,使得心室得不到有效的充盈。对于妊娠期妇女来讲,如果不伴有器质性心脏病,发生心房颤动时多数能较好地耐受可能发生的症状。如果伴有器质性心脏病,临床症状就较为严重,心室得不到充盈造成心肌缺血,心排血量减少就会诱发肺水肿、心绞痛、心力衰竭、昏厥。

心房颤动的患者心率一般在 350～600 次/分,心室率快慢不一,在 100～180 次/分。在妊娠期妇女,心房颤动并不多见,主要发生于一些有器质性心脏病的患者。如风湿性心脏病,特别是有二尖瓣病变者,高血压性心脏病、冠心病。在其他一些疾病中心房颤动有时也会发生,如肺栓塞、心肌病、心包炎、先天性心脏病和较严重的甲状腺功能亢进。

(二)治疗

心房颤动的治疗目的在于降低心室率和恢复心房的正常收缩功能,对子血流动力学失代偿程度不同的患者,处理方式亦不一样。如果患者心功能很差,应首先考虑使用直流电复律。如果患者的心功能尚可,可使用药物治疗。治疗方案的选择主要取决于患者血流动力学失代偿的程度,心室率和心房颤动的持续时间。

(1)急性心房颤动,心功能严重失代偿应首先考虑选用直流电复律,能量为 50～100 J,约 91％的患者经治疗后病情好转,恢复正常的窦性心律。如房颤伴有洋地黄中毒,则不宜用电复律,因为容易引起难以恢复的室性心动过速或室颤而导致患者死亡。

(2)慢性心房颤动的治疗主要是以控制心室率为主,首选的药物是洋地黄类药物,如地高辛 0.125～0.25 mg/d。一般单用洋地黄药物即可,如果治疗效果不满意,可加用 β 受体阻滞剂(普萘洛尔)或(维拉帕米),心室率一般控制在休息时为 60～80 次/分,轻度适度运动时不超过 110 次/分为宜。在治疗慢性房颤时还应注意识别和纠正其他一些影响心室率的病变因素,否则就会容易造成药物中毒或导致错误的治疗。

(3)抗凝治疗由于电复律时和随后的两周有发生血栓的可能性,所以对于一些可能发生血栓的高危患者,如二尖瓣狭窄、肥厚性心肌病、左心房内有明显的血栓附壁、既往有体循环栓塞史、严重心力衰竭以及人工心脏瓣膜置换术后等,应于心脏电复律之前行抗凝治疗。对于妊娠期妇女来讲。最适宜的抗凝剂是肝素,可以静脉滴注或小剂量皮下注射,使凝血酶原时间维持在正常的 1～5 倍。

(4)预防复发心房颤动复律以后维持窦性心律比较困难,只有 30％～50％的心房颤动患者在一年以后仍能保持窦性心律。窦性心律的维持与左心房的直径和心房颤动持续时间的长短有关。维持窦律的首选药物为奎尼丁,0.2～0.3 g 每天 4 次口服,还可选用普鲁卡因胺或丙吡胺。

(三)注意事项

(1)积极治疗,恢复窦性心律。

(2)除非十分必要,在即将分娩前和分娩后用抗凝治疗。一般在分娩前一天停用肝素,改用作用较温和的阿司匹林。

(3)孕期抗凝治疗应首选肝素,因肝素不能通过胎盘,不会对胎儿造成危害。孕期应避免使用双香豆素,因其可以通过胎盘,对胎儿有致畸作用。

(4)由于奎尼丁能通过胎盘,长期或大量使用能引起宫缩造成流产或早产,所以孕期使用应较谨慎。

四、心房扑动

(一)临床表现

心房扑动的主要表现是心悸和焦虑、气短以及低血压等一系列症状,病情严重时还会出现脑缺血与心肌缺血症状。生育年龄的妇女一般很少发生房扑。

阵发性房扑的患者多数没有器质性心脏病,持续性房扑多发生于器质性心脏病的患者,特别是有左心房或右心房扩大的患者,心包炎、低氧血症、心肌缺血、贫血、肺栓塞、严重的甲状腺功能亢进患者或酗酒者均容易发生房扑。发生房扑时由于心室率较快,使得左心室舒张期快速充盈期缩短,导致心室搏出量减少。心房扑动患者的心房率一般在 250～350 次/分,通常伴发 2：1 的房室传导,心室率为心房率的一半,一般为150 次/分。

(二)治疗

(1)房扑的首选治疗方法为直流电复律,一般来讲＜50 J 的能量即可以成功转复心律,心律转为窦性心律或心室率较慢的房扑。如果第一次电击复律不成功或是心律转为房颤,可用较大的能量进行第二次电击复律。

(2)在房扑伴极快速的心室率时,应以控制心室率为主要治疗目的,可应用维拉帕米 5～10 mg稀释于20 mL 5％葡萄糖溶液中,在2分钟内静脉推注,如果无效可以于20分钟后重复应用1次。用药以后心室率可以明显减慢,有时可以使房扑转为窦性心律。除了维拉帕米,还可以应用洋地黄类药物或普萘洛尔控制心室率。在心室率得到控制以后,可服奎尼丁 300 mg,每天三次以复转心律,其作用是恢复房室1:1的传导。

预防用药可以使用维拉帕米、洋地黄类药物、普萘洛尔、奎尼丁或普鲁卡因酰胺。

(三)注意事项

及时发现并治疗房扑,防止脑缺血及心肌缺血的发生,以避免发生胎儿宫内缺血缺氧。

ESC 2004 会议关于心房颤动/心房扑动控制节律的建议。

(1)年轻患者、体力活动多的患者。

(2)患者要求有一个好的生活质量。

(3)有症状的 AF 患者,快速 AF 者。

(4)无病因可查者(特发性)。

(5)复律无栓塞危险者。

(6)有栓塞高危因素者(AF 后易发生脑卒中)。

(7)能接受抗心律失常药治疗及随访。

(8)AF 诱导心肌病者。

(9)所有第一次发作 AF 患者,应该给一次复律机会(排除禁忌因素)。

五、室性期前收缩

(一)临床表现

室性期前收缩是最常见的心律失常之一,可以发生在完全健康的个体或是有器质性心脏病的患者,在孕期其发生率有所增加。一般根据 Lown 的分级,把频发的、多形的或多源性的、连发的和"R-on-T"的室早称为"复杂性室早"。如果没有器质性心脏病,室性期前收缩本身并没有大的临床意义,但是如果同时存在器质性心脏病,就会有发生室性心动过速、心室颤动和猝死的危险。

发生室性期前收缩时,患者可以没有症状,也可以有心悸的表现。由于室性期前收缩的发生可造成心房血液反流至颈静脉,不规则地产生大炮波。

(二)治疗

室性期前收缩可以由吸烟、饮酒、喝咖啡、茶或是过度劳累、焦虑所引起,在药物治疗以前应首先去除这些影响因素,然后根据患者情况确定是否用药。

治疗的目的是去除复杂性室性期前收缩,防止室性心动过速,心室颤动和猝死的发生。

(1)在孕期,无症状、无器质性心脏病的妇女一般不需要药物治疗,消除顾虑以及温和的镇静剂在多数情况下已经足够。

(2)如果期前收缩频发,伴有器质性心脏病,应及时进行药物治疗,以免发生更严重的心律失常,造成孕妇死亡。可单用或联合应用奎尼丁、普萘洛尔和普鲁卡因酰胺治疗。①奎尼丁:0.25～0.6 g,每天 4 次口服;②普萘洛尔:30～100 mg,每天 3 次口服;③普鲁卡因酰胺:250～500 mg,每天 4 次口服。

（三）注意事项

（1）孕期一旦发现室性期前收缩，应明确诊断，了解患者是否有器质性心脏病，做动态心电图，评价患者室性期前收缩的类型和频度，并根据情况予以治疗。

（2）如无产科指征，一般可选择阴道分娩，对于复杂性室性期前收缩，除了予以常规药物治疗以外，分娩过程中应予以心电监护，随时了解患者病情的变化，必要时可行剖宫产术。

六、室性心动过速

（一）临床表现

发生室性心动过速时，由于心率过快，心室充盈减少，心排血量下降。患者可出现气短，心绞痛、低血压、少尿和昏厥。心脏听诊时出现第一心音和第二心音有宽的分裂，颈静脉有大炮波出现。

室性心动过速是一种严重的心律失常，大多发生在器质性心脏病变时，主要是缺血性心脏病和扩张性心肌病，其次是高血压性心脏病和风湿性心脏病，诱发室性心动过速的主要原因是心肌缺血、心力衰竭、电解质紊乱、洋地黄中毒等。发生室性心动过速以后，如不及时治疗，可发生室颤并导致死亡。

室性心动过速的平均室率为150～200次/分。由于其速率和室上性心动过速相似，故单凭速率难以进行鉴别诊断。由于室性心动过速多发生于有较严重的器质性心脏病的孕妇，故在孕期少见，即使是无器质性心脏病的孕妇，一旦发生室性心动过速，如不能及时治疗也会导致死亡。

（二）治疗

（1）如病情危急，可先静脉注射利多卡因50～100 mg，然后行直流电复律，能量一般为25～50 J。多数患者可以恢复窦性心律。

（2）如患者一般情况尚可，可用以下药物治疗。①利多卡因：50～100 mg 静脉注射，起始剂量为1～1.4 mg/kg，然后以 1～4 mg/min 持续静脉滴注维持，如不能终止心律失常，可于10分钟后再给负荷量一半静脉注射；②普鲁卡因酰胺：100 mg，每5分钟肌内注射1次，直到心律失常控制或发生了严重不良反应或总量达 500 mg；③奎尼丁：0.2～0.4 g，每天4次口服。

（3）预防复发：直流电复律以后应静脉滴注利多卡因1～4 mg/min，无效时加用奎尼丁0.2～0.6 g，每天4次口服或是普鲁卡因胺250～500 mg。每4小时口服1次。应注意避免长期应用利多卡因或是奎尼丁，以防止严重不良反应的出现。

（三）注意事项

（1）经治疗以后如果恢复窦性心律，在宫颈条件良好的前提下，可经阴道分娩，分娩过程中应加强心电监护，以防止复发。

（2）如心律失常较严重，应首先控制心律失常，然后再考虑分娩方式。经正规治疗以后仍不能完全恢复窦性心律，宫颈条件较差的患者，可在心电监护下行剖宫产结束妊娠，避免阴道分娩时过度劳累而诱发室颤，导致患者死亡。

（3）如果心律失常较严重，且有指征需要即刻结束妊娠时，可先静脉注射利多卡因50～100 mg。随后以 1～2 mg/min 的速度静脉滴注，待病情稳定以后即刻行剖宫产手术。

七、心室颤动

（一）临床表现

心室颤动是最可怕的心律失常，患者出现一系列的急性心脑缺血症状，如3～5分钟得不到及时治疗,心脑的灌注基本停顿,就会造成猝死。来自多个折返区的不协调的心室冲动,经过大小、方向各异的途径,经心室迅速传播。其结果是心脏正常的顺序收缩消失,发生心室颤动。由于没有有效的心脏排血,心室内无压力的上升,结果心脏处于与停顿相同的状态,周围组织得不到血液灌注。

(二)治疗

(1)一旦发生心室颤动,首选电除颤,常用的能量为 200~400 J。

(2)药物可应用利多卡因 2 mg/kg 体重,静脉注射;或是溴苄铵 5 mg/kg 体重,静脉注射。

(三)注意事项

由于一旦发生室颤,患者的死亡率很高。即使是抢救成功者,亦常伴有轻度的心力衰竭和肺部并发症,所以患者经治疗以后除了一般情况很好,且宫颈条件好时可以阴道试产以外,多数患者需行剖宫产结束妊娠。心律失常是极危急重症,在诊断治疗方面必须有内科,特别是心血管内科参与,所用抗心律失常药物必须小心谨慎,控制剂量,严密观察,避免不良反应产生。

(张　琳)

第三节　妊娠合并高血压

妊娠合并高血压包括妊娠高血压、子痫前期、子痫、慢性高血压并发子痫前期及慢性高血压合并妊娠。过去我国称妊娠高血压综合征(妊高征)是妊娠期特有的疾病。其主要特点是生育年龄妇女在妊娠期 20 周以后出现高血压、蛋白尿等症状,在分娩后随之消失。该病是孕产妇和围产儿病率及死亡率的主要原因,严重影响母婴健康。与出血、感染、心脏病一起构成了致命的四大妊娠合并症,成为孕产妇死亡的主要原因之一。据估计,全世界每年因子痫而死亡的妇女大约有 5 万。这种死亡在发达国家并不多见,可能与普通的良好的产前检查和治疗有关。在我国,特别是边远地区,妊高征的发病率与死亡率较高。1984 年及 1988 年我国先后对妊高征流行病学进行了调查,前瞻性调查370 万人,实际调查孕产妇67 813 人次,妊高征平均发生率为 9.4%,其中子痫的发生率占孕产妇的0.2%,占妊高征的 1.9%。国外报道先兆子痫、子痫发病率7%~12%。美国在 1979-1986 年和英国在 1992 年两个国家样本研究表明,子痫发生率大约在1/2 000,比过去 20 年大幅度减少。

一、病因学

妊娠期高血压疾病的发病原因非常复杂,虽然各方学者进行了多年的研究,迄今尚未阐明。近年来,集中于滋养细胞浅着床,胎盘缺血缺氧及具有生物活性的内皮细胞功能障碍的研究,即损伤、功能障碍,导致血管舒缩物质失衡,增加血管对舒缩物质的敏感性,但导致血管内皮损伤的机制有待进一步研究。最近,有研究认为胎盘免疫复合物的超负荷所致的血管免疫炎症是先兆子痫发病的主要原因之一。以下介绍目前认为与发病可能有关的几种因素与病因学说。

(一)子宫胎盘缺血学说

胎盘滋养细胞侵入蜕膜的功能减退是引起子痫前期的关键因素,也是导致胎盘缺血/缺氧的主要原因之一。近年来的研究多集中于母体接触的滋养细胞,在妊娠 12 周滋养细胞穿破蜕膜与子宫肌层连接部;妊娠18周可进入子宫肌层动脉。由于滋养层细胞入侵,螺旋动脉远端的结构与功能发生改变,重新塑形的螺旋动脉失去血管平滑肌及弹性结构,变成充分扩张、曲折迂回的管型,管壁内许多弥散的细胞滋养细胞代替了血管内皮细胞。覆盖在螺旋动脉中的滋养层细胞对血管紧张素的敏感性降低,使螺旋动脉扩张,子宫胎盘血流量增加。先兆子痫滋养层细胞在血管内移行受抑制,仅在螺旋动脉蜕膜顶部可见少量滋养层细胞,子宫肌层的螺旋动脉维持其平滑肌层及弹性结构。分娩时做胎盘病理,找不到通常所见的浸润的滋养层细胞。

重度先兆子痫时见:①胎盘滋养叶细胞于孕中晚期仍存在大量抗原性较强的未成熟滋养层细胞,滋养叶抗原超负载。②滋养层细胞HLA-G抗原表达明显减弱,可使母体保护免疫反应减弱,从而可导致孕早期滋养细胞受到免疫损伤,以致浸润能力受限,导致子宫螺旋小动脉发育受阻于黏膜段,即所谓胎盘浅着床,造成胎盘缺血,并且螺旋小动脉管壁出现急性粥样硬化病变。③先兆子痫时胎盘灌注减少导致产妇血管内皮细胞广泛功能障碍,滋养细胞浸润不足,从而导致子宫螺旋动脉不完全重构,进一步引起胎盘缺血缺氧。子宫胎盘缺血被认为是妊娠期高血压疾病的首要原因。胎盘灌注不良和缺氧时合成和释放大量因子,其中有抗血管生成因子(sFLt-1)和endoglin(sEng),缺血性胎盘可能提高这些因子的结合力,使孕妇肾脏血管内皮细胞和其他器官引起广泛的激活和/或功能障碍,最终导致高血压。

(二)胎盘免疫理论学说

子痫前期免疫适应不良可能导致滋养细胞浸润螺旋动脉受到干扰;入侵不足和滋养细胞抑制血管扩张,降低产妇绒毛间血液供应空间,从而减少灌注或造成缺氧。近年研究认为子痫发病的胎盘免疫学有关因素有以下几方面。

(1)精浆-囊泡源性转化生长因子,它可以抑制Ⅰ型免疫反应的产生,被认为与胎盘胎儿发育不良有关。由于母胎免疫适应不良,可使胎盘浅表,随后增加滋养细胞脱落,可能触发一个系统的炎症反应。抗原刺激导致大量辅助Th$_1$细胞活化、内皮细胞活化和炎症缺血再灌注或母亲不适当地对存在的滋养层过度炎症反应。

(2)多态性的HLA-G在滋养叶细胞介导的细胞毒方面也起着重要的作用。

(3)自然杀伤细胞产生细胞因子,它们是与血管生成和结构有关的因子,包括血管内皮生长因子、胎盘生长因子和血管生成素Ⅱ与胎盘缺血有关。可见精浆-囊泡原性免疫因素、HLA-G活性、自然杀伤细胞的活性等与胎盘血管的重铸有着重要的关系,免疫机制控制着滋养层细胞的浸润,在子痫前期发病中起着重要的作用。

胎盘免疫复合物超负荷所致的炎症反应是先兆子痫发病的重要原因,先兆子痫的流行病学显示胎盘是免疫的源头,随着正常妊娠的进展,滋养细胞凋亡显著增加,释放合胞体滋养层碎片,其中包括合胞体滋养层微小碎片,游离胎儿DNA,细胞角质蛋白片段,这些细胞碎片导致循环免疫复合物形成,发起一连串的炎症反应。正常妊娠体内可以平衡免疫复合物的产生与清除。如果滋养细胞碎片过多,超过了产妇清除能力,体内发生氧化应激过程导致炎症进程。产妇体内氧化应激不断刺激胎盘细胞进一步凋亡、坏死。理论上,胎盘细胞某些过程,如滋养细胞脱落,排出,免疫复合物产生,炎症反应,氧化应激等均加重胎盘细胞凋亡。免疫复合物易沉积在血管壁,吸附在白细胞Fe受体,导致白细胞激活和组织损伤,许多数据表明先兆子痫发生血管炎症反应。在先兆子痫患者的肝脏、肾脏、子宫脱膜、皮肤组织的活检中证明有免疫复合物存在和补体沉积。动脉血管活检显示内皮细胞纤维素样坏死,急性动脉粥样硬化,这类似于器官免疫排斥改变。因此,认为先兆子痫病理生理基础是循环免疫复合物超负荷的形成,介导血管损伤和炎症过程。

(三)血管生成因子

现在认为子痫前期发病中胎盘血管改变是一个重要因素,最近研究可溶性酪氨酸激酶-1(sFIt-1),可结合循环血管内皮生长因子(VEGF)和胎盘生长因子(PIGF),阻止他们对血管内皮细胞的作用,从而导致对内皮细胞功能障碍。最近的一项研究中,在孕妇容易发展子痫前期情况下,表现出更高水平的酪氨酸激酶-1,相反,胎盘生长因子和血管内皮生长因子减少。血管内皮生长因子(VEGF)被公认为有效的血管生成和增殖的影响因子;它被确认为细胞平衡一个重要因素,特别是在平衡氧化应激上。可溶性的内源性 sFIt-1 主要来源于胎盘,可能破坏血管内皮生长因子的信号。大量的临床证据说明子痫前期产妇循环因素与血管生成(VEGF 和 PIGF)和抗血管生成(sFIt-1)不平衡是密切相关的。子痫前期患者血浆和羊水 sFIt-1 的浓度升高,以及胎盘 sFIt-1 mRNA 的表达增强。此外,子痫前期妇女血液循环中高水平 sFIt-1 与 PIGF 和 VEGF 水平下降相关。最近研究报道认为 sFIt-1 升高可能有预测子痫前期价值,因为在出现临床症状高血压和蛋白尿之前血浓度似乎已增加。另外有人建议用 sFIt-1 与 PIGF 比率可能是预测子痫前期最准确的方法之一。

另一种抗血管生长因子,Endoglin(sEng)是子痫前期发病中的一个因素,sEng 是转化生长因子(TGF-β)受体复合物一个组成部分。是一个与缺氧诱导蛋白、细胞增殖和一氧化氮(nitricoxide,NO)信号相关的因子。sEng 也被证明与抗血管生成有关,它能损害 TGF-β 结合细胞表面受体。

(四)血管内皮细胞损伤

近年来研究认为,血管内皮细胞除具有屏障作用外,更是机体最大的内分泌组织,通过自分泌释放血管活性物质如 NO、内皮素、前列环素等调节血管舒缩,协调凝血和抗凝血之间的平衡,参与组织间与血液间的物质交换、吞噬细菌,起到血液净化器的作用。妊娠合并高血压时胎盘滋养层细胞迁移至蜕膜及子宫肌层螺旋小动脉的功能减退,使螺旋小动脉对血管紧张素敏感性增加,导致了胎盘单位灌注不足。这使一些因子分泌入母血,从而活化血管内皮细胞,内皮细胞功能广泛改变。在妊娠期高血压疾病中血管内皮细胞形态受损,导致:①造成血管内皮细胞连接破坏,致使血管内的蛋白和液体外渗;②激活凝血系统造成 DIC,并释放血管活性因子;③增加血管收缩因子如内皮素(ET-1)的生成与释放,并减少血管扩张因子,如 NO、前列环素的生成与释放,导致 NO、PGI_2 合成及成分减少,而 ET 合成或分泌量增加,小动脉平滑肌的兴奋性和对血管收缩物质(如血管紧张素)的敏感度增加,造成全身的小动脉痉挛,导致妊娠期高血压疾病病理发生。

(五)氧化应激学说

在氧化应激升高状态,不平衡的抗氧化因子导致血管内皮功能障碍或是通过对血管直接作用或通过减少血管舒张剂生物活性。在子痫前期,氧化应激可能是由于产妇原先存在的条件,如肥胖、糖尿病和高脂血症。胎盘中超氧化物歧化酶(SOD)水平减少和超氧化物转化酶活性降低,总抗氧化保护能力降低。有研究认为过氧化脂质是毒性物质,损害内皮细胞,增加末梢血管收缩和增加血栓合成,以及减少前列腺环素的合成。现认为过氧化脂质不是起因,而是氧化压力导致的胎盘缺血和细胞激活作用的结果,局部过氧化脂质的积蓄导致了自由基产物的增加,它改变了前列环素/血栓素的合成,过氧化脂质、血栓素和/或细胞激酶的增加激发了血管和器官的功能破坏。脂质蛋白代谢的改变主要是极低密度脂蛋白(VLDL)和氧化低密度脂蛋白的增加,还有富甘油三酯磷脂蛋白可能导致内皮细胞损害。过氧化脂质和它的相关性自由基已成为子痫前期患者胎盘功能损害的发病因素。目前的研究证实:母血中增高的过氧脂质主要来源于胎盘,它可以损害滋养层细胞的线粒体蛋白,使滋养细胞功能衰退,这是子痫前期病理生理学的一个因素。

(六)凝血与纤溶系统变化

血液凝血机制和纤溶酶的改变被认为在子痫前期病理中起着一个重要的作用。正常妊娠时处于全身性血液高凝和胎盘局部血凝亢进状态,机体为适应这一变化,充分发挥了血管内皮细胞的抗凝功能,进行代偿。子痫前期时,血管内皮细胞代偿功能不全,所分泌的前列环素(PGI_2)、血栓调节蛋白(TM)、组织纤溶酶原激活物(tPA)、纤维结合蛋白(Fn)、抗凝血酶(AT-Ⅲ)比例失调,使凝血纤溶活性、凝血功能与抗凝血功能失调,难以对抗血液高凝,至血凝亢进,呈慢性DIC改变。近年来发现子痫前期尤其是重度子痫前期患者常有出血倾向,机体存在凝血因子不同程度的减少及纤维蛋白降解产物明显升高,血浆中低水平的纤溶酶原激动抑制因子Ⅱ与重度子痫前期及FGR有关。肾、胎盘免疫荧光技术亦证实肾和胎盘局部DIC改变,但DIC和妊娠期高血压疾病的因果关系尚待阐明。

另一个重要因素是血小板、血小板的活性因子(PAF),血小板颗粒膜蛋白(GMP-140)的变化、活性增加与妊娠期高血压疾病发生及病情有关。有研究提出,用流式细胞仪测定血小板活化可预测子痫前期的发生,测定CD63表达增加是发生子痫前期的危险因素,但这种方法仍处于研究状态。血小板内皮细胞黏附分子-Ⅰ表达增强是鉴别妊娠期高血压疾病与正常妊娠最好的标志物。

(七)DDAH/ADMA/L-arg-NO 系统

近年来,有学者开始关注到一氧化氮合酶抑制物及其水解酶在子痫前期发病中的作用。有研究结果提示:一氧化氮合酶抑制物 L-精氨酸的同系物——非对称性二甲基精氨酸(asymmetricdimethylarginine,ADMA)是 NOS 的内源性抑制剂,可与 L-精氨酸竞争性地抑制 NOS,减少 NO 合成。同时研究提示ADMA不是通过肾脏滤过清除,而是主要由 NO 合酶抑制的水解酶分解代谢,此种酶称为二甲基精氨酸二甲胺水解酶(dimethylargininedimethylaminohydrolase,DDAH)。DDAH 广泛存在于人的血管内皮细胞和其他组织细胞。DDAH 有两种异构体:1 型和 2 型。DDAH1 型主要存在于表达 nNOS 的组织中,$DDAH_2$ 型则在表达 eNOS 的组织中占优势,在胎儿组织中高度表达。$DDAH_2$ 表达或活性的改变可能是内皮细胞局部或机体全身性ADMA 浓度变化的重要机制。现研究已证实改变 DDAH 活性可影响ADMA的水平。

国外最新研究认为 NO 合成减少受到 DDAH/ADMA/NOS 途径的调节。ADMA 抑制NOS 的生物活性,而 ADMA 主要由 DDAH 代谢降解,子痫前期患者 DDAH 的表达减少,使血浆 ADMA 的分解代谢减少;血浆 ADMA 水平升高,导致 eNOS 的活性降低,使 NO 的生物合成减少,体内血管舒缩因子的平衡失调,血管收缩因子占优势,机体的小血管发生收缩,外周血管阻力增加,而产生子痫前期的病理改变。

有研究显示子痫前期血小板 L-arg-NO 通路损伤,引起血小板聚集和黏附增强,呈一种血栓状态,血栓状态不仅仅是子痫前期的特征,而且可能是其发病原因。有学者研究发现抑制 NO 合成时,孕鼠血浆内皮素、血栓素、TXA_2、血管紧张素Ⅱ水平升高,而前列环素、PGI_2 则降低,提示NOS 的抑制剂 ADMA 通过抑制 NOS 的合成,影响孕鼠的血管调节因子,造成内皮细胞损伤,可能是妊娠期高血压疾病的病因。

另一方面$DDAH_2$ 的低表达也可能导致血管内皮生长因子-mRNA 表达下调,引起胎盘血管构建的改变,使血管内膜的完整性受到损害,并影响内皮细胞的生长分化,致使胎盘新生血管的生成减少,胎盘血流灌注不足,而进一步加重血管内膜的损伤,使血管舒缩因子失衡,引起小动脉痉挛,发生子痫前期的病理生理改变。ADMA 不仅可以抑制 NOS 活性,而且还可以在内皮细胞膜的转运过程中与 L-精氨酸竞争,降低 L-精氨酸的转运率,NOS 作用的底物 L-精氨酸减少,使 NO 的合成减少,导致血压升高,基于对 ADMA 在高血压及子痫前期等血管内皮损伤性疾病发病中重要作用的认识,启发了人们应用 L-精氨酸及 NO 释放剂治疗原发性高血压和子痫前期,并获得了较好的疗效。

有学者报道了子痫前期与 DDAH/ADMA/NOS 系统的研究,提示此途径失调可能是子痫前期发病的重要因素。该研究结果见子痫前期组与正常妊娠组比较胎盘中 DDAH$_2$-mRNA 的表达明显降低;相反血浆 ADMA 水平升高;胎盘中 eNOS 含量呈低表达。推测子痫前期发病与 DDAH-ADMA-NOS 失调有关。

二、病理生理

妊娠期高血压疾病的病理生理改变广泛而复杂,由于不正常的滋养细胞浸润和螺旋动脉重铸失败,使胎盘损害。各种损伤因子通过血管内皮细胞受体,引起内皮细胞损伤;使全身血管痉挛、凝血系统的激活,止血机制异常、前列环素与血栓素比值改变等。这些异常改变导致视网膜、肝、肾、脑血液等多器官系统的病理性损害。

(一)子宫胎盘病理改变

正常妊娠时,滋养层细胞浸润蜕膜及子宫肌层内 1/3 部分的螺旋动脉,螺旋动脉的生理及形态改变,使子宫胎盘动脉血管床变成低阻、低压、高流量系统。而妊娠期高血压疾病时,螺旋动脉生理改变仅限于子宫蜕膜层,肌层的血管没有扩张,子宫螺旋动脉直径仅为正常妊娠的 40%。并出现胎盘血管急性粥样病变。电镜下观察发现,妊娠期高血压患者子宫胎盘血管有广泛的血管内皮细胞超微结构损伤。临床上常见有胎儿发育迟缓、胎盘早剥、胎死宫内。

(二)肾脏改变

妊娠高血压疾病时,由于肾小动脉痉挛,使肾血流量减少 20%,GFR 减少 30%。低的过滤分数,肾小球滤过率和肾的灌注量下降,尿酸清除率下降在子痫前期是一个重要的标志。肾小球血管内皮增殖是妊娠期高血压疾病特征性肾损害,肾小球毛细血管内皮细胞肿胀,体积增大、血流阻滞。肾小球可能有梗死,内皮下有纤维样物质沉积,使肾小球前小动脉极度狭窄,肾功能改变。在妊娠期高血压疾病早期血尿酸即增高,随着妊娠期高血压疾病的发展,尿素氮和肌酐均增高。严重者少尿(日量≤400 mL),无尿(日量≤100 mL)及急性肾衰竭。

(三)中枢神经系统改变

脑部损害在子痫前期很多见,临床表现包括头痛、视力模糊和皮质盲,所有改变是瞬时的,是受血压和树突状的传递控制。出血是由于血管痉挛和缺血,血管被纤维蛋白渗透,导致水肿、血管破裂。脑血流灌注有自身调节,在较大血压波动范围内仍能保持正常血流,当脑动脉血管痉挛,血压超过自身调节上限值或痉挛导致脑组织水肿、血管内皮细胞间的紧密连接就会断裂,血浆以及红细胞渗透到血管外间隙,引起脑内点状出血,甚至大面积渗出血,脑功能受损。脑功能受损表现为:脑水肿、抽搐、昏迷,甚至脑出血、脑疝。有资料说 MABP≥18.7 kPa(140 mmHg)时脑血管自身调节功能丧失而易致脑出血。

最近,用 MRI 检查发现在重度子痫前期和子痫的脑出血有 2 种类型,大多数是遍及脑部的分散性出血和枕叶皮层,与收缩压和舒张压严重升高有关。在许多脑出血继发死亡的病例,与不少脑血管破裂的原因与脑深部微小动脉穿透有关,称夏科-布沙尔瘤,特别是在基底结、丘脑和深白质多见,并发现这种脑血管微小动脉瘤的破裂直接与血压升高有关。

(四)心血管系统改变

一些临床研究报道,妊娠合并高血压患者有左心室重量增加与舒张功能不全的迹象,在子痫前期心排血量和血浆容量是下降的。胎盘灌注减少导致产妇血管内皮细胞广泛功能障碍,胎盘灌注不良和缺氧时合成和释放大量的因子如 sFIt-1 和 sFng。这些因子在产妇肾脏和其他器官引起广泛的氧化激活或血管内皮细胞功能障碍,最终导致高血压。血管系统的抵抗力增加是由于 PGI_2/TXA_2 的增加,内皮依赖性舒张受损。冠状动脉痉挛,可引起心肌缺血、间质水肿及点状出血与坏死,偶见毛细血管内栓塞,心肌损害严重可引起妊娠期高血压疾病性心脏病、心功能不全,甚至心力衰竭、肺水肿。急性心力衰竭肺水肿患者的临床上可见肺淤血、肺毛细血管压增高、肺间质水肿、肺泡内水肿。心力衰竭的临床表现有脉率速、呼吸困难、胸闷、肺部啰音,甚至端坐呼吸。对全身水肿严重的患者,虽无端坐呼吸,应警惕右心衰竭。扩容治疗使用不当可产生医源性左心衰竭、肺水肿。

(五)肝脏改变

病情严重时肝内小动脉痉挛与舒张,肝血管内层突然充血,肝静脉窦的内压力骤然升高,门静脉周围组织内可能发生出血。若肝血管痉挛收缩过久,肝血管内纤维蛋白的沉积和缺血,引起的肝周围和区域的坏死,则可导致肝实质细胞不同程度损害。妊娠期高血压疾病致肝细胞缺血、缺氧、细胞肿胀,可单项转氨酶增高,轻度黄疸,胆红素可超过 51.3 mmol/L。严重者甚至出现肝区毛细血管出血,可致肝被膜下血肿。

(六)微血管病性溶血

妊娠期高血压疾病时由于微循环淤血,可并发微血管病性溶血,其发生的原因是:①红细胞变形力差;②血管内皮受损,血小板被激活,血小板计数下降;③细胞膜饱和脂肪酸多于不饱和脂肪酸,比值失衡,细胞易裂解;肝细胞内 SGOT 释放至血液循环。

1982 年 Weinstein 报道了重度子痫前期并发微血管病性溶血,并根据其临床三个主要症状:①溶血性贫血;②转氨酶高;③血小板减少,命名为 HELLP 综合征。临床表现有上腹痛、肠胃症状、黄疸等。严重者发展为 DIC,有 DIC 的临床及实验指标。这些病理改变发生在肾脏可出现由于肾血管内广泛性纤维蛋白微血栓形成所致的产后溶血性尿毒症性综合征。

(七)眼部改变

由于血管痉挛可发生视网膜剥离或皮质盲。视力模糊至双目失明,视网膜水肿至视网膜剥离失明,或大脑后动脉严重的血管痉挛性收缩致视觉皮层中枢受损失明。

(八)血流动力学改变

正常妊娠是心排血量(CO)随心率及搏出量增加而增加,系统血管阻力(SVR)则下降,而肺血管阻力(PVR)、中心静脉压(CVP)、肺毛细血管楔压(PCWP)以及平均动脉压都没有明显改变,左心室功能保持正常水平,但未治疗的子痫前期患者,CO、PCWP 下降,SVR 可以正常或增高显示低排高阻的改变。

三、临床监测

(一)一般临床症状

过去通常将高血压、蛋白尿、水肿认为是妊娠期高血压疾病三大症状,作为监测主要项目。随着对妊娠高血压疾病病理生理的进一步认识,认为应将脏器损害的有关症状,特别是将心、肺、肾、脑、视觉、肝及血液系统损害的有关症状作为常规重点监测。

1.血压

血压升高是妊娠期高血压疾病诊断的重要依据,血压升高至少应出现两次以上,间隔 6 小时。基础血压较前升高,但血压低于 18.7/12.0 kPa(140/90 mmHg)不作为诊断标准,必要时监测 24～48 小时的动态血压。

2.尿蛋白

尿蛋白是指 24 小时内尿液中的蛋白含量≥300 mg 或在至少相隔 6 小时的两次随机尿液检查中尿蛋白浓度为 0.1 g/L(定性＋)。尿蛋白通常发生在高血压之后,与病情及胎儿的病率和死亡率有密切相关,以24 小时尿蛋白总量为标准。

3.水肿

水肿是妊娠期高血压疾病的早期症状,但不是特有的症状,一周体重增加超过 2.5 kg 是妊娠期高血压疾病的明显症状。

4.心率和呼吸

休息时心率≥110 次/分,呼吸≥20 次/分,肺底细湿啰音,是早期心力衰竭的表现。

5.肾脏

肾小动脉痉挛在妊娠期高血压疾病患者是很常见的,在肾活检中有 85% 存在小动脉痉挛或狭窄,肾活检有助于鉴别诊断。

6.神经系统症状

头痛、头晕、眼花、耳鸣、嗜睡和间歇性突发性抽搐是常见的。在重度妊娠期高血压疾病,这些症状是由于脑血流灌注不足或脑水肿所致。

7.视觉

视力模糊、复视、盲点、失明,这些病变是由于视网膜小动脉痉挛,水肿,其病理变化可以是枕部皮质局部缺血和出血所致。

8.消化系统症状

恶心、呕吐、上腹部或右上腹部疼痛和出血可能是由于肝纤维囊水肿和出血。是子痫前期的严重症状,可以发生肝破裂和抽搐。

(二)实验室检查

根据症状、体征及实验室检查判定疗效及病情,主要实验室检查有以下几个方面。

1.血液及出凝血功能

常规检查血常规、网织红细胞、外周血涂片异常变形红细胞、红细胞碎片。凝血功能检查包括凝血酶原时间(PT)、活性部分凝血酶原时间(APTT)、纤维蛋白原和纤维蛋白原降解产物、D-二聚体。血液黏稠度检测包括血黏度、血细胞比容、血浆黏度等。血小板计数对子痫的监测非常重要;血小板减少是严重妊娠期高血压疾病的特征,血小板计数少于 $100 \times 10^9/L$ 可能是 HELLP 综合征的症候之一。重度子痫前期常见有血小板减少,纤维蛋白降解产物升高,凝血酶原时间延长,提示可能有弥漫性血管内凝血(DIC)存在。无论何种原因,全身溶血的证据如血红蛋白血症,血红蛋白尿或高胆红素血症都是疾病严重的表现,可能是由于严重血管痉挛引起的微血管溶血所致。

2.肾功能

肌酐清除率应列为肾功能常规检查,是检测肾小球滤过率的很有价值的指标。肌酐清除率降低表示妊娠期高血压疾病严重性增加。血清尿酸、肌酐和尿素氮也是评价肾功能的有价值的试验。

3.肝功能

血清天冬氨酸氨基转移酶(SGOT),谷丙转氨酶(SGPT)和乳酸脱氢酶升高是重度子痫前期和 HELLP 综合征的主要症状之一。肝功能异常,转氨酶升高提示有肝细胞损害、坏死,严重者可有肝包膜下血肿和急性肝破裂的可能。

4.脑电图、脑血流图、脑部计算机断层扫描等检查常有异常表现

脑损害主要的提示是水肿、充血、局部缺血、血栓和出血。子痫发作后常有异常发现。最常见的发现是皮质区的低密度,这些表现是大脑缺血和淤点伴皮层下损害的结果。昏迷患者的CT 检查或 MRI 常见有广泛性的脑水肿,散在脑出血。

5.心脏

心脏和超声心电图可了解心血管系统的情况。子痫患者常伴随血流动力学变化。在评价心功能时注意 4 个方面:①前负荷,舒张末期压力和心腔容积;②后负荷,心肌收缩张力或射血的阻力;③心肌的收缩或变力状态;④心率。应用非介入性心血管监测,子痫前期患者得到的血流动力学指标变化范围从高心输出伴有低血管阻力到低心输出伴有高血管阻力。不同的血流动力学改变与病情严重程度、患者慢性潜在的疾病和治疗的介入有关。心血管系统功能的评估对诊断和治疗方法的选择是需要的。至于介入性监测手段,如中心静脉压,肺毛细血管楔压的测定不应作为常规。中心静脉压只适用于重症抢救的患者,特别是少尿、肺水肿的患者。

介入性监测的指征可参考:①不明原因的肺水肿;②少尿,输液后无变化;③应用肼苯达嗪及强降压药后仍难以治疗的高血压;④有其他需血流动力学监测的医学指标。至于肺毛细血管楔状压测定的指征尚未建立。

6.眼底检查

眼底检查应作为常规检查,常见有视网膜痉挛、水肿、出血及视网膜剥离。失明有时是由于脑部缺血和出血所致,称皮质盲。CT 检查可显示。

7.电解质

妊娠期高血压疾病患者电解质浓度与正常孕妇比较无明显差异,但应用了较强的利尿剂、限制钠盐和大量缩宫素液体以致产生抗利尿作用而致低钾、低钠。子痫发作后乳酸性酸中毒和代偿性的呼出二氧化碳,重碳酸盐的浓度降低,导致酸中毒。酸中毒的严重程度与乳酸产生量和代谢速率有关,也与二氧化碳呼出的速率有关。因而,在妊娠期高血压疾病患者,特别是重度子痫前期患者作血电解质测定及血气分析检查非常必要。

8.胎儿宫内状况监测

妊娠期高血压疾病患者因血管痉挛导致胎盘灌注受损,是围产儿病率和死亡率升高的原因。因此对胎儿宫内情况监测很重要。胎儿宫内状况监测包括:妊娠图、宫底高度、胎动监测、电子胎心监护。

胎盘功能监测包括 24 小时尿雌激素/肌酐(E/C)比值、雌三醇 E_3。胎肺成熟度测定包括卵磷脂/鞘磷脂(L/S)、磷脂酰甘油(PG)、泡沫试验。B 超检查包括羊水量、胎儿生长发育情况、胎盘成熟度、胎盘后血肿、脐血流及胎儿大脑中动脉血流频谱、生物物理几项评分等。

四、预测

子痫前期是妊娠期特有的疾病,常在妊娠 20 周后出现症状,此时严重影响母婴健康,然而在出现明显症状前,患者往往已有生化方面的改变,近年来许多学者都在研究预防子痫前期的方法,旨在降低子痫前期的发生率,目前预测方法主要有:生化指标的预测,生物指标的预测,但在预测准确度上差异很大。

(一)生化指标

1.血 β-HCG

现认为妊娠期高血压疾病为一血管内皮损伤性疾病,胎盘血管受累时胎盘绒毛血供减少,绒毛变性坏死,促使新的绒毛滋养层细胞不断形成,而 β-HCG 值升高。孕 15～18 周 β-HCG 值 ≥2 倍正常孕妇同期 β-HCG 中位数时,其预测妊娠期高血压疾病的特异度为 100%,灵敏度为 50%。孕中期血 β-HCG 升高的妇女,其孕晚期妊娠期高血压疾病发生率明显增加,故认为孕中期测 β-HCG 预测妊娠期高血压疾病具有一定的实用价值。近年研究结果提示,妊娠早期滋养细胞侵蚀性侵入过程中,HCG 的主要形式是高糖基化 HCG(HHCG),以正常人群 HHCG 中位数倍数 MoM 作为检验结果的标准,正常人群为 1.0 MoM。在妊娠 14～21 周,妊娠期高血压疾病患者尿 HHCG 均值明显低于正常妊娠;当 HHCG ≤0.9 MoM,相对危险度为 1.5;当 HHCG ≤0.1 MoM 时,相对危险度上升至 10.42。

2.类胰岛素样生长因子连接蛋白-1(IGFBF-1)

IGFBF-1 是蜕膜基底细胞分泌的一种蛋白质,其水平高低可反映滋养层侵入深度。有研究结果认为类胰岛素生长因子连接蛋白-1 在合体滋养细胞、细胞滋养细胞和蜕膜中高表达,但在胎盘的纤维组织中低表达。有研究发现在重度子痫前期血液循环中的胰岛素生长因子接连蛋白-1 水平是(428.3±85.9)ng/mL,而正常对照组是(76.6±11.8)ng/mL($P=0.000\ 7$)。血液胰岛素样生长因子水平是(80.9±17.2)ng/mL。而正常对照组是(179.4±28.2)ng/mL($P=0.100\ 1$)。认为低水平的类胰岛素生长因子-1 和高水平的类胰岛素生长因子连接蛋白质可能造成胎盘和胎儿发育迟缓。

3.纤维连接蛋白(Fn)

Fn 广泛存在于机体各系统中,为网状内皮系统的调理素,当血管内皮受损时,功能失调,Fn 过度分泌入血,故血浆 Fn 升高可反映血管内皮受损情况。一般在血压升高前 4 周就有 Fn 增高,有人认为 Fn 水平升高是预测妊娠期高血压疾病较为敏感的指标。当其<400 $\mu g/L$ 时不可能发生子痫前期,阴性测值 96%。

4.尿钙

目前研究认为,妊娠期高血压疾病时肾小球过滤率降低,而肾小管重吸收钙正常,其尿钙水平明显低于正常孕妇或非孕妇。尿 Ca/Cr 比值≤0.04 时预测价值大,现认为此种预测方法是简单实用的方法。

5.尿酸

尿酸由肾小管排泄,当肾小管损害时血中尿酸水平增高,妊娠期高血压疾病肾小管损害甚于肾小球的损害。尿酸水平和病变发展程度有关,亦是监测妊娠期高血压疾病的主要指标之一。

6.血浆非对称二甲基精氨酸(ADMA)水平测定

近年国外有学者研究结果认为NO合酶抑制物-ADMA是NOS的内源性抑制物,可与L-精氨酸竞争性地抑制NOS,减少NO合成。国内黄艳仪、姚细保等研究显示,在子痫前期患者孕期外周血ADMA的浓度比正常孕晚期有显著升高;分别是$(17.9\pm7.25)\mu g/mL$ $vs.(10.27\pm1.6)\mu g/mL$ $(P<0.01)$,认为外周血ADMA浓度或动态变化可作为妊娠期高血压疾病预测。最近,国外许多研究都认为在23~25周孕妇ADMA浓度增加可随后发展为子痫前期。在早发型子痫前期ADMA明显增高。

7.血管生长因子

近年国外学者研究认为抗血管生成因子sFIt-1和抗血管生长因子Endoglin是子痫前期发生中的关键因素,与缺氧诱导蛋白与细胞增生和一氧化氮信号相关,可作为妊娠期高血压疾病的预测。孕中期sFLt-1的水平增高是预测子痫前期的敏感指标。

8.预测子痫前期新方法

最近两年,基于对妊娠高血压疾病病因学研究的进展,美国提出应用新的生物标志物和物理标志物单独或联合预测子痫前期的发生,这些标志物包括:血清胎盘生长因子(PLGF)、酪氨酸激酶-1受体(sFIt-1)、血清抗血管生长因子、胎盘蛋白-13、子宫动脉多普勒测量及尿足突状细胞排泄等。最近几个报道提出以下几个预测方法。①PLGF/sFIt-1:在子痫前期发病前后血清胎盘生长因子(PLGF)减少,而sFIt-1和Endoglin水平升高,一些研究还发现血清sFIt-1和血清PLGF(sFIt:PLGF)的比例不平衡与疾病严重程度和早发型子痫前期相关。②胎盘蛋白13(PP-13):PP-13是胎盘产生的,认为它参与胎盘血管重塑和种植。Chafetz及同事进行了一项前瞻性巢式病例对照研究,有学者发现,子痫前期孕三个月时PP-13中位数水平明显降低。他们建议孕三个月产妇筛查PP-13水平可能预测子痫前期。③尿足突状细胞排泄:足突状细胞存在于各种急性肾小球疾病患者的尿中,子痫前期的特点是急性肾小球损伤。Garovic等研究44例子痫前期和23例正常孕妇测定血清血管生成因子,尿足突细胞和尿PLGF为100%,子痫前期患者出现尿足迹突状细胞,其特异性为100%,预测价值优于血管生成因子,临床应用效果仍需进一步深入研究。

(二)生物指标

1.心血管特异性的测定

利用血压动态监测系统对孕妇进行血压监测,当孕20周后血压基线仍随孕周增加而无暂时下降趋势者,提示有妊娠期高血压疾病。

2.子宫胎盘血液循环的观察

妊娠早期,位于内膜的胚泡在发育的同时,滋养层细胞继续侵蚀血管,子宫螺旋动脉使管壁肌肉消失,管腔扩大,失去收缩能力,血管阻力下降。妊娠期间,子宫动脉分离出近百条螺旋动脉分布在子宫内膜中,血液充满了绒毛间隙,形成了子宫胎盘局部血供的"高流低阻"现象。在妊娠高血压疾病患者,滋养层细胞对螺旋小动脉的侵蚀不够,血管阻力不下降,或下降较少,舒张期子宫胎盘床血供不足,子宫胎盘循环高阻力。因此,用超声多普勒测量子宫胎盘的循环状态,可预测妊娠高血压疾病。常用的方法主要有两种。①脐动脉血流速度波形测定:测定动脉血流收缩期高峰与舒张高峰比值(S/D),在孕≤24周时S/D≥4,孕后期S/D<3。凡脐动脉S/D比值升高者,妊娠期高血压疾病的发生率为73%;②子宫动脉多普勒测量:观察是否存在舒张早期切

迹,当双侧子宫动脉都存在舒张早期切迹,预测妊娠高血压疾病的敏感性、特异性较高,孕24周时敏感度为76.1%,特异性为95.1%。

3.孕中期平均动脉压(MABP)

孕22～26周MABP≥11.3 kPa(85 mmHg)时,妊娠期高血压疾病发生率13%(一般人群为5%～8%)[MABP=(收缩压+2×舒张压)÷3]。

4.翻身试验

血压反应阳性,其中93%的孕妇以后可能发生妊娠期高血压疾病。测定方法为:孕妇左侧卧位测血压直至血压稳定后,翻身仰卧5分钟,再测血压,若仰卧舒张压较左侧卧位≥2.7 kPa(20 mmHg),提示有发生子痫前期倾向。

5.血液流变学试验

低血容量(HCT≥0.35)及高血黏度,全血黏度比值≥3.6,血浆黏度比值≥1.6者,提示孕妇有发生妊娠期高血压疾病倾向。

五、预防

目前对妊娠高血压疾病缺乏有效的治疗措施,预防工作对降低疾病的发生发展显得更重要。预防工作主要包括几方面。

(一)围产期保健

(1)建立健全的三级保健网,开展围妊娠期和围产期保健工作。

(2)坚持左侧卧位,增加胎盘和绒毛的血液供应,避免胎盘灌注不良和缺血缺氧。

(3)针对高危因素进行预防,保持合理的体重指数,肥胖妇女适当减肥,避免多胎妊娠、高龄妊娠和低龄妊娠、捐赠精子、卵子的怀孕;有复发性流产史;抗心磷脂抗体综合征、易栓症等妊娠高血压疾病危险性增加。

(二)药物、微量元素、营养素的预防作用

1.阿司匹林和其他抗血小板药物

阿司匹林可以选择性抑制环氧合酶,减少血栓素TXA_2的合成。在20世纪80年代一些临床试验也取得可喜的成果;于孕22周以前预防性使用低剂量的阿司匹林50～100 mg可使该病的风险度下降,阿司匹林治疗23周后妊娠不能预防先兆子痫。然而,至20世纪90年代三个独立的大规模的调查,认为阿司匹林不能降低妊娠高血压疾病的发生率,反而增加胎盘早剥的发生率。一个大型的多中心研究,其中包括2 539例高风险的妇女,包括糖尿病、慢性高血压、多胎妊娠或先兆子痫,使用低剂量的阿司匹林(60 mg)没有降低子痫前期发生率。现在阿司匹林不建议常规使用预防子痫前期,而应该个体化。对高危患者选择性用药是可以接受的。

2.妊娠期补钙

补钙可稳定细胞膜的结构,控制膜离子的通透性,减少钙离子内流的积聚,可预防妊娠高血压疾病的发生。国外有学者报道从妊娠20～24周/24～28周开始服用钙元素1 200 mg增至2 g,经观察不补钙组妊娠高血压疾病的发病率为18%,补钙不足2 g组妊娠高血压疾病发病率为7%～9%,补钙2 g组发病率为4%,效果最佳,对母婴无不良影响。

3.抗氧化剂维生素C和维生素E的补充

多个中心随机试验结果显示,孕期补充维生素C和维生素E不能降低子痫前期的发生。

4.左旋精氨酸(L-Arginine,L-Arg)的补充

L-Arg 是合成一氧化氮(NO)的底物,它可以刺激血管内皮细胞的 NO 合成酶(NOS),而增加NO 的合成和释放,减轻微血管的损伤,改善子宫胎盘的血流。已有报道用于妊娠高血压疾病的治疗和预防;用 A-Lrg 口服 4 g/d,连用 2 周,可以延长孕周和降低低体重儿的发生率。虽然左旋精氨酸在预防子痫前期的发生方面还缺乏大样本的研究,但随着人们对 NO 了解的逐步深入,L-Arg 在临床应用将更加广泛,用于预防妊娠高血压疾病已初露前景。

5.中医中药在妊娠高血压疾病预防中的应用

自 20 世纪 80 年代起,我国已有关于应用中药丹参、川芎、小剂量熟大黄等中药预防妊娠高血疾病。其中以丹参研究较多;丹参的有效成分丹参酮,有抗血小板聚集、保护内皮细胞的功能,可增强子宫胎盘的血液灌注,在预防和辅助治疗子痫前期中有一定效果。

我国学者段涛对妊娠高血压疾病提出三级预防措施:一级预防——针对高危因素的预防;二级预防——药物、微量元素、营养素的补充;三级预防——良好的产前检查,及早发现高危因素和早期临床表现,及早处理。

六、治疗

(一)治疗目的

(1)预防抽搐,预防子痫发生。

(2)预防合并脑出血、肺水肿、肾衰竭、胎盘早期剥离和胎儿死亡。

(3)降低孕产妇及围产儿病率、死亡率及严重后遗症,延长孕周,以对母儿最小创伤的方式终止妊娠。

对其治疗基于以下几点:①纠正病理生理改变;②缓解孕妇症状,及早发现并治疗,保证母亲安全;③监测及促进胎儿生长,治疗方法尽量不影响胎儿发育;④以解痉、降压、镇静、适时终止妊娠为原则。

(二)一般治疗

(1)左侧卧位、营养调节休息(但不宜过量)。

(2)每天注意临床征象的发展,包括:头痛、视觉异常、上腹部痛和体重增加过快。

(3)称体重,入院后每天 1 次。

(4)测定尿蛋白,入院后至少每 2 天 1 次。

(5)测定血肌酐、转氨酶、血细胞比容、血小板、测定的间隔依高血压的程度而定,经常估计胎儿的宫内情况。

(三)降压治疗

1.治疗时机

长期以来学者认为降压药虽可使血压下降,但亦可同时降低重要脏器的血流量,还可降低子宫胎盘的血流量,对胎儿有害。故提倡当 SBP＞21.3 kPa(160 mmHg)或 DBP≥14.7 kPa(110 mmHg)时,为防止脑血管意外,方行降压治疗。近年循证医学分析,表明降低血压不改善胎儿的结局,但减少严重高血压的发生率,并不会加重子痫前期恶化。因此,认真血压控制和适当的生化和血液系统的监测,在妊娠期高血压疾病的治疗中是需要的。

2.轻中度高血压处理

(1)甲基多巴:可兴奋血管运动中枢的 α 受体,抑制外周交感神经而降低血压。作为降压剂尽管疗效有限,但仍是孕期长期控制血压的药物。甲基多巴是唯一的没有影响胎儿胎盘循环的降压药。常用剂量 250 mg,口服,每天 3 次。

(2)β受体阻滞剂:α、β受体阻滞剂如盐酸拉贝洛尔,能降低严重的高血压发生率,可能通过降低产妇心排血量,降低外周阻力。不影响肾及胎盘的血流量,有抗血小板聚集作用,并能促胎肺成熟。常用剂量 100 mg,口服,每天 2 次,轻中度高血压的维持量一般为每天 400～800 mg。其他β受体阻滞剂,尤其是阿替洛尔减少子宫胎盘灌注可导致胎儿宫内生长受限。

(3)硝苯地平:为钙通道阻滞剂,具有抑制钙离子内流的作用,直接松弛血管平滑肌,可解除血管痉挛,扩张周围小动脉,可选择性的扩张脑血管。研究表明硝苯地平能够有效地降低脑动脉压。用法:10 mg口服,每天 3 次,24 小时总量不超过 60 mg。孕妇血压不稳定可使用长效硝苯地平;常用氨氯地平(Norvasc),一般剂量 5 mg,每天 1 次,或每天 2 次。硝苯地平控释片(nife-dipineGITS,拜新同),常用剂量 30 mg,每天 1 次。

(4)尼莫地平:钙通道阻滞剂,选择性扩张脑血管。用法:20～60 mg,口服,每天 2～3 次。

3.重度高血压处理

血压>22.7/14.7 kPa(170/110 mmHg)的结果是直接血管内皮损伤,当血压水平在 24.0～25.3/16.0～17.3 kPa(180～190/120～130 mmHg)时脑血管自动调节功能失衡,从而增加脑出血的危险,也增加胎盘早剥或胎儿窘迫的风险。因此,血压>22.7/14.7 kPa(170/110 mmHg)迫切需要处理。应选用安全有效、不良反应较少的药物,既能将孕妇血压降低到安全水平,又不会造成突然血压下降,因这可能减少子宫胎盘灌注,导致胎儿缺氧。严重急性高血压管理应是一对一护理;连续血压、心率监测,至少每 15 分钟 1 次。

(1)肼屈嗪:直接动脉血管扩张剂,舒张周围小动脉血管,使外周阻力降低,从而降低血管压。并能增加心搏出量、肾血流量及子宫胎盘血流量。降压作用快,舒张压下降明显,是妊娠高血压疾病最常用的控制急性重度高血压的药物。用法如下。①静脉注射:先给 1 mg 静脉缓注试验剂量,如 1 分钟后无不良反应,可在 4 分钟内给 4 mg 静脉缓慢注射。以后根据血压情况每20分钟用药 1 次,每次5～10 mg 稀释缓慢静脉注射,10～20 分钟内注完,最大剂量不超过 30 mg。一般以维持舒张压在 12.0～13.3 kPa(90～100 mmHg)为宜,以免影响胎盘血流量。静脉注射方法比较烦琐,且难以监测,较少采用。②静脉滴注:负荷量 10～20 mg,加入 5%葡萄糖液 250 mL,从 10～20 滴/分开始;将血压降低至安全水平,再给予静脉滴注 1～5 mg/h,需严密监测血压。③或40 mg加入 5%葡萄糖液 500 mL 内静脉滴注。④口服:25～50 mg,每天 3 次。有妊娠期高血压疾病性心脏病、心力衰竭者不宜应用此药。常见不良反应有头痛、心慌、气短、头晕等。但最近Meta 分析发现,肼屈嗪比硝苯地平或拉贝洛尔更容易发生产妇低血压、胎盘早剥、剖宫产和胎心率变化等不利因素。多年来在国外一般选用肼屈嗪,但目前在欧洲、南非等地区肼屈嗪已不作为治疗子痫前期的一线药物。

(2)拉贝洛尔:拉贝洛尔又称柳胺苄心定,结合 α 和 β-肾上腺素受体阻滞剂,已成为最常用治疗急性重症高血压的药物。用药方案有以下几种方法可参考:①首次剂量可给口服,20 mg,若10 分钟内无效后再给予 40 mg,10 分钟后仍无效可再给 80 mg,总剂量不能超过 240 mg;②静脉用药首剂可给20～40 mg,稀释后10～15 分钟静脉缓慢推注,随后静脉滴注 20 mg/h。根据病情调整滴速、剂量,每天剂量控制在 200～240 mg;③也可用拉贝洛尔 200 mg 加入生理盐水100 mL,以输液泵输入,从0.1～0.2 mg/min低剂量开始,5～10 分钟根据血压调整剂量,每次可递增 0.1～0.2 mg/min,用药时需严密监测血压,24 小时总量不超过 220 mg;④血压平稳后改为口服,100 mg,每 8 小时 1 次。心脏及肝、肾功能不全者慎用,给药期间患者应保持仰卧位,用药后要平卧 3 小时。不良反应有头晕、幻觉、乏力,少数患者可发生直立性低血压。

(3)硝苯地平:是有效的口服控制急性重症高血压药,在怀孕期间不能舌下含服,以免引起血压急剧下降,减少子宫胎盘血流,造成胎儿缺氧。此药商品名为"心痛定",在急性高血压时首剂用 10 mg,30 分钟后血压控制不佳再给 10 mg,每天总量可用 60 mg。亦可考虑用长效硝苯地平,口服,5～10 mg,每天 1 次。不良反应包括头痛、头晕、心悸。

(4)防止惊厥和控制急性痉挛药物:镁离子作为一种外周神经肌肉连接处兴奋阻滞剂,抑制运动神经末梢释放乙酰胆碱,阻断神经肌肉接头间的信息传导,可作为 N-甲基右旋天门冬氨酸受体阻滞剂发挥抗惊厥作用。镁离子竞争结合钙离子,使平滑肌细胞内钙离子水平下降,从而解除血管痉挛,减少血管内皮损伤。镁离子刺激血管内皮细胞合成前列环素,抑制内皮素合成,降低机体对血管紧张素 II 的反应,从而缓解血管痉挛状态。随机对照试验比较使用硫酸镁治疗重度子前期防止惊厥,表明在重度子痫前期硫酸镁预防与安慰剂相比会大大降低子痫的发病率。

硫酸镁用药指征:①控制子痫抽搐及防止再抽搐;②预防重度子痫前期发展为子痫;③子痫前期临产前用药预防抽搐。

硫酸镁用药方法:根据 2001 年我国妊高征协作组及中华医学会推荐治疗方案如下。①首次负荷剂量:静脉给药,25％硫酸镁 2.5～4 g 加于 10％葡萄糖液 20～40 mL,缓慢静脉注入,10～15 分钟推完。或用首剂 25％硫酸镁 20 mL(5 g)加入 10％葡萄糖液 100～200 mL 中,1 小时内滴完;②维持量:继之 25％硫酸镁 60 mL 加入 5％葡萄糖液 500 mL 静脉滴注,滴速为 1～2 g/h,用输液泵控制滴速;③根据病情严重程度,决定是否加用肌内注射,用法为 25％硫酸镁 10～20 mL(2.5～5 g),臀肌深部注射,注射前先于肌内注射部位注射 2％利多卡因 2 mL。第 1 个 24 小时硫酸镁总量为 25 g,之后酌情减量。24 小时总量控制在22.5～25 g。

有医院自 20 世纪 80 年代初使用硫酸镁静脉滴注治疗重度子痫前期,硫酸镁用量在第 1 个 24 小时用22.5～25 g,用法:①硫酸镁 2.5 g,稀释在 5％的葡萄糖溶液 20 mL 中缓慢静脉注射;②或者不用静脉注射,改用硫酸镁 5 g 加入 5％葡萄糖液 100～200 mL 中静脉滴注,1 小时内滴完。这样既可使血镁迅速达止痉的有效浓度,又可避免高浓度的硫酸瞬时进入心脏引起房室传导阻滞,致心搏骤停;③继之以硫酸镁 15 g 加入 5％葡萄糖液 500～1 000 mL 静脉滴注,1.5～2 g/h;④夜间肌内注射硫酸镁2.5～5.0 g,一般在静脉用药后 5～6 小时,或前次用药 5～6 小时后始能加用肌内注射,因硫酸镁的半衰期为 6 小时;⑤用药 1～2 天后,若病情稳定,而孕周未达 34 周,胎儿未成熟,需延长孕周者,可用硫酸镁15 g 加入 5％葡萄糖液 500～1 000 mL 静脉滴注,1.5～2 g/h,用药天数酌情而定。

我国学者丛克家研究各种治疗方案患者血中镁浓度,硫酸镁用量每天浓度 20.0～22.5 g,在不同时间段血镁浓度均达有效浓度(1.73～2.96 mmol),用首剂负荷量后血镁浓度迅速上升至 1.76 mmol/L,达到制止抽搐的有效血镁浓度。静脉滴注后 5 小时,血镁浓度已下降到 1.64 mmol/L,接近基础值,药效减弱,故主张静脉滴注后加用肌内注射。我院也曾监测血镁浓度,按上述我院的使用方法,在用药 2～4 小时后,血镁浓度达 4.8～5 mEq/L,在连续静脉滴注 6 小时后血镁浓度 4.6 mEq/L,能维持有效治疗量。我院硫酸镁用量多控制在 20 g/d 左右,亦收到治疗效果,未发生过镁中毒反应。我国南方人、北方人体重差异较大,用药时注意按患者体重调整用量。我们认为,国外学者提出的硫酸镁每天用量可达 30 g,甚至更高,不适合亚洲低体重人群,临床中应注意,以免引起镁毒性反应。

硫酸镁主要是防止或控制抽搐,用于紧急处理子痫或重度子痫前期患者,用药天数视病情而定,治疗或防止抽搐有效浓度为 1.7~2.96 mmol/L,若血清镁离子浓度超过 3 mmol/L,即可发生镁中毒。正常人血镁浓度为 1 mmol/L 左右,当血镁浓度 ≥3 mmol/L 膝反射减弱,≥5 mmol/L 可发生呼吸抑制,≥7 mmol/L 可发生传导阻滞,心跳骤然。硫酸镁中毒表现首先是膝反射减弱至消失,全身张力减退,呼吸困难、减慢,语言不清,严重者可出现呼吸肌麻痹,甚至呼吸、心跳停止,危及生命。曾有因硫酸镁中毒,呼吸抑制而死亡之病例发生。应引起临床医师的高度重视,严格掌握硫酸镁用药的指征、剂量、持续时间,严密观察,使既达疗效,又能防毒性反应的发生。

硫酸镁用药注意事项:用药前及用药中需定时检查膝反射是否减弱或消失;呼吸不少于 16 次;尿量每小时不少于 25 mL;或每 24 小时不少于 600 mL。硫酸镁治疗时需备钙,一旦出现中毒反应,应立即静脉注射 10% 葡萄糖酸钙 10 mL。我国近 20 年来,广泛应用硫酸镁治疗重度子痫前期及子痫。但大剂量的硫酸镁(22.5~25 g)稀释静脉滴注,必然会增加患者细胞外组织液、明显水肿和造成血管内皮通透性增加,可导致肺水肿。在应用硫酸镁的同时应控制液体输入量,每小时不应超过 80 mL,在使用硫酸镁静脉滴注期间应记录每小时尿量,如果患者尿少,需要仔细评定原因,并考虑中心静脉压(CVP)/肺毛细血管压监测。根据病情结合 CVP 调整液体的出入量。如果出现肺水肿的迹象,应给予 20 mg 的呋塞米。

(5)血管扩张剂:血管扩张剂硝酸甘油、硝普钠、酚妥拉明,是强有力的速效的血管扩张剂,扩张周围血管使血压下降,可应用于妊娠期高血压疾病,急进性高血压。

具体用法如下。①硝酸甘油:硝酸甘油为静脉扩张剂,常用 20 mg 溶于 5% 葡萄糖 250 mL 静脉滴注,滴速视血压而调节,血压降至预期值时调整剂量至 10~15 滴/分,或输液泵调节滴速,为 5~20 μg/min。或用硝酸甘油 20 mg 溶于 5% 葡萄糖 50 mL 用微量泵推注,开始为 5 μg/min,以后每 3~5 分钟增加 5 μg,直至 20 μg/min,即有良好疗效。用药期间应每 15 分钟测 1 次血压。②酚妥拉明:酚妥拉明为小动脉扩张剂,可选择性扩张肺动脉,常用 10~20 mg 溶于 5% 葡萄糖液 250 mL 中静脉滴注,以 0.04~0.1 mg/min 速度输入,严密观察血压,根据血压调节滴速。或用 10~20 mg 溶于 5% 葡萄糖液 50 mL 中用微量泵推注。先以 0.04~0.1 mg/min 速度输入,根据血压调整滴速。酚妥拉明有时会引起心动过速,心律异常,特别是用静脉泵推注,现已少用。③硝普钠:硝普钠兼有扩张静脉和小动脉的作用,常用 25~50 mg 加入 5% 葡萄糖液 500 mL 中静脉滴注(避光)或 25 mg 溶于 5% 葡萄糖液 50 mL 中用微量泵静脉注射。开始剂量为 8~16 μg/min,逐渐增至 20 μg/min,视血压与病情调整剂量。用药期间严密观察病情和血压。每个剂量只用 6 小时,超过 6 小时需更换新药液。24 小时用药不超过 100 mg,产前用药不超过 24 小时,用药不超过 5 天,仅用于急性高血压或妊娠高血压疾病合并心力衰竭的患者。硝普钠能迅速通过胎盘进入胎儿体内,其代谢产物氰化物对胎儿有毒性作用,不宜在妊娠期使用。

(6)利尿:利尿剂仅在必要时应用,不做常规使用。

利尿指征:①急性心力衰竭、肺水肿、脑水肿;②全身性水肿;③慢性血管性疾病如慢性肾炎、慢性高血压等;④血容量过高,有潜在性肺水肿发生者。

药物:①呋塞米。20~40 mg 溶于 5% 葡萄糖液 20~40 mL 中缓慢静脉注射(5 分钟以上)。必要时可用呋塞米 160~200 mg 静脉滴注,可同时应用酚妥拉明 10~20 mg 静脉滴注。适用于肺水肿,心、肾衰竭。②甘露醇:20% 甘露醇 250 mL 静脉滴注(30 分钟滴完)。仅适用于脑水肿,降低脑内压、消除脑水肿。心功能不全者禁用。

(7)镇静:镇静剂兼有镇静及抗惊厥作用,不常规使用,对于子痫前期和子痫,或精神紧张、睡眠不足时可选择镇静剂。①地西泮(安定):具有较强的镇静和止惊作用。用法:10 mg肌内注射或静脉注射(必须在2分钟以上),必要时可重复1次,抽搐过程中不可使用。②冬眠药物:一般用氯丙嗪、异丙嗪各50 mg,哌替啶100 mg混合为一个剂量,称冬眠Ⅰ号。一般用1/3~1/2量肌内注射或稀释静脉注射,余下2/3量作静脉缓慢滴注,维持镇静作用。用异丙嗪25 mg、哌替啶50 mg配合称"杜非合剂",肌内注射有良好的镇定作用,间隔12小时可重复1次。氯丙嗪可使血压急剧下降,导致肾及子宫胎盘供血不足,胎儿缺氧,且对母亲肝脏损害,目前仅用于应用安定、硫酸镁镇静无效的患者。③苯巴比妥:100~200 mg肌内注射,必要时可重复使用。用于镇静口服剂量30~60 mg,3次/天,本药易蓄积中毒,最好在连用4~5天后停药1~2天。目前已较少用。

(8)抗凝和扩容:子痫前期存在血凝障碍,某些患者血液高凝,呈慢性DIC改变,需进行适当的抗凝治疗。

抗凝参考指征:①多发性出血倾向;②高血黏度血症,血液浓缩;③多发性微血管栓塞之症状、体征,如皮肤皮下栓塞、坏死及早期出现的肾、脑、肺功能不全;④胎儿宫内发育迟缓、胎盘功能低下、脐血流异常、胎盘梗死、血栓形成的可能;⑤不容易以原发病解释的微循环衰竭与休克;⑥实验室检查呈DIC高凝期,或前DIC改变:如血小板计数<100×10⁹/L或进行性减少;凝血酶原时间比正常对照延长或缩短3秒;纤维蛋白原低于1.5 g/L或呈进行性下降或超过4 g/L;3P试验阳性,或FDP超过0.2 g/L,D-二聚体阳性(20 μg/mL)并是进行性增高;血液中红细胞碎片比例超过2%。

推荐用药:①丹参注射液12~15 g加入5%葡萄糖液500 mL静脉滴注。②川芎嗪注射液150 mg加入5%葡萄糖液滴注。以上二药适用于高血黏度、血液浓缩者,或胎儿发育迟缓,病情较轻者。③低分子肝素:分子量<10 000的肝素称低分子肝素,即LMH 0.2 mL(1支)皮下注射。适用于胎儿宫内发育迟缓、胎盘功能低下、胎盘梗死,或重度子痫前期、子痫有早期DIC(前-DIC)倾向者。④小剂量肝素:普通肝素12.5~25 mg溶于5%葡萄糖液250 mL内缓慢静脉滴注,或0.5~1.0 mg/kg,加入葡萄糖溶液250 mL分段静脉滴注,每6小时为一时间段。滴注过程中需监测DIC指标,以调剂量。普通肝素用于急性及慢性DIC患者。产前24小时停用肝素,产后肝素慎用、量要小,以免产后出血。⑤亦可用少量新鲜冰冻血浆200~400 mL。

液体平衡:20世纪70~80年代研究认为,妊娠高血压疾病,特别是重度子痫前期患者,存在血液浓缩,胎盘有效循环量下降,故提出扩充血容量稀释血液疗法。多年来,在临床实践中发现,有因液体的过多注入,加重心脏负担诱发肺水肿的报道。产妇的死亡率与使用过多的侵入性液体相关。对于有严重低蛋白血症贫血者,可选用人血清蛋白、血浆、全血等。对于某些重度子痫前期、子痫妇女,有血液浓缩,有效循环量下降、胎盘血流量下降或水电解质紊乱情况,可慎重的使用胶体或晶体液。现一般不主张用扩容剂,认为会加重心肺负担,若血管内负荷严重过量,可导致脑水肿与肺水肿。多项调查结果表明,扩容治疗不利于妊娠高血压疾病患者。尿量减少的处理应采用期待的方法,必要时用CVP监测,而不要过多的液体输入。重度子痫前期患者,施行剖宫产术麻醉前不必输入过多的晶体液,因没有任何证据表明晶体液可以预防低血压。

4.子痫的治疗原则

(1)控制抽搐:①安定10 mg缓慢静脉推注;继之以安定20 mg加入5%葡萄糖液250 mL中缓慢静脉滴注,根据病情调整滴速;②亦可选用冬眠合剂Ⅰ号(氯丙嗪、异丙嗪各50 mg,哌替啶 100 mg)1/3～1/2 量稀释缓慢静脉注射,1/2 量加入 5％葡萄糖液 250 mL 中缓慢静脉滴注,根据病情调整速度;③或用硫酸镁 2.5 g 加 5％葡萄糖液 40 mL 缓慢推注;或 25％硫酸镁 20 mL 加入 5％葡萄糖液 100 mL 中快速静脉滴注,30 分钟内滴完,后继续静脉点滴硫酸镁,以 1～2 g/h 速度维持。注意硫酸镁与镇静剂同时应用时,对呼吸抑制的协同作用。

(2)纠正缺氧和酸中毒:保持呼吸道通畅,面罩给氧,必要时气管插管,经常测血氧分压,预防脑缺氧;注意纠正酸中毒。

(3)控制血压:控制血压方法同重度子痫前期。

(4)终止妊娠:抽搐控制后未能分娩者行剖宫产。

(5)降低颅内压:20％甘露醇 0.5 mL/kg,静脉滴注,现已少用,因会加重心脏负担。现常用呋塞米 20 mg 静脉注射,能快速降低颅内压。

(6)必要时作介入性血流动力学监测(CVP),特别在少尿及有肺水肿可能者。

(7)其他治疗原则同重度子痫前期。Richard 子痫昏迷治疗方案:①立即用硫酸镁控制抽搐,舒张压＞14.7 kPa(110 mmHg),加用降压药;②24 小时内常规用地塞米松 5～10 mg,莫斐管内滴注,以减轻脑水肿;③监测血压、保持呼吸道通畅、供氧,必要时气管插管;④经常测血氧分压,预防脑缺氧;⑤终止妊娠,已停止抽搐 4～6 小时不能分娩者急行剖宫产;⑥置患者于 30 度半卧位,降低颅内静脉压;⑦产后如仍不清醒,无反应,注意与脑出血鉴别,有条件医院作 CT 检查;⑧神经反射监护;⑨降低颅内压,20％甘露醇 0.5 mL/kg 静脉滴注降低颅内压。

(8)终止妊娠:因妊娠期高血压疾病是孕产妇特有的疾病,随着妊娠的终止可自行好转,故适时以适当的方法终止妊娠是最理想的治疗途径。

终止妊娠时机:密切监护母亲病情和胎儿宫内健康情况,监测胎盘功能及胎儿成熟度,终止妊娠时机。①重度子痫前期积极治疗 2～3 天,为避免母亲严重并发症,亦应积极终止妊娠;②子痫控制 6～12 小时的孕妇,必要时子痫控制 2 小时后亦可考虑终止妊娠;③有明显脏器损害,或严重并发症危及母体者应终止妊娠;④孕 34 周前经治疗无效者,期待治疗延长孕周虽可望改善围产儿的死亡率,但与产妇死亡率相关。对早发型子痫前期孕 32 周后亦可考虑终止妊娠;⑤重度子痫经积极治疗,于孕 34 周后可考虑终止妊娠。

终止妊娠指征:多主张以下几点。①重度子痫前期患者经积极治疗 24～72 小时仍无明显好转;病情有加剧的可能,特别是出现严重并发症者;②重度子痫前期患者孕周已超 34 周;③子痫前期患者,孕龄不足 34 周,胎盘功能减退,胎儿尚未成熟,可用地塞米松促胎肺成熟后终止妊娠;④子痫控制后 2 小时可考虑终止妊娠;⑤在观察病情中遇有下列情况应考虑终止妊娠:胎盘早剥、视网膜出血、视网膜剥离、皮质盲、视力障碍、失明、肝酶明显升高、血小板减少、少尿、无尿、肺水肿、明显胸腹水、胎儿窘迫;胎心监护出现重度变异减速、多个延长减速和频发慢期减速等提示病情严重的症候时应考虑终止妊娠。

终止妊娠的方法:①阴道分娩。病情稳定,宫颈成熟,估计引产能够成功已临产者,不存在其他剖宫产产科指征者,可以选用阴道分娩;②剖宫产。病情重,不具备阴道分娩条件者,宜行剖宫产术。子痫前期患者使用麻醉方式是有争议的,但是如果母亲凝血功能正常,没有存在低血容量,使用硬膜外麻醉是安全、有效的,不会引起全身麻醉所致的血压升高。

产褥期处理:重症患者在产后 24～72 小时,尤其 24 小时内,仍有可能发生子痫,需继续积极治疗,包括应用镇静、降压、解痉等药物。产后检查时,应随访血压、蛋白尿及心肾功能情况,如发现异常,应及时治疗,防止后遗症发生。

（9）其他药物治疗。

心钠素：是人工合成的心钠衍化物，为心肌细胞分泌的活性物质，具有很强的降压利尿作用。主要作用是增加肾血流量，提高肾小球滤过率，降低血管紧张素受体的亲和力，可对抗 A Ⅱ 的缩血管作用。具有强大的利钠、利尿及扩张血管活性。20 世纪 80 年代有报道，经临床应用人心钠素 Ⅲ 治疗妊娠期高血压疾病并发心力衰竭，心力衰竭可获得控制，血压下降，水肿消退，蛋白尿转阴，是治疗妊娠期高血压疾病引起心力衰竭的理想药物，近年应用较少，临床资料报道不多。

抗凝血酶（AT-Ⅲ）：抗凝血酶对各种凝血机制中的酶具有抑制作用，实验证明抗凝血可以预防妊娠期高血压疾病动物模型上的血压升高和蛋白尿的发生，因此 AT-Ⅲ 很可能可以有效地处理子痫前期患者的临床症状和体征。重度子痫前期时 AT-Ⅲ 下降，如 AT-Ⅲ/C 下降 70% 以下则有出现血栓的危险。一般可静脉滴注，AT-Ⅲ 1 000～3 000 U，血中 AT-Ⅲ/C 上升至 130%～140%。如同时应用小剂量肝素可提高抗凝效果。

血管紧张素转换酶（ACE）抑制剂：卡托普利或厄贝沙坦，其作用是抑制血管紧张素转换酶（ACE）活性，阻止血管紧张素 Ⅰ 转换成血管紧张素 Ⅱ，有明显降低外周阻力，增加肾血流量的作用。但这些药物可导致胎儿死亡、羊水少、新生儿无尿、肾衰竭、胎儿生长迟缓、新生儿低血压和动脉导管未闭，因此任何妊娠妇女均禁忌用血管紧张素转换酶（ACE）抑制剂，孕期禁止使用。

L-精氨酸（L-Arginine，L-Arg）：最近的报道认为 NO 和前列环素的减少可能是妊娠期高血压疾病发病机制的主要原因，与血管舒张因子和收缩因子的不平衡有关。L-Arg 是合成 NO 的底物，它可以刺激血管内皮细胞的 NO 合成酶（NOS）而增加 NO 的合成和释放，通过扩张外周血管发挥降压作用。随着人们对 NO 的了解逐步深入，L-Arg 在临床和基础的研究和应用更加广泛。近年国外已有应用 L-Arg 治疗或辅助治疗高血压的报道。

国内有学者报道：高血压患者静脉滴注 L-Arg（20 g/150 mL/30 min）5 分钟后血压开始下降，15 分钟达稳定值，平均动脉压以（15.4±1.3）kPa[（115.4±9.9）mmHg]降至（11.8±1.0）kPa[（88.5±7.6）mmHg]。2007 年国外有学者对尿蛋白阴性的妊娠高血压患者及尿蛋白>300 mg/24 h 的子痫前期患者各 40 例用 L-Arg 治疗；L-Arg 20 g/500 mL 静脉滴注，每天 1 次，连续用 5 天，再跟随 4 g/d，口服 2 周，或安慰剂治疗。结果见在用 L-Arg 治疗组的患者收缩压与安慰剂组相比有明显下降，认为应用 L-Arg 治疗有希望可以延长孕周和降低低体重儿的发生率。但左旋精氨酸在预防子痫前期的发生方面还缺乏大样本的研究。

2006 年 Rytiewski 报道，应用 L-Arginine 治疗子痫前期，口服 L-arginine 3 g/d（L-Arg 组）40 例，安慰剂组 41 例。结果提示应用 L-Arg 组病例的胎儿大脑中动脉的灌注量增加，脑-胎盘血流量比率增加，分娩新生儿 Apgar 评分较高，提供口服 L-Arg 治疗子痫前期的患者似乎有希望延长孕周改善新生儿结局。但还需要大样本的研究以进一步得到证实。总的认为，对子痫前期患者给予 L-Arg 治疗可能通过增加内皮系统和 NO 的生物活性降低血压，认为应用 L-Arg 治疗可能改善子痫前期患者内皮细胞的功能，是一种新的、安全、有效的治疗预防子痫前期的方法。

硝酸甘油（NG）：用于治疗心血管疾病已多年，随着 NO 的研究不断深入，其作用机制得到进一步的认识，目前认为 NG 在体内代谢和释放外源性 NO，促进血管内生成一氧化氮，通过一系列信使介导，改变蛋白质磷酸化产生平滑肌松弛作用。由于有强大的动静脉系统扩张作用，使其对其相关的组织器官产生作用。NG 还能有效地抑制血小板聚集。在先兆子痫患者应用 NG 能降低患者血压和脐动脉搏动指数（PI）。

苏春宏等 2004 年报道应用 NG 治疗子痫前期，用硝酸甘油 20 mg 加入生理盐水 50 mL 用静脉泵推注，注速 $5\sim20$ $\mu g/min$，$5\sim7$ 天，与用 $MgSO_4$ 病例比较，见前者 SBP、DBP、MAP 均较后者低，新生儿低 Apgar 评分，新生儿入 NICU 数 NG 组较 $MgSO_4$ 组低。母亲急性心力衰竭、肺水肿的发生率 NG 组较 $MgSO_4$ 组明显降低。但硝酸甘油作用时间短，停药后数分钟降压作用消失，故宜与长效钙通道阻滞剂合用。

姚细保、黄艳仪等应用 NG 治疗没有并发症的子痫前期，方法为硝酸甘油 25 mg 加入 5% 葡萄糖 $20\sim30$ mL 用静脉泵推注，以 $5\sim20$ $\mu g/min$，$5\sim7$ 天后改用缓释的钙通道阻滞剂拜新同口服，直至分娩，平均治疗时间 2 周。由于孕周延长，新生儿低 Apgar 评分，入 NICU 的病例比用 $MgSO_4$ 治疗组低，母婴预后较好，母体无严重并发症发生。

多项研究认为，NG 治疗子痫前期不仅可扩张母体血管，还可明显降低脐-胎盘血管阻力，有助于改善宫内环境，而且未发现胎心有变化；但 NG 是否会对胎儿的血管张力、血压、外周血管阻力和血小板、左旋精氨酸功能产生不良影响，及其确切疗效有待于进一步的研究。

(10)免疫学方面的治疗：目前研究认为先兆子痫是胎盘免疫复合物的产生超过消除能力而引发的炎症反应，促使大量滋养层细胞凋亡、坏死和氧化应邀。这观点引起新的治疗方案的产生，目前针对免疫学的治疗有以下几点研究进展：①抑制补体活化、调整补体治疗炎症反应：认为单克隆抗体 C_3 抑制剂、多抑制素、C_5 结合抗体、C_{5a} 受体阻滞剂可能是预防和治疗先兆子痫的理想药物。②降低免疫复合物的产生：在先兆子痫最有效减少免疫复合物的产生自然方法是娩出胎盘。理论上，减少免疫复合物水平的药物治疗，可以减少患者体内抗体的产生。目前研究认为，通过 CD20 单克隆抗体实现中断 B 细胞抗体产生，美国有研究者用一种治疗自身免疫性疾病的药物——单克隆抗体用于先兆子痫的治疗，推测此单克隆抗体可减少 B 细胞抗体水平，以减少免疫复合物的产生。③免疫炎症反应的调控：控制先兆子痫免疫反应的方法包括抗炎症药物（如地塞米松）及单克隆抗细胞因子抗体，如肿瘤坏死因子(TNF)-α 抗体可溶性肿瘤坏死因子受体(抑制性肿瘤坏死因子)；白细胞介素-1(IL-1)受体阻滞剂已用于试验治疗脓毒症的全身炎症反应。有研究报道指出先兆子痫存在胎盘功能和血清抑制性细胞因子水平如 IL-10 的不足。因此，抑制细胞因子可能对治疗有效。④抑制粒细胞活性：免疫复合物直接活化效应细胞，参与错综复杂的炎症结局过程，在这过程中粒细胞 Fcγ 受体起关键性作用，有研究认为，抑制性受体 FcγRⅡB 上调，提高免疫复合物刺激阈从而与 IgG 抗体反应抑制了炎症反应。临床上有使用静脉注射免疫球蛋白(IVIG)诱导抑制 FcγRⅡB 受体的表达，从而提高免疫复合物激活 FcγRⅡ 受体的刺激阈。Branch 等人研究初步确定了 IVIG 对抗磷脂综合征妊娠妇女及其新生儿的治疗有显著效果。

七、并发症的诊断和治疗

(一)妊娠期高血压疾病并发心功能衰竭

1.妊娠期高血压疾病并发心力衰竭的诱因及诊断

妊娠期高血压疾病时冠状动脉痉挛，可引起心肌缺血、间质水肿及点状出血与坏死，偶见毛细血管内栓塞，心肌损害严重可引起妊娠期高血压疾病性心脏病，心功能不全，甚至心力衰竭、肺水肿。不适当的扩容、贫血、肾功能损害、肺部感染等常为心力衰竭的诱发因素。心力衰竭的临床表现可有脉率快，部分患者可听到舒张期奔马律、肺动脉瓣区 P2 亢进、呼吸困难、胸肺部啰音、颈静脉充盈、肝脏肿大，甚至端坐呼吸。对全身水肿严重的患者，虽无端坐呼吸，应警惕右心衰竭。心电图提示心肌损害，有 T 波改变、减低或倒置，有时呈现 ST 倒置或压低。X 线检查可见心脏扩大及肺纹理增加,甚至肺水肿表现。

妊娠期高血压疾病并发心力衰竭需与各科原因所致心力衰竭鉴别。包括孕前不健康的心脏;如先天性心脏病、风湿性心脏病、贫血、甲亢心、胶原组织性疾病引起的心肌损害;如红斑狼疮等。孕前健康的心脏,如围产期心肌病、羊水栓塞或肺栓塞可根据不同病史及心脏特征加以鉴别。围产期心肌病易与妊娠期高血压疾病性心脏病混淆。妊娠期高血压疾病时全身小动脉痉挛,影响冠脉循环,心脏供血不足、间质水肿,致心功能受损,是发生围产期心脏病的原因之一,发生率为27.2%,为正常孕妇的5倍。国外报道发生率高达60%,说明两者有密切相关。围产期心肌病患者可能会有中度血压升高,中度蛋白尿常诊断为妊娠期高血压疾病。鉴别主要依靠病史及心脏体征。围产期心肌病除有心力衰竭的临床表现外,主要体征包括两肺底湿啰音、奔马律及第三心音、二尖瓣区有收缩期杂音。超声心动图检查所有病例均有左心室扩大,腔内径增大,以左心室腔扩大最为显著。部分病例由于心腔内附壁血栓脱落,可导致肺动脉栓塞,病情急剧恶化。本院曾有一例重度子痫前期合并围产期心肌病患者,产后第4天死于肺栓塞。妊娠期高血压疾病心力衰竭临床表现有较严重高血压、蛋白尿、水肿,当血压显著升高时,冠状动脉痉挛导致心肌缺血,甚至灶性坏死而诱发心功能不全,但无心脏显著扩大,无严重心律失常,常伴有肾损害。妊娠期高血压疾病心力衰竭患者的预后较好。

2.妊娠期高血压疾病心力衰竭的治疗

(1)积极治疗妊娠期高血压疾病:解除小动脉痉挛,纠正低排高阻,减轻心脏前后负荷。

(2)可选用以下一种或两种血管扩张剂:酚妥拉明,10 mg加入5%葡萄糖液250 mL内,静脉滴注,0.1~0.3 mg/min;硝酸甘油10 mg,加入5%葡萄糖液25~50 mL内,微量泵推注,5~20 μg/min,根据血压调整速度;硝普钠25~50 mg,加入5%葡萄糖液50 mL内,微量泵推注,10~20 μg/min,根据血压调整速度。扩血管治疗后能迅速降压,降低心脏的后负荷,改善心肌缺氧,是治疗妊娠高血压疾病心力衰竭的主要手段。

(3)增强心脏收缩力:用毛花苷C 0.4 mg,加入5%葡萄糖液20 mL内,稀释缓慢静脉注射。也可用地高辛,每天0.125~0.25 mg,口服。非洋地黄类正性肌力药物,如多巴胺、多巴酚丁氨、前列腺素E(米力农)、门冬氨酸钾镁等。血压高者慎用多巴胺类药物或用小剂量,并与血管扩张剂合用。

(4)利尿剂:呋塞米20~40 mg,加入5%葡萄糖液20 mL,静脉注射,快速利尿。

(5)有严重呼吸困难,可用吗啡3~5 mg,稀释,皮下注射。

(6)心力衰竭控制后宜终止妊娠。

(7)限制液体入量。

(二)HELLP综合征

1982年Weinstein报道了重度子痫前期并发微血管病性溶血,并根据其临床三个主要症状:溶血性贫血、转氨酶升高、血小板减少命名为HELLP综合征。

(三)溶血性尿毒症性综合征(HUS)

溶血性尿毒症性综合征是以急性微血管病性溶血性贫血、血小板减少及急性肾衰竭三大症状为主的综合征。其发病机制是由于妊娠期,特别是妊娠期高血压疾病时血液处于高凝状态,易有局限性微血栓形成,当红细胞以高速度通过肾小球毛细血管及小动脉时,受血管内纤维网及变性的血管壁内膜的机械性阻碍,红细胞变形、破裂,造成血管内溶血与凝血活酶的释放,促进了血管内凝血的进行。由于纤维沉积于肾小球毛细血管与小动脉内,减少了肾小球的血流灌注量,最终肾衰竭。另外免疫系统的变化及感染因素可诱发 HUS。

1.诊断

(1)临床表现：溶血性贫血、黄疸、阴道流血和瘀斑、瘀点，有些患者会发生心律不齐、心包炎、心力衰竭、心肌梗死、支气管肺炎、抽搐发作等。同时有一过性血尿及血红蛋白尿，尿少，可发展到急性肾衰竭至少尿、无尿。

(2)实验室检查：①末梢血常规显示贫血、红细胞异常、出现形态异常、变形的红细胞及红细胞碎片、网织红细胞增多；②血小板计数减少，常降至 $100×10^9$/L 以下；③黄疸指数升高：血清胆红素及肝功能 SGPT 增高；④乳酸脱氢酶（HPL）升高达 600 $μg$/L，表示体内有凝血存在；⑤血红蛋白尿或血尿，尿蛋白及各种管型；⑥氮质血症：血尿素氮、肌酐及非蛋白氮增高。

2.鉴别诊断

(1)单纯性妊娠期高血压疾病：不出现 HUS 的进行性溶血、血小板下降、血红蛋白尿等临床表现和实验室结果。

(2)HELLP 综合征：HUS 和 HELLP 综合征均可在妊娠期高血压疾病患者中出现。而 HUS 以肾损害表现为主，急性肾功损害和血红蛋白尿。而 HELLP 综合征常以肝损害为主。以肝功能转氨酶升高、溶血性黄疸为主。根据临床及实验室检查可以鉴别。

(3)与系统性红斑狼疮性肾炎及急性脂肪肝引起的肾衰竭应以区别。

3.HUS 肾衰竭治疗原则

(1)积极治疗妊娠期高血压疾病。

(2)保持肾功能，血管扩张药物应用，新利尿合剂：酚妥拉明 $10～20$ mg、呋塞米 100 mg 各自加入 5％葡萄糖 250 mL 静脉滴注（根据病情调整剂量）。

(3)严重少尿、无尿可用快速利尿剂。

(4)终止妊娠。

(5)透析：应早期透析，如少尿、无尿，血钾升高＞5.5 mmol/L；尿素氮＞17.8 mmol/L（50 mg/L）；血肌酐＞442 $μmol$/L（50 mg/L），需用透析治疗，或用连续性肾滤过替代治疗（CRRT）、静脉-静脉连续滤过（CVVH）。

（四）弥漫性血管内凝血（DIC）

子痫前期、子痫与 DIC 关系密切，重度子痫前期时，全身血管明显痉挛，血液黏度升高，全身组织器官血流量减少，血管内皮损伤引起血管内微血栓形成，患者血液中凝血因子消耗多引起凝血因子减少。子痫前期、子痫本身是一种慢性 DIC 状态。严重 DIC 或产后即会发生出血倾向，如血尿、产后出血等。

1.子痫前期、子痫并发 DIC 的早期诊断

子痫前期、子痫并发 DIC 的临床表现常见有：①多发性出血倾向如血尿、牙龈出血、皮肤瘀斑、针眼出血、产后出血等；②多发性微血管血栓之症状体征，如皮肤皮下栓塞、坏死及早期出现的肾、脑、肺功能不全。

子痫前期、子痫并发 DIC 实验室检查包括：①血小板计数减少＜$100×10^9$/L 或呈进行性减少；②凝血酶原时间比正常延长或缩短 3 秒；③纤维蛋白低于 1.5 g/L（150 mg/dL）或呈进行性下降或超过4 g/L；④D-二聚体阳性，FDP 超过 0.2 g/L（20 $μg$/mL），血液中的红细胞碎片超过 2％；⑤有条件可查抗凝血酶Ⅲ（ATⅢ）活性。

2.妊娠期高血压疾病并发 DIC 的治疗

妊娠期高血压疾病并发 DIC 的早期表现主要是凝血因子改变,若能及早检查这些敏感指标,即可早期发现慢性 DIC。及早处理,预后良好。妊娠期高血压疾病合并严重 DIC 发生率不高。治疗以积极治疗原发病,控制子痫前期及子痫的发展,去除病因,终止妊娠为主。根据病情可适当使用新鲜冰冻血浆,低分子肝素或小剂量的肝素(25～50 mg/d),血压过高时不适宜使用肝素,以免引起脑出血。子痫前期、子痫并发 DIC 多较轻,积极治疗后终止妊娠,多能治愈。

(五)胎盘早期剥离

妊娠期高血压疾病患者的子宫底蜕膜层小动脉痉挛而发生急性动脉粥样硬化,毛细血管缺血坏死而破裂出血,产生胎盘后血肿,引起胎盘早期剥离。有人认为在胎盘早期剥离患者中69％有妊娠期高血压疾病,可见妊娠期高血压疾病与胎盘早期剥离关系密切。

胎盘早期剥离诊断并不困难,根据腹痛、子宫肌张力增高、胎心消失、阴道少量出血、休克等典型症状可做出诊断。然而典型症状出现时,母婴预后较差。而 B 超往往可早期发现胎盘后血肿存在,而早期诊断胎盘剥离,故妊娠期高血压疾病患者必须常规做腹部 B 超检查,以早期做出有无合并胎盘早期剥离的诊断。

胎盘早剥引起弥漫性血管内凝血一般多在发病后 6 小时以上,胎盘早剥时间越长,进入母体血液循环内的促凝物质越多。被消耗的纤维蛋白原及其他凝血因子也越多。因此早期诊断及时终止妊娠对预防及控制 DIC 非常重要,治疗原则以积极治疗妊娠期高血压疾病、终止妊娠去除病因、输新鲜血、新鲜冰冻血浆、补充凝血因子(包括纤维蛋白原)等措施,可阻断 DIC 的发生、发展。

(六)脑血管意外

脑血管意外包括脑出血、脑血栓形成、蛛网膜下腔出血和脑血栓,是妊娠期高血压疾病最严重的并发症,也是妊娠期高血压疾病最主要的死亡原因。脑血管灌注有自身调节,在较大血压波动范围内仍能保持正常血流。当脑血管痉挛,血压超过自身调节上限值或痉挛导致脑组织水肿、脑血管内皮细胞间的紧密连接就会断裂,血浆及红细胞会渗透到血管外间隙引起脑内点状出血,甚至大面积渗血,脑功能受损。当 MABP≥18.7 kPa(140 mmHg)时脑血管自身调节功能消失。脑功能受损的临床表现为脑水肿、抽搐、昏迷、呼吸深沉、瞳孔缩小或不等大、对光反射消失、四肢瘫痪或偏瘫。应做仔细的神经系统检查。必要时做脑 CT 或 B 超可明确诊断。

脑水肿、脑血管意外的处理:有怀疑脑出血或昏迷者应做 CT 检查、脑水肿可分次肌内注射或静脉注射地塞米松 20～30 mg/d,减轻脑血管痉挛和毛细血管的通透性,改善意识状态,并可使用快速利尿剂,降低颅内压。大片灶性脑出血在脑外科密切配合下行剖宫产,结束妊娠后遂即行开颅术,清除血肿、减压、引流,则有生存希望。

(董明珍)

第四节　妊娠合并支气管哮喘

支气管哮喘(简称哮喘)在全世界范围内是最常见的慢性病之一,也是妊娠妇女常见并发的慢性病。妊娠合并哮喘,可以是在青少年时期患有哮喘,青春期后已缓解的基础上合并妊娠;或妊娠前已是未缓解的哮喘者,在妊娠后哮喘加重;或妊娠后才出现哮喘者。以上3种情况都可以认为是妊娠期哮喘。

一、病因及发病机制

(一)病因

哮喘的病因复杂,患者个体化变应性体质及环境因素的影响是发病的危险因素。目前认为哮喘是一种多基因遗传病,其遗传度在70%～80%。哮喘同时受遗传因素和环境因素的双重影响。

环境因素包括特异性变应原或食物、感染直接损害呼吸道上皮致呼吸道反应性增高。某些药物如阿司匹林类药物等、大气污染、烟尘运动、冷空气刺激、精神刺激及社会、家庭心理、妊娠等因素均可诱发哮喘。

(二)发病机制

哮喘的发病机制不完全清楚。变态反应、气道慢性炎症、气道反应性增高及神经等因素及其相互作用被认为与哮喘的发病关系密切。

妊娠合并哮喘的病理特征为支气管平滑肌收缩、分泌黏液和小支气管黏膜水肿。引起以上变化的物质包括组胺变态反应的缓慢作用物质嗜酸性粒细胞趋化因子和血小板激活因子等,这些物质可能是对致敏原、病毒感染或紧张运动的反应而产生的。它们引起炎症反应并使呼吸困难,同时导致支气管肌肉肥大而加重呼吸道阻塞。因此,治疗支气管哮喘在扩张支气管的同时,十分强调减轻炎症反应。

血浆中肾上腺皮质激素浓度增高,组胺酶活性增强,使免疫机制受到抑制,并可减轻炎症反应。孕激素增多使支气管张力减小,气道阻力减轻血浆环磷腺苷(cAMP)浓度增高亦可抑制免疫反应并使支气管平滑肌松弛。孕晚期前列腺素E(PGE)浓度升高亦有舒张支气管平滑肌的作用。以上皆有利于减少和缓解哮喘发作。相反,胎儿抗原的过度增加以及子宫增大的机械作用等皆为引发哮喘的不利因素。

二、临床表现

(一)症状

为发作性伴有哮喘音的呼气性呼吸困难或发作性胸闷和咳嗽。严重者被迫采取坐位或呈端坐呼吸,干咳或咳大量白色泡沫痰,甚至出现发绀等,有时咳嗽可为唯一的症状(咳嗽变异型哮喘)。哮喘症状可在数分钟内发作,经数小时至数天,用支气管舒张药物或自行缓解。某些患者在缓解数小时后可再次发作。在夜间及凌晨发作和加重常是哮喘的特征之一。

妊娠时,由于子宫和胎盘血流增加,耗氧量增加,雌激素分泌增多等因素均可引起组织黏膜充血,水肿,毛细血管充血,黏液腺肥厚。30%的孕妇有鼻炎样症状,还可表现鼻腔阻塞、鼻出血、发音改变等症状。

(二)体征

发作时胸部呈过度通气状态,有广泛的哮鸣音,呼气音延长。但在轻度哮喘或非常严重哮喘发作,哮鸣音可不出现,后者称为寂静胸。严重哮喘患者可出现心率增快、奇脉、胸腹反常运动和发绀。非发作期体检可无异常。

三、诊断

诊断标准如下。

(1)反复发作的喘息、气急、胸闷或咳嗽,多与接触变应原、冷空气、物理、化学性刺激、病毒性上呼吸道感染、运动等有关。

(2)发作时双肺可闻及散在或弥散性,以呼气期为主的哮鸣音,呼气相延长。

(3)上述症状经治疗可以缓解或自行缓解。

(4)除外其他疾病所引起的喘息、气急、胸闷和咳嗽。

(5)对症状不典型者(如无明显喘息或体征),至少应有下列三项中的一项:①支气管激发试验(或运动试验)阳性;②支气管舒张试验阳性;③昼夜 PEF 变异率≥20%。

四、鉴别诊断

妊娠期支气管哮喘急性发作应与心源性哮喘相鉴别。心源性哮喘常见于左心衰竭,发作时的症状与哮喘相似,但心源性哮喘多有高血压、冠状动脉粥样硬化性心脏病、风湿性心脏病和二尖瓣狭窄等病史和体征。多于夜间突然发生呼吸困难、端坐呼吸、咳嗽、咳泡沫痰、发绀等,两肺底或满肺可闻湿啰音和哮喘音。心脏扩大,心率快,心尖可闻奔马律。根据相应病史诱发因素、痰的性质,查体所见和对解痉药的反应等不难鉴别。

五、预后

哮喘无论是对孕妇还是胎儿都会造成严重的医学问题。据报道,哮喘影响 3.7%~8.4%的妊娠妇女。近期多项研究提示,哮喘使妊娠妇女的胎儿围产期死亡率、先兆子痫、早产和婴儿低出生体重的危险升高。哮喘加重与危险升高相关,而哮喘控制良好与危险下降相关。美国儿童健康和人类发展研究所最近的研究发现,大约 30%的轻度哮喘妇女在妊娠期间哮喘加重,另一方面,23%中或重度哮喘妇女妊娠期间哮喘有所改善。

轻症哮喘发作对母儿影响不大。急性重症哮喘可并发呼吸衰竭、进行性低氧血症、呼吸性酸中毒、肺不张、气胸纵隔气肿奇脉、心力衰竭及药物过敏、妊高征发病率高从而使孕产妇病死率增高。对胎儿的影响则主要为低血氧及因子宫血流减少使胎儿体重低下,严重者胎死宫内缺氧诱发子宫收缩,故早产率高。此外,用药可引起胎儿畸形,故围产儿死亡率和发病率皆高。

六、治疗

(一)妊娠期间哮喘药物治疗的一般原则

哮喘妊娠妇女治疗的目的是提供最佳治疗控制哮喘,维护妊娠妇女健康及正常胎儿发育。对于哮喘妊娠妇女而言,使用药物控制哮喘比有哮喘症状和哮喘加重更安全。为了维持正常肺功能,从而维持正常的血氧饱和度以确保胎儿氧供,可能需要进行监测以及对治疗进行适当调整。哮喘控制不良对胎儿的危险比哮喘药物大。产科保健人员应该参与妊娠妇女的哮喘治疗,包括在产前检查时监测哮喘状态。

(二)哮喘的治疗

1.评估和监测哮喘

包括客观地测定肺功能:由于大约 2/3 的妊娠妇女的哮喘病程发生改变,所以建议每月评估哮喘病史和肺功能。第一次评估时建议采用肺量测定法。对于门诊患者的常规随访监测,首选肺量测定法,但一般也可以使用峰速仪测定呼气峰流速(PEF)。应该教导患者注意胎儿活动。对于哮喘控制不理想和中重度哮喘患者,可以考虑在32周时开始连续超声监测。重症哮喘发作恢复后进行超声检查也是有帮助的。

2.控制使哮喘加重的因素

识别和控制或避免变应原和刺激物,尤其是吸烟这些使哮喘加重的因素,可以改善妊娠妇女的健康,减少所需药物。

3.患者教育

教育患者有关哮喘的知识和治疗哮喘的技能,如自我监测、正确使用吸入器、有哮喘加重征象时及时处理等。

4.药物的阶梯治疗方法

为了达到和维持哮喘控制,根据患者哮喘的严重性,按需增加用药剂量和用药次数;情况允许时,逐渐减少用药剂量和用药次数。

(1)第一级:轻度间歇性哮喘。对于间歇性哮喘患者,建议使用短效支气管扩张药,尤其是吸入短效 β_2 受体激动剂以控制症状。沙丁胺醇是首选的短效吸入 β_2 受体激动剂,因为它非常安全。目前尚没有证据表明使用短效吸入 β_2 受体激动剂能造成胎儿损伤,也没有证据表明在哺乳期间禁忌使用这种药物。

(2)第二级:轻度持续性哮喘。首选的长期控制药物是每天吸入小剂量糖皮质激素。大量数据表明,这种药物对哮喘妊娠妇女既有效又安全,围产期不良转归的危险没有增加。布地奈德是首选的吸入糖皮质激素,因为现有的有关布地奈德用于妊娠妇女的数据比其他吸入糖皮质激素多。应该注意到目前尚没有数据表明其他吸入糖皮质激素制剂在妊娠期间不安全。因此,对于除布地奈德之外的其他吸入糖皮质激素,如果患者在妊娠之前用这些药物能很好控制哮喘,可以继续使用。

(3)第三级:中度持续性哮喘。有两种治疗选择:小剂量吸入糖皮质激素加长效吸入 β_2 受体激动剂或将吸入糖皮质激素的剂量增加到中等剂量。长效 β_2 受体激动剂与糖皮质激素联合应用可以显著减少糖皮质激素用量,并有效地控制哮喘症状。目前对孕妇和哺乳期妇女,缺乏使用该药的安全数据,只有在充分权衡利弊的情况下才可使用。

(4)第四级:重度持续性哮喘。如果患者使用第三级药物后仍需要增加药物,那么吸入糖皮质激素的剂量应该增加到大剂量,首选布地奈德。如果增加吸入糖皮质激素的剂量仍不足以控制哮喘症状,那么应该加用全身糖皮质激素。尽管有关妊娠期间口服糖皮质激素的一些危险目前尚没有明确的数据,但重症未得到良好控制的哮喘对母亲和胎儿具有明确的危险。

(三)哮喘持续状态

哮喘持续状态指的是常规治疗无效的严重哮喘发作,持续时间一般在12小时以上。哮喘持续状态并不是一个独立的哮喘类型,而是它的病生理改变较严重,如果对其严重性估计不足或治疗措施不适当常有死亡的危险。

哮喘持续状态的主要表现是呼吸急促,多数患者只能单音吐字,心动过速、肺过度充气、哮鸣,辅助呼吸肌收缩、奇脉和出汗,诊断哮喘持续状态需排除心源性哮喘、COPD、上呼吸道梗阻或异物以及肺栓塞,测定气道阻塞程度最客观的指标是 PEFR 和/或 FEV1。

1.哮喘持续状态的处理

由于严重缺氧,可引起早产、胎死宫内,必须紧急处理。予半卧位,吸氧,在应用支气管扩张药的同时,及时足量从静脉快速给予糖皮质激素,常用琥珀酸氢化可的松,每天200～400 mg稀释后静脉注射或甲泼尼龙每天100～300 mg,也可用地塞米松5～10 mg静脉注射,每6小时可重复1次。待病情控制和缓解后再逐渐减量。必要时行机械通气治疗。哮喘患者行机械通气的绝对适应证为:心跳呼吸骤停,呼吸浅表伴神志不清或昏迷。一般适应证为具有前述临床表现,特别是 $PaCO_2$ 进行性升高伴酸中毒者。

2.对症治疗

患有支气管哮喘的孕妇,常表现精神紧张、烦躁不安,可适当给予抑制大脑皮质功能的药物,如苯巴比妥(鲁米那)、地西泮等,但应避免使用对呼吸有抑制功能的镇静剂和麻醉药如吗啡哌替啶等,以防加重呼吸衰竭和对胎儿产生不利影响。注意纠正水、电解质紊乱和酸中毒,控制感染,选用有效且对胎儿无不良影响的广谱抗生素。保持呼吸道通畅,必要时可用导管机械性吸痰,禁用麻醉性止咳剂。碘化钾可影响胎儿甲状腺功能,故不宜使用。

3.产科处理

一般认为,支气管哮喘并非终止妊娠的指征,但对长期反复发作伴有心肺功能不全的孕妇或哮喘持续状态经各种治疗不见好转者,应考虑行人工流产或引产。临产后尽量保持安静,维持胎儿足够的供氧,尽量缩短第二产程,可适当给予支气管扩张药与抗生素。剖宫产者,手术麻醉方法以局麻或硬膜外麻醉较为安全,应避免使用乙醚或氟烷等吸入性全麻药。

七、预防

(一)预防哮喘的发生——一级预防

大多数患者(尤其是儿童)的哮喘属变应性哮喘。胎儿的免疫反应是以 Th_2 为优势的反应,在妊娠后期,某些因素如母体过多接触变应原,病毒感染等均可加强 Th_2 反应,加重 Th_1/Th_2 的失衡,若母亲为变应性体质者则更加明显,因而应尽可能避免。妊娠3个月后可进行免疫治疗,用流感疫苗治疗慢性哮喘有较好疗效。此外,已有充分证据支持母亲吸烟可增加出生后婴幼儿出现喘鸣及哮喘的概率,而出生后进行4～6个月的母乳饲养,可使婴儿变应性疾病的发生率降低,妊娠期母亲应避免吸烟,这些均是预防哮喘发生的重要环节,有关母体饮食对胎儿的影响,则仍需更多的观察。

(二)避免变应原及激发因素——二级预防

避免接触已知变应原和可能促进哮喘发作的因素,如粉尘、香料、烟丝、冷空气等。阿司匹林、食物防腐剂、亚硫酸氢盐可诱发哮喘,应避免接触。反流食管炎可诱发支气管痉挛,因此睡眠前给予适当的抗酸药物减轻胃酸反流,同时可抬高床头。减少咖啡因的摄入。避免劳累和精神紧张,预防呼吸道感染。防治变应性鼻炎。

(三)早期诊治、控制症状,防止病情发展——三级预防

早期诊断,及早治疗。做好哮喘患者的教育管理工作。

(刘淑燕)

第五节　妊娠合并甲状腺功能亢进症

妊娠合并甲状腺功能亢进症(简称甲亢)是一种较少见的妊娠并发症,国内报道其发生率为0.2‰~1‰,国外报道为0.5‰~2‰,85%~90%的妊娠期甲亢患者为 Graves 病。妊娠合并甲亢时孕妇及围产儿并发症高,如易并发子痫前期、甲亢性心脏病、甲亢危象、早产、胎儿生长受限、新生儿甲状腺功能异常、死胎及死产等。妊娠结局与孕期的治疗和监护密切相关。

妊娠合并甲亢包括孕前接受药物治疗的甲亢患者以及在妊娠期初次诊断的甲亢。

由于甲亢所表现的许多症状在正常妊娠时也常见到,如早孕期的妊娠剧吐和晚孕期的子痫前期,所以,孕期的诊断和处理可能会比较困难。孕期垂体激素和甲状腺激素水平的生理性变化可能会干扰甲状腺疾病的诊断,而在处理可疑或已确诊的妊娠期甲状腺疾病时也必须考虑到上述孕期生理性的变化。

一、正常妊娠期甲状腺相关激素的变化

孕妇在正常碘摄入的情况下,从妊娠早期开始要经历甲状腺相关激素变化,并逐渐达到机体新的平衡。

(一)从妊娠前半期开始到妊娠结束

伴随激素水平的增加,甲状腺激素结合蛋白可较孕前增加 2~3 倍,可导致血中游离的 T_3、T_4 水平相对降低 10%~15%,但这种变化可刺激下丘脑-垂体分泌促甲状腺素释放激素(TSH)。

(二)早孕期

孕妇体内绒毛膜促性腺激素(HCG)明显增高,可对下丘脑产生抑制,同时对甲状腺产生类似促甲状腺素释放激素的作用,在妊娠 8~14 周 HCG 高峰期,孕期血 TSH 呈下降。在早孕期诊断甲状腺功能亢进必须慎重,尤其是在合并妊娠期剧吐或滋养叶细胞肿瘤时。妊娠剧吐患者中有 2/3 的患者甲状腺功能检查结果异常而没有甲状腺疾病,30%有不能测出的 TSH,60%有TSH 降低,59%呈现 FT_4 水平升高。

(三)胎盘对甲状腺激素的代谢

胎盘可将 T_4 降解为 T_3。表 13-3 列出了妊娠期甲状腺功能的正常值。

表 13-3　妊娠期甲状腺功能的正常值

检查	非孕期	早孕期	中孕期	晚孕期
游离 T_4(pmol/L)	11~23	10~24	9~19	7~17
游离 T_3(pmol/L)	4~9	4~8	4~7	3~5
TSH(mU/L)	<4	0~1.6	1~1.8	7~7.3

胎儿甲状腺在孕 5 周时开始形成,孕 10 周时开始有功能,但是,孕 12 周时才开始有独立功能,才能在胎儿血清中测出 T_4、T_3 和 TSH 水平。T_4、T_3 和 TSH 水平持续升高,到妊娠 35~37 周时达成人水平。此时甲状腺还相对不成熟,与 T_4 水平相比,TSH 水平相对较高,因而和母

体相比,胎儿甲状腺有更高的浓集碘的能力。所以应避免诊断性扫描,或用放射性物质如[131]I,或放射碘治疗,以避免放射对胎儿造成危害。

二、甲亢对孕妇、胎儿的影响

甲亢患者若不进行治疗,最严重的并发症为心力衰竭和甲状腺危象。甲状腺危象即使经过恰当处理,母体死亡率仍高达 25%。心力衰竭比甲状腺危象更常见,主要由 T_4 对心肌的长期毒性作用引起,妊娠期疾病,如子痫前期、感染和贫血将会加重心力衰竭。

妊娠期甲亢会导致不良妊娠结局增加,包括流产、胎儿生长受限、早产、胎盘早剥、妊娠期高血压、子痫前期、感染和围产儿死亡率增加。甲状腺功能正常的孕妇(甲亢控制良好者)低出生体重儿的相对危险(OR)增加,妊娠前半期甲亢未控制者为 2.36,而整个孕期甲亢未控制者为 9.24。甲亢未控制的足月孕妇子痫前期的 OR 为 4.74。甲亢未控制者胎死宫内率为 24%,而接受治疗者仅为 5%~7%;治疗还使早产发生率从 53%降低到 9%~11%。

孕妇自身疾病对胎儿的影响也包括抗甲状腺药物透过胎盘引起的胎儿甲状腺功能减退(简称甲减),以及孕妇 TSH 刺激胎儿甲状腺引起的胎儿甲亢。对胎儿的影响与孕妇疾病的严重程度并不相关,但伴有高水平甲状腺刺激免疫球蛋白(TSI)的孕妇其胎儿患甲亢的概率增加。胎儿的表现包括生长受限、胎儿心动过速、水肿或胎儿甲状腺肿。由于胎儿伴有甲状腺肿时颈部处于过度伸展位置,因为会在分娩过程中造成困难,或出现呼吸道不通畅,因此应尽量在分娩前行超声检查明确胎儿的甲状腺肿大情况。胎儿甲状腺异常可进行宫内治疗,但只有检测胎儿血样才能明确诊断,而这种有创性操作只有在高度怀疑胎儿伴有严重异常时才可进行。

三、妊娠合并甲亢的诊断

多数妊娠合并甲亢者孕前就明确有甲亢病史,诊断已经明确,但也有一些孕妇处在甲亢的早期阶段,其症状与早孕反应不易鉴别。

妊娠早期轻度甲亢的症状往往不易与妊娠生理变化区分,有价值的症状有:①心动过速超过正常妊娠所致心率加速的范围;②睡眠时脉率加快;③甲状腺肿大;④眼球突出;⑤非肥胖的妇女正常或增加进食后,体重仍不增长。大多数早孕合并甲亢患者孕前就有甲亢症状,详细询问孕前病史可有助于诊断。

如果到孕中期恶心、呕吐的症状仍持续存在且没有减轻,则应检查甲状腺功能。重度甲亢或甲亢危象可能导致严重的高血压、充血性心力衰竭和精神心理状态的改变等,其症状类似重度子痫前期。因此,重度子痫前期患者,出现以下不典型症状时:孕周小、发热、腹泻或其他症状不能解释的心动过速等都应考虑有甲亢存在的可能。一旦明确诊断,需立即使用抗甲状腺药物治疗,以改善母儿结局。

甲状腺功能检查可协助明确诊断。在检查甲状腺功能的实验中,其诊断价值的高低依次为 $FT_3 > FT_4 > TT_3 > TT_4$。当患者症状很重,TSH 下降而 FT_4 正常时,要考虑 T_3 型甲亢的可能。

甲亢危象的诊断:甲亢孕妇出现高热 39 ℃以上,脉率>160 次/分,脉压增大,焦虑、烦躁、大汗淋漓、恶心、厌食、呕吐、腹泻、脱水、休克、心律失常及心力衰竭、肺水肿等。

四、甲亢的治疗

(一)孕前咨询

孕前患有甲亢者最好将病情控制后,怀孕前 3 个月保持甲状腺功能正常再妊娠。妊娠前可以用较高的初始剂量药物而不必考虑对胎儿的影响,若患者对药物不敏感,必要时也可以手术治疗。行放射性碘治疗者在最后一次治疗 4 个月以上再怀孕。积极治疗甲亢能改善不良妊娠结局。孕前服药者应避免怀孕后随意停药。

(二)妊娠期

正常妊娠可以出现 FT_4 正常,而 TSH 水平下降的现象,无须治疗。FT_4 轻度升高并且临床症状不重,则可能是暂时的甲亢,可以每 4～6 周复查 1 次实验室检查。此阶段如过于积极地使用抗甲状腺药物治疗,可能导致妊娠后期甲减的发生。

一般情况下,FT_4 水平如果增高 2.5 倍以上,则应考虑治疗。

甲亢的治疗主要在于阻断甲状腺激素的合成。丙硫氧嘧啶(PTU)和卡比马唑是治疗孕期甲状腺功能亢进的主要药物。丙硫氧嘧啶通过胎盘的量低于卡比马唑,因此,为孕期首选药物。但是如果已经用卡比马唑控制病情稳定,则不需要换药。丙硫氧嘧啶的缺点是比卡比马唑服药频率高。由于 PTU 可以阻断甲状腺组织以外的 T_4 向 T_3 转换,所以,可以快速缓解症状。对于不能耐受 PTU 的患者可以考虑使用卡比马唑。曾有报道认为卡比马唑可能与新生儿皮肤发育不全有关,该病是一种少见的皮肤缺如症,其典型病灶一般 0.5～3 cm,分布于顶骨头皮上的头发旋涡处。

妊娠期诊断的患者开始治疗时药物应用要积极,给予 4～6 周的大剂量药物然后将药物剂量缓慢递减至初始剂量的 25%。一般 PTU 初始剂量每 8 小时 100 mg,用药期间每 2 周检查 1 次 FT_4。由于 PTU 是通过抑制甲状腺激素的合成起效的,所以只有在用药前储存的甲状腺激素耗尽时才显现明显的作用。用药后 TSH 受抑制的状态可以持续数周或数月,因而不能使用 TSH 作为疗效评价的指标。需要时,还可以加用几天阿替洛尔(25～50 mg/d,口服)控制心悸症状。

PTU 用药后如果没有反应,则应加量,必要时最大剂量可以加到 600 mg/d,如果应用大剂量后仍没有效果,应考虑可能是患者耐受,治疗失败。当 FT_4 水平开始下降时,应将剂量减半并且每 2 周时检测 1 次 FT_4 浓度。

治疗的目标是使 FT_4 水平稳定在正常范围的 1/3 之内。TSH 约 8 周时恢复正常。多数孕妇在妊娠晚期仅需要少量的 PTU。如果甲亢复发,可以重新开始用药。用药剂量为停药时剂量的 2 倍。

妊娠期禁用放射性碘治疗,因为碘可以被胎儿甲状腺吸收并可以破坏处于发育阶段的胎儿甲状腺。妊娠期甲状腺手术治疗仅限于药物治疗效果不佳的极少数病例,因为这些患者会伴有较高的孕妇发病率和死亡率。

(三)甲状腺危象的抢救措施

甲状腺危象是甲亢病情恶化的严重表现,一旦发生,积极抢救,不能顾及治疗对胎儿的影响,治疗不及时可危及孕妇生命。

(1)PTU:服用剂量加倍以阻断甲状腺素的合成,一旦症状缓解及时减量。

(2)给予 PTU 后 1 小时开始口服饱和碘化钾,5 滴/次,每 6 小时 1 次,每天 20～30 滴。碘化钠溶液0.5～1.0 g加于 10% 葡萄糖 500 mL 静脉滴注。

（3）普萘洛尔 10～20 mg，每天 3 次，口服，以控制心率。

（4）地塞米松 10～30 mg 静脉滴注。

（5）对症治疗：包括高热时用物理降温及药物降温，纠正水、电解质紊乱及酸碱平衡，吸氧，补充营养及维生素，必要时人工冬眠。

（6）分娩前发病者，病情稳定 2～4 小时结束分娩，以剖宫产为宜。术后给予大量抗生素预防感染。

(四)治疗中的母儿监测

除了甲状腺功能的测定外，还需要监测母儿在治疗或疾病发展过程中可能出现的并发症。PTU 可引起粒细胞缺乏症和肝功能异常，所以在治疗前和治疗中应定期检查全血细胞计数和肝功能。对胎儿的监测包括常规超声检查胎儿的生长发育，以及孕晚期明确有无胎儿甲状腺肿。新生儿出生时留脐带血检查甲状腺功能。

五、产后处理

为排除甲状腺抗体被动转运给胎儿和抗甲状腺药物引起胎儿甲状腺功能低下，故新生儿出生后应密切监测甲状腺功能，检查脐带血和母乳喂养儿的甲状腺功能。甲亢作为一种常见的自身免疫病，可能在孕期首次发生，而在产后加重。在妊娠早期治疗过的患者，其产后复发率高于75％。产后的治疗同妊娠期基本相似。服用 PTU 并不影响哺乳，只有极少量药物会进入乳汁。产妇服用 PTU 则剂量的 0.07％能由乳汁分泌，而卡比马唑为 0.5％。因此，服用丙硫氧嘧啶（＜150 mg/d）和卡比马唑（＜15 mg/d）者进行母乳喂养被认为是安全的。

停止哺乳后，可以考虑碘放疗，但是可能需要依据治疗剂量将母亲和新生儿分开一段时间。

（刘淑燕）

第六节　妊娠合并糖尿病

妊娠期间的糖尿病包括糖尿病合并妊娠和妊娠期糖尿病（gestational diabetes mellitus, GDM）。前者为妊娠前已有糖尿病的患者，后者为妊娠后才出现或发现的糖尿病患者。糖尿病孕妇中 80％以上为 GDM。由于诊断标准不一致，GDM 发生率世界范围内为 1％～14％。大多数 GDM 患者糖代谢于产后能恢复正常，20％～50％将来发展为 2 型糖尿病。GDM 孕妇再次妊娠时，复发率达 33％～69％。

一、妊娠对糖代谢的影响

在妊娠早中期，孕妇血浆葡萄糖水平随妊娠进展而降低，空腹血糖降低约 10％。这也是孕妇长时间空腹易发生低血糖及饥饿性酮症酸中毒的病理基础。造成血糖降低的主要原因：①胎儿从母体获取葡萄糖增加；②肾血流量及肾小球滤过率增加，但肾小管对糖的再吸收率没有相应增加，导致部分孕妇排糖量增加；③雌激素和孕激素增加母体对葡萄糖的利用。

妊娠中晚期胎盘生乳素、孕酮、雌激素、皮质醇和胎盘胰岛素酶等抗胰岛素样物质增加，使孕妇组织对胰岛素的敏感性下降，出现胰岛素分泌相对不足而使血糖升高，加重原有糖尿病或出现 GDM。

二、糖尿病对妊娠的影响

取决于血糖控制情况、糖尿病病情严重程度及并发症。

(一)对孕妇的影响

1.孕早期自然流产率增加

其可达15%～30%。高血糖可使胚胎发育异常甚至死亡,因此糖尿病患者宜在血糖控制正常后再妊娠。

2.妊娠期高血压疾病的发生率升高

其比非糖尿病孕妇高2～4倍。糖尿病可导致广泛血管病变,使小血管内皮细胞增厚及管腔变窄,组织供血不足,血压升高。

3.增加感染风险

血糖控制欠佳的孕妇易发生感染。以泌尿道和生殖道感染多见。

4.羊水过多发生率增加

较正常孕妇升高10倍。主要与胎儿高血糖、高渗性利尿致胎尿排出增多有关,与胎儿畸形无关。

5.巨大儿

增加难产、产道损伤、剖宫术概率。产程延长容易发生产后出血。

6.容易发生酮症酸中毒

由于妊娠期复杂的代谢变化,加之高血糖及胰岛素相对或绝对不足,代谢紊乱进一步发展到脂肪分解加速,血清酮体急剧升高,出现代谢性酸中毒。

(二)对胎儿的影响

1.巨大儿发生率增加

其达25%～40%。胎儿长期处于高血糖环境,刺激胎儿胰岛β细胞增生,产生大量胰岛素,促进蛋白、脂肪合成和抑制脂解作用,导致胎儿过度生长。

2.胎儿生长受限(FGR)发生率增加

妊娠早期高血糖有抑制胚胎发育的作用,导致孕早期胚胎发育落后。糖尿病合并微血管病变者,胎盘血管出现异常;对GDM进行医学营养治疗,饮食过度控制等都会影响胎儿发育。

3.增加早产发生率

其为10%～25%。羊水过多、妊娠期高血压疾病、感染、胎膜早破、胎儿宫内窘迫等是早产增加的常见原因。

4.胎儿畸形率增加

增加正常妊娠的7～10倍,与妊娠早期高血糖水平有关。酮症、低血糖、缺氧等也与胎儿畸形有关。

(三)对新生儿的影响

(1)新生儿呼吸窘迫综合征发生率增高:孕妇高血糖通过胎盘刺激胎儿胰岛素分泌增加,形成高胰岛素血症,后者具有拮抗糖皮质激素促进胎儿肺泡Ⅱ型细胞表面活性物质合成及释放的作用,使胎肺成熟延迟。

(2)新生儿低血糖:新生儿脱离母体高血糖环境后,高胰岛素血症仍存在,若不及时补充糖,容易发生低血糖,严重时危及新生儿生命。

(3)新生儿血液异常:低钙血症、低镁血症、高胆红素血症和红细胞增多症均高于正常新生儿。

三、临床表现及诊断

孕前糖尿病已经确诊或有明显的三多症状(多饮、多食、多尿)的患者比较容易诊断,而大部分GDM孕妇没有明显的症状,有时空腹血糖正常,容易漏诊和延误治疗。

(一)GDM 的诊断

1.糖尿病高危因素

年龄在 30 岁以上、肥胖、糖尿病家族史、多囊卵巢综合征患者;早孕期空腹尿糖反复阳性、巨大儿分娩史、GDM 史、无明显原因的多次自然流产史、胎儿畸形史、死胎史以及足月新生儿呼吸窘迫综合征分娩史等。

2.口服葡萄糖耐量试验(oralglucose tolerance test,OGTT)

在妊娠 24~28 周,对所有未被诊断为糖尿病的孕妇进行 75 g 葡萄糖耐量试验。OGTT 前一天晚餐后禁食 8~14 小时至次日晨(最迟不超过上午 9 时),检查时,5 分钟内口服含 75 g 葡萄糖的液体 300 mL,分别抽取服糖前、服糖后 1 小时和 2 小时的静脉血。诊断标准依据 2010 年国际妊娠合并糖尿病研究组推荐的标准。空腹、服葡萄糖后 1 小时和 2 小时三项血糖值分别为 5.1 mmol/L、10.0 mmol/L、8.5 mmol/L。任何一项血糖达到或超过上述标准即诊断为 GDM。

(二)糖尿病合并妊娠的诊断

(1)妊娠前已确诊为糖尿病患者。

(2)妊娠前未进行过血糖检查的孕妇,首次产前检查时进行空腹血糖或者随机血糖检查,如空腹血糖(Fasting plasmaglucose,FPG)≥7.0 mmol/L;或孕期出现多饮、多食、多尿,体重不升或下降,甚至并发酮症酸中毒,伴血糖明显升高,随机血糖≥11.1 mmol/L,应诊断为孕前糖尿病,而非 GDM。

四、处理

首先进行孕前的咨询与管理,处理原则为控制血糖,减少母儿并发症,主要治疗包括医学营养治疗、运动疗法和胰岛素治疗。

(一)孕前咨询与管理

所有糖尿病女性及以前曾患过 GDM 的女性计划怀孕前应进行 1 次专业的健康咨询,包括了解糖尿病与妊娠的相互影响、眼底检查、糖尿病肾病及其他并发症评估、合理用药及血糖控制情况。

(二)妊娠期及分娩期处理

此期处理包括血糖控制、母儿监护、分娩时机及分娩方式的选择。

1.血糖控制

多数 GDM 患者经合理饮食控制和适当运动治疗,均能控制血糖在满意范围。

(1)妊娠期血糖控制目标:孕妇无明显饥饿感,空腹/餐前血糖<5.3 mmol/L;餐后 2 小时<6.7 mmol/L;夜间>3.3 mmol/L,糖化血红蛋白<5.5%。

(2)医学营养治疗(medical nutrition treatment,MNT):亦称饮食治疗,目的是使糖尿病孕妇的血糖控制在正常范围,保证母亲和胎儿的合理营养摄入,减少母儿并发症的发生。每天总能量摄入应基于孕前体重和孕期体重增长速度确定。其中碳水化合物占50%～60%,蛋白质占15%～20%,脂肪占25%～30%,膳食纤维每天25～30 g,适量补充维生素及矿物质。少量多餐,定时定量进餐对血糖控制非常重要。早、中、晚三餐的能量应分别控制在10%～15%、30%、30%,加餐点心或水果的能量可以在5%～10%,有助于预防餐前的过度饥饿感。避免能量限制过度而导致酮症的发生,造成对母儿的不利影响。

(3)运动疗法:每餐后30分钟进行低至中等强度的有氧运动,运动的频率为3～4次/周,可降低妊娠期基础的胰岛素抵抗。

(4)药物治疗:口服降糖药在妊娠期应用的安全性、有效性尚未得到足够证实,在孕期应谨慎使用。对饮食治疗不能控制的糖尿病,胰岛素是主要的治疗药物。胰岛素用量应个体化,一般从小剂量开始,并根据病情、孕期进展及血糖值加以调整。中效胰岛素和超短效/短效胰岛素联合是目前应用最普遍的一种方法,即三餐前注射短效胰岛素,睡前注射中效胰岛素。

妊娠早期因早孕反应进食量减少,需减少胰岛素用量。妊娠中后期的胰岛素用量常有不同程度增加,妊娠32～36周达高峰,36周后稍下降。产程中,血糖波动很大,由于体力消耗大,进食少。容易发生低血糖,因此应停用一切皮下胰岛素,并严密监测血糖。

糖尿病酮症酸中毒时,主张应用小剂量胰岛素。血糖>13.9 mmol/L,将胰岛素加入0.9%氯化钠注射液内,0.1 U/(kg·h)或4～6 U/h静脉滴注。每小时监测1次血糖。当血糖≤13.9 mmol/L,将0.9%氯化钠注射液改为5%葡萄糖液或葡萄糖氯化钠注射液,直至血糖降至11.1 mmol/L或酮体转阴后可改为皮下注射。

2.母儿监护

定期监测血压、水肿、尿蛋白、肾功能、眼底和血脂。孕期可采用彩色多普勒B超和血清学检查胎儿畸形及发育情况。妊娠晚期采用NST、计数胎动、B超检测羊水量及脐动脉血流监测胎儿宫内安危。

3.分娩时机

原则上血糖控制良好的孕妇,在严密监测下尽量在妊娠38周以后终止妊娠。如果有死胎、死产史,或并发子痫前期、羊水过多、胎盘功能不全,糖尿病伴微血管病变者确定胎肺成熟后及时终止妊娠。若胎肺不成熟,则促胎儿肺成熟后及时终止妊娠。

4.分娩方式

糖尿病本身不是剖宫产的指征。决定阴道分娩者。应制订产程中的分娩计划,产程中密切监测孕妇血糖、宫缩、胎心变化,避免产程过长。

选择剖宫产手术指征:糖尿病伴微血管病变、合并重度子痫前期或胎儿生长受限、胎儿窘迫、胎位异常、剖宫产史、既往死胎、死产史。孕期血糖控制不好,胎儿偏大者尤其胎儿腹围偏大,应放宽剖宫产指征。

(三)产后处理

胎盘排出后,体内抗胰岛素物质迅速减少,大部分GDM产妇在分娩后不再需要使用胰岛素。胰岛素用量较孕期减少1/2～2/3。产后空腹血糖反复≥7.0 mmol/L,应视为糖尿病合并妊娠。产后6～12周行75 g OGTT检查,明确有无糖代谢异常及种类,并进行相应治疗。鼓励母乳喂养。

(四)新生儿处理

出生后 30 分钟内进行末梢血糖测定,根据血糖情况,适当喂糖水,必要时 10％的葡萄糖缓慢静脉滴注。常规检查血红蛋白、血钾、血钙及镁、胆红素,注意保暖和吸氧等。密切注意新生儿呼吸窘迫综合征的发生。

(刘淑燕)

第七节　妊娠合并缺铁性贫血

缺铁性贫血是指体内可用来制备血红蛋白的储存铁不足,红细胞生成障碍所发生的小细胞低色素性贫血,是铁缺乏的晚期表现。由于妊娠期妇女的生理改变,66％的孕妇可发生缺铁性贫血,占妊娠期贫血的 95％。铁是人体最重要的微量元素之一,是构成血红蛋白必需的原料。人体血红蛋白铁约占机体总铁量的 70％,剩余的 30％以铁蛋白及含铁血黄素的形式储存在肝、脾、骨髓等组织,称储存铁,当铁供应不足时,储存铁可供造血需要,所以铁缺乏早期无贫血表现。当铁缺乏加重,储存铁耗竭时,才表现出贫血症状和体征,故缺铁性贫血是缺铁的晚期表现。

体内许多含铁酶和铁依赖酶控制着体内重要代谢过程,因此,铁与组织呼吸、氧化磷酸化、胶原合成、卟啉代谢、淋巴细胞及粒细胞功能、神经递质的合成与分解、躯体及神经组织的发育都有关系。铁缺乏时因酶活性下降导致一系列非血液学的改变,如上皮细胞退变、萎缩、小肠黏膜变薄致吸收功能减退、神经功能紊乱、抗感染能力降低等。

一、病因

(一)铁的需要量增加

由于胎儿生长发育需要铁 250～350 mg,妊娠期增加的血容量需要铁 650～750 mg,故整个孕期共需增加铁 1 000 mg 左右。

(二)孕妇对铁摄取不足或吸收不良

孕妇每天至少需要摄入铁 4 mg。按正常饮食计算,每天饮食中含铁 10～15 mg,而吸收率仅为 10％,远不能满足妊娠期的需要。即使是在妊娠后半期,铁的最大吸收率达 40％,仍不能满足需要,若不给予铁剂补充,容易耗尽体内的储存铁而造成贫血。

(三)不良饮食习惯

蔬菜摄入量少、长期偏食和饮浓茶不但使铁的摄入减少,而且吸收也不足。

(四)其他

既往月经过多、多产或分娩过于频密等使铁的丢失过多,早孕反应重使得铁的摄入不足。

二、发病机制

孕妇缺铁使体内长期处于铁的负平衡,机体便动用储备铁,继之使血清铁、血铁蛋白逐渐下降到最低点。当体内的铁耗尽,发生红细胞内缺铁时,便会导致红细胞生成障碍。

三、贫血对妊娠的影响

慢性或轻度贫血机体能逐渐适应而无不适,对妊娠和分娩影响不大。中度以上的贫血由于组织对缺氧的代偿可出现心率加快,心排血量增加,继续发展则心脏代偿增大,心肌缺血,当血红蛋白<50 g/L时易发生贫血性心脏病。贫血的孕妇由于子宫胎盘缺血极易合并妊娠高血压疾病;由于抵抗力降低易导致感染的发生;缺血的子宫易引起宫缩不良而导致产程延长和产后出血;因氧储备不足,对出血的耐受性差,即使产后出血不多也容易引起休克而危及生命;对产科手术的麻醉耐受性差,容易发生麻醉意外。

贫血孕妇氧储备不足可影响胎儿的生长发育和胎儿的储备能力,故胎儿生长受限、低出生体重儿、胎儿窘迫、新生儿窒息的发生率升高。

铁通过胎盘单方向源源不断运输给胎儿,轻、中度的贫血对胎儿没有影响,但严重缺铁性贫血的孕妇没有足够的铁供给胎儿,胎儿出生后同样表现为小细胞低色素性贫血。

四、诊断依据

(一)病史

既往有月经过多、钩虫病等慢性失血的病史;长期偏食、胃肠功能紊乱、营养不良;合并肝肾疾病和慢性感染。经铁剂治疗有效对诊断有重要的辅助价值。

(二)临床表现

缓慢起病,轻者常无明显症状。随着贫血的出现皮肤黏膜逐渐苍白,以唇、甲床最明显,也可出现头发枯黄、倦怠乏力、不爱活动或烦躁、注意力不集中、记忆力减退。重者表现为口腔炎、舌乳头萎缩、反甲、心悸、气短、头昏、耳鸣、腹泻、食欲缺乏、少数有异食癖等,严重的可见水肿、心脏扩大或心力衰竭。

(三)实验室检查

这是诊断缺铁性贫血的重要依据。

1.血常规

血常规表现为小细胞低色素性贫血,血红蛋白<100 g/L,网积红细胞正常或略高,轻度患者白细胞及血小板计数均在正常范围,严重时三系均降低。红细胞平均体积(MCV)<80 fl,红细胞平均血红蛋白量(MCH)<27 pg,红细胞平均血红蛋白浓度(MCHC)<30%。

2.血清铁和总铁结合力

当孕妇血清铁<8.95 μmol/L(50 μg/dL),总铁结合力>64.44 μmol/L(360 μg/dL)时,有助于缺铁性贫血的诊断。

3.血清铁蛋白

血清铁蛋白是反映体内铁储备的主要指标,血清铁蛋白<14 μg/L(<20 μg/L 为贮铁减少,<12 μg/L为贮铁耗尽)可作为缺铁的依据。

4.骨髓常规

红系造血呈轻度或中度活跃,以中晚幼红细胞增生为主,骨髓铁染色可见细胞内外铁均减少,尤以细胞外铁减少更有诊断意义。

五、治疗

(一)补充铁剂

主要方法是口服铁剂,常用硫酸亚铁片剂 0.2～0.3 g,每天 3 次,饭后服用,以减少对胃肠道的刺激。琥珀酸亚铁 0.2～0.4 g,每天 3 次,其含铁量高,且吸收好,生物利用度高,不良反应小。同时服用维生素C可保护铁不被氧化,促进铁吸收。

注射铁剂的应用指征:①口服铁剂消化道反应严重;②原有胃肠道疾病或妊娠剧吐;③贫血严重;④妊娠中、晚期需要快速补铁。

注射用铁剂有右旋糖酐铁及山梨醇枸橼酸铁两种剂型。

1.右旋糖酐铁

首剂 20～50 mg,深部肌内注射,如无反应,次日起每天或隔 2～3 天注射 100 mg。右旋糖酐铁也可供静脉注射,由于反应多而严重,一般不主张,初用者使用前需作皮内过敏试验。总剂量为每提高 1 g 血红蛋白需右旋糖酐铁 300 mg,也可按以下方法计算:右旋糖酐铁总剂量(mg)=300×(正常血红蛋白克数-患者血红蛋白克数)+500 mg(补充部分贮存铁)。

2.山梨醇铁剂

有吸收快、局部反应小的特点,每次 115 mg/kg,肌内注射。每升高 1 g 血红蛋白需山梨醇铁 200～250 mg,总剂量可参考上述公式。

(二)输血

缺铁性贫血一般不需输血,仅适用于严重病例和症状明显者,当血红蛋白<60 g/L,接近预产期或短期内需分娩者应少量多次输注浓缩红细胞悬液,每次输 1 单位,输注时必须掌握速度避免加重心脏负担或诱发急性左心衰竭,对有心功能不全者更应注意。

(三)产科处理

1.临产后应配血

以防出血多时能及时输血。

2.预防产后出血

严密监测产程,第一产程避免时间过长,第二产程尽可能缩短,必要时予以助产;胎儿前肩娩出后,药物促进子宫收缩,促进第三产程;产后尽快仔细检查和缝合损伤的软产道,减少产后出血量。

3.预防感染

产程中严格无菌操作,产后应用广谱抗生素。

六、预防

为满足孕期对铁需要量的增加,鼓励孕妇多进食含铁丰富的食物,如牛肉、动物内脏、苹果、大枣、荔枝、香蕉、黑木耳、香菇、黑豆、芝麻等;纠正偏食的习惯;妊娠中期后应常规补铁;积极纠正胃肠功能紊乱及其他易引起缺铁性贫血的并发症。

(张 琳)

第八节 妊娠合并溶血性贫血

溶血性贫血是由于红细胞破坏过多、过快,而骨髓造血代偿不足引起的一类贫血,因病因或原发病不同,临床表现也不尽相同,明确诊断需较高条件的实验室检查,故容易引起漏诊、误诊。溶血性贫血临床上分为遗传性和后天获得性两大类型,诊断上首先根据红细胞破坏过多、血红蛋白代谢产物增多、骨髓代偿性红系细胞增多,以及红细胞生存时间缩短确定是否为溶血性贫血,然后通过实验室检查进一步明确其病因所在。

一、遗传性溶血性贫血

遗传性溶血性贫血以溶血和溶血性贫血为主要临床表现的遗传性疾病,是全球最常见的遗传性疾病,其包括由红细胞膜异常、红细胞酶缺陷和血红蛋白异常引起的疾病,疾病的早期和轻型患者不一定有贫血,故称其为遗传性溶血性疾病更为合适。因此,并非所有患者均自幼即有贫血,不少患者到成年期始被发现,由于遗传规律的异质性,不一定都有家族史,因此造成诊断困难。

(一)遗传性球形红细胞增多症

1.发病机制

遗传性红细胞膜缺陷引起的溶血性贫血最常见为遗传性球形红细胞增多症,其基本病变是基因突变,导致红细胞膜骨架蛋白缺陷,影响膜骨架蛋白垂直连接,不能提供对红细胞膜双层脂质的支持,最终导致膜表面积丢失,形成球形红细胞。脾脏不仅扣留球形红细胞,并加速其膜的丢失和球形红细胞的形成。

2.遗传方式

遗传方式大多数呈常染色体显性遗传,子代发病率50%,病变基因位于第8号或第12号染色体短臂,75%有家族史。常染色体隐性遗传的遗传性球形红细胞增多症患者往往合并新的突变才发病。25%无家族史,可能与新的基因突变有关。因此,遗传性球形红细胞增多症是一组异质性疾病,可有不同遗传方式,但每一家系有其特有的突变表现。

3.临床表现

具有异质性和多样性,发病年龄可从儿童、青少年,甚至到老年,贫血可轻可重,多数病例可无贫血。按血红蛋白及收缩蛋白含量临床上分为静止携带者、轻型、中度及重度,人群中以轻型和亚临床型占多数,携带者和轻型较难诊断,往往在妊娠时才首次出现贫血,因此很大程度上取决于临床医师的警惕性。

贫血、黄疸和脾大为主要临床表现,但黄疸和贫血不成比例,常见轻到中度贫血,间歇性黄疸,常并发胆石症,个别可见小腿迁延性溃疡。

严重病例贫血严重,需要输血维持生命,每当受凉、劳累或感染可诱发溶血危象表现为贫血加重、黄疸加深,可危及生命。

个别病例因病毒感染后引起骨髓暂时抑制,表现为贫血突然加重,网织红细胞减少,更严重者表现为再生障碍危象的全血减少,患者可因此死亡。

4.实验室检查

(1)血常规:慢性期为轻度贫血,小球红细胞为其特征。血常规红细胞平均体积<80 fl+红细胞平均血红蛋白浓度>354 g/L+红细胞分布宽度>14％诊断遗传性球形红细胞增多症较为准确;外周血涂片小球形红细胞的形态单一,表现为细胞的大小和密度均一,比例为20％～40％。

(2)筛查试验:①红细胞渗透性脆性试验脆性增高。②酸化甘油溶血试验阳性。③流式细胞仪荧光测定荧光值明显减低。

(3)红细胞膜蛋白电泳检查:遗传性球形红细胞增多症的筛查试验不能肯定诊断时,采用红细胞膜蛋白电泳法,80％可以检查出膜蛋白异常。

(4)骨髓常规:红系增生活跃,当再生障碍危象时红系再生低下。

5.诊断

根据黄疸、贫血和脾大,加上球形红细胞和网织红细胞增多的血常规特点和红细胞脆性增加诊断并不难,如有家族史则更有助于诊断。

6.疾病对妊娠的影响

溶血和贫血的严重程度取决于脾脏是否存在,脾脏完整的患病孕妇由于红细胞破坏多于生成,容易出现严重的溶血和贫血,表现为妊娠期间突然出现严重的溶血性贫血。

7.治疗

(1)目前没有办法进行治疗,只有在贫血严重时予以输血。

(2)脾脏切除的指征:大多数病例脾切除效果好,去除了吞噬变形红细胞的场所,可控制溶血的发生,延长红细胞寿命,轻型可纠正贫血,重型可改善贫血,但球形红细胞数量不变甚至增多。但是脾脏切除后可能发生致命的肺炎链球菌败血症为主要的危重并发症,此外,术后反应性血小板增多、肺动脉高压及血栓形成的危险存在,因此脾脏切除适用于重度病例,中度患者如能代偿,可不行脾切除,但伴有脾大贫血者可考虑手术。有症状的胆结石患者手术的可考虑同时切除胆囊。

(3)使用叶酸可防止叶酸缺乏加重贫血。

(二)遗传性红细胞酶病

遗传性红细胞酶病是一组因遗传因素导致红细胞内的代谢酶类发生病变而引起的溶血性疾病,这些酶大多为能量代谢酶和氧化还原酶。现已发现19种红细胞酶缺乏和1种酶活性过高可以引起溶血,其中最为常见的是葡萄糖-6-磷酸脱氢酶缺乏引起的溶血性贫血。

1.遗传方式

葡萄糖-6-磷酸脱氢酶基因位于X染色体上,遗传方式为性连锁不完全显性遗传。男性携带缺陷的基因可完全表达,引起酶缺乏,该病变基因由母亲遗传给儿子。而女性杂合子体内有葡萄糖-6-磷酸脱氢酶缺乏和正常的两群红细胞,两者的比例可相差很大,该比例决定杂合子女性的表型是正常或异常。

2.发病机制

葡萄糖-6-磷酸脱氢酶是防止红细胞蛋白被氧化损伤的看家酶,有缺陷的红细胞受氧化剂的攻击或发生感染会引起红细胞破坏,导致急性溶血,但是受氧化剂攻击后的敏感性也有差异。

3.临床表现

根据酶的活性和发病的诱因分类。

(1)无诱因的溶血性贫血:葡萄糖-6-磷酸脱氢酶活性很低,甚至可为0。表现为红细胞破坏加速,机体不能代偿,表现为慢性溶血性贫血。

(2)蚕豆性溶血性贫血:葡萄糖-6-磷酸脱氢酶活性呈中度到重度缺乏,一般在 10% 以下。平时无溶血反应,因食用蚕豆、感染和药物(氧化剂)导致急性血管内溶血,溶血具有自限性,一般摄入后 24~72 小时发生溶血,4~7 天恢复。

(3)代偿性溶血性贫血:葡萄糖-6-磷酸脱氢酶活性在 60% 以上,临床无症状,多在体检时发现。

4.实验室检查

(1)红细胞形态:急性溶血期外周血红细胞形态可有非特异性改变,红细胞大小不一,有核红细胞、嗜多染性红细胞和红细胞碎片增多,也可见少量口形、棘形红细胞,部分患者可见少量偏心红细胞和"咬痕"红细胞。

(2)葡萄糖-6-磷酸脱氢酶缺乏症筛查试验:这类试验均对诊断葡萄糖-6-磷酸脱氢酶缺乏特异性。①变性珠蛋白小体试验:葡萄糖-6-磷酸脱氢酶缺陷者阳性细胞>28%(正常<28%)。②高铁血红蛋白还原试验:葡萄糖-6-磷酸脱氢酶显著缺陷者<30%(正常人>75%)。③荧光斑点试验:葡萄糖-6-磷酸脱氢酶缺陷的红细胞荧光明显减弱,葡萄糖-6-磷酸脱氢酶活性降低者 30 分钟不出现荧光。该方法简单、可靠、灵敏,已被推荐为筛查葡萄糖-6-磷酸脱氢酶缺乏的筛选试验。

(3)葡萄糖-6-磷酸脱氢酶活力定量测定:该方法是确诊葡萄糖-6-磷酸脱氢酶缺乏症的依据,但要注意与获得性缺乏葡萄糖-6-磷酸脱氢酶症鉴别,静止期或在急性溶血发作后 2~3 个月检查较为准确。

(4)基因变异型分析:主要用于产前诊断、女性杂合子诊断和家族检测,目前尚不能列为葡萄糖-6-磷酸脱氢酶缺乏症的诊断标准。

5.诊断

根据食用蚕豆、使用药物或感染后发生溶血性贫血,结合实验室检查诊断不难,关键是临床思路是否正确。

6.疾病对妊娠的影响

纯合子的女性在妊娠期间食用蚕豆、摄入氧化剂或感染可诱发急性溶血性贫血,而导致一系列产科并发症。杂合子一般不发病。

7.治疗

治疗要点是避免氧化剂的摄入。轻度的急性溶血性贫血一般的支持治疗能奏效,重度急性溶血性贫血及时输血和使用肾上腺皮质激素疗效很好。

(三)遗传性血红蛋白病

遗传性血红蛋白病是一组因珠蛋白基因突变引起血红蛋白异常的遗传病,临床上重要的遗传性血红蛋白病有镰形细胞综合征、不稳定血红蛋白病、不正常氧亲和力的血红蛋白病、血红蛋白 M 病和地中海贫血,其中以地中海贫血最为常见。

我国地中海贫血分布以华南、西南和华东地区多见。

1.发病机制

血红蛋白是一种结合蛋白,由珠蛋白和血红素构成,每一个珠蛋白分子有两对肽链(一对 α 链和一对非 α 链,非 α 链包括 β、γ、δ、ζ 和 ε 种),不同的肽链是由不同的遗传基因控制的,每一条肽链与一个血红素构成一个血红蛋白单体,人类血红蛋白是四个单体聚合而成的四聚体。正常血红蛋白主要有三种：①Hb-A（$\alpha_2\beta_2$）是成人血红蛋白的主要形式，占 $96\%\sim98\%$，新生儿占 $10\%\sim40\%$，出生 6 个月后即达成人水平；②Hb-A$_2$（$\alpha_2\delta_2$）在成人所占比例不超过 3%，在胎儿期只有微量甚至缺如，出生 $6\sim12$ 个月达成人水平；③Hb-F（$\alpha_2\gamma_2$）主要存在于胎儿期，占胎儿血红蛋白的 $70\%\sim90\%$，出生后逐渐减少，出生 6 个月以后基本降至成人水平，即 $<1\%$。

(1)α 地中海贫血：α 珠蛋白基因缺失或缺陷，导致 α 肽链合成减少或缺乏，患者含 α 肽链的 Hb-A、Hb-A$_2$、Hb-F 合成减少，过剩的 β 及 γ 肽链各自聚合形成 Hb-H（β_4）及 Hb-Bart（γ_4）。正常 α 基因共有四个（父源和母源各两个）。α 地中海贫血的基因缺陷主要为缺失型。可分为四种类型。①静止型：缺失一个基因；②标准型：缺失两个基因；③HbH 病：缺失三个基因；④HbBart 胎儿水肿综合征：缺失四个基因。

(2)β 地中海贫血：β 珠蛋白基因缺陷，导致 β 肽链合成减少或缺乏，患者含 β 肽链的 Hb-A 合成减少，而过剩的 α 肽链与 γ 肽链或肽 δ 链结合，导致 Hb-F 或 Hb-A$_2$ 合成增多。β 地中海贫血的基因缺陷绝大多数属于非缺失型的基因点突变。可分为四种类型。①轻型：基因型为 β 链生成完全受抑制或 β 链生成部分受抑制的杂合体；②中间型；③重型（Cooley 贫血）：基因型为 β 链生成完全受抑制或 β 链生成部分受抑制的纯合体，β 链生成完全受抑制和 β 链生成部分受抑制的双重杂合体。

2.遗传方式

α 地中海贫血属常染色体隐性遗传，分子基础是位于 16 号染色体上的 α 珠蛋白基因先天缺失（缺失型），少数 α 地中海贫血是由于 α 珠蛋白基因的点突变导致其功能障碍（非缺失型）。β 地中海贫血属常染色体隐性遗传，分子基础是位于 11 号染色体上的 β 珠蛋白基因先天缺失，多数 β 地中海贫血是由于珠 β 蛋白基因的点突变所致。按照孟德尔方式传递的疾病。

3.临床表现

(1)地中海贫血纯合子状态：地中海贫血纯合子状态因为贫血严重，不可能生存至生育年龄，故不存在合并妊娠的问题。

(2)地中海贫血杂合子状态：临床表现不一，有的完全没有症状，有的仅表现为慢性溶血及贫血，典型的外周血红细胞为小细胞低色素性贫血，红细胞渗透脆性降低。α 地中海贫血的静止型无临床症状和体征，亦无贫血，红细胞形态正常；标准型表现为轻度贫血，部分包涵体生成试验阳性；血红蛋白分析在静止型与标准型均表现为 Hb-A$_2$ 降低；HbH 病常有轻度或中度贫血、肝脾大、黄疸，Hb 电泳可发现 HbH 带。β 地中海贫血的血红蛋白电泳主要表现为 Hb-A$_2$ 增高、Hb-F 增高，而 Hb-A 降低。

地中海贫血杂合子状态的妇女因为贫血轻，不影响正常生活和妊娠，故合并妊娠的问题集中在对子代遗传方面的分析和诊断。

4.诊断

地中海贫血的诊断和分型在孕期做出判断固然重要，但婚前或孕前的诊断更为重要。

(1)筛查试验。①血常规：红细胞平均体积 $\leqslant80$ fl，红细胞平均血红蛋白量 $\leqslant25$ pg，应疑地中海贫血可能；②外周血涂片红细胞形态：重型地贫红细胞大小不均，中央苍白区扩大，靶形红细胞及幼红细胞增多，甚至有红细胞碎片；Hb-H 病可见靶形红细胞和泪滴样红细胞，但红细胞碎片少见；③变性珠蛋白小体：诊断 Hb-H 病的一项简易而特异的方法，即使血红蛋白电泳未见 H 区带，变性珠蛋白小体也可为阳性；④异丙醇试验：血红蛋白 H 病阳性率高；⑤血红蛋白分析：是最简单的判断方法，β 地中海贫血表现为 Hb-A$_2$ 升高，可达 $4\%\sim10\%$；α 地中海贫血 Hb-A$_2$

减少,一般在 2.5% 以下;⑥抗碱血红蛋白测定:是判断 Hb-F 的重要标志。

(2)基因诊断:目前聚合酶链反应(PCR)及其衍生的相关技术已成为 α 地中海贫血基因诊断最常用方法。对 β 地中海贫血的基因诊断采用聚合酶链反应/抗链霉素溶血素"O"探针杂交、聚合酶链反应/反向点杂交及多重等位基因特异性聚合酶链反应等技术。

(3)产前诊断:若夫妇双方均为同一类型地中海贫血杂合子,依照遗传规律,其后代有 1/4 机会为纯合子,2/4 机会为杂合子,1/4 机会为正常。临床上应避免纯合子胎儿出生,很有必要对夫妇双方进行有效的产前筛查,最好能在婚前或孕前医学检查得出诊断,并进行生育指导,对夫妇双方为同型杂合子进行必要的产前诊断,判断胎儿病情,及早对纯合子胎儿做出诊断,及时对出生缺陷进行干预。产前诊断是利用胎儿标本进行,胎儿标本的来源为妊娠 11 周后可取绒毛细胞,16 周后取羊水细胞,亦可于 20 周后取脐血。胎儿脐血检查可同时做基因检查及血红蛋白电泳检测,准确率较高。

5.疾病对妊娠的影响

能妊娠的妇女,地中海贫血多为轻型,母子预后一般较好,但流产、早产、死胎、胎儿畸形等发生率仍高于正常人群。

6.处理

孕期处理以支持妊娠为主,一般不需要特殊治疗。

(1)一般治疗:主要是加强营养。地中海贫血患者骨髓多处于增生状态,消耗大量的叶酸,而且妊娠期对叶酸的需要量增加,因此注意叶酸的补充;合并缺铁时才可考虑补充铁剂,否则严禁补铁。

(2)积极处理妊娠并发症:包括妊娠高血压疾病、贫血性心脏病、感染等。

(3)纠正贫血:若贫血较严重(血红蛋白<60 g/L),可采用少量间断输浓缩红细胞悬液以维持血红蛋白在 90 g/L 以上较为理想。

(4)预防产后出血:积极处理产程,杜绝产程延长,正确处理第三产程和合理使用宫缩药等。

二、后天获得性溶血性贫血

后天获得性溶血性贫血根据病因及机制主要分为免疫性溶血性贫血,感染所致的溶血性贫血,化学、物理、生物毒素所致的溶血性贫血,机械创伤和微血管病性溶血性贫血和阵发性睡眠性血红蛋白尿症。

(一)免疫性溶血性贫血

常见的免疫性溶血性贫血根据病因及发病机制,又可分为自身免疫性溶血性贫血及药物诱发的免疫性溶血性贫血。

1.自身免疫性溶血性贫血

(1)诊断:自身免疫性溶血性贫血是免疫性溶血性贫血的最常见类型,分为温抗体型、冷抗体型及温冷双抗体型。

临床表现轻重不一且多样化,多为急性起病,表现为寒战、发热、腰痛、呕吐、腹泻、头痛和烦躁,严重可表现休克和昏迷。半数以上有轻至中度的脾大。

实验室检查贫血轻重不一,是典型的正细胞正色素性贫血,血片可见较多的球形红细胞,网织红细胞增高,有时呈大细胞血常规。骨髓以幼红细胞增生为主的增生改变。血清胆红素中度升高,以间接胆红素为主。Coombs 直接实验阳性。

分型的诊断与鉴别主要依据相关的特异性实验室检查。外周血成熟红细胞 Coombs 试验，主要用于检测血管内成熟红细胞上的自身抗体以证实温抗体型自身免疫性溶血性贫血；冷凝集素试验用于检测患者血清中的冷凝集素以证实冷抗体型；当-兰(D-L)试验用于检测 D-L 抗体引起的阵发性冷性血红蛋白尿症。

一旦诊断确立，应寻找可能的病因以确定是原发性还是继发性，后者常见于慢性淋巴细胞增殖性疾病，如淋巴瘤、慢性淋巴细胞白血病等或为风湿性疾病和某些感染性疾病所致。只有确实找不到继发病因时方可诊断原发性自身免疫性溶血性贫血。有时溶血性贫血可以诊断，但有关溶血病理机制的检查皆阴性，可先用肾上腺皮质激素试验性治疗，若明显有效，可以回顾性确诊 Coombs 试验阴性的自身免疫性溶血性贫血。

(2)治疗：首先应强调病因治疗，即根治原发病，尽可能避免输血。但对于严重危及生命的贫血，应予缓慢的洗涤红细胞输注，有报道在输血前给予大剂量丙种球蛋白更为有效。肾上腺皮质激素仍是目前治疗自身免疫性溶血性贫血的首选药物，但应注意同时应予以保护胃黏膜、补钙及监测血糖。对于治疗无效或在激素减量过程中复发的患者，可给予免疫抑制剂如环孢素 A 或激素联合应用细胞毒免疫抑制剂，如环磷酰胺。早期使用环孢素 A、大剂量丙种球蛋白联合激素治疗能迅速控制溶血，并减少复发。对于大剂量皮质激素和免疫抑制剂无效或反复复发且病情危重的溶血患者可考虑脾切除，特别是温抗体型效果较好。但应注意脾切除后易继发肺炎链球菌、流感嗜血杆菌及脑膜炎球菌感染的风险。对于无手术适应证者脾脏照射也可作为选择之一。自体造血干细胞移植毒副作用大，移植相关病死率高，目前尚未能在临床上广泛开展。单克隆抗体的治疗是近年来开始采用的一种新型手段，如 CD20 单抗和 CD52 单抗用于继发于慢性淋巴增生性疾病的自身免疫性溶血性贫血患者疗效喜人。

2.药物诱发的免疫性溶血性贫血

(1)诊断：药物诱发的免疫性溶血性贫血是药物使用过程中出现的一种严重的不良反应，即药物引起机体产生抗体介导或补体介导的红细胞急剧破坏。到目前为止，已被证实易诱发溶血的药物主要有第三代头孢菌素、双氯芬类药物、甲基多巴，使用超过 10 天的大剂量青霉素、利福平、左旋多巴、奎尼丁以及甲芬那酸等。

凡出现溶血性贫血者均应仔细询问病史，有肯定服药史者，一般诊断不难，加上停药后溶血迅速消失，可确立诊断。实验室检查可确定溶血性质及其与药物间的关系。

抗人球蛋白试验在诊断药物相关性免疫性溶血性贫血中有一定价值。对半抗原型药物诱发的免疫性溶血性贫血可测血清中的药物抗体，若此类抗体结合在红细胞上，则抗人球蛋白试验呈阳性；自身免疫性溶血性贫血无论加与不加药物抗人球蛋白试验均可阳性。这些特点结合冷凝集素和 D-L 试验阴性，不难与特发性温抗体型和冷抗体型自身免疫性溶血性贫血鉴别。

(2)治疗：首先停用一切可疑药物，特别是对严重溶血者，这是抢救生命的关键，同时应用肾上腺皮质激素对加速病情恢复可能有效。对一些药物引起的血管内溶血，除贫血外，尚应积极处理肾衰竭或弥散性血管内凝血等并发症。

(二)感染所致的溶血性贫血

此类溶血性贫血较少见，主要是病原体直接作用于红细胞的结果。常见的致病菌有产气夹膜杆菌、溶血性球菌、肺炎球菌、金黄色葡萄球菌、大肠埃希菌等。原虫感染中以疟疾最多见。病毒中有肝炎病毒和巨细胞病毒引起溶血性贫血的报道。

诊断依据主要是有感染原发病的表现同时出现贫血，此时应立即做有关溶血的相关检查，以利早期诊断。

积极治疗原发病的同时可短期内给予激素治疗。

(三)化学、物理、生物毒素所致的溶血性贫血

此类溶血性贫血临床更为罕见,可引起溶血性贫血的化学物质主要有氧化剂类如芳香族有机物、氧原子以及有氧化作用的化学物质如铜、砷、铅等;物理因素主要指烧伤和射线;生物毒素主要指蛇毒、蜘蛛、蜂蜇等。

诊断主要依赖明确的服用史、接触史以及动物咬伤史和溶血性贫血存在的证据。对其治疗首先应避免再次摄入有毒物质和射线的接触以及动物咬伤,同时排出有毒物质,以积极的支持治疗为主,严重贫血可予输血,对于生物毒素引起者可予较大剂量糖皮质激素治疗。

(四)机械性因素引起的溶血性贫血

机械性溶血性贫血是指红细胞受到外界机械性撞击、湍流的冲击、剪切力或在循环中压力作用下强行通过狭小的血管(如行军性血红蛋白尿症、创伤性心源性溶血性贫血)以及在运行中受纤维蛋白丝的切割(如微血管病性溶血性贫血)等原因,发生破裂产生的血管内溶血。依据不同的机制分为行军性血红蛋白尿症、创伤性心源性溶血性贫血和微血管病性溶血性贫血。

1.行军性血红蛋白尿症

行军性血红蛋白尿症的诊断主要依据运动后 $0.5\sim5$ 小时出现血红蛋白尿伴有腰酸、足底和尿道烧灼感以及血管内溶血的实验室检查发现尿 Rous 试验(＋)等。

本病除碱化利尿、支持对症治疗外无特殊治疗,可在停止运动后自行消失。

2.创伤性心源性溶血性贫血

创伤性心源性溶血性贫血诊断主要依据患者的心脏病史、心脏手术史(各种瓣膜置换术)结合溶血性贫血的临床和实验室发现。对心脏病或是心脏手术后出现溶血性贫血的患者应想到本病的可能。

非手术患者若贫血程度较轻可不予处理,严重者可适量输血;对于人工瓣膜撕裂、人工瓣膜放置不妥或人工瓣膜周围有渗漏者应尽快手术治疗。

3.微血管病性溶血性贫血

引起微血管病性溶血性贫血的病因很多,典型代表是溶血性尿毒症综合征(HUS)、血栓性血小板减少性紫癜(TTP),其他还有转移癌、子痫、产后溶血性尿毒症、恶性高血压、弥散性血管内凝血、自身免疫性疾病等。

此类疾病的诊断依据主要是:①血管内溶血的临床表现,若为 TTP 还有发热、肾功能损害、神经系统异常、出血表现;②血管内溶血的实验室发现,特别是外周血涂片可见到典型的破碎红细胞,TTP 患者可有进行性血小板下降和严重凝血功能紊乱,骨髓红系增生伴巨核细胞增多。

治疗的关键是处理原发病,发作时按照急性溶血处理,可予大剂量激素和免疫抑制剂,对于TTP血浆置换疗法可挽救患者生命。发生严重的凝血功能紊乱按照处理原则处理。

(五)阵发性睡眠性血红蛋白尿症(PNH)

阵发性睡眠性血红蛋白尿症是一种获得性造血干细胞异常克隆性疾病,临床上主要有三大特点:血管内溶血、不同程度的骨髓衰竭和易栓倾向。

阵发性睡眠性血红蛋白尿症诊断主要依据以下几方面。

1.临床表现

(1)血管内溶血的表现:常有贫血、血红蛋白尿、乏力、急慢性肾衰竭、反复泌尿系统感染、腹

痛、胃胀、背痛、头痛、食管痉挛、胆石症等表现。

（2）血栓的症状：静脉血栓如腹部静脉血栓、门脉高压、食管静脉曲张；脑静脉血栓可出现头痛、出血性栓塞；视网膜静脉血栓表现为视力丧失；深静脉血栓多表现为下肢和肺栓塞。

（3）骨髓衰竭的表现：贫血、感染和出血。

2.血管内溶血的实验室依据

血红蛋白尿、含铁血黄素尿、血清乳酸脱氢酶增高、血清游离血红蛋白含量增高、血清结合珠蛋白下降以及骨髓呈现增生性贫血骨髓常规等。

阵发性睡眠性血红蛋白尿症克隆的检测。

传统手段：Ham 试验、糖水试验、蛇毒溶血试验以及微量补体敏感试验，这些手段敏感性和特异性均较低。

现代方法：①流式细胞仪检测外周血红细胞 CD59 和/或 CD55，外周血粒细胞 CD59、CD24 和 CD16，其他粒细胞表面的 GPI 锚连蛋白，这是目前诊断阵发性睡眠性血红蛋白尿症的"金标准"，敏感性和特异性均较高；流式细胞仪外周血粒细胞 FLAER 检测，较上述 CD55、CD59 更敏感，可早期发现少量阵发性睡眠性血红蛋白尿症克隆。②PIGA 基因突变检测是诊断阵发性睡眠性血红蛋白尿症最特异性指标，但因突变类型多样性和探针、引物的有限性尚未普遍开展。

3.治疗

阵发性睡眠性血红蛋白尿症主要分为对本治疗和对症支持治疗。

（1）对本治疗。

控制溶血的治疗（补体抑制治疗）：肾上腺糖皮质激素仍是治疗阵发性睡眠性血红蛋白尿症的首选药物，对补体依赖溶血有较强的抑制作用。免疫抑制剂环孢素 A 比单用激素疗效明显。实验证实补体早期成分（C_5 以前）的缺失可能导致化脓性感染风险的增加以及自身免疫现象，但补体末端成分的缺失却无明显并发症出现。因此，特异性 C_5 单抗已安全地应用于临床，并取得了令人满意的疗效，它不仅可以显著减轻溶血、减少输血次数、改善贫血，还可以很好地控制血栓发生、改善肾功能、改善 NO 消耗引起的临床表现。但 C_5 单抗治疗也存在一定瓶颈，如 GPI-细胞受到保护，其克隆数显著升高。因此，虽然溶血减少，但其溶血的风险不断增加，且 C_5 单抗不能纠正阵发性睡眠性血红蛋白尿症患者的骨髓衰竭。

抑制阵发性睡眠性血红蛋白尿症克隆的治疗：抑制阵发性睡眠性血红蛋白尿症克隆才是有望根治阵发性睡眠性血红蛋白尿症的治疗手段。①干细胞移植：对于难治、复发或存在危及生命的血栓事件可考虑异基因干细胞移植；②化疗：减量的 DAG/HAG 方案治疗难治、复发性阵发性睡眠性血红蛋白尿症，3 个疗程后患者体内阵发性睡眠性血红蛋白尿症克隆明显减少，溶血指标明显好转，外周血细胞减少者经血常规检验均有明显进步，所有患者均脱离输血，患者肾上腺糖皮质激素的用量较化疗前减少一半以上，部分患者可脱离激素治疗。其机制可能是化疗可以杀伤阵发性睡眠性血红蛋白尿症克隆细胞和正常克隆细胞，而正常克隆增殖较阵发性睡眠性血红蛋白尿症克隆快，正常克隆细胞出现生长优势。但是化疗治疗阵发性睡眠性血红蛋白尿症是一种正在摸索的治疗手段，尚未普遍应用于临床，应严格掌握适应证，只适用于激素治疗无效、减量后复发或激素不能耐受的患者。

（2）支持及对症治疗：主要包括促造血（如雄激素及造血生长因子）、输血、补充造血原料、抗氧化剂和碱性药物的应用。并发症处理包括抗栓塞治疗和感染的防治。

综上所述,溶血性贫血病因繁多、机制复杂,只有掌握正确的诊断思路,有序使用可靠的检测手段,才能明晰其类型,做到准确诊断、正确治疗。

治疗期间兼顾孕妇病情轻重和妊娠的期限。妊娠早期发病者如病情重,以孕妇为重,治疗好转后可考虑终止妊娠,特别是需要化疗的孕妇。妊娠中期以后发病,治疗的同时可继续妊娠,严密观察妊娠的经过。分娩前最好保证病情能稳定控制和血红蛋白在 90 g/L 以上。

（刘淑燕）

第十四章

分娩期并发症

第一节 子宫破裂

子宫破裂是妊娠期和分娩期极其严重的并发症之一,直接威胁母儿生命,导致灾难性的后果,其中出血、休克、感染是患者死亡的主要原因。子宫破裂的发病率和病因构成比在社会经济发展不同的国家和地区报道中差别很大,美国为 $0.04\% \sim 0.1\%$,中国为 $0.1\% \sim 0.55\%$,非洲部分国家地区高达 $1\% \sim 1.2\%$。发达国家导致子宫破裂的主要原因是既往剖宫产瘢痕,经济欠发达地区和落后地区的主要原因是梗阻性难产和不当助产。近年来随着剖宫产后再次妊娠病例的增多和前列腺素类药物在催引产领域的广泛应用,子宫破裂的发病较以前有上升的趋势。

一、病因

子宫破裂的病因主要有瘢痕子宫(包括剖宫产术后和其他子宫手术后)、梗阻性难产、宫缩剂应用不当和助产手术损伤。

(一)瘢痕子宫

狭义的瘢痕子宫主要是指既往有剖宫产手术史或子宫肌瘤剔除病史的病例,特别是古典式的子宫体部剖宫产术和剥除时穿透子宫内膜达宫腔的子宫肌瘤手术,对子宫肌壁的损伤较大,形成的瘢痕范围宽,不能承受妊娠子宫胀大和宫缩时的张力,更容易在妊娠晚期和分娩时发生子宫破裂。

广义的瘢痕子宫包括子宫畸形矫形术、子宫角部切除术、子宫破裂修补、子宫穿孔等所有手术操作对子宫造成的损伤。随着外科和妇科微创手术的迅速发展和广泛开展,高频电刀、超声刀等能量器械在手术中的应用给子宫带来了一系列热损伤的问题。甚至常见的腹腔镜下输卵管峡部或间质部妊娠手术时,能量器械操作不当造成子宫角部过度的灼伤,引起中晚孕子宫自发性破裂也时有发生。

(二)梗阻性难产

梗阻性难产是子宫破裂常见的原因之一,该类型子宫破裂好发于伴随有子宫肌壁原发和继发病理性改变者,如多产、畸形子宫肌层发育不良、胎盘植入病史等导致子宫肌壁延展性和抗张能力下降的因素。这些患者如果同时伴有明显的骨盆狭窄、头盆不称、软产道畸形、盆腔肿瘤、胎

381

位异常和胎儿畸形等因素阻碍胎先露下降时,子宫为克服阻力,体部肌肉强烈收缩,子宫下段被迫拉长、变薄,最终破裂。这也是子宫破裂中最常见类型,破裂处多发生于子宫下段。严重的可以延伸到宫体、宫颈、阴道,甚至撕裂膀胱。

(三)宫缩剂应用不当

使用前列腺素药物及缩宫素等宫缩剂引产、催产,时机把握不当,或超剂量用药都可能会造成子宫平滑肌强烈的痉挛性收缩。值得注意的是在胎膜自然破裂和人工破膜等存在内源性前列腺素释放的情况下,一定要严格控制宫缩剂使用的指征和时机,避免造成子宫收缩效应叠加,导致宫缩过强、子宫破裂。

(四)助产手术损伤

分娩时实施助产手术导致的子宫破裂损伤,多是由不适当或粗暴的手术操作所导致。宫口未开全,强行产钳术或臀牵引术导致子宫颈严重裂伤并上延到子宫下段;臀牵引手法粗暴,未按照分娩机转引起胎儿手臂上举,出头困难,后出头暴力牵拉;忽略性横位内倒转术,毁胎术及部分人工剥离胎盘术等由于操作不当,均可以造成子宫破裂。第二产程中暴力按压宫底,增加腹压,促使胎儿娩出也是导致子宫破裂的高危因素之一。

二、分类

子宫破裂按照发生时间可以分为妊娠期破裂和分娩期破裂;按照原因可以分为自发性破裂和损伤性破裂;按照程度可分为完全破裂和不完全破裂。

三、临床表现

子宫破裂发生在瘢痕子宫和非瘢痕子宫病例时表现不尽相同,因此对两类患者的临床表现都要有明确的认识。

(一)非瘢痕子宫

非瘢痕子宫破裂即传统意义上的子宫破裂,几乎均发生于分娩过程中,根据其病程进展可以分为先兆子宫破裂和子宫破裂两个阶段。

1.先兆子宫破裂

先兆子宫破裂多见于产程长、有梗阻性难产高危因素的患者。典型的表现为腹痛、病理性缩复环、胎心改变和血尿的"四联征"。

(1)腹痛:由于宫缩过强,子宫呈现强直性或痉挛性收缩,产妇因剧烈的腹痛而烦躁不安、呼吸心率增快、下腹部拒按。

(2)病理性缩复环:因为梗阻的存在,子宫平滑肌反应性的强直收缩,导致子宫体部肌层增厚,同时下段肌层在强力拉伸作用下延展、菲薄,从腹壁上观察,宫体部和子宫下段之间形成一个明显的凹陷,称为"病理性缩复环",随着宫缩的进展,子宫下段进一步拉伸,病理性缩复环会逐渐上移达到脐平面或以上,如果此时不能得到及时处理,子宫下段最终会因为张力过高而断裂,进展成为子宫破裂。

(3)胎心改变:先兆子宫破裂发生时,子宫平滑肌痉挛,强直性收缩,由于没有充分的平滑肌舒张期,影响有效的胎盘血流灌注和氧气交换,胎儿会因急性缺氧出现胎动频繁,电子胎心监护可能出现胎儿心动过速、心动过缓、重度变异减速及晚期减速等一系列胎儿宫内窘迫的表现。

(4)血尿:梗阻性难产发生时,胎先露部位对膀胱持续性压迫,膀胱壁水肿、黏膜充血,会导致血尿和排尿困难。

2.子宫破裂

子宫破裂往往在先兆子宫破裂的进展过程中骤然发生,表现如下。

(1)在先兆子宫破裂基础上突然发生。患者感到下腹部"撕裂样"剧烈疼痛。随后强烈的宫缩短暂停止。孕妇自觉腹痛症状会出现一过性的缓解和"轻松感"。但是紧接着,由于羊水、胎儿、血液充盈整个腹腔,患者很快出现全腹疼痛及腹膜刺激征。

(2)产妇呼吸急促、浅快,出现心率增快、脉搏细弱、血压下降等失血性休克的表现。

(3)全腹部肌紧张,压痛、反跳痛明显,移动性浊音阳性。从腹部可触及明显的胎儿肢体等部位,胎动停止、胎心消失,在胎儿旁有时可扪及收缩的子宫体。经阴道检查可以发现胎先露上移,宫颈口可见鲜血流出,有时可以经宫颈向上扪及子宫下段前壁缺损。

(4)不完全子宫破裂:不完全子宫破裂是指子宫肌层部分或完全断裂,浆膜完整,此时胎儿及胎盘、脐带等附属物仍然在宫腔内。发生子宫不完全破裂时,宫缩疼痛并不明显,可以有少量的阴道流血,胎儿仍然存活,但会出现严重的晚期减速、基线变异消失等缺氧表现。此时破裂的肌层如果累及血管,也会发生严重的腹腔内出血或阔韧带血肿、后腹膜血肿等,并出现失血性休克症状。

(二)瘢痕子宫破裂

发生于既往有子宫手术史或子宫损伤病史的患者,和非瘢痕子宫破裂相比,瘢痕子宫破裂可以发生在妊娠晚期和分娩期。甚至部分严重的病例,如能量器械造成的子宫角部、子宫体部烧灼伤,会发生中孕期自发性子宫破裂,导致腹腔内出血、急腹症。子宫下段剖宫产术后的瘢痕子宫破裂往往缺乏先兆子宫破裂的表现,部分患者仅有下腹部针刺样疼痛或压痛,伴或不伴血尿,临床上还有部分病例无任何阳性表现,只是剖宫产术中意外发现。

四、诊断

根据典型的病史、症状、体征,典型的子宫破裂诊断并不困难,关键在于根据病史及时筛查和识别子宫破裂的高危因素,并对其重点监测。在临产时能够及时识别先兆子宫破裂的表现,分辨子宫强直性收缩、腹痛和正常产程中的宫缩痛。当产程中出现宫缩突然消失、胎心消失、产妇心率增快、血压下降等表现时一定要警惕子宫破裂的发生。

对可疑的高危孕产妇建议产程中持续电子胎心监护,及时发现胎儿心动过速、心动过缓、严重变异减速或晚期减速、延长减速等异常。

腹腔穿刺可以明确诊断腹腔内出血,急诊床旁B超检查可以协助诊断腹腔内出血、死胎等。

五、鉴别诊断

(一)胎盘早剥

Ⅱ级以上的胎盘早剥会出现子宫强直收缩、宫体压痛、阴道出血、胎儿窘迫或死亡、孕妇失血性休克等表现,同子宫破裂的临床表现有诸多类似。但是严重的胎盘早剥一般都存在子痫前期、子痫、严重腹部外伤等病史,腹部检查无病理性缩复环。超声检查见子宫完整,部分病例可见到胎盘后血肿等典型的胎盘剥离影像。

(二)难产伴发绒毛膜羊膜炎

部分病例特别是合并胎膜早破者,由于产程长、多次行阴道检查、胎头旋转等操作可以导致绒毛膜羊膜炎,出现子宫体压痛、激惹等类似先兆子宫破裂的表现。因为感染的存在,绒毛膜羊膜炎患者可伴有羊水异味、白细胞计数和分类升高等表现。结合病理缩复环、血尿等症状的有无及B超检查,鉴别并不困难。

六、治疗

一般治疗:开放静脉通道,吸氧、输液,做好输血的准备,大剂量广谱抗生素预防感染。

(一)先兆子宫破裂

一旦诊断先兆子宫破裂,立即予以抑制宫缩药物输注,肌内注射或静脉输注镇静剂,如盐酸哌替啶100 mg肌内注射,吸入麻醉或静脉全身麻醉,尽快行剖宫产术,抢救胎儿生命。

(二)子宫破裂

确诊子宫破裂,无论胎儿存活与否都应当在积极抗休克治疗的同时急诊剖腹探查,尽量快找到出血位置,止血。新鲜、整齐、无感染的子宫破裂如果有生育要求可以行创面修补缝合。破口不规则或伴感染者考虑子宫次全切除术。如果子宫破裂口向下延伸至宫颈者建议子宫全切。术中发现有阔韧带巨大血肿时,要打开阔韧带,充分下推膀胱及游离输尿管后再钳夹切断组织。子宫破裂已发生失血性休克的患者尽量就地抢救,避免因搬运加重休克与出血。如果限于当地条件必须转院时,一定要同时大量输血、输液抗休克治疗,腹部加压包扎后,依就近原则转运至有救治能力的医疗机构。

七、预防

子宫破裂是严重的产科并发症,根据国内报道,围产儿病死率高达90%,孕产妇病死率为12%,一旦发生后果严重,因此子宫破裂重在预防。而且通过系统化的管理和严密观察,绝大多数子宫破裂是可以避免的。

(1)健全妇幼保健制度,加强围产期保健管理,及时发现高危患者进行追踪管理和适时转诊,按照病情制订适宜的分娩计划。特别强调,对有子宫手术操作史的患者尽量取得前次手术操作的原始资料,根据手术记录情况综合评估。

(2)强化医护人员的理论实践技能培训,严密观察产程,能够及时识别并正确处理病理缩复环、强直性子宫收缩等异常情况。

(3)严格掌握宫缩剂的应用原则,包括缩宫素、前列腺素制剂在促宫颈成熟、催引产的应用规范。对宫缩药物使用的间隔时间、剂量、叠加效应等要熟练掌握,使用时专人看守、做好相关记录。

(4)掌握手术助产的适应证和禁忌证。避免因不恰当的粗暴操作造成医源性子宫破裂。对操作困难的产钳助产、内倒转术、毁胎术等,常规在术后探查宫颈、宫腔,必要时可以利用B超协助检查。

(5)严格掌握剖宫产指征,减少不必要的瘢痕子宫。

(6)实施剖宫产后阴道分娩,要稳步有序地开展,做到制度先行、规范先行,严格掌握指征,切忌盲目跟风,给医患双方带来不必要的风险和危害。

(陈　敏)

第二节 产后出血

产后出血是指胎儿娩出后 24 小时内阴道分娩失血量超过 500 mL，剖宫产超过 1 000 mL。产后出血是分娩期严重的并发症，是欠发达地区产妇死亡原因之首。国内外文献报道产后出血的发病率占分娩总数的 5%～10%，由于临床上估计的产后出血量比实际出血量少 30%～50%，因此产后出血的实际发病率更高。因此 Combs 等主张以测定分娩前后血细胞比容来评估产后出血量，若产后血细胞比容减少 10%，或出血后需输血治疗者，定为产后出血。但在急性出血的 1 小时内血液常呈浓缩状态，血常规不能反映真实出血情况。如果先前有产后出血的病史，再发风险增加 2～3 倍。

每年全世界孕产妇死亡 51.5 万，99% 在发展中国家。因产科出血致死者 13 万，2/3 没有明确的危险因素。产后出血是全球孕产妇死亡的主要原因，更是导致我国孕产妇死亡的首位原因，占死亡原因的 54%。产后出血可导致失血性休克、产褥感染、肾衰竭及继发垂体前叶功能减退等并发症，直接危及产妇生命。

一、病理机制

胎盘剥离面的止血是子宫肌纤维的结构特点和血液凝固机制共同决定的。子宫平滑肌分三层内环、外纵、中层多方交织，子宫收缩关闭血管及血窦。妊娠期血液处于高凝状态。子宫收缩的动因来自内源性缩宫素和前列腺素的释放。细胞内游离钙离子是肌肉兴奋-收缩耦联的活化剂，缩宫素可以释放和促进钙离子向肌细胞内流动，而前列腺素是钙离子载体，与钙离子形成复合体，将钙离子携带入细胞内。进入肌细胞内的钙离子与肌动蛋白、肌浆蛋白的结合引起子宫收缩与缩复，对宫壁上的血管起压迫止血的作用。同时由于肌肉缩复使血管迂回曲折，血流阻滞，有利于血栓形成，血窦关闭。但是子宫肌纤维收缩后还会放松，因而受压迫的血管可以再度暴露开放并继续出血，因而根本的止血机制是血液凝固。在内源性前列腺素作用下血小板大量聚集，聚集的血小板释放血管活性物质，加强血管收缩，同时亦加强引起黏性变形形成血栓，导致凝血因子的大量释放，进一步发生凝血反应，形成的凝血块可以有效地堵塞胎盘剥离面暴露的血管达到自然止血的目的。因此凡是影响子宫肌纤维强烈收缩，干扰肌纤维之间血管压迫闭塞和导致凝血功能障碍的因素，均可引起产后出血。

二、病因

产后出血的原因依次为子宫收缩乏力、胎盘因素、软产道裂伤及凝血功能障碍。这些因素可互为因果，相互影响。

(一)子宫收缩乏力

产后出血最常见的原因。胎儿娩出后，子宫肌收缩和缩复对肌束间的血管能起到有效的压迫作用。影响子宫肌收缩和缩复功能的因素，均可引起子宫收缩乏力性产后出血。常见因素有以下几种。

1.全身因素

产妇精神极度紧张,对分娩过度恐惧,尤其对阴道分娩缺乏足够信心;临产后过多使用镇静剂、麻醉剂或子宫收缩抑制剂;合并慢性全身性疾病;体质虚弱等均可引起子宫收缩乏力。

2.产科因素

产程延长、产妇体力消耗过多,或产程过快,可引起子宫收缩乏力。前置胎盘、胎盘早剥、妊娠合并高血压、严重贫血、宫腔感染等产科并发症及合并症可使子宫肌层水肿、缺血,甚至平滑肌坏死引起子宫收缩乏力。

3.子宫因素

子宫肌纤维发育不良,如子宫畸形或子宫肌瘤;子宫纤维过度伸展,如巨大胎儿、多胎妊娠、羊水过多;子宫肌壁受损,如有剖宫产、肌瘤剔除、子宫穿孔等子宫手术史;产次过多、过频可造成子宫肌纤维受损,均可引起子宫收缩乏力。

4.药物因素

临产后过度应用麻醉剂、镇静剂、子宫收缩抑制剂(如硫酸镁、沙丁胺醇)及缩宫素使用不当等,均可造成产后子宫收缩乏力。

(二)胎盘因素

根据胎盘剥离情况,胎盘因素所致产后出血类型有以下几种。

1.胎盘滞留

胎儿娩出后,胎盘应在 15 分钟内娩出。若 30 分钟仍不娩出,影响胎盘剥离面血窦的关闭,导致产后出血。常见的情况有:①胎盘剥离后,由于宫缩乏力、膀胱膨胀等因素,使胎盘滞留在宫腔内,影响子宫收缩;②胎盘剥离不全:多因在第三产程胎盘完全剥离前过早牵拉脐带或按压子宫,已剥离的部分血窦开放出血不止;③胎盘嵌顿:胎儿娩出后子宫发生局限性环形缩窄及增厚,将已剥离的胎盘嵌顿于宫腔内,多为隐性出血。

2.胎盘粘连

实际属于胎盘浅植入,表现为胎盘全部或部分粘连于宫壁不能自行剥离。多次人工流产、子宫内膜炎或蜕膜发育不良等是常见原因。若完全粘连,一般不出血;若部分粘连,则部分胎盘剥离面血窦开放而胎盘滞留影响宫缩造成产后出血。

3.胎盘植入

胎盘植入指胎盘绒毛植入子宫肌层。部分植入血窦开放,出血不易止住。

4.胎盘胎膜残留

胎盘胎膜残留多为部分胎盘小叶或副胎盘残留在宫腔内,有时部分胎膜留在宫腔内也可影响子宫收缩导致产后出血。

(三)软产道裂伤

分娩过程中软产道裂伤,常与下述因素有关:①外阴组织弹性差;②急产、产力过强、巨大胎儿;③阴道手术助产操作不规范;④会阴切开缝合时,止血不彻底,宫颈或阴道穹隆的裂伤未能及时发现。

胎儿娩出后,立即出现阴道持续流血,呈鲜红色,检查发现子宫收缩良好,应考虑软产道损伤,需仔细检查软产道。

(四)凝血功能障碍

见于:①与产科有关的并发症所致,如羊水栓塞、妊娠合并高血压、胎盘早剥及死胎均可并发

DIC;②产妇合并血液系统疾病,如原发性血小板减少、再生障碍性贫血等。由于凝血功能障碍,可造成产后切口及子宫血窦难以控制的流血不止,特征为血液不凝。

三、临床表现

产后出血主要表现为阴道流血或伴有失血过多引起的并发症如休克、贫血等。

(一)阴道流血

不同原因的产后出血临床表现不同。胎儿娩出后立即出现阴道流血,色鲜红,应先考虑软产道裂伤;胎儿娩出几分钟后开始流血,色较暗,应考虑为胎盘因素;胎盘娩出后出现流血,其主要原因为子宫收缩乏力或胎盘、胎膜残留。若阴道流血呈持续性,且血液不凝,应考虑凝血功能障碍引起的产后出血。如果子宫动脉阴道支断裂可形成阴道血肿,产后阴道流血虽不多,但产妇有严重失血的症状和体征,尤其产妇诉说会阴部疼痛时,应考虑为隐匿性软产道损伤。

(二)休克症状

如果阴道流血量多或量虽少、但时间长,产妇可出现休克症状,如头晕、脸色苍白、脉搏细数、血压下降等。

四、诊断

诊断的关键在于对出血量的正确测量和估计,错误低估将会丧失抢救时机,但临床上估计的出血量往往低于实际失血量。较客观检测出血量的方法有以下几种。

(一)称重法

事先称重产包、手术包、敷料包和卫生巾等,产后再称重,前后重量相减所得的结果,换算为失血量毫升数(血液比重为 1.05 g/mL)。

(二)容积法

收集产后出血(可用弯盘或专用的产后接血容器),然后用量杯测量出血量。

(三)面积法

将血液浸湿的面积按 10 cm×10 cm 为 10 mL 计算。

(四)休克指数

用于未做失血量收集或外院转诊产妇的失血量估计,为粗略计算。休克指数(SI)=脉率/收缩压。

(1)SI=0.5,血容量正常。

(2)SI=1.0,失血量 10%~30%(500~1 500 mL)。

(3)SI=1.5,失血量 30%~50%(1 500~2 500 mL)。

(4)SI=2.0,失血量 50%~70%(2 500~3 500 mL)。

(五)血红蛋白测定

血红蛋白每下降 10 g/L,失血 400~500 mL。但是在产后出血早期,由于血液浓缩,血红蛋白值常不能准确反映实际出血量。

五、判断出血原因

根据阴道流血的时间、数量和胎儿、胎盘娩出的关系,可初步判断造成产后出血的原因,根据病因选择适当的治疗方法。有时产后出血几个原因可互为因果关系。

(一)子宫收缩乏力

胎盘娩出后,子宫缩小至脐平或脐下一横指。子宫呈圆球状,质硬。血窦关闭,出血停止。若子宫收缩乏力,宫底升高,子宫质软呈水袋状,阴道出血多。按摩子宫或用缩宫剂后,子宫变硬,阴道流血量减少或停止,是子宫收缩乏力与其他原因出血的重要鉴别方法。

(二)胎盘因素

胎盘在胎儿娩出后 10 分钟内未娩出,并有大量阴道流血,应考虑胎盘因素,如胎盘部分剥离、胎盘粘连或植入、胎盘嵌顿、胎盘残留等。胎盘残留是产后出血的常见原因,故胎盘娩出后应仔细检查胎盘、胎膜是否完整。尤其应注意胎盘胎儿面有无断裂血管,警惕副胎盘残留的可能。徒手剥离胎盘时如果发现胎盘与子宫壁粘连紧密,难以剥离,牵拉脐带时子宫壁与胎盘一起内陷,可能为胎盘植入,应立即停止剥离。

(三)软产道损伤

胎儿、胎盘娩出后,出现阴道持续流血,经按摩子宫及应用宫缩剂后阴道出血未减少,应考虑软产道损伤,仔细检查软产道。

1.宫颈裂伤

产后应仔细检查宫颈,胎盘娩出后,用两把卵圆钳钳夹宫颈并向下牵拉,从宫颈 12 点处起顺时针检查一周。初产妇宫颈两侧(3、9 点处)较易出现裂伤。如裂口不超过 1 cm,通常无明显活动性出血。有时破裂深至穹隆伤及动脉分支,可有活动性出血,隐性或显性。有时宫颈裂口可向上延伸至宫体,向两侧延至阴道穹隆及阴道旁组织。

2.阴道裂伤

检查者用中指、示指压迫会阴切口两侧,仔细查看会阴切口顶端及两侧有无损伤及损伤程度和有无活动性出血。如果有严重的会阴或肛门疼痛及突然出现的张力大、有波动感、可触及不同大小的肿物应考虑阴道裂伤,若表面皮肤颜色改变为阴道壁血肿。

3.会阴裂伤

按损伤程度分为四度。①I度指会阴部皮肤及阴道入口黏膜撕裂,未达肌层,一般出血不多;②II度指裂伤已达会阴体筋膜及肌层、累及阴道后壁黏膜,甚至阴道后壁两侧沟向上撕裂使原解剖结构不易辨认,出血较多;③III度是指裂伤向会阴深部扩展,肛门外括约肌已断裂,直肠黏膜尚完整;④IV度是指肛门、直肠和阴道完全贯通,直肠肠腔外露,组织损伤严重,但出血可能不多。

4.凝血功能障碍

若产妇有血液系统疾病或由于分娩引起 DIC 等情况,产妇表现为持续性阴道流血,血液不凝,止血困难,同时可出现全身部位出血灶。

为了抢救患者生命,DIC 的早期诊断显得尤为重要。如果能在 DIC 前期作出诊断,那么患者的预后会有明显改善。

诊断 DIC 前期的诊断标准为以下几点。

(1)存在易致 DIC 的基础疾病,或可能导致 DIC 的妊娠并发症,常见的有大出血(前置胎盘、子宫破裂、粘连性胎盘或子宫收缩乏力等)、胎盘早剥、重度子痫前期、子痫、羊水栓塞、妊娠期急性脂肪肝、脓毒性流产等。

(2)有下列一项以上临床表现:①皮肤、黏膜栓塞、灶性缺血性坏死、脱落及溃疡形成;②原发病不易解释的微循环障碍,如皮肤苍白、湿冷及发绀等;③不明原因的肺、肾、脑等轻度或可逆性脏器功能障碍;④抗凝治疗有效。

六、处理

产后出血的处理原则为针对原因,迅速止血,补充血容量纠正休克及防治感染。

(一)子宫收缩乏力

加强宫缩是最迅速有效的止血方法。具体方法有以下几种。

1.去除引起宫缩乏力的原因

若由于全身因素,则改善全身状态;若为膀胱过度充盈应导尿等。

2.按摩子宫

助产者一手在腹部按摩宫底(拇指在前,其余四指在后),同时压迫宫底,将宫内积血压出,按摩必须均匀而有节律(图 14-1)。如果无效,可用腹部-阴道双手按摩子宫法,即一手握拳置于阴道前穹隆顶住子宫前壁,另一手在腹部按压子宫后壁使宫体前屈,双手相对紧压子宫并作节律性按摩(图 14-2),按压时间以子宫恢复正常收缩为止,按摩时注意无菌操作。

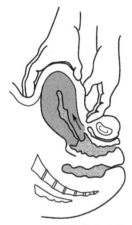
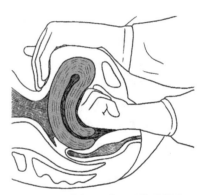

图 14-1　腹部按摩子宫　　　　　　图 14-2　腹部-阴道双手按摩子宫

3.应用宫缩剂

(1)缩宫素:能够选择性的兴奋子宫平滑肌,增加子宫平滑肌的收缩频率及收缩力,有弱的血管升压和抗利尿作用。用药后 3~5 分钟起效,缩宫素半衰期为 10~15 分钟,作用时间 0.5 小时。肌内注射或缓慢静脉推注 10~20 U,然后 20 U 加入 0.9% 生理盐水或 5% 葡萄糖液 500 mL 中静脉滴注。24 小时内用量不超过 40 U。宫体、宫颈注射等局部用药法效果则更佳。大剂量使用应注意尿量。卡贝缩宫素,长效缩宫素,九肽类似物,100 μg 缓慢静脉推注或肌内注射,与持续静脉滴注缩宫素 16 小时的效果相当。

(2)米索前列醇:是前列腺素 E_1 的类似物,口服后能转化成有活性的米索前列醇酸。增加子宫平滑肌的节律收缩作用。5 分钟起效,口服 30 分钟达血药浓度高峰;半衰期 1.5 小时,持续时间长,可有效解决产后 2 小时内出血问题,对子宫的收缩作用强于缩宫素。给药方法:在胎儿娩出后立即给予米索前列醇 200~600 μg 口服,直肠给药效果更好。部分患者用药后会出现一过性高热、寒战,要注意和其他疾病鉴别。

(3)卡前列甲酯栓:对子宫平滑肌有很强的收缩作用。1 mg 直肠给药用于预防产后出血。

(4)垂体后叶素:使小动脉及毛细血管收缩,同时也有兴奋平滑肌并使其收缩的作用。在剖宫产术中胎盘剥离面顽固出血病例,将垂体后叶素 6 U(1 mL)加入生理盐水 19 mL,在出血部位黏膜下多点注射,每点 1 mL,出血一般很快停止,如再有出血可继续注射至出血停止,用此方法10 分钟之内出血停止未发现不良反应。

(5)葡萄糖酸钙:钙离子是子宫平滑肌兴奋的必需离子,而且参与人体的凝血过程,静脉推注10%葡萄糖酸钙 10 mL,使子宫平滑肌对宫缩剂的效应性增强,胎盘附着面出血减少,降低缩宫素用量。

4.宫腔填塞

主要有两种方法:填塞纱布或填塞球囊。

剖宫产术中遇到子宫收缩乏力,经按摩子宫和应用宫缩剂加强宫缩效果不佳时;前置胎盘或胎盘粘连导致剥离面出血不止时,直视下填塞宫腔纱条可起到止血效果。但是胎盘娩出后子宫容积比较大,可以容纳较多的纱条,也可以容纳较多的出血,而且纱布填塞不易填紧,且因纱布吸血而发生隐匿性出血。采用特制的长 2 m,宽 7~8 cm 的 4~6 层无菌脱脂纱布条,一般宫腔填塞需要 2~4 根,每根纱条之间用粗丝线缝合连接。术者左手固定子宫底部,右手或用卵圆钳将纱条沿子宫腔底部自左向右,来回折叠填塞宫腔,留足填塞子宫下段的纱条后(一般需 1 根),将最尾端沿宫颈放入阴道内少许,其后填满子宫下段,然后缝合子宫切口。若是子宫下段出血,也应先填塞宫腔,然后再用足够的纱条填充子宫下段,纱条需为完整的一根或中间打结以便于完整取出,缝合子宫切口时可在中间打结,注意勿将纱条缝入。24~48 小时取出纱布条,应警惕感染。经阴道宫腔纱条填塞法,因操作困难,常填塞不紧反而影响子宫收缩,一般不采用。

可供填塞的球囊有专为宫腔设计的,能更好适应宫腔形态,如 Bakri 紧急填塞球囊导管;原用于其他部位止血的球囊,但并不十分适合宫腔形态,如森-布管、Rusch 泌尿外科静压球囊导管;产房自制的球囊,如手套或避孕套。经阴道放置球囊前,先置导尿管以监测尿量。用超声或阴道检查大致估计宫腔的容量,确定宫腔内无胎盘胎膜残留、动脉出血或裂伤。在超声引导下将导管的球囊部分插入宫腔,球囊内应注入无菌生理盐水,而不能用空气或二氧化碳,也不能过度充盈球囊。

所有宫腔填塞止血的患者应严密观察生命体征和液体出入量,观测宫底高度和阴道出血情况,必要时行超声检查排除有无宫腔隐匿性出血。缩宫素维持 12~24 小时,促进子宫收缩;预防性应用广谱抗生素。8~48 小时取出宫腔填塞物,抽出前做好输血准备,先用缩宫素、麦角新碱或前列腺素等宫缩剂。缓慢放出球囊内液体后再取出球囊,避免再次出血的危险。

5.盆腔动脉结扎

经上述处理无效,出血不止,为抢救产妇生命可结扎盆腔动脉。妊娠子宫体的血液 90%由子宫动脉上行支供给,故结扎子宫动脉上行支后,可使子宫局部动脉压降低,血流量减少,子宫肌壁暂时缺血,子宫迅速收缩而达到止血目的。子宫体支、宫颈支与阴道动脉、卵巢动脉的各小分支、左右均有吻合,故结扎子宫动脉上行支或子宫动脉总支,子宫卵巢动脉吻合支,侧支循环会很快建立,子宫组织不会发生坏死;并且采用可吸收缝合线结扎,日后缝线吸收、脱落,结扎血管仍可再通,不影响以后的月经功能及妊娠分娩。具体术式有以下几种。

(1)子宫动脉上行支结扎术:主要适用于剖宫产胎盘娩出后子宫收缩乏力性出血,经宫缩药物及按摩子宫无效者,胎盘早剥致子宫卒中发生产后出血者,剖宫产胎儿娩出致切口撕伤,局部止血困难者。方法:一般在子宫下段进行缝扎,结扎为子宫动静脉整体结扎,将 2~3 cm 子宫肌层结扎在内非常重要;若已行剖宫产,最好选择在子宫切口下方,在切口下 2~3 cm 进行结扎,如膀胱位置较高时应下推膀胱。第一次子宫动脉缝扎后如效果不佳,可以再缝第二针,多选择在第一针下 3~5 cm 处,这次结扎包括了大部分供给子宫下段的子宫动脉支。宜采用 2-0 可吸收线或肠线,避免"8"字缝合,结扎时带入一部分子宫肌层,避免对血管的钳扎与分离,以免形成血肿,增加手术难度。如胎盘附着部位较高,近宫角部,则尚需结扎附着侧的子宫卵巢动脉吻合支。

(2)子宫动脉下行支结扎术。

子宫动脉下行支结扎术是以卵圆钳钳夹宫颈前和/或后唇并向下牵引,暴露前阴道壁与宫颈交界处,在宫颈前唇距宫颈阴道前壁交界处下方约 1 cm 处做长约 2 cm 横行切口,将子宫向下方及结扎的对侧牵拉,充分暴露视野,示指触摸搏动的子宫动脉作为指示进行缝扎,注意勿损伤膀胱,同法缝扎对侧。子宫动脉结扎后子宫立即收缩变硬,出血停止。但在下列情况下不宜行经阴道子宫动脉结扎:由其他病因引起的凝血功能障碍(感染、子痫前期等);阴道部位出血而非宫体出血。

经阴道子宫动脉下行支结扎特别适用于阴道分娩后子宫下段出血患者。对剖宫产术结束后,如再发生子宫下段出血,在清除积血后也可尝试以上方法,避免再次进腹。对前置胎盘、部分胎盘植入等患者可取膀胱截石位行剖宫产手术,必要时采用以上两种方法行子宫动脉结扎,明显减少产后出血。

(3)髂内动脉结扎术(图 14-3)。

髂内动脉结扎后血流动力学的改变的机制,不是因结扎后动脉血供完全中止而止血,而是由于结扎后的远侧端血管动脉内压降低,血流明显减缓(平均主支局部脉压下降 75%,侧支下降 25%),局部升压后易于使血液凝成血栓而止血即将盆腔动脉血液循环转变为类似静脉的系统,这种有效时间约 1 小时。髂内动脉结扎后极少发生盆腔器官坏死现象,主要是因腹主动脉分出的腰动脉、髂总动脉分出的骶中动脉、来自肠系膜下动脉的痔上动脉、卵巢动脉、股动脉的旋髂动脉、髂外动脉的腹壁下动脉均可与髂内动脉的分支吻合,髂内动脉结扎后 45~60 分钟侧支循环即可建立,一般仍可使卵巢、输卵管及子宫保持正常功能。

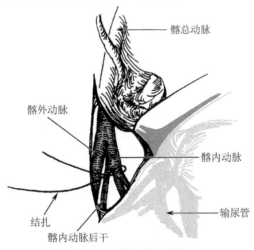

图 14-3　髂内动脉结扎

髂内动脉结扎的适应证包括:①产后出血、行子宫切除术前后;②保守治疗宫缩乏力失败;③腹腔妊娠胎盘种植到盆腔,或胎盘粘连造成难以控制的出血;④盆腔、阔韧带基底部持续出血;⑤子宫破裂、严重撕伤,可能撕伤到子宫动脉。方法:确认髂总动脉的分叉部位,该部位有两个骨性标志:骶骨岬和两侧髂前下棘连线,输尿管由此穿过。首先与输尿管平行,纵行切开后腹膜3~

5 cm,分离髂总及髂内动动脉分叉处,然后在距髂内外分叉下 2.5 cm 处,用直角钳轻轻从髂内动脉后侧穿过,钳夹两根 7 号丝线,间隔 1.5～2.0 cm 分别结扎,不剪断血管。结扎前后为防误扎髂外动脉,术者可提起缝线,用食、拇指收紧,使其暂时阻断血流,常规嘱台下两人触摸患者该侧足背动脉或股动脉,确定有搏动无误,即可结扎两次,必须小心勿损伤髂内静脉,否则会加剧出血程度。多数情况下,双侧结扎术比单侧效果好,止血可靠。

上述方法可逐步选用,效果良好且可保留生育功能。但应注意,结扎后只是使血流暂时中断,出血减少,应争取时间抢救休克。

(6)子宫背带式缝合术(B-Lynch suture)。

治疗产后出血,对传统产后出血的治疗来说是一个里程碑式的进展,如果正确使用,将大大提高产后出血治疗的成功率。B-lynch 缝合术操作简单、迅速、有效、安全、能保留子宫和生育功能,易于在基层医院推广。B-Lynch 缝合术原理是纵向机械性压迫使子宫壁弓状血管被有效地挤压,血流明显减少、减缓、局部血栓形成而止血;同时子宫肌层缺血,刺激子宫收缩进一步压迫血窦,使血窦关闭而止血。适用子宫收缩乏力、前置胎盘、胎盘粘连、凝血功能障碍引起的产后出血及晚期产后出血。B-Lynch 缝合术用于前置胎盘、胎盘粘连引起的产后出血时,需结合其他方法,如胎盘剥离面做"8"字缝合止血后再行子宫 B-Lynch 缝合术;双侧子宫卵巢动脉结扎再用 B-Lynch 缝合术。

剖宫产术中遇到子宫收缩乏力,经按摩子宫和应用宫缩剂加强宫缩效果不佳时,术者可用双手握抱子宫并适当升压以估计施行 B-lynch 缝合术的成功机会。此方法较盆腔动脉缝扎术简单易行,并可避免切除子宫,保留生育能力。具体缝合方法为距子宫切口右侧顶点下缘 3 cm 处进针,缝线穿过宫腔至切口上缘 3 cm 处出针,将缝线拉至宫底,在距右侧宫角约 3 cm 处绕向子宫后壁,在与前壁相同的部位进针至宫腔内;然后横向拉至左侧,在左侧宫体后壁(与右侧进针点相同部位)出针,将缝线垂直绕过宫底至子宫前壁,分别缝合左侧子宫切口的上、下缘(进出针的部位与右侧相同)。子宫表面前后壁均可见 2 条缝线。收紧两根缝线,检查无出血即打结,然后再关闭子宫切口。子宫放回腹腔观察 10 分钟,注意下段切口有无渗血,阴道有无出血及子宫颜色,若正常即逐层关腹(图 14-4)。

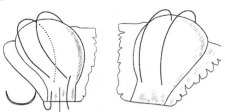

图 14-4　子宫背带式缝合

(7)动脉栓塞术。

当以上治疗产后出血的方法失败后,动脉栓塞术是一个非常重要的保留子宫的治疗方法,产后出血动脉栓塞的适应证应根据不同的医院、实施动脉栓塞的手术医师的插管及栓塞的熟练程度,而有所不同,总的来讲,须遵循以下原则:①各种原因所致的产后出血,在去除病因和常规保守治疗无效后;②包括已经发生 DIC(早期)的患者;③生命体征稳定或经抢救后生命体征稳定,可以搬动者;④手术医师应具有娴熟的动脉插管和栓塞技巧。

禁忌证:①生命体征不稳定,不宜搬动的患者;②DIC 晚期的患者;③其他不适合介入手术的患者,如造影剂过敏。

在放射科医师协助下,行股动脉穿刺插入导管至髂内动脉或子宫动脉,注入直径 1～3 mm 大小的新胶海绵颗粒栓塞动脉,栓塞剂 2～3 周被吸收,血管复通。动脉栓塞术后还应注意:①在动脉栓塞后立即清除宫腔内的积血,以利于子宫收缩;②术中、术后应使用广谱抗生素预防感染;③术后应继续使用宫缩剂促进子宫收缩;④术后应监测性激素分泌情况,观测卵巢有没有损伤;⑤及时防止宫腔粘连,尤其在胎盘植入患者及合并子宫黏膜下肌瘤的患者。但应强调的是动脉栓塞治疗不应作为患者处于危机情况的一个避免子宫切除的措施,而是应在传统保守治疗无效时,作为一个常规止血手段尽早使用。

(8)切除子宫。

经积极治疗仍无效,出血可能危及产妇生命时,应行子宫次全切除术或子宫全切除术,以挽救产妇生命。但产科子宫切除术对产妇的身心健康有一定的影响,特别是给年轻及未有存活子女者带来伤害。因此必须严格掌握手术指征,只有在采取各种保守治疗无效,孕产妇生命受到威胁时,才采用子宫切除术。而且子宫切除必须选择最佳时机,过早切除子宫,虽能有效的治疗产后出血,但会给患者带来失去生育能力的严重后果。相反,若经过多种保守措施,出血不能得到有效控制,手术者仍犹豫不决,直至患者生命体征不稳定,或进入 DIC 状态再行子宫切除,已错失最佳手术时机,还可能遇到诸如创面渗血、组织水肿、解剖不清等困难,增加手术难度,延长手术时间,加重患者 DIC、继发感染或多脏器衰竭的发生。

目前,虽然子宫收缩乏力是产后出血的首要原因,但较少成为急症子宫切除的主要手术指征。尽管如此,临床上还有下列几种情况须行子宫切除术:宫缩乏力性产后出血,对于多种保守治疗难以奏效,出血有增多趋势;子宫收缩乏力时间长,子宫肌层水肿、对一般保守治疗无反应;短期内迅速大量失血导致休克、凝血功能异常等产科并发症,已来不及实施其他措施,应果断行子宫切除手术。值得强调的是,对于基层医疗机构,在抢救转运时间不允许、抢救物品和血液不完备、相关手术技巧不成熟的情况下,为抢救产妇生命应适当放宽子宫切除的手术指征。胎盘因素引起的难以控制的产科出血,是近年来产科急症子宫切除术最重要的手术指征。穿透性胎盘植入,合并子宫穿孔并感染;完全胎盘植入面积>1/2;做楔形切除术后仍出血不止者;药物治疗无效者或出现异常情况;胎盘早剥并发生严重子宫卒中均应果断地行子宫切除。其次子宫破裂引起的产后出血是急症子宫切除的重要指征。特别是发生破裂时间长,估计已发生继发感染;裂口不整齐,子宫肌层有大块残缺,难以行修补术或即使行修补但缝合后估计伤口愈合不良;裂口深,延伸到宫颈等情况。而当羊水栓塞、重度或未被发现的胎盘早剥导致循环障碍及器官功能衰竭,凝血因子消耗和继发性纤维蛋白溶解而引起的出血、休克,甚至脏器功能衰竭时进行手术,需迅速切除子宫。

(9)术中血液回收(IBS)。

完整的外科血液保护程序包括术前自体储备、术中血液稀释、术中及术后血液回收。针对产科一些用血量大的手术,术中血液回收不失为解决预期大量用血、减少异体输血风险的手段之一。IBS 也称术中自体输血,能非常迅速地提供大量自体血液,相比之下,术前收集受时间制约和患者耐受性的限制,血液稀释受血液容量及血流动力学情况限制,而术后回收血液则担心机械问题和微生物污染问题。

IBS 开始操作时,使用连接至双通导管的吸引器在输液中抽吸血液,使抗凝剂与血液在抽吸时混合。吸出的血液收集于贮血器内,至有足够的需处理的血液时,回收的血液被泵入离心机,浓缩后经等张电解质溶液洗涤处理后的红细胞悬液从离心机泵入输液袋予以输注。该仪器每小时可产生相当于12单位库存血用于大出血患者。

IBS的并发症包括空气栓塞、凝血病、DIC、感染、脂肪栓塞和来自污染小颗粒凝聚物的微栓塞形成,这些并发症多数都可避免。

(二)胎盘因素

1.胎盘已剥离未排出

膀胱过度膨胀应导尿排空膀胱,用手按摩使子宫收缩,另一手轻轻牵拉脐带协助胎盘娩出。

2.胎盘剥离不全或胎盘粘连伴阴道流血

应徒手剥离胎盘(图14-5)。

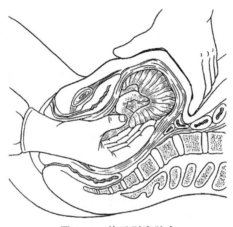

图 14-5　徒手剥离胎盘

3.胎盘植入的处理

若剥离胎盘困难,切忌强行剥离,应考虑行子宫切除术。若出血不多,需保留子宫者,可保守治疗,目前用MTX治疗,效果较好。

(1)术前预置腹主动脉球囊或髂内动脉球囊:对于术前诊断粘连性胎盘尤其是凶险性前置胎盘伴胎盘植入时,可以给予术前预置腹主动脉球囊或双侧髂内动脉球囊,术中发生出血时行球囊扩张暂时性阻断盆腔血管,可以起到很好的血管阻断的作用。术前在透视指导下,将气囊导管插入腹主动脉或分别插入两侧股动脉并且引导导管进入髂内动脉。胎儿娩出后,气囊可以间断性膨胀长达20分钟以减少术野的出血,在血流阻断的基础上剥离胎盘,并进行钳夹和缝合,或者对于难以保留生育功能需要术中进行子宫切除的患者,均可以明显减少总失血量。还有学者针对凶险性前置胎盘伴胎盘植入的患者采用"Triple-P procedure",避免了胎盘植入患者的子宫切除。该术式包括:①定位胎盘,在胎盘上缘取切口娩出胎儿;②通过预置髂内动脉球囊阻断髂内动脉血流,不分离胎盘,切除植入的胎盘组织和部分子宫壁,再进行子宫壁的重建,可以有效地保留生育功能。

(2)经子宫后路子宫修补术:该手术方法在"Triple-P procedure"的基础上,对盆腔去血管化过程进行改进,采取经子宫后路止血带捆绑控制术中出血,在手术过程中尽量避免从解剖层次不够清晰的子宫下段前壁直接下推因胎盘植入而致密粘连的膀胱,有效减少了膀胱损伤及子宫膀胱分离面的广泛渗血。手术步骤如下:避开胎盘切开子宫娩出胎儿,并于宫体注射缩宫素;经子宫后路将膀胱从子宫下段游离,将止血带捆绑于子宫颈顶端;剥离胎盘,穿透子宫浆膜层者,直接切除胎盘植入部分的子宫前壁;缝合子宫,重建子宫形态。这一术式有利于术中处理这个与膀胱的关系及出血的控制,为前置胎盘伴胎盘植入的患者保留子宫的手术方法提供了选择。

4.胎盘胎膜残留

可行钳刮术或刮宫术。

5.胎盘嵌顿

在子宫狭窄环以上者,可在静脉全身麻醉下,待子宫狭窄环松解后再用手取出胎盘。

(三)软产道裂伤

一方面彻底止血,另一方面按解剖层次缝合。宫颈裂伤<1 cm若无活动性出血,则不需缝合;若有活动性出血或裂伤>1 cm,则应缝合。若裂伤累及子宫下段时,缝合应注意避免损伤膀胱及输尿管,必要时经腹修补。修补阴道裂伤和会阴裂伤,应注意解剖层次的对合,第一针要超过裂伤顶端0.5 cm,缝合时不能留有无效腔,避免缝线穿过直肠黏膜。外阴、阴蒂的损伤,应用可吸收线缝合。软产道血肿形成应切开并清除血肿,彻底止血、缝合,必要时可放置引流条。

(四)凝血功能障碍

首先应排除子宫收缩乏力、胎盘因素、软产道裂伤引起的出血,明确诊断后积极输新鲜全血、血小板、纤维蛋白原或凝血酶原复合物、凝血因子等。若已并发DIC,则按DIC处理。在治疗过程中应重视以下几方面:早期诊断和动态监测;积极治疗原发病;补充凝血因子,包括输注新鲜冰冻血浆、凝血酶原复合物、纤维蛋白原、冷沉淀(含Ⅷ因子和纤维蛋白原)、单采血小板、红细胞等血制品来解决;改善微循环和抗凝治疗;重要脏器功能的维持和保护。

在治疗产后出血,补充血容量,纠正失血性休克,甚至抢救DIC患者方面,目前仍推广采用传统早期大量液体复苏疗法。即失血后立即开放静脉,最好有两条开放的静脉通道,快速输入复方乳酸林格液或林格溶液加5%碳酸氢钠溶液45 mL混合液,输液量应为出血量的2~3倍。

处理出血性休克的原则有以下几点:①止血,止痛;②输血、补液,保障血容量;③纠正酸中毒,改善微循环,有时止血不是立即成功,而扩充血容量较容易,以维护主要脏器的血供,防止休克恶化,争取时间完成各种止血方法。

休克早期先输入2 000~3 000 mL平衡液(复方乳酸林格液等),以后尽快输全血和红细胞。如无血,可以使用胶体液做权宜之计。尤其在休克晚期,组织间蛋白贮存减少,继续输晶体液会使胶体渗透压明显下降产生组织水肿。胶体液除全血外还有血浆、清蛋白血浆代用品。血液稀释可降低血液黏度增加心排血量,减少心脏负荷和增加组织灌注,但过度稀释又可使血液携氧能力降低,使组织缺氧,最佳稀释度一般认为是血细胞比容在30%以上。

另一方面,产科失血性休克的早期液体复苏还应涉及合理的输液种类问题。有关低血容量性休克液体复苏中使用晶体还是胶体的问题争论已久,但目前尚无足够的证据表明晶体液与胶体液用于低血容量休克液体复苏的疗效与安全性方面有明显差异。近年研究发现,氯化钠高渗盐溶液(7.5%)早期用于抗休克,较常规的林格液、平衡盐液有许多优势,且价格便宜,使用方便,适合于急诊抢救,值得在临床一线广泛推广。

七、预防

加强围产期保健,严密观察及正确处理产程可降低产后出血的发生率。

(一)重视产前保健

(1)加强孕前及孕期妇女保健工作,对有凝血功能障碍和可能影响凝血功能障碍疾病的患者,应积极治疗后再受孕,必要时应于早孕时终止妊娠。

(2)具有产后出血危险因素的孕妇,如多胎妊娠、巨大胎儿、羊水过多、子宫手术史、子宫畸形、妊娠合并高血压、妊娠合并血液系统疾病及肝病等,要加强产前检查,提前入院。

(3)宣传计划生育,减少人工流产次数。

(二)提高分娩质量

严密观察及正确处理产程。①第一产程:合理使用子宫收缩药物和镇静剂,注意产妇饮食,防止产妇疲劳和产程延长;②第二产程:根据胎儿大小掌握会阴后-斜切开时机,认真保护会阴;阴道检查及阴道手术应规范、轻柔,正确指导产妇屏气及使用腹压,避免胎儿娩出过快;③第三产程:是预防产后出血的关键,不要过早牵拉脐带;胎儿娩出后,若流血量不多,可等待 15 分钟,若阴道流血量多应立即查明原因,及时处理。胎盘娩出后要仔细检查胎盘、胎膜,并认真检查软产道有无撕裂及血肿。

(三)加强产后观察

产后 2 小时是产后出血发生的高峰。产妇应在产房中观察 2 小时;注意观察会阴后-斜切开缝合处有无血肿;仔细观察产妇的生命体征、宫缩情况及阴道流血情况,发现异常及时处理。离开产房前要鼓励产妇排空膀胱,鼓励母亲与新生儿早接触、早吸吮,能反射性引起子宫收缩,减少产后出血。

(董明珍)

第三节 羊水栓塞

羊水栓塞(amniotic fluid embolism,AFE)是指羊水进入母体血液循环,引起的急性肺栓塞、休克、弥散性血管内凝血、肾衰竭甚至骤然死亡等一系列病理生理变化过程。以起病急骤,病情凶险,难以预料,病死率高为临床特点,是极其严重的分娩期并发症。

1926 年 Megarn 首次描述了 1 例年轻产妇在分娩时突然死亡的典型症状,直到 1941 年,Steiner 和 Luschbaugh 等在患者血液循环中找到羊水有形成分,才命名此病为羊水栓塞。近年的研究认为羊水栓塞与一般的栓塞性疾病不同,而与过敏性疾病更相似,故建议将羊水栓塞更名为妊娠类过敏样综合征。

羊水栓塞的发病率为 2.0/10 万~8.0/10 万。由羊水栓塞导致的孕产妇死亡占孕产妇死亡总数的 10%。在以往报道中,足月妊娠时发生的羊水栓塞,孕产妇病死率可高达 70%~80%。近年来,随着诊疗技术的进步,羊水栓塞孕产妇的病死率下降为 20%~60%。羊水栓塞的临床表现主要是迅速出现、发展极快的循环、呼吸衰竭,继之以因凝血功能障碍而发生大出血及多器官功能衰竭,以上表现常是依次出现的,而急性呼吸循环衰竭,如心脏停搏、低血压、肺动脉高压、低氧血症的出现十分迅速而严重,数分钟之内可导致死亡,仅有约一半患者能存活至大出血阶段。但也有少数患者(10%)在阴道分娩或剖宫产后一小时内,不经过心、肺功能衰竭及肺动脉高压阶段直接进入凝血功能障碍所致的大量阴道出血或伤口渗血阶段,这种情况称为迟发性羊水栓塞。

一、病因

羊水栓塞的病因与羊水进入母体循环有关。但是对致病机制的看法则有不同。妊娠晚期，羊水中水分占 98%，其他为无机盐、碳水化合物及蛋白质，如清蛋白、免疫球蛋白 A 及 G 等，此外尚有脂质如脂肪酸及胆红素、尿素、肌酐、各种激素和酶，如果已进入产程羊水中还含有在产程中产生的大量前列腺素；重要的是还有胎脂块，自胎儿皮肤脱落下的鳞形细胞、毳毛及胎粪，在胎粪中含有大量的组织胺、玻璃酸质酶。以前很多学者认为这一类有形物质进入血流是 AFE 引起肺血管机械性阻塞的主要原因。而产程中产生的前列腺素类物质进入人体血流，由于其缩血管作用，加强了羊水栓塞病理生理变化的进程；值得注意的是羊水中物质进入母体的致敏问题是人们关注的焦点，早就有人提出 AFE 的重要原因之一就是羊水所致的过敏性休克。在 20 世纪 60 年代，一些学者发现在子宫的静脉内出现鳞形细胞，但患者无羊水栓塞的临床症状；另外，又有一些患者有典型的羊水栓塞的急性心、肺功能衰竭及肺水肿症状，而尸检时并未找到羊水中所含的胎儿物质；Clark 等在 46 例 AFE 病例中发现有 40% 患者有药物过敏史，基于以上理由，Clark 认为过敏可能也是导致发病的主要原因，他甚至建议用"妊娠类过敏样综合征"，以取代羊水栓塞这个名称。变态反应解释 AFE 引起的争议为，肥大细胞类胰蛋白酶和组胺同时测定是过敏性疾病的敏感监测指标，血清类胰蛋白酶 > 10 ng/mL 即存在变态反应，但 AFE 患者血清类胰蛋白酶通常为阴性或轻度增高。AFE 的病因十分复杂，目前尚难以一种学说来解释其病因及致病机制。

(一)羊水进入母体的途径

进入母体循环的羊水量至今无法计算，但羊水进入母体的途径有以下几种。

1.宫颈内静脉

在产程中，宫颈扩张使宫颈内静脉有可能撕裂，或在手术扩张宫颈、剥离胎膜、安置内监护器引起宫颈内静脉损伤，静脉壁的破裂、开放，是羊水进入母体的一个重要途径。

2.胎盘附着处或其附近

胎盘附着处有丰富的静脉窦，如胎盘附着处附近胎膜破裂，羊水则有可能通过此裂隙进入子宫静脉。

3.胎膜周围血管

如胎膜已破裂，胎膜下蜕膜血窦开放，强烈的宫缩亦有可能将羊水挤入血窦而进入母体循环。另外，剖宫产子宫切口也日益成为羊水进入母体的重要途径之一。Clark 所报告的 46 例羊水栓塞中，8 例在剖宫产刚结束时发生。Gilbert 报告的 53 例羊水栓塞中，32 例(60%)有剖宫产史。

(二)羊水进入母体循环的条件

1.羊膜腔压力增高

多胎、巨大胎儿、羊水过多使宫腔压力过高；临产后，特别是第二产程子宫收缩过强；胎儿娩出过程中强力按压腹部及子宫等，使羊膜腔压力 13.3~23.3 kPa(100~175 mmHg)明显超过静脉压，羊水有可能被挤入破损的微血管而进入母体血液循环。

2.子宫血窦开放

分娩过程中各种原因引起的宫颈裂伤可使羊水通过损伤的血管进入母体血液循环。前置胎盘、胎盘早剥、胎盘边缘血窦破裂时，羊水也可通过破损血管或胎盘后血窦进入母体血液循环。

剖宫产或中期妊娠钳刮术时,羊水也可从胎盘附着处血窦进入母体血液循环,发生羊水栓塞。

3.胎膜破裂后

大部分羊水栓塞发生在胎膜破裂以后,羊水可从子宫蜕膜或宫颈管破损的小血管进入母体血液循环中。由此推论,羊膜腔压力增高、过强宫缩和血窦开放是发生羊水栓塞的主要原因。高龄产妇、经产妇、急产、羊水过多、多胎妊娠、过期妊娠、巨大胎儿、死胎、胎膜早破、人工破膜或剥膜、前置胎盘、胎盘早剥、子宫破裂、不正规使用缩宫素或前列腺素制剂引产、剖宫产、中期妊娠钳刮术等可能是羊水栓塞的高危因素。由于羊水栓塞是一种罕见产科并发症,现有报道很难明确诱发因素。

值得注意的是,AFE发生的确切原因目前仍不清楚,其高危因素包括所有可能增加羊水及胎儿成分进入母体机会的状况,如剖宫产、会阴切开等手术操作,前置胎盘、胎盘植入、胎盘早剥等胎盘异常。宫缩过强也曾被认为是羊水栓塞的高危因素,但是这一观点目前存在争议,AFE患者早期往往存在宫缩过强的表现,但是目前认为这种平滑肌高张是由于子宫灌注不足导致的内源性儿茶酚胺释放引起。宫缩过强是结果而不是原因。其他被认为是AFE高危的因素有:宫颈裂伤、子宫破裂、子痫、羊水过多、多胎妊娠,以及高龄、人种差异等。但是由于发病例数少,目前数据显示没有任何一项高危因素可以针对性的指导产科处理规范,而降低AFE的发生率。

二、病理生理

羊水进入母体循环后,通过多种机制引起机体的变态反应、肺动脉高压和凝血功能异常等一系列病理生理变化(图14-6)。

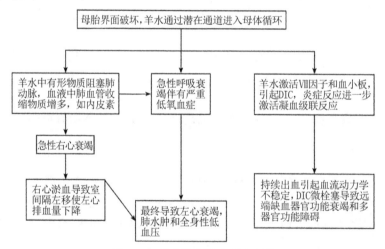

图14-6 羊水栓塞的病理生理学

(一)过敏性休克

羊水中的抗原成分可引起Ⅰ型变态反应。在此反应中肥大细胞脱颗粒、异常的花生四烯酸代谢产物产生,包括白三烯、前列腺素、血栓素等进入母体血液循环,导致过敏性休克,同时使支气管黏膜分泌亢进,导致肺的交换功能下降,反射性地引起肺血管痉挛。

(二)肺动脉高压

肺动脉高压被认为是AFE急性发作死亡的主要原因,羊水中有形物质可直接形成栓子阻塞肺内小动脉;还可作为促凝物质促使毛细血管内血液凝固,形成纤维蛋白及血小板微血栓机械性阻塞肺血管,引起急性肺动脉高压。同时有形物质可刺激肺组织产生和释放前列腺素 2α、5-羟色胺、白三烯等血管活性物质,使肺血管反射性痉挛,加重肺动脉高压。羊水物质也可反射性引起迷走神经兴奋,进一步加重肺血管和支气管痉挛,导致肺动脉高压或心脏骤停。肺动脉高压又使肺血管灌注明显减少,通气和换气障碍,肺组织严重缺氧,肺毛细血管通透性增加,液体渗出,导致肺水肿、严重低氧血症和急性呼吸衰竭。肺动脉高压直接使右心负荷加重,导致急性右心衰竭。肺动脉高压也可使左心房回心血量减少,引起周围血液循环衰竭,使血压下降产生一系列心源性休克症状,产妇可因重要脏器缺血而突然死亡。

(三)DIC

羊水中含有丰富的促凝物质,进入母血后激活外源性凝血系统,在血管内形成大量微血栓(高凝期),引起休克和脏器功能损害。同时羊水中含有纤溶激活酶,可激活纤溶系统,加上大量凝血因子被消耗,血液由高凝状态迅速转入消耗性低凝状态(低凝期),导致血液不凝及全身出血。

(四)多脏器功能衰竭

由于休克、急性呼吸循环衰竭和 DIC 等病理生理变化,常导致多脏器受累。以急性肾脏功能衰竭、急性肝功能衰竭和急性胃肠功能衰竭等多脏器衰竭常见。

三、临床表现

羊水栓塞发病特点是起病急骤、来势凶险。90％发生在分娩过程中,尤其是胎儿娩出前后的短时间内。少数发生于临产前或产后 24 小时以后。在极短时间内可因心肺功能衰竭、休克导致死亡。典型的临床表现可分为 3 个渐进阶段。

(一)心肺功能衰竭和休克

因肺动脉高压引起心力衰竭和急性呼吸循环衰竭,而变态反应可引起过敏性休克。在分娩过程中,尤其是刚破膜不久,产妇突然发生寒战、烦躁不安、呛咳气急等症状,随后出现发绀、呼吸困难、心率加快、面色苍白、四肢厥冷、血压下降等低氧血症和低血压。由于中枢神经系统严重缺氧,可出现抽搐和昏迷。肺部听诊可闻及湿啰音,若有肺水肿,产妇可咳血性泡沫痰。严重者发病急骤,甚至没有先兆症状,仅惊叫一声或打一次哈欠后,血压迅速下降,于数分钟内死亡。

(二)DIC 大出血

产妇渡过心肺功能衰竭和休克阶段,则进入凝血功能障碍阶段,表现为大量阴道流血、血液不凝固,切口及针眼大量渗血,全身皮肤黏膜出血,血尿甚至出现消化道大出血。产妇可因出血性休克死亡。

(三)急性肾衰竭

由于全身循环衰竭,肾脏血流量减少,出现肾脏微血管栓塞,肾脏缺血引起肾组织损害,表现为少尿、无尿和尿毒症征象。一旦肾实质受损,可致肾衰竭。严重病例会并发多器官功能衰竭。

典型临床表现的 3 个阶段可能按顺序出现,但有时亦可不全部出现或按顺序出现,不典型者可仅有休克和凝血功能障碍。中孕引产或钳刮术中发生的羊水栓塞,可仅表现为一过性呼吸急促、烦躁、胸闷后出现阴道大量流血。有些产妇因病情较轻或处理及时可不出现明显的临床表现。

四、诊断

羊水栓塞的诊断缺乏有效、实用的实验室检查,主要依靠的是临床诊断。而临床上诊断羊水栓塞主要根据发病诱因和临床表现。典型的羊水栓塞表现包括 3 方面:突然出现的低氧血症和低血压,随后许多病例出现凝血功能障碍,所有表现都与妊娠和分娩相关。羊水栓塞出现在早期或中期妊娠终止妊娠或羊膜腔穿刺术中很罕见。羊水栓塞通常考虑为鉴别性诊断,针对那些突然出现心衰或心脏骤停、低血压、抽搐、严重的呼吸困难或低氧血症的孕妇和近期分娩的妇女,特别在这些状况后出现不能用其他原因解释的凝血功能异常。

需要与羊水栓塞进行鉴别诊断的产科并发症与合并症有空气栓塞、变态反应、麻醉并发症、吸入性气胸、产后出血、恶性高热、败血症、血栓栓塞、子痫、宫缩乏力及子宫破裂等。

(一)病史及临床表现

凡在病史中存在羊水栓塞各种诱发因素及条件,如胎膜早破、人工破膜或剥膜、子宫收缩过强、高龄初产,在胎膜破裂后、胎儿娩出后或手术中产妇突然出现寒战、烦躁不安、气急、尖叫、呛咳、呼吸困难、大出血、凝血障碍、循环衰竭及不明原因休克,休克与出血量不成比例,首先应考虑为羊水栓塞。初步诊断后应立即进行抢救,同时可考虑利用胸部 X 线片、心脏超声、凝血功能等辅助检查和实验室诊断进行鉴别诊断。

(二)辅助检查

1.血涂片寻找羊水有形物质

这曾经被认为这是确诊羊水栓塞的标准,但近年来的研究指出,这一方法既不敏感也非特异,在正常孕妇血液中也可发现羊水有形物质。实施方法也并不适用于抢救当中进行,具体的是抽取下腔静脉或右心房血 5 mL,离心沉淀后取上层物做涂片,用 Wright-Giemsa 染色,镜检发现鳞状上皮细胞、毳毛、黏液,或行苏丹Ⅲ染色寻找脂肪颗粒。

2.子宫组织学检查

当患者行全子宫切除,或死亡后进行尸体解剖时,可以对子宫组织进行组织学检查,寻找羊水成分的证据。

3.非侵入性检查方法

(1)神经氨酸-N-乙酰氨基半乳糖抗原检测:胎粪及羊水中含有神经氨酸-N-乙酰氨基半乳糖抗原,羊水栓塞时母血中神经氨酸-N-乙酰氨基半乳糖抗原浓度明显升高。应用放射免疫竞争法检测母血神经氨酸-N-乙酰氨基半乳糖抗原水平,是一种敏感和无创伤性的诊断羊水栓塞的手段。

(2)测定母亲血浆中羊水-胎粪特异性的粪卟啉锌水平、纤维蛋白溶酶及 C3、C4 水平也可以帮助诊断羊水栓塞。

4.胸部 X 线检查

90%患者可出现胸片异常。双肺出现弥散性点片状浸润影,并向肺门周围融合,伴有轻度肺不张和右心扩大。

5.心电图检查

ST 段下降,提示心肌缺氧。

6.超声心动图检查

可见右心房、右心室扩大、心排血量减少及心肌劳损等表现。

7.肺动脉造影术

肺动脉造影术是诊断肺动脉栓塞最可靠的方法,可以确定栓塞的部位和范围。但临床较少应用。

8.与 DIC 相关的实验室检查

可进行 DIC 筛选试验(包括血小板计数、凝血酶原时间、纤维蛋白原)和纤维蛋白溶解试验(包括纤维蛋白降解产物、优球蛋白溶解时间、鱼精蛋白副凝试验)。

9.尸检

(1)肺水肿、肺泡出血,主要脏器如肺、心、胃、脑等组织及血管中找到羊水有形物质。

(2)心脏内血液不凝固,离心后镜检找到羊水有形物质。

(3)子宫或阔韧带血管内可见羊水有形物质。

(三)美国羊水栓塞诊断标准

(1)出现急性低血压或心脏骤停。

(2)急性缺氧,表现为呼吸困难、发绀或呼吸停止。

(3)凝血功能障碍或无法解释的严重出血。

(4)上述症状发生在子宫颈扩张、分娩、剖宫产时或产后 30 分钟内。

(5)排除了其他原因导致的上述症状。

五、处理

临床一旦怀疑羊水栓塞,应立即抢救产妇。主要原则:高质量的心肺复苏,纠正呼吸循环衰竭、强心、抗休克、抗过敏、防治 DIC 及肾衰竭、预防感染,病情稳定后立即终止妊娠(图 14-7)。

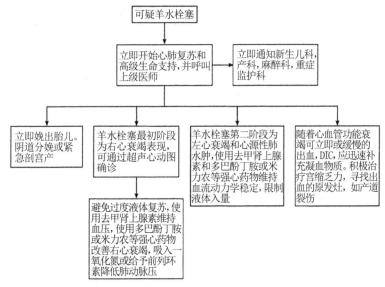

图 14-7　疑似羊水栓塞病例的快速支持治疗

(一)纠正呼吸循环衰竭

1.心跳骤停

心跳骤停患者,立即启动高质量的带有基础生命支持和高级生命支持的心肺复苏,心肺复苏要求如下。

(1)按压频率>100 次/分。

(2)在硬床或者硬板上,按压深度>5 cm。

(3)保证每次按压可以引起足够的胸廓起伏。

(4)尽量不中断胸外按压。

(5)除颤后立即恢复胸外按压。

(6)每 2 分钟换按压人员,避免过度疲劳。

(7)复苏时将子宫放置于横位。

2.纠正缺氧

出现呼吸困难、发绀者,立即面罩给氧,流速为 5～10 L/min。必要时行气管插管,机械通气,正压给氧,如症状严重,应行气管切开。保证氧气的有效供给,是改善肺泡毛细血管缺氧、预防肺水肿的关键。同时也可改善心、脑、肾等重要脏器的缺氧。

3.解除肺动脉高压,抗休克及强心

常用药物如下。

(1)西地那非:5 型磷酸二酯酶(PDE-5)抑制剂,能够特异性抑制 PDE-5 表达,增加机体内的内皮源一氧化氮及环磷酸鸟苷,舒张血管平滑肌及降低肺动脉压力。西地那非解除肺动脉高压的疗效明显优于传统盐酸罂粟碱。临床用法:20 mg,通过鼻饲/胃管口服,1 天 3 次。

(2)一氧化氮:舒张平滑肌的信使分子,可阻断迷走神经反射引起的肺血管痉挛及支气管痉挛,舒张肺动脉血管平滑肌。临床用法:5～40 ppm 吸入,每 6 小时需要检测高铁血红蛋白血水平。

(3)多巴胺或多巴酚丁胺:多巴胺 10～20 mg 加于 5％葡萄糖液 250 mL 中静脉滴注;多巴酚丁胺 2.5～5.0 μg/(kg•min),根据血压情况调整滴速。

(4)去甲肾上腺素:本品为肾上腺素受体激动药。是强烈的 α 受体激动药同时也激动 β 受体。通过 α 受体激动使血压升高,冠状动脉血流增加;通过 β 受体的激动,使心肌收缩加强,心排血量增加。临床用法:0.05～3.3 mg/(kg•min),根据血压情况调整滴速。

(5)米力农:磷酸二酯酶抑制剂,正性肌力作用主要是通过抑制磷酸二酯酶,使心肌细胞内环磷酸腺苷浓度增高,细胞内钙增加,心肌收缩力加强,心排血量增加。兼有正性肌力作用和血管扩张作用,作用优于传统的毛花苷 C。临床用法:0.25～0.75 μg/(kg•min)。

(二)抗过敏

应用糖皮质激素可解除痉挛,稳定溶酶体,具有保护细胞及抗过敏作用,应及早大量使用。首选氢化可的松 100～200 mg 加入 5％葡萄糖液 50～100 mL 中快速静脉滴注,再用 300～800 mg加入 5％葡萄糖液 250～500 mL 中静脉滴注;也可用地塞米松 20 mg 缓慢静脉注射后,再用 20 mg 加于 5％葡萄糖液 250 mL 中静脉滴注,根据病情可重复使用。

(三)补充血容量

(1)在抢救过程中,应尽快输新鲜全血和血浆以补充血容量。与一般产后出血不同的是,羊水栓塞引起的产后出血往往会伴有大量的凝血因子消耗,因此在补充血容量时注意不要补充过量的晶体,要以补充血液,特别是凝血因子和纤维蛋白原为主。扩容首选右旋糖酐-40 500 mL静脉滴注(每天量不超过 1 000 mL)。应做中心静脉压测定,了解心脏负荷状况,指导输液量及速度,并可抽取血液寻找羊水有形成分。

(2)纠正酸中毒:在抢救过程中,应及时做动脉血气分析及血清电解质测定。若有酸中毒可用 5％碳酸氢钠 250 mL 静脉滴注,若有电解质紊乱,应及时纠正。

(四)防治 DIC

1.肝素

在已经发生 DIC 的羊水栓塞患者使用肝素要非常慎重,一般原则是"尽早使用,小剂量使用"或者是"不用"。所以临床上如果使用肝素治疗羊水栓塞,必须符合以下两个条件:导致羊水栓塞的风险因素依然存在(子宫和宫颈未被切除,子宫压力继续存在),会导致羊水持续不断地进入母亲的血液循环,不使用肝素会使凝血因子的消耗继续加重;有使用肝素的丰富经验,并且能及时监测凝血功能的状态。

肝素用于羊水栓塞早期高凝状态时的治疗,尤其在发病后 10 分钟内使用效果更佳,而实际临床中很难捕捉到羊水栓塞血液高凝状态。可用肝素 25～50 mg(1 mg＝125 U)加于0.9％氯化钠溶液 100 mL 中,静脉滴注 1 小时,以后再以 25～50 mg 肝素加于 5％葡萄糖液 200 mL 中静脉缓滴,用药过程中可用试管法测定凝血时间,使凝血时间维持在 20～25 分钟。24 小时肝素总量应控制在 100 mg(12 500 U)以内为宜。肝素过量(凝血时间超过 30 分钟),有出血倾向时,可用鱼精蛋白对抗,1 mg 鱼精蛋白对抗肝素 100 U。

2.抗纤溶药物

羊水栓塞由高凝状态向纤溶亢进发展时,可在肝素化的基础上使用抗纤溶药物,如 6-氨基己酸 4～6 g 加于 5％葡萄糖液 100 mL 中,15～30 分钟内滴完,维持量每小时 1 g;氨甲环酸每次0.5～1.0 g,加于 5％葡萄糖液 100 mL 静脉滴注;氨甲苯酸 0.1～0.3 g 加于 5％葡萄糖液20 mL稀释后缓慢静脉注射。

3.补充凝血因子

应及时补充,输新鲜全血、血浆、纤维蛋白原(2～4 g)凝血酶原复合物、冷凝沉淀物等。

(五)预防肾衰竭

羊水栓塞第 3 阶段为肾衰竭期,在抢救过程中应注意尿量。当血容量补足后仍少尿,应及时应用利尿剂:①呋塞米 20～40 mg 静脉注射;②20％甘露醇 250 mL 静脉滴注,30 分钟滴完。如用药后尿量仍不增加,表示肾功能不全或衰竭,按肾衰竭处理,尽早给予血液透析。

(六)预防感染

应用大剂量广谱抗生素预防感染。应注意选择对肾脏毒性小的药物,如青霉素、头孢菌素等。

(七)产科处理

(1)如果患者出现心脏骤停时还未分娩,一旦胎儿孕周可能有存活力的有指征迅速分娩,而美国将此孕周定义为＞23 周,国内有建议＞26 周。迅速分娩不仅可以抢救胎儿的生命,而且在理论上可以解除增大的子宫对下腔静脉的压迫,有效帮助母体心肺复苏。

(2)临产后阴道手术产(产钳或胎吸)应当作为产科的干预措施。如果不能即刻阴道分娩,急诊剖宫产常是有指征的。围死亡期手术通常是指母亲经过 4 分钟心肺复苏仍未建立自主呼吸和循环情况下,为抢救胎儿而进行的手术。

(3)一些学者提出为了改善母亲灌注将孕周阈值提前到 20 周,然而没有证据证明这种可预见的剖宫产可改善羊水栓塞伴母亲心脏骤停的结局。

(4)分娩后宫缩剂的应用 没有明确依据认为宫缩剂会促进更多的羊水成分进入血液循环,适用强效宫缩剂可以有效地减少凝血功能障碍阶段的产后出血,因此多数学者主张使用宫缩剂。

六、预防

严格来说羊水栓塞是不能完全被预防的。早期诊断,早期心肺复苏至关重要。首先应针对可能发生羊水栓塞的诱因加以防范,提高警惕,早期识别羊水栓塞的前驱症状,及时恰当的处理,以免延误抢救时机。同时应注意下列问题。

(1)减少产程中人为干预如人工破膜、静脉滴注缩宫素等。

(2)掌握人工破膜时机,破膜应避开宫缩最强的时间。人工破膜时不要剥膜,以免羊水被挤入母体血液循环。

(3)严密观察产程,正确使用宫缩剂。应用宫缩剂引产或加强宫缩时,应有专人观察,随时调整宫缩剂的剂量及用药速度,避免宫缩过强。宫缩过强时适当应用宫缩抑制剂。

(4)以往认为剖宫产时羊水进入子宫切口开放的血窦内,增加羊水栓塞的风险。美国国家登记记录分析表明,70%的羊水栓塞发生在分娩时,11%在阴道分娩后,19%在剖宫产后。这些数据表明,分娩方式可能改变羊水栓塞的发生时间但不会改变它的发生。

(5)羊水栓塞出现在早期或中期妊娠终止妊娠或羊膜腔穿刺术中很罕见。

(刘淑燕)

第十五章

产褥期疾病

第一节 产褥感染

产褥感染是指分娩时及产褥期生殖道受病原体感染,引起局部和全身的炎性变化。发病率为1%～7.2%,是产妇死亡的四大原因之一。产褥病率是指分娩24小时以后的10天内用口表每天测量4次,体温有2次达到或超过38℃。可见产褥感染与产褥病率的含义不同。虽然造成产褥病率的原因以产褥感染为主,但也包括产后生殖道以外的其他感染与发热,如泌尿系统感染、乳腺炎、上呼吸道感染等。

一、病因

(一)感染来源

1.自身感染

正常孕妇生殖道或其他部位的病原体,当出现感染诱因时使机体抵抗力低下而致病。孕妇生殖道病原体不仅可以导致产褥感染,而且在孕期即可通过胎盘、胎膜、羊水间接感染胎儿,并导致流产、早产、死胎、胎儿宫内发育迟缓(IUGR)、胎膜早破等。有些病原体造成的感染,在孕期只表现出阴道炎、宫颈炎等局部症状,常常不被患者重视,而在产后机体抵抗力低下时发病。

2.外来感染

由被污染的衣物、用具、各种手术器械、物品等接触患者后引起感染,常常与无菌操作不严格有关。产后住院期间探视者、陪伴者的不洁护理和接触,是引起产褥感染极其重要的来源,也是极容易被疏忽的感染因素,应引起产科医师、医院管理者的高度重视。

(二)感染病原体

引起产褥感染的病原体种类较多,较常见者有链球菌、大肠埃希菌、厌氧菌等,其中内源性需氧菌和厌氧菌混合感染的发生有逐渐增高的趋势。需氧性链球菌是外源性感染的主要致病菌,有极强的致病力、毒力和播散力,可致严重的产褥感染。大肠埃希菌属包括大肠埃希菌及其相关的革兰阴性杆菌、变形杆菌等,也为外源性感染的主要致病菌之一,也是菌血症和感染性休克最常见的病原体。在阴道、尿道、会阴周围均有寄生,平常不致病,产褥期机体抵抗力低下时可迅速增生而发病。厌氧性链球菌存在于正常阴道中,当产道损伤、机体抵抗力下降,可迅速大量繁殖,并与大肠埃希菌混合感染,其分泌物异常恶臭。

(三)感染诱因

1.一般诱因

机体对入侵的病原体的反应,取决于病原体的种类、数量、毒力以及机体自身的免疫力。女性生殖器官具有一定的防御功能,任何削弱产妇生殖道和全身防御功能的因素均有利于病原体的入侵与繁殖,如贫血、营养不良,和各种慢性疾病,如肝功能不良、妊娠合并心脏病、糖尿病等,以及临近预产期前性交、羊膜腔感染。

2.与分娩相关的诱因

(1)胎膜早破:完整的胎膜对病原体的入侵起着有效的屏障作用,胎膜破裂导致阴道内病原体上行性感染。是病原体进入宫腔并进一步入侵输卵管、盆腔、腹腔的主要原因。

(2)产程延长、滞产、多次反复的肛查和阴道检查增加了病原体入侵机会。

(3)剖宫产操作中无菌措施不严格、子宫切口缝合不当,导致子宫内膜炎的发生率为阴道分娩的20倍,并伴随严重的腹壁切口感染,尤以分枝杆菌所致者为甚。

(4)产程中宫内仪器使用不当或使用次数过多、使用时间过长,如宫内胎儿心电监护、胎儿头皮血采集等,将阴道及宫颈的病原体直接带入宫腔而感染。宫内监护超过8小时者,产褥病率可达71%。

(5)各种产科手术操作(产钳助产、胎头吸引术、臀牵引等),以及产道损伤、产前产后出血、宫腔填塞纱布、产道异物、胎盘残留等,均为产褥感染的诱因。

二、分型及临床表现

发热、腹痛和异常恶露是最主要的临床表现。由于机体抵抗力不同,炎症反应程度、范围和部位的不同,临床表现有所不同。根据感染发生的部位可将产褥感染分为以下几种类型。

(一)急性外阴、阴道、宫颈炎

此常由于分娩时会阴损伤或手术产、孕前有外阴阴道炎者而诱发,表现为局部灼热、坠痛、肿胀,炎性分泌物刺激尿道可出现尿痛、尿频、尿急。会阴切口或裂伤处缝线嵌入肿胀组织内,针孔流脓。阴道与宫颈感染者其黏膜充血、水肿、溃疡、化脓,日久可致阴道粘连甚至闭锁。病变局限者,一般体温不超过38℃,病情发展可向上或宫旁组织,导致盆腔结缔组织炎。

(二)剖宫产腹部切口、子宫切口感染

剖宫产术后腹部切口的感染多发生于术后3~5天,局部红肿、触痛。组织侵入有明显硬结,并有浑浊液体渗出,伴有脂肪液化者其渗出液可呈黄色浮油状,严重患者组织坏死,切口部分或全层裂开,伴有体温明显升高,超过38℃。Soper报道剖宫产术后的持续发热主要为腹部切口的感染,尤其是普通抗生素治疗无效者。

据报道,3.97%的剖宫产术患者有切口感染、愈合不良,常见的原因有合并糖尿病、妊娠期高血压疾病、贫血等。剖宫产术后子宫切口感染者则表现为持续发热,早期低热多见,伴有阴道出血增多,甚至晚期产后大出血,子宫切口缝合过紧过密是其因素之一。妇检子宫复旧不良、子宫切口处压痛明显,B超检查显示子宫切口处隆起呈混合性包块,边界模糊,可伴有宫腔积液(血),彩色多普勒超声检查显示有子宫动脉血流阻力异常。

(三)急性子宫内膜炎、子宫肌炎

此为产褥感染最常见的类型,由病原体经胎盘剥离而侵犯至蜕膜所致者为子宫内膜炎,侵及子宫肌层者为子宫肌炎,两者常互相伴随。临床表现为产后 3～4 天开始出现低热,下腹疼痛及压痛,恶露增多且有异味,如早期不能控制,病情加重,出现寒战、高热、头痛、心率加快、血白细胞及中性粒细胞增高,有时因下腹部压痛不明显及恶露不一定多而容易误诊。Figucroa 报道急性子宫内膜炎的患者 100％有发热,61.6％其恶露有恶臭,60％患者子宫压痛明显。最常培养分离出的病原体主要有溶血性葡萄球菌、大肠埃希菌、链球菌等。当炎症波及子宫肌壁时,恶露反而减少,异味也明显减轻,容易误认为病情好转。感染逐渐发展可于肌壁间形成多发性小脓肿,B 超检查显示子宫增大复旧不良、肌层回声不均,并可见小液性暗区,边界不清。如继续发展,可导致败血症甚至死亡。

(四)急性盆腔结缔组织炎、急性输卵管炎

此多继发于子宫内膜炎或宫颈深度裂伤,病原体通过淋巴道或血行侵及宫旁组织,并延及输卵管及其系膜。临床表现主要为一侧或双侧下腹持续性剧痛,妇检或肛查可触及宫旁组织增厚或有边界不清的实质性包块,压痛明显,常常伴有寒战和高热。炎症可在子宫直肠积聚形成盆腔脓肿,如脓肿破溃则向上播散至腹腔。如侵及整个盆腔,使整个盆腔增厚呈巨大包块状,不能辨别其内各器官,整个盆腔似乎被冻结,称为“冰冻骨盆”。

(五)急性盆腔腹膜炎、弥散性腹膜炎

炎症扩散至子宫浆膜层,形成盆腔腹膜炎,继续发展为弥散性腹膜炎,出现全身中毒症状:高热、寒战、恶心、呕吐、腹胀、下腹剧痛,体检时下腹明显压痛、反跳痛。产妇因产后腹壁松弛,腹肌紧张多不明显。腹膜炎性渗出及纤维素沉积可引起肠粘连,常在直肠子宫陷凹形成局限性脓肿,刺激肠管和膀胱导致腹泻、里急后重及排尿异常。病情不能彻底控制者可发展为慢性盆腔炎。

(六)血栓性静脉炎

细菌分泌肝素酶分解肝素导致高凝状态,加之炎症造成的血流淤滞静脉脉壁损伤,尤其是厌氧菌和类杆菌造成的感染极易导致血栓性静脉炎。可累及卵巢静脉、子宫静脉、髂内静脉、髂总静脉及下腔静脉,病变常为单侧性,患者多在产后 1～2 周,继子宫内膜炎之后出现寒战、高热、反复发作,持续数周,不易与盆腔结缔组织炎鉴别。下肢血栓性静脉炎者,病变多位于一侧股静脉和腘静脉及大隐静脉,表现为弛张热、下肢持续性疼痛、局部静脉压痛或触及硬索状包块,血液循环受阻,下肢水肿,皮肤发白,称为股白肿。可通过彩色多普勒超声血流显像检测确诊。

(七)脓毒血症及败血症

病情加剧则细菌进入血液循环引起脓毒血症、败血症,尤其是当感染血栓脱落时,可致肺、脑、肾脓肿或栓塞死亡。

三、处理原则

治疗原则是抗感染。辅以整体护理、局部病灶处理、手术或中医中药治疗。

(一)支持疗法

纠正贫血与电解质紊乱,增强免疫力。半卧位以利脓液流于陶氏腔,使之局限化。进食高蛋白、易消化的食物,多饮水,补充维生素,纠正贫血和水、电解质紊乱。发热者以物理退热方法为

主,高热者酌情给予 50～100 mg 双氯芬酸栓塞肛门退热,一般不使用安替比林退热,以免体温不升。重症患者应少量多次输新鲜血或血浆、清蛋白,以提高机体免疫力。

(二)清除宫腔残留物

有宫腔残留者应予以清宫,对外阴或腹壁切口感染者可采用物理治疗,如红外线或超短波局部照射,有脓肿者应切开引流,盆腔脓肿者行阴道后穹隆穿刺或切肿引流,并取分泌物培养及药物敏感试验。严重的子宫感染,经积极的抗感染治疗无效,病情继续扩展恶化者,尤其是出现败血症、脓毒血症者,应果断及时地行子宫全切术或子宫次全切除术,以清除感染源,拯救患者的生命。

(三)抗生素的应用

应注意需氧菌与厌氧菌以及耐药菌株的问题。感染严重者,首选广谱高效抗生素,如青霉素、氨苄西林、头孢类或喹诺酮类抗生素等,必要时进行细菌培养及药物敏感试验,并应用相应的有效抗生素。可短期加用肾上腺糖皮质激素,提高机体应激能力。

(四)活血化瘀

血栓性静脉炎患者产后在抗感染同时,加用肝素 48～72 小时,即肝素 50 mg 加 5％葡萄糖溶液静脉滴注,6～8 小时一次,体温下降后改为每天 2 次,维持 4～7 天,并口服双香豆素、双嘧达莫(潘生丁)等。也可用活血化瘀中药及溶栓类药物治疗。若化脓性血栓不断扩散,可考虑结扎卵巢静脉、髂内静脉等,或切开病变静脉直接取栓。

(张　琳)

第二节　产褥期抑郁症

产褥期抑郁症又称产后抑郁症,是指产妇在分娩后出现抑郁症状,是产褥期精神综合征中最常见的一种类型。易激惹、恐怖、焦虑、沮丧和对自身及婴儿健康过度担忧,常失去生活自理及照料婴儿的能力,有时还会陷入错乱或嗜睡状态。多于产后 2 周发病,于产后 4～6 周症状明显,既往无精神障碍史。有关其发生率,国内研究资料多为 10％～18％,国外资料高达 30％。

一、病因

与生理、心理及社会因素密切相关。其中,B 型血性格、年龄偏小、独生子女、不良妊娠结局对产妇的抑郁情绪影响很大。此外,与缺乏妊娠、分娩及小儿喂养常识也有一定关系。

(一)社会因素

家庭对婴儿性别的敏感,以及孕期发生不良生活事件越多,越容易患产褥期抑郁症。孕期、分娩前后诸如孕期工作压力大、失业、夫妻分离、亲人病丧等生活事件的发生,以及产后体形改变,都是患病的重要诱因。产后遭到家庭和社会的冷漠,缺乏帮助与支持,也是致病的危险因素。

(二)遗传因素

遗传因素是精神障碍的潜在因素。有精神疾病家族史,特别是有家族抑郁症病史的产妇,产褥期抑郁症的发病率高。在过去有情感性障碍的病史、经前抑郁症史等均可引起该病。

(三)心理因素

由于分娩带来的疼痛与不适使产妇感到紧张恐惧,出现滞产、难产时,产妇的心理准备不充分,紧张、恐惧的程度增加,导致躯体和心理的应激增强,从而诱发产褥期抑郁症的发生。

二、临床表现

心情沮丧、情绪低落,易激惹、恐怖、焦虑,对自身及婴儿健康过度担忧,失去生活自理及照料婴儿能力,有时还会出现嗜睡、思维障碍、迫害妄想,甚至伤婴或出现自杀行为。

三、诊断标准

产褥期抑郁症至今尚无统一的诊断标准。美国精神疾病学会在《精神疾病的诊断与统计手册》一书中,制定了产褥期抑郁症的诊断标准。在产后 2 周内出现下列 5 条或 5 条以上的症状,必须具备①②两条:①情绪抑郁;②对全部或多数活动明显缺乏兴趣或愉悦;③体重显著下降或增加;④失眠或睡眠过度;⑤精神运动性兴奋或阻滞;⑥疲劳或乏力;⑦遇事皆感毫无意义或自责感;⑧思维力减退或注意力溃散;⑨反复出现死亡想法。

四、处理原则

产褥期抑郁症通常需要治疗,包括心理治疗和药物治疗。

(一)心理治疗

通过心理咨询,以解除致病的心理因素(如婚姻关系不良、想生男孩却生女孩、既往有精神障碍史等)。对产褥妇女多加关心和无微不至的照顾,尽量调整好家庭中的各种关系,指导其养成良好睡眠习惯。

(二)药物治疗

应用抗抑郁症药,主要是选择性 5-羟色胺再吸收抑制剂、三环类抗抑郁药等,例如帕罗西汀以20 mg/d为开始剂量,逐渐增至 50 mg/d 口服;舍曲林以 50 mg/d 为开始剂量,逐渐增至 200 mg/d口服;氟西汀以 20 mg/d 为开始剂量,逐渐增至 80 mg/d 口服;阿米替林以 50 mg/d 为开始剂量,逐渐增至 150 mg/d 口服等。这类药物优点为不进入乳汁中,故可用于产褥期抑郁症。

(三)BN-脑神经平衡疗法

世界精神疾病学协会(WPA)、亚洲睡眠研究会(ASRS)、抑郁症防治国际委员会(PTD)、中国红十字会全国精神障碍疾病预防协会、广州海军医院精神疾病治疗中心宣布,治疗精神疾病技术的新突破:BN-脑神经介入平衡疗法为精神科领域治疗权威技术正式在广州海军医院启动。BN-脑神经介入平衡疗法引进当今世界最为先进的脑神经递质检测技术,打破了传统的诊疗手段,采用全球最尖端测量设备,结合BN-脑神经介入平衡疗法开创精神科领域检测治疗新标准。

五、预防

(一)加强对孕妇的精神关怀

利用孕妇学校等多种渠道普及有关妊娠、分娩常识,减轻孕妇妊娠、分娩的紧张、恐惧心理,完善自我保健。

（二）运用医学心理学、社会学知识

对孕妇在分娩过程中多关心和爱护，对于预防产褥期抑郁症有积极意义。

（张　琳）

第三节　产褥期中暑

中暑是一组在高温环境中发生的急性疾病，包括热射病、热痉挛及热衰竭三型。其中以热射病最为常见。产妇在高温闷热环境下体内积热不能散发引起中枢性体温调节功能障碍的急性热病，表现为高热、水和电解质紊乱、循环衰竭和神经系统功能损害等而发生中暑表现者为产褥期中暑。

一、病因及发病机制

产后，产妇在妊娠期内积存的大量液体需排出，部分通过尿液，部分通过汗腺排出；在产褥期，体内的代谢旺盛，必然产热，汗的排出及挥发也是一种散热方式，因此，产妇在产后的数天内都有多尿、多汗的表现。夏日里产妇更是大汗淋漓，衣服常为汗液浸湿。所以在产褥期，对产妇的科学调养方式应该是将产妇安置在房间宽大，通风良好的环境中，衣着短而薄，以利汗液的挥发。当外界气温超过 35 ℃时，机体靠汗液蒸发散热。而汗液蒸发需要空气流通才能实现。但旧风俗习惯怕产妇"受风"而要求关门闭窗，妇女在分娩后，即将头部缠上白布，身着长袖、长裤衣服，并全身覆以棉被，门窗紧闭，俗称"避风寒"，以免以后留下风湿疾病，如时值夏日，高温季节，湿度大，而住房狭小，室内气温极高，则产妇体表汗液无由散发，体温急骤升高，体温调节中枢失控，心功能减退，心排血量减少，中心静脉压升高，汗腺功能衰竭，水和电解质紊乱，体温更进一步升高，而成为恶性循环，当体温高达 42 ℃时可使蛋白变性，时间一长病变常趋于不可逆性，即使经抢救存活，常留有神经系统的后遗症。

二、临床表现

（一）先驱症状

全身软弱、疲乏、头昏、头痛、恶心、胸闷、心悸、出汗较多。

（二）典型症状

面色潮红、剧烈头痛、恶心、呕吐、胸闷加重、脉搏细数、血压下降。严重者体温继续上升常在 40 ℃以上，有时高达 42 ℃，甚至超越常规体温表的最高水平。继而谵妄、昏迷、抽搐。皮肤温度极高，但干燥无汗。如不及时抢救，数小时即可因呼吸循环衰竭死亡。

（三）诊断

发病时间常在极端高温季节，患者家庭环境及衣着情况均有助于诊断，其高热、谵妄及昏迷、无汗为产褥期中暑的典型表现。本病需与产后子痫、产褥感染作鉴别诊断，而且产褥感染的产妇可以发生产褥中暑，产褥中暑的患者又可以并发产褥感染。

（四）预防

产前宣教时应告诉孕妇，产后的居室宜宽大、通风良好，有一定的降温设备，其衣着宜宽松，气温高时要多饮水,产褥期中暑是完全可以预防的。

三、治疗

产褥期中暑治疗原则是迅速降温,纠正水、电解质与酸碱紊乱,积极防治休克。

(一)先兆及轻症

如有头昏、头痛、口渴、多汗、疲乏、面色潮红、脉率快、出汗多、体温升高至38 ℃,首先应迅速降温,置患者于室温25 ℃或以下的房间中,同时采用物理降温,在额部、两侧颈、腋窝、腹股沟、腘窝部有浅表大血管经过处置冰袋,全身可用酒精擦浴、散风,同时注意水和电解质的平衡,适时补液及给予镇静剂。

(二)重症

1.物理降温

体温40 ℃或以上,出现痉挛、谵妄、昏迷、无汗的患者,为达到迅速降温的目的,可将患者躺在恒温毯上,按摩四肢皮肤、使皮肤血管扩张、加速血液循环以散热,降温过程中以肛表测体温,当肛温已降至38.5 ℃,即将患者置于室温25 ℃的房间内,用冰袋置于前面已述的颈、腋窝、腹股沟部继续降温。

2.药物降温

氯丙嗪是首选的良药,它有调节体温中枢、扩张血管、加速散热、松弛肌肉、减少震颤、降低器官的代谢和氧消耗量的功能,防止身体产热过多。剂量为25～50 mg加入生理盐水500 mL补液中静脉滴注1～2小时,用药时需动态观察血压,情况紧急时可将氯丙嗪25 mg或异丙嗪25 mg溶于5%生理盐水100～200 mL中于10～20分钟滴入。若在2小时内体温并无下降趋势,可重复用药。降温过程中应加强护理,注意体温、血压、心脏情况,一待肛温降至38 ℃左右时,应即停止降温。

3.对症治疗

(1)积极纠正水、电解质紊乱,24小时补液量控制在2 000～3 000 mL,并注意补充钾、钠盐。

(2)抽搐者可用安定。

(3)血压下降者用升压药物,一般用多巴胺及间羟胺。

(4)疑有脑水肿者,用甘露醇脱水。

(5)有心力衰竭者,可用快速洋地黄类药物,如毛花苷C。

(6)有急性肾衰竭者,在适度时机用血透。

(7)肾上腺皮质激素有助于治疗脑水肿及肺水肿,并可减轻热辐射对机体的应激和组织反应,但用量不宜过大。

(8)预防感染:患者在产褥期易有产褥感染,同时易并发肺部和其他感染,可用抗生素预防。

(9)重症产褥期中暑抢救时间可以长达1～2个月或更多,有时需用辅助呼吸,故需有长期抢救的思想准备。

4.预后

有先兆症状及轻症者预后良好,重症者则有可能死亡,特别是体温达42 ℃伴有昏迷者,存活后也可能伴有神经系统损害的后遗症。

(张 琳)

参考文献

[1] 张峰.妇产疾病治疗与生殖技术[M].哈尔滨:黑龙江科学技术出版社,2021.

[2] 陈翠平.妇产与儿科疾病诊断与治疗[M].青岛:中国海洋大学出版社,2021.

[3] 成立红.妇产科疾病临床诊疗进展与实践[M].昆明:云南科技出版社,2020.

[4] 苏翠红.妇产科常见病诊断与治疗要点[M].北京:中国纺织出版社,2021.

[5] 郭美芳.实用妇产科疾病诊断与治疗[M].天津:天津科学技术出版社,2020.

[6] 李庆丰,郑勤田.妇产科常见疾病临床诊疗路径[M].北京:人民卫生出版社,2021.

[7] 李玮.实用妇产科诊疗新进展[M].西安:陕西科学技术出版社,2021.

[8] 张凤.临床妇产科诊疗学[M].昆明:云南科技出版社,2020.

[9] 李佳琳.妇产科疾病诊治要点[M].北京:中国纺织出版社,2021.

[10] 钱素敏,史丹丹,杨伟伟.妇产科医师处方手册[M].郑州:河南科学技术出版社,2020.

[11] 汤静,吴越.妇产科临床药师实用手册[M].上海:复旦大学出版社,2021.

[12] 孙丽丽.妇产科诊断与治疗精要[M].昆明:云南科技出版社,2020.

[13] 李境.现代妇产科与生殖疾病诊疗[M].开封:河南大学出版社,2020.

[14] 张海红.妇产科临床诊疗手册[M].西安:西北大学出版社,2021.

[15] 刘萍.现代妇产科疾病诊疗学[M].开封:河南大学出版社,2020.

[16] 冯磊.新编妇产科疾病手术学[M].开封:河南大学出版社,2021.

[17] 刘杨.妇产科疾病诊疗及辅助生殖技术[M].哈尔滨:黑龙江科学技术出版社,2021.

[18] 王艳萍.实用妇产科疾病诊疗[M].北京:中国人口出版社,2020.

[19] 薛敏,潘琼.妇产科疾病处方速查[M].北京:人民卫生出版社,2021.

[20] 李明梅.临床妇产科疾病诊治与妇女保健[M].汕头:汕头大学出版社,2020.

[21] 崔静.妇产科症状鉴别诊断与处理[M].开封:河南大学出版社,2020.

[22] 石一复,郝敏.妇产科症状鉴别诊断学[M].北京:人民卫生出版社,2021.

[23] 温菁,张莉.简明妇产科学[M].北京:科学出版社,2020.

[24] 王冬.实用临床妇产科学[M].郑州:郑州大学出版社,2020.

[25] 李奇洙.新编妇产科学[M].哈尔滨:黑龙江科学技术出版社,2020.

[26] 詹银珠.妇产科学基础与临床[M].天津:天津科学技术出版社,2020.

[27] 李智.临床妇产科学[M].长春:吉林科学技术出版社,2020.

[28] 李焱.妇产科学理论与实践[M].北京:科学技术文献出版社,2020.

[29] 付晓丽.妇产科临床诊疗经验[M].天津:天津科学技术出版社,2020.

[30] 谭娟.妇产科疾病诊断基础与诊疗技巧[M].北京:中国纺织出版社,2020.

[31] 郭历琛.妇产科诊断与治疗[M].天津:天津科学技术出版社,2020.

[32] 刚香平.妇产科护理精要[M].长春:吉林科学技术出版社,2020.

[33] 王玲.妇产科诊疗实践[M].福州:福建科学技术出版社,2020.

[34] 郝晓明.妇产科常见病临床诊断与治疗方案[M].北京:科学技术文献出版社,2021.

[35] 樊明英.临床妇产科诊疗[M].北京:科学技术文献出版社,2020.

[36] 汪小瑞,刘娟,徐建蓉.电针联合盆底肌训练治疗女性盆腔器官脱垂的临床研究[J].上海针灸杂志,2021,40(9):1101-1102

[37] 周琳琳.血清 LCN-2、AOPP 与妊娠期糖尿病不良妊娠结局的相关性分析[J].现代诊断与治疗,2021,32(14):2247-2248.

[38] 史新丽.血清白细胞介素-32、白细胞介素-8 在子宫内膜异位症患者中的表达及对腹腔镜治疗效果的影响[J].河南医学研究,2021,30(15):2767-2769.

[39] 汪海霞.案例教学法在妇产科学教学中的应用效果评价[J].中国卫生产业,2021,18(4):126-128.

[40] 张国瑞,于昕,樊庆泊,等.医学模拟教学在妇产科临床技能分层强化培训中的效果评价[J].基础医学与临床,2021,41(1):147-150.